領域横断的がん取扱い規約

Japanese Cancer Staging Manual

第1版

 一般社団法人 日本癌治療学会
一般社団法人 日本病理学会

Japan Society of Clinical Oncology / The Japanese Society of Pathology

金原出版株式会社

著作権について　本書に掲載されている各「取扱い規約（以下，規約）」の著作権は，各規約の編集学会／研究会に帰属します。転載許諾申請等にあたっては，各規約の編集学会／研究会および発行元までお問合わせください。

■規約一覧（掲載順）

◎口腔癌取扱い規約
　2019 年 3 月（第 2 版）日本口腔腫瘍学会 編

◎頭頸部癌取扱い規約
　2018 年 1 月（第 6 版）日本頭頸部癌学会 編

◎臨床・病理 食道癌取扱い規約
　2015 年 10 月（第 11 版）日本食道学会 編

◎胃癌取扱い規約
　2017 年 10 月（第 15 版）日本胃癌学会 編

◎大腸癌取扱い規約
　2018 年 7 月（第 9 版）大腸癌研究会 編

◎臨床・病理 原発性肝癌取扱い規約
　2019 年 3 月（第 6 版補訂版）日本肝癌研究会 編

◎臨床・病理 胆道癌取扱い規約
　2013 年 11 月（第 6 版）日本肝胆膵外科学会 編

◎膵癌取扱い規約
　2016 年 7 月（第 7 版）日本膵臓学会 編

◎臨床・病理 肺癌取扱い規約
　2017 年 1 月（第 8 版）日本肺癌学会 編

◎臨床・病理 乳癌取扱い規約
　2018 年 5 月（第 18 版）日本乳癌学会 編

◎甲状腺癌取扱い規約
　2015 年 11 月（第 7 版）日本甲状腺外科学会* 編
　*現．日本内分泌外科学会

◎整形外科・病理 悪性骨腫瘍取扱い規約
　2015 年 11 月（第 4 版）日本整形外科学会，日本病理学会 編

◎整形外科・病理 悪性軟部腫瘍取扱い規約
　2002 年 7 月（第 3 版）日本整形外科学会 骨・軟部腫瘍委員会 編

◎子宮頸癌取扱い規約 病理編
　2017 年 7 月（第 4 版）日本産科婦人科学会，日本病理学会 編

◎子宮体癌取扱い規約 病理編
　2017 年 7 月（第 4 版）日本産科婦人科学会，日本病理学会 編

◎卵巣腫瘍・卵管癌・腹膜癌取扱い規約 臨床編
　2015 年 8 月（第 1 版）日本産科婦人科学会，日本病理学会 編

◎卵巣腫瘍・卵管癌・腹膜癌取扱い規約 病理編
　2016 年 7 月（第 1 版）日本産科婦人科学会，日本病理学会 編

◎泌尿器科・病理・放射線科 腎癌取扱い規約
　2011 年 4 月（第 4 版）日本泌尿器科学会，日本病理学会，日本医学放射線学会 編

◎副腎腫瘍取扱い規約
　2015 年 3 月（第 3 版）日本泌尿器科学会，日本病理学会，日本医学放射線学会，日本内分泌学会，日本内分泌外科学会 編

◎泌尿器科・病理・放射線科 腎盂・尿管・膀胱癌取扱い規約
　2011 年 4 月（第 1 版）日本泌尿器科学会，日本病理学会，日本医学放射線学会 編

◎泌尿器科・病理・放射線科 前立腺癌取扱い規約
　2010 年 12 月（第 4 版）日本泌尿器科学会，日本病理学会，日本医学放射線学会 編

◎泌尿器科・病理 精巣腫瘍取扱い規約
　2005 年 3 月（第 3 版）日本泌尿器科学会，日本病理学会 編

◎小児腫瘍（未発刊，本書にて新たに作成）
　日本小児血液・がん学会 監修

領域横断的癌取扱い規約検討委員会 （担当委員名に複数の記載がある学会/研究会は，在任期間の順に掲載）

委員長	檜山　英三	日本癌治療学会	
前委員長	大園誠一郎	日本癌治療学会	
副委員長	落合　淳志	日本病理学会	
横断的	渡邊　麗子	日本病理学会	
	西本　寛	国立がん研究センターがん対策情報センター	
	山下　康行	日本医学放射線学会	
	村山　貞之	日本医学放射線学会	
	茂松　直之	日本放射線腫瘍学会	

口腔癌取扱い規約
　担当委員　　　太田　嘉英　　　日本口腔腫瘍学会

頭頸部癌取扱い規約
　担当委員　　　林　　隆一　　　日本頭頸部癌学会

臨床・病理　食道癌取扱い規約
　担当委員　　　松原　久裕　　　日本食道学会

胃癌取扱い規約
　担当委員　　　佐野　　武　　　日本胃癌学会

大腸癌取扱い規約
　担当委員　　　固武健二郎　　　大腸癌研究会

臨床・病理　原発性肝癌取扱い規約
　担当委員　　　國土　典宏　　　日本肝癌研究会
　　　　　　　　長谷川　潔　　　日本肝癌研究会

臨床・病理　胆道癌取扱い規約
　担当委員　　　堀口　明彦　　　日本肝胆膵外科学会

膵癌取扱い規約
　担当委員　　　伊佐地秀司　　　日本膵臓学会
　　　　　　　　海野　倫明　　　日本膵臓学会

臨床・病理 肺癌取扱い規約
　　担当委員　　　淺村　尚生　　　日本肺癌学会

臨床・病理 乳癌取扱い規約
　　担当委員　　　岩田　広治　　　日本乳癌学会
　　　　　　　　　山本　　豊　　　日本乳癌学会
　　　　　　　　　津田　　均　　　日本乳癌学会

甲状腺癌取扱い規約
　　担当委員　　　岡本　高宏　　　日本内分泌外科学会

整形外科・病理 悪性骨腫瘍取扱い規約／整形外科・病理 悪性軟部腫瘍取扱い規約
　　担当委員　　　土谷　一晃　　　日本整形外科学会

子宮頸癌取扱い規約／子宮体癌取扱い規約／卵巣腫瘍・卵管癌・腹膜癌取扱い規約
　　担当委員　　　青木　大輔　　　日本産科婦人科学会
　　　　　　　　　片渕　秀隆　　　日本産科婦人科学会
　　　　　　　　　三上　幹男　　　日本産科婦人科学会

泌尿器科・病理・放射線科 腎癌取扱い規約／副腎腫瘍取扱い規約／泌尿器科・病理・放射線科 腎盂・尿管・膀胱癌取扱い規約／泌尿器科・病理・放射線科 前立腺癌取扱い規約／精巣腫瘍取扱い規約
　　担当委員　　　中川　昌之　　　日本泌尿器科学会
　　　　　　　　　江藤　正俊　　　日本泌尿器科学会

小児腫瘍
　　担当委員　　　小野　　滋　　　日本小児血液・がん学会

領域横断的がん取扱い規約（たたき台案）病理作成ワーキンググループ

WG 長	渡邊	麗子	日本病理学会
	内田	克典	日本病理学会
	内山	智子	日本病理学会
	海崎	泰治	日本病理学会
	福留	寿生	日本病理学会
	吉澤	忠司	日本病理学会

領域横断的がん取扱い規約発刊にあたって

　これまで我が国においては，様々な臓器特異的がん専門学会がきめの細かい取扱い規約を策定し，これに沿ってがんの診断・治療が発展してきました。一方，我が国の各種がん取扱い規約と国際対がん連合（Union for International Cancer Control：UICC）が策定した TNM 分類との相違点も散見され，治療成績の国際比較などの科学的分析において障壁となってきたのも事実です。また，表現や記載法が臓器によって異なるため，様々ながん種の診断に携わる病理医や放射線診断医の皆様に混乱や煩雑さをもたらすことも少なくありませんでした。こうした背景から，UICC 分類に立脚した米国の American Joint Committee on Cancer（AJCC）の Cancer Staging Manual のような一貫性のある刊行物を作れないかというご提案を日本病理学会の落合淳志先生はじめ諸先生からいただいておりました。私が2015年に日本癌治療学会理事長を拝命致しました際に，この領域横断的がん取扱い規約の策定を取り組むべき課題の一つに定め，それまでのワーキンググループから領域横断的癌取扱い規約検討委員会を組織し，檜山英三先生に委員長としてリーダーシップを発揮していただきました。檜山委員長のもと，多くの学会のがん取扱い規約委員長の先生方に献身的かつ精力的なご尽力をいただき，今般領域横断的がん取扱い規約第1版発行の運びとなりました。これにより，臓器横断的な規約の標準化への第一歩を踏み出すことができました。今後，正確な国際比較研究が促進され，我が国の優れたがん医療を世界に向けて発信する機会が増えるものと期待しています。

　日本癌治療学会は我が国最大の領域横断的がん関連学術団体であり，臓器特異的専門学会では対応しきれない領域を超えた活動を展開してまいりました。今般の領域横断的がん取扱い規約発刊は日本癌治療学会にとりまして，その象徴的事業の一つとなっています。私が理事長を務めました4年間の締めくくりに，この規約が発刊できたことは大変感慨深く，関係各位に深甚なる感謝の意を表したいと存じます。この第1版の発刊は大きな第一歩として非常に意義深く，今後版を重ねるごとにさらなる発展を遂げ，各臓器のがんの診断・治療の進歩に貢献することを期待しております。

　令和元年　7月31日

日本癌治療学会
理事長　北川　雄光

序　文

　「癌取扱い規約」は，それぞれの学会が治療法の選択や治療効果を評価するために，癌の状態や治療結果を記録する際の約束事をまとめた本です。また，同じ臓器の癌でも多種多様であり，その種類が治療法の選択にも影響するので，どんな性質の癌なのかを組織や細胞の形などから分類します。「癌取扱い規約」に従うことで，どの医療施設においても共通の尺度での診断や治療を可能としてきました。しかし，規約内の用語や分類，さらに記載順序，記載内容などは各学会がその取り扱う臓器や腫瘍の特性に従って定められていることから，必ずしも同じではなく，さらに，日本特有の分類なども取り入れられていて，臓器間の比較や国際間での評価などに対応できない事例が一部で生じております。さらに，がん登録推進法が制定され，これに伴い臓器別がん登録を推し進める中で，規約に基づいて正確に登録を推し進めるためには，様々ながん登録を取り扱う方々に利便性のある領域横断的ながん登録規約集の必要性が指摘されるに至り，領域横断的にがんを取り扱う学会である日本癌治療学会が日本病理学会とともにワーキンググループを立ち上げました。その後2015年からは日本癌治療学会の委員会として，17学会からの推薦をいただいた委員をメンバーとする委員会を立ち上げて検討を行ってきました。

　今回発刊するこの領域横断的がん取扱い規約の初版は，各種取扱い規約の病期，病理分類において，各規約の記載順序や用語の統一を図ること，さらに，各規約の病期分類をUICC-TNM分類に翻訳可能な形にすることにより，病期，病理分類に関してより正確かつ有用なデータ収集を可能とし，さらに，国際学会や国際誌で通用しうる成果の創出に寄与できることをめざして作成させていただきました。現時点で診断法による分類，治療法，治療後の評価などはまだそれぞれの臓器の取扱い規約に委ねられているとともに，領域リンパ節の分類など未解決な点も多く残されており，今後，これらをどのように取り扱い解決していくかが課題となっています。さらに，UICC-TNM分類の改訂や各臓器別の取扱い規約の改訂と歩調を合わせることも重要であり，今後はさらに改訂，改版を行うことも必要と考えておりますので，多くの方々のご批評をいただければと思っています。

　最後になりましたが，今回この領域横断的がん取扱い規約の出版に至ったことは，一重に本規約作成にご理解とともに甚大なるご協力をいただきました諸学会，各学会の取扱い規約委員会の方々，および日本病理学会の方々のご努力の賜物です。関連各位に心から御礼申し上げますとともに，引き続きのご協力をお願い申し上げます。

　令和元年　7月31日

日本癌治療学会　領域横断的癌取扱い規約検討委員会
委員長　檜山　英三

はじめに
－領域横断的がん取扱い規約の出版までの経過について－

　がんの新しい診断・治療法の進歩により，適切な診断・治療が行なわれると治癒の可能性が出てきているが，現在でもわが国で年間 100 万人が罹患し，その 3 分の 1 の方が亡くなっている。患者の癌の状態を記載して，適切に層別化し，その患者にあった適切な治療を行なうためには，癌の状態を標準化された方法で記載することが極めて重要であることは明らかである。また，我が国の優れた医療を世界に発信するためには，海外で用いられている分類との翻訳性が保たれていることが必要になる。

　領域横断的がん取扱い規約は，日本癌治療学会，日本病理学会，日本医学放射線学会，日本放射線腫瘍学会と日本癌治療学会関連学会に参加する 15 の学会が関与する 22 の癌取扱い規約の記載法の統一と，国際的に広く利用されている UICC-TNM 分類との翻訳性を可能にすることを目的に作成された。

　癌取扱い規約は，治療をする癌患者の状態を把握し，患者の状態や治療結果を統一された記載法により記載することで，がん患者の状態，治療法，そして治療状態を比較し，適切な患者の治療への層別化を行なうとともに，それらのデータを収集し，これからの予防や治療法を確立するための情報とするものである。

　初版の出版にあたり，これまでの我が国の癌取扱い規約の歴史とその問題点そして領域横断的がん取扱い規約の作成に至る経緯を説明する。

　我が国の癌取扱い規約は昭和 37 年（1962 年）に胃癌研究会（現在の日本胃癌学会）が全国の胃癌の取り扱いの標準化することで，それまで各施設でばらばらに行なわれてきた胃癌症例の記載法の統一を行なうとともに，胃癌の登録事業の推進を目的として，外科，内科，病理医によって共同で作成されたことに始まる。UICC-TNM ステージングは 1968 年に UICC-TNM 分類第 1 版が作成されたことより，我が国の胃癌取扱い規約の出版は，UICC が TNM ステージングを出版する 5 年前であり，我が国の医療界が世界に先立って規約を作ることを行なったことになる。その後，我が国では，胃癌取扱い規約に引き続き，各種臨床臓器学会がそれぞれの診療の専門性に併せて現在まで 27 種類の臓器癌取扱い規約が出版されてきた。

　27 種類の分類を専門臨床学会が独自に規約を作成することにより，1）作成された規約間の内容の整合性が十分でない。2）作成された規約を用いる記載開始時期の設定が行なわれないために，各施設の病理医がどの版の規約を用いて報告書を記載しているのか不明である。3）各学会の専門家が主導して作成されているため，実際に報告書を作成し記載を行なう非会員の病理医・医師に適切な情報が届いていない。4）我が国の学会規約のステージが日本語で記載されているため，UICC-TNM や AJCC 分類など国外のステージや病変の記載法と異なり学術論文作成において受け入れられない。等，多くの問題点が指摘されるようになった。また，2013 年に成立した「がん登録等の推進に関する法律」に基づき，2016 年に開始された，「全国がん登録事業」においても，それぞれの学会毎に個別に変更される各学会規約は基本採用されず，UICC-TNM 分類に基づいた全国的ながん登録が行なわれることとなった。UICC-TNM ステージングと規約のステージングが異なることは，実臨床における患者への説明や，国際的な医療レベルを比較するためにも多少の混乱を生じている。このような我が国の癌取扱い規約と世界の多くの国々が利用している UICC-TNM 分類との記載法の違い，ステージングの違いは，しいては日本の医療成績の適切な国際比較ができないこと，また国際臨床試験などの同じステージの患者登録ができないこと，そして我が国の臨床情報の世界への発信ができないことなど様々な問題が引き起こされている。

この問題に関して，日本病理学会の癌取扱い規約委員長である落合の提案の下に最初に日本癌治療学会総会において 2011 年に前原喜彦理事長の下に学術集会で「癌取扱い規約の問題提起」がシンポジウムとして開かれ，2016 年には日本学術会議においても提言としてその問題が取り上げられた。その後，我が国の規約の統一を目指して，2014 年西山正彦理事長の下に，日本癌治療学会関連学会委員会（大園誠一郎委員長）において，規約の統一の問題が討議され，関連学会委員会の下に大園誠一郎先生を委員長とした第 1 回領域横断的癌取扱い規約検討ワーキング（WG）が発足された。2016 年には檜山英三先生を委員長として新たに領域横断的癌取扱い規約検討委員会が立ち上げられ活動を開始した。この委員会では，日本病理学会，日本医学放射線医学会，日本放射線腫瘍学会と 15 の臨床学会が参加しており，実質上我が国で出版している多くの癌取扱い規約の作成委員が参加したことにより，22 の領域を扱う新しい領域横断的がん取扱い規約を作成することとなった。

　領域横断的がん取扱い規約を作成するにあたり，以下の点を厳守することとした。
　1）規約の内容は各学会の規約内容を記載する。2）記載順，記載法の違いを UICC-TNM 分類と比較できるようにする。3）領域横断的がん取扱い規約として推奨する記載法を提示することとし，癌の状態の記載のために必要最低限とされる記載項目を網羅することとした。
　したがって，本がん取扱い規約では，記載順，UICC-TNM 規約との相違を明確にすることを目的とし，記載内容の詳細は各学会の規約を参照することとした。改訂時期の統一を目指すために，領域横断的がん取扱い規約の編集は UICC-TNM 分類の改訂を目処に変更することとした。さらには，各臨床学会が規約を変更・改訂するにあたり，記載方法，記載順序，規約変更に関しては領域横断的がん取扱い規約を参考にすることとした。

　本規約の内容は，最初に規約の基本的な考え方を序論として記載し，各癌取扱い規約の標準化に必要な記載順を明確に記しているので，この規約を利用する方は最初に是非参照していただきたい。
　このたび，領域横断的がん取扱い規約第 1 版を出版できることにより，全国の医療機関で治療されるがん患者の情報を標準化された内容で記載，登録されることになった。この標準化および UICC-TNM 分類への翻訳を可能にすることは，我が国で開発される創薬や医療技術を国内だけでなく国際的にも標準化された内容で発表するために重要と考えられる。また，今後，我が国の癌取扱い規約が抱えている，リンパ節番号の統一，報告書の統一など今後領域横断的がん取扱い規約が果たす役割は大きいと考えており，本規約がこれから我が国の癌登録事業の中心的役割を果たしていくものと期待する。

　最後に，本規約の出版にあたり関係していただいた先生方に感謝を述べたい。最初に，日本病理学会の癌取扱い規約委員会の渡邊麗子先生と領域横断的がん取扱い規約ワーキンググループの内田克典先生，内山智子先生，海崎泰治先生，福留寿生先生，そして吉澤忠司先生が全体の構成，内容の確認など行なってくれた。彼らの働きが無ければこの本は出版できなかったと考える。また，何度も校正を行なっていただいた，各学会の癌取扱い規約委員の先生方，日本癌治療学会の大園誠一郎先生，檜山英三先生，山本康彦事務部長，秋元信吾事務副部長へ感謝します。また，本規約を作るにおいて，国立がん研究センター研究開発費（29-A-5）による支援を一部で得たことを記載します。領域横断的がん取扱い規約第 1 版が，これからの我が国の癌取扱い規約の基本となり，我が国の先端的医療の情報が世界に発信できることを祈念する。

令和元年 7 月 31 日

国立がん研究センター
落合　淳志

目　次

領域横断的がん取扱い規約発刊にあたって ………………………………………… vi
序文 ……………………………………………………………………………………… vii
はじめに―領域横断的がん取扱い規約の出版までの経過について― ……………… viii

序論　領域横断的がん取扱い規約の基本的考え方　　1

Ⅰ　目的 ……………………………………… 2
Ⅱ　対象 ……………………………………… 2
Ⅲ　対象とする腫瘍全体に適用する記載項目
　 ………………………………………………… 2
Ⅳ　各大項目が取り上げる記載内容 ……… 3
　 ① 臨床情報 ………………………………… 3
　 ② 原発巣 …………………………………… 3

　 ③ 組織型 …………………………………… 3
　 ④ 病期分類 ………………………………… 4
　 ⑤ 断端・遺残腫瘍分類 …………………… 6
　 ⑥ 組織学的記載事項 ……………………… 6
Ⅴ　その他 …………………………………… 8

第 1 章　口腔癌　　11

チェックリスト　口腔癌/頭頸部癌 ……… 13
Ⅰ　総論 ……………………………………… 15
Ⅱ　記載事項 ………………………………… 15
　 ① 臨床情報 ………………………………… 15
　　 1）手術方法 …………………………… 15
　　　 A. 原発巣 …………………………… 15
　　　　（1）舌癌 ……………………………… 15
　　　　（2）上歯肉/上顎歯肉癌・硬口蓋癌 …… 15
　　　　（3）下歯肉/下顎歯肉癌 ……………… 15
　　　　（4）頬粘膜癌 ………………………… 15
　　　　（5）口腔底/口底癌 ………………… 15
　　　　（6）口唇癌 …………………………… 15
　　　 B. 頸部リンパ節 ……………………… 16
　　　　（1）根治的頸部郭清術 ……………… 16
　　　　（2）根治的頸部郭清術変法 ………… 16
　　　　（3）選択的（部分的）頸部郭清術 …… 16
　　 2）切除検体の大きさ ………………… 16
　　 3）領域リンパ節転移 ………………… 16
　　　　（1）部位 ……………………………… 16
　　　　（2）転移数 …………………………… 16
　　　　（3）大きさ …………………………… 16
　　　　（4）臨床的節外浸潤（cENE） ……… 16

　　 4）術前治療の有無 …………………… 16
　 ② 原発巣 …………………………………… 16
　　 1）原発巣の記載 ……………………… 16
　　　　（1）部位 ……………………………… 16
　　　　（2）原発巣の数および大きさ ……… 17
　　　　（3）深達度（DOI）mm …………… 17
　　　　（4）肉眼分類 ………………………… 17
　 ③ 組織型 …………………………………… 17
　　 1）組織型 ……………………………… 17
　　 2）グレード（病理組織学的分化度）分類
　　 ………………………………………………… 18
　 ④ 病期分類 ………………………………… 18
　　　　（1）T-原発腫瘍 …………………… 18
　　　　（2）N 分類（リンパ節転移） ……… 19
　　　　（3）M 分類（遠隔転移） …………… 19
　　　　（4）Stage 分類（進行度） ………… 20
　 ⑤ 断端・遺残腫瘍分類 …………………… 20
　　 1）断端 ………………………………… 20
　　　　（1）水平（表層部粘膜）断端（HM） … 20
　　　　（2）垂直（深部，浸潤部）断端（VM）
　　 ………………………………………………… 20
　　 2）腫瘍の遺残（R） ………………… 20

xi

⑥ 組織学的記載事項 ⋯⋯⋯⋯⋯⋯ 21
  1) 脈管侵襲（Ly，V） ⋯⋯⋯⋯ 21
    （1）リンパ管侵襲（Ly） ⋯⋯ 21
    （2）静脈侵襲（V） ⋯⋯⋯⋯ 21
  2) 神経周囲浸潤（Pn） ⋯⋯⋯⋯ 21

3) 浸潤様式（YK 分類） ⋯⋯⋯⋯ 21
4) リンパ節の記載 ⋯⋯⋯⋯⋯⋯ 22
5) 治療効果判定 ⋯⋯⋯⋯⋯⋯⋯ 22
6) その他　口腔粘膜悪性黒色腫 ⋯⋯ 23

第 2 章　頭頸部癌　25

チェックリスト　口腔癌/頭頸部癌 ⋯⋯ 27
Ⅰ　総論 ⋯⋯⋯⋯⋯⋯⋯⋯⋯⋯⋯⋯⋯ 29
Ⅱ　記載事項 ⋯⋯⋯⋯⋯⋯⋯⋯⋯⋯⋯ 29
  ① 臨床情報 ⋯⋯⋯⋯⋯⋯⋯⋯⋯⋯ 29
    1) 手術方法 ⋯⋯⋯⋯⋯⋯⋯⋯ 29
    2) 術前治療の有無 ⋯⋯⋯⋯⋯ 29
  ② 原発巣 ⋯⋯⋯⋯⋯⋯⋯⋯⋯⋯⋯ 29
    1) 原発巣の数および大きさ ⋯⋯ 29
    2) 占居部位 ⋯⋯⋯⋯⋯⋯⋯⋯ 29
    3) 肉眼分類 ⋯⋯⋯⋯⋯⋯⋯⋯ 30
  ③ 組織型 ⋯⋯⋯⋯⋯⋯⋯⋯⋯⋯⋯ 30
    1) 頭頸部癌組織分類 ⋯⋯⋯⋯ 30
      口唇・口腔 ⋯⋯⋯⋯⋯⋯⋯ 30
      上咽頭 ⋯⋯⋯⋯⋯⋯⋯⋯⋯ 31
      中咽頭 ⋯⋯⋯⋯⋯⋯⋯⋯⋯ 32
      下咽頭・喉頭・気管・副咽頭間隙 ⋯ 32
      鼻腔・副鼻腔・頭蓋底 ⋯⋯⋯ 33
    2) 病理組織学的分化度（G） ⋯⋯ 34
  ④ 病期分類 ⋯⋯⋯⋯⋯⋯⋯⋯⋯ 35
    1) C 因子 ⋯⋯⋯⋯⋯⋯⋯⋯⋯ 35
    2) TNM 分類 ⋯⋯⋯⋯⋯⋯⋯⋯ 35
      A.　口唇および口腔 ⋯⋯⋯⋯ 35
      （1）T-原発腫瘍 ⋯⋯⋯⋯⋯ 35
      （2）N-領域リンパ節 ⋯⋯⋯ 36
      （3）M-遠隔転移 ⋯⋯⋯⋯⋯ 36
      （4）病期分類 ⋯⋯⋯⋯⋯⋯ 36
      B.　鼻腔および副鼻腔 ⋯⋯⋯ 37
      （1）T-原発腫瘍 ⋯⋯⋯⋯⋯ 37
      （2）N-領域リンパ節 ⋯⋯⋯ 37
      （3）M-遠隔転移 ⋯⋯⋯⋯⋯ 38
      （4）病期分類 ⋯⋯⋯⋯⋯⋯ 38
      C.　上咽頭 ⋯⋯⋯⋯⋯⋯⋯ 38
      （1）T-原発腫瘍 ⋯⋯⋯⋯⋯ 39

（2）N-領域リンパ節 ⋯⋯⋯ 39
（3）M-遠隔転移 ⋯⋯⋯⋯⋯ 39
（4）病期分類 ⋯⋯⋯⋯⋯⋯ 39
D.　中咽頭 ⋯⋯⋯⋯⋯⋯⋯ 40
（1）T-原発腫瘍 ⋯⋯⋯⋯⋯ 40
（2）N-領域リンパ節 ⋯⋯⋯ 40
（3）M-遠隔転移 ⋯⋯⋯⋯⋯ 41
（4）病期分類 ⋯⋯⋯⋯⋯⋯ 41
E.　下咽頭 ⋯⋯⋯⋯⋯⋯⋯ 42
（1）T-原発腫瘍 ⋯⋯⋯⋯⋯ 42
（2）N-領域リンパ節 ⋯⋯⋯ 42
（3）M-遠隔転移 ⋯⋯⋯⋯⋯ 43
（4）病期分類 ⋯⋯⋯⋯⋯⋯ 43
F.　喉頭 ⋯⋯⋯⋯⋯⋯⋯⋯ 43
（1）T-原発腫瘍 ⋯⋯⋯⋯⋯ 43
（2）N-領域リンパ節 ⋯⋯⋯ 45
（3）M-遠隔転移 ⋯⋯⋯⋯⋯ 45
（4）病期分類 ⋯⋯⋯⋯⋯⋯ 45
G.　大唾液腺 ⋯⋯⋯⋯⋯⋯ 46
（1）T-原発腫瘍 ⋯⋯⋯⋯⋯ 46
（2）N-領域リンパ節 ⋯⋯⋯ 46
（3）M-遠隔転移 ⋯⋯⋯⋯⋯ 47
（4）病期分類 ⋯⋯⋯⋯⋯⋯ 47
H.　上気道消化管の悪性黒色腫 ⋯ 47
（1）T-原発腫瘍 ⋯⋯⋯⋯⋯ 47
（2）N-領域リンパ節 ⋯⋯⋯ 47
（3）M-遠隔転移 ⋯⋯⋯⋯⋯ 48
（4）病期分類 ⋯⋯⋯⋯⋯⋯ 48
I.　原発不明-頸部リンパ節 ⋯⋯ 48
EBV および HPV/p16 陰性または不明 ⋯ 48
（1）T-原発腫瘍 ⋯⋯⋯⋯⋯ 48
（2）N-領域リンパ節 ⋯⋯⋯ 48
（3）M-遠隔転移 ⋯⋯⋯⋯⋯ 49

（4）病期分類 —————— 49
HPV/p16 陽性 —————— 49
（1）T−原発腫瘍 —————— 49
（2）N−領域リンパ節 —————— 49
（3）M−遠隔転移 —————— 49
（4）病期分類 —————— 50
EBV 陽性 —————— 50
（1）T−原発腫瘍 —————— 50
（2）N−領域リンパ節 —————— 50
（3）M−遠隔転移 —————— 50
（4）病期分類 —————— 50
3）領域リンパ節 —————— 51
5 **断端・遺残腫瘍分類** —————— 51
1）断端 —————— 51
A. 切除断端から腫瘍までの距離（肉眼）
—————— 51

B. 切除断端から腫瘍までの距離（組織）
—————— 51
（1）水平断端（HM） —————— 51
（2）垂直断端（VM） —————— 51
2）遺残腫瘍の有無（R） —————— 51
6 **組織学的記載事項** —————— 52
1）脈管侵襲 —————— 52
（1）リンパ管侵襲（ly） —————— 52
（2）静脈侵襲（v） —————— 52
2）神経周囲浸潤（pn） —————— 52
3）癌の深達度（表在癌における tumour thickness） —————— 52
4）浸潤様式 —————— 52
5）治療効果の病理組織学的判定基準
—————— 52

第 3 章　食道癌 —————— 55

チェックリスト
食道癌（外科的切除材料） —————— 57
食道癌（内視鏡的切除材料） —————— 58
Ⅰ　総論
1）対象 —————— 59
2）記載法の原則 —————— 59
Ⅱ　記載事項
1 **臨床情報** —————— 59
1）切除方法 —————— 59
2）切除検体の切除切片数，大きさ（内視鏡検体の場合） —————— 59
3）壁内転移（IM） —————— 59
4）術前治療の有無 —————— 59
2 **原発巣** —————— 60
1）原発巣の数および大きさ —————— 60
2）占居部位 —————— 60
3）肉眼型分類 —————— 60
3 **組織型** —————— 60
1）組織型 —————— 60
4 **病期分類** —————— 61
1）食道癌取扱い規約 TNM 分類第 11 版
—————— 61

（1）壁深達度（T） —————— 61
（2）リンパ節転移の程度（N） —————— 63
（3）遠隔臓器転移（M） —————— 63
（4）進行度（Stage） —————— 64
2）UICC/TNM 分類第 8 版 —————— 65
A. TNM 臨床分類 —————— 65
（1）T−原発腫瘍 —————— 65
（2）N−領域リンパ節 —————— 65
（3）M−遠隔転移 —————— 65
B. pTNM 病理学的分類 —————— 65
C. 病期分類 —————— 65
（1）扁平上皮癌 —————— 65
（2）腺癌 —————— 66
5 **断端・遺残腫瘍分類** —————— 67
1）断端 —————— 67
A. 手術標本の切除断端 —————— 67
（1）近位（口側）切離断端（PM） —————— 67
（2）遠位（肛門側）切離断端（DM） —————— 67
（3）深部切離断端における癌の有無（RM） —————— 67
B. 内視鏡切除標本の切除断端 —————— 67
（1）水平切離断端（HM） —————— 67

xiii

（2）垂直切離断端（VM） ⋯⋯⋯⋯ 68

2）癌遺残度（R） ⋯⋯⋯⋯ 68

（1）内視鏡的癌遺残度の判定 ⋯⋯⋯⋯ 68

（2）病理組織学的癌遺残度 ⋯⋯⋯⋯ 68

6　組織学的記載事項 ⋯⋯⋯⋯ 68

1）脈管侵襲（ly, v） ⋯⋯⋯⋯ 68

（1）リンパ管侵襲（ly） ⋯⋯⋯⋯ 68

（2）静脈侵襲（v） ⋯⋯⋯⋯ 69

2）浸潤形式（INF） ⋯⋯⋯⋯ 69

3）壁内転移（IM） ⋯⋯⋯⋯ 69

4）治療効果の病理組織学的判定基準 ⋯⋯ 69

第4章　胃癌　　71

チェックリスト

胃癌（外科的切除材料） ⋯⋯⋯⋯ 73

胃癌（内視鏡的切除材料） ⋯⋯⋯⋯ 74

Ⅰ　総論 ⋯⋯⋯⋯ 75

Ⅱ　記載事項 ⋯⋯⋯⋯ 75

1　臨床情報 ⋯⋯⋯⋯ 75

1）切除方法 ⋯⋯⋯⋯ 75

2）切除検体の大きさ ⋯⋯⋯⋯ 75

3）術前治療の有無 ⋯⋯⋯⋯ 75

4）残胃癌の場合 ⋯⋯⋯⋯ 75

2　原発巣 ⋯⋯⋯⋯ 75

1）原発巣の記載 ⋯⋯⋯⋯ 75

（1）原発巣の数およびサイズ ⋯⋯⋯⋯ 75

（2）部位 ⋯⋯⋯⋯ 75

（3）肉眼型 ⋯⋯⋯⋯ 76

2）病巣内の消化性潰瘍，潰瘍瘢痕の有無（UL） ⋯⋯⋯⋯ 76

3　組織型 ⋯⋯⋯⋯ 76

4　病期分類 ⋯⋯⋯⋯ 77

1）胃癌取扱い規約第15版 ⋯⋯⋯⋯ 77

（1）T分類（壁深達度） ⋯⋯⋯⋯ 77

（2）リンパ節転移の程度（N） ⋯⋯⋯⋯ 78

（3）その他の転移の有無と部位（M） ⋯ 79

（4）進行度分類（Stage） ⋯⋯⋯⋯ 79

2）UICC/TNM分類第8版（高分化型神経内分泌腫瘍を除く） ⋯⋯⋯⋯ 79

（1）T-原発腫瘍 ⋯⋯⋯⋯ 79

（2）N-領域リンパ節 ⋯⋯⋯⋯ 80

（3）M-遠隔転移 ⋯⋯⋯⋯ 80

（4）病期 ⋯⋯⋯⋯ 80

3）UICC/TNM分類第8版（高分化型神経内分泌腫瘍：G1およびG2） ⋯⋯⋯⋯ 80

（1）T-原発腫瘍 ⋯⋯⋯⋯ 80

（2）N-領域リンパ節 ⋯⋯⋯⋯ 81

（3）M-遠隔転移 ⋯⋯⋯⋯ 81

（4）病期 ⋯⋯⋯⋯ 81

5　断端・遺残腫瘍分類 ⋯⋯⋯⋯ 81

1）断端 ⋯⋯⋯⋯ 81

A．手術標本の切除断端 ⋯⋯⋯⋯ 81

（1）近位断端（PM） ⋯⋯⋯⋯ 81

（2）遠位断端（DN） ⋯⋯⋯⋯ 81

B．内視鏡切除標本の切除断端 ⋯⋯⋯⋯ 81

（1）内視鏡切除標本における水平断端（HM） ⋯⋯⋯⋯ 81

（2）内視鏡切除標本における垂直断端（VM） ⋯⋯⋯⋯ 82

2）腫瘍の遺残（R） ⋯⋯⋯⋯ 82

6　組織学的記載事項 ⋯⋯⋯⋯ 82

1）脈管侵襲（Ly, V） ⋯⋯⋯⋯ 82

（1）リンパ管侵襲（Ly） ⋯⋯⋯⋯ 82

（2）静脈侵襲（V） ⋯⋯⋯⋯ 82

2）浸潤様式（INF） ⋯⋯⋯⋯ 82

3）病巣内の潰瘍，潰瘍瘢痕の有無（UL） ⋯⋯⋯⋯ 83

4）腹膜転移（P） ⋯⋯⋯⋯ 83

5）肝転移（H） ⋯⋯⋯⋯ 83

6）腹腔洗浄細胞診（CY） ⋯⋯⋯⋯ 83

7）治療効果判定 ⋯⋯⋯⋯ 83

第 5 章　大腸癌 85

チェックリスト

大腸癌（外科的切除材料） 87

大腸癌（内視鏡的切除材料） 89

Ⅰ 総論 90

  1）対象 90

  2）記載法の原則 90

Ⅱ 記載事項 90

  1　臨床情報 90

    （1）切除方式 90

    （2）術前治療の有無 91

  2　原発巣 91

    1）原発巣の占居部位 91

    2）腫瘍および切除検体の計測 91

      （1）切離端までの距離 91

      （2）大きさと高さ 91

      （3）腫瘍の腸管環周率 91

      （4）腫瘍の肉眼型 91

    3）肉眼型分類 91

      （1）基本分類 91

      （2）0 型（表在型）の亜分類 91

    4）その他 92

  3　組織型 92

    1）組織型 92

  4　病期分類 93

    1）大腸癌取扱い規約第 9 版 93

      （1）壁深達度（T） 93

      （2）リンパ節転移（N） 94

      （3）遠隔転移（M） 95

      （4）進行度分類（Stage） 96

      （5）領域リンパ節の説明と図 96

    2）UICC/TNM 分類第 8 版　結腸および直腸（高分化型神経内分泌腫瘍を除く）

      96

      （1）T–原発腫瘍 96

      （2）N–領域リンパ節 96

      （3）M–遠隔転移 97

      （4）病期 97

    3）UICC/TNM 分類第 8 版　虫垂（高分化

型神経内分泌腫瘍を除く） 97

      （1）T–原発腫瘍 97

      （2）N–領域リンパ節 98

      （3）M–遠隔転移 98

      （4）G–病理組織学的分化度分類 98

      （5）病期 98

    4）UICC/TNM 分類第 8 版　肛門管および

肛門周囲皮膚 99

      （1）T–原発腫瘍 99

      （2）N–領域リンパ節 99

      （3）M–遠隔転移 99

      （4）病期 99

  5　切離断端・癌遺残 100

    1）手術切除標本 100

      （1）近位（口側）切離端（PM） 100

      （2）遠位（肛門側）切離端（DM） 100

      （3）外科剝離面（RM） 100

    2）内視鏡摘除標本 100

      （1）水平断端（粘膜断端）（HM） 100

      （2）垂直断端（粘膜下層断端）（VM）

      100

    3）癌遺残 100

      （1）手術治療後の癌遺残（R） 100

      （2）内視鏡治療後の癌遺残（ER） 101

  6　組織学的記載事項 101

    1）脈管侵襲（Ly，V） 101

      （1）リンパ管侵襲（Ly） 101

      （2）静脈侵襲（V） 101

    2）神経侵襲（Pn） 101

    3）浸潤増殖様式（INF） 102

    4）簇出（BD） 102

    5）肝転移（H） 102

    6）腹膜転移（P） 102

    7）肺転移（PUL） 102

    8）腹水細胞診（Cy） 102

    9）薬物治療，放射線治療の組織学的治療効

果判定基準 103

第6章　原発性肝癌　　　　　　　　　　　　　　　　　　105

チェックリスト　肝臓癌（外科的切除材料）
　　　　　　　　　　　　　　　　　　　　　107

Ⅰ　総論 ⋯⋯⋯⋯⋯⋯⋯⋯⋯⋯⋯⋯⋯⋯⋯ 109
　　1）　対象 ⋯⋯⋯⋯⋯⋯⋯⋯⋯⋯⋯⋯⋯ 109
　　2）　記載法の原則 ⋯⋯⋯⋯⋯⋯⋯⋯⋯ 109
Ⅱ　記載事項 ⋯⋯⋯⋯⋯⋯⋯⋯⋯⋯⋯⋯ 109
　1　臨床情報 ⋯⋯⋯⋯⋯⋯⋯⋯⋯⋯⋯⋯ 109
　　1）　切除方法（肝切除範囲：Hr）⋯⋯ 109
　　2）　術前治療の有無 ⋯⋯⋯⋯⋯⋯⋯ 109
　2　原発巣 ⋯⋯⋯⋯⋯⋯⋯⋯⋯⋯⋯⋯⋯ 110
　　1）　占居部位 ⋯⋯⋯⋯⋯⋯⋯⋯⋯⋯ 110
　　2）　腫瘍の大きさ，個数，存在範囲 ⋯ 110
　　3）　肉眼分類 ⋯⋯⋯⋯⋯⋯⋯⋯⋯⋯ 110
　　　（1）肝細胞癌 ⋯⋯⋯⋯⋯⋯⋯⋯⋯ 110
　　　（2）肝内胆管癌（胆管細胞癌）⋯⋯ 110
　　4）　肉眼所見 ⋯⋯⋯⋯⋯⋯⋯⋯⋯⋯ 110
　　　（1）門脈侵襲（Vp）⋯⋯⋯⋯⋯⋯ 110
　　　（2）肝静脈侵襲（Vv）⋯⋯⋯⋯⋯ 111
　　　（3）肝動脈侵襲（Va）⋯⋯⋯⋯⋯ 111
　　　（4）胆管侵襲（B）⋯⋯⋯⋯⋯⋯ 111
　　　（5）発育形式 ⋯⋯⋯⋯⋯⋯⋯⋯⋯ 111
　　　（6）被膜形成（Fc）⋯⋯⋯⋯⋯⋯ 111
　　　（7）被膜浸潤（Fc-Inf）⋯⋯⋯⋯ 111
　　　（8）隔壁形成（Sf）⋯⋯⋯⋯⋯⋯ 111
　　　（9）漿膜浸潤（S）⋯⋯⋯⋯⋯⋯ 111
　　　（10）腹膜播種性転移（P）⋯⋯⋯ 112
　　　（11）非癌部の所見 ⋯⋯⋯⋯⋯⋯ 112
　　　（12）線維化の程度 ⋯⋯⋯⋯⋯⋯ 112
　3　組織型 ⋯⋯⋯⋯⋯⋯⋯⋯⋯⋯⋯⋯⋯ 112
　　1）　組織型 ⋯⋯⋯⋯⋯⋯⋯⋯⋯⋯⋯ 112
　4　病期分類 ⋯⋯⋯⋯⋯⋯⋯⋯⋯⋯⋯⋯ 113
　　1）　癌取扱い規約第6版補訂版
　　　　―Ⅰ．肝細胞癌 ⋯⋯⋯⋯⋯⋯⋯ 113
　　　（1）T因子 ⋯⋯⋯⋯⋯⋯⋯⋯⋯ 113
　　　（2）N因子 ⋯⋯⋯⋯⋯⋯⋯⋯⋯ 113
　　　（3）M因子 ⋯⋯⋯⋯⋯⋯⋯⋯⋯ 114

　　　（4）進行度分類（Stage）⋯⋯⋯ 114
　　2）　UICC/TNM分類第8版
　　　　―Ⅰ．肝細胞癌 ⋯⋯⋯⋯⋯⋯⋯ 115
　　　（1）T–原発腫瘍 ⋯⋯⋯⋯⋯⋯⋯ 115
　　　（2）N–領域リンパ節 ⋯⋯⋯⋯⋯ 115
　　　（3）M–遠隔転移 ⋯⋯⋯⋯⋯⋯⋯ 115
　　　（4）病期–肝臓 ⋯⋯⋯⋯⋯⋯⋯⋯ 116
　　3）　癌取扱い規約第6版補訂版
　　　　―Ⅱ．肝内胆管癌（胆管細胞癌）⋯⋯ 116
　　　（1）T因子 ⋯⋯⋯⋯⋯⋯⋯⋯⋯ 116
　　　（2）N因子 ⋯⋯⋯⋯⋯⋯⋯⋯⋯ 116
　　　（3）M因子 ⋯⋯⋯⋯⋯⋯⋯⋯⋯ 116
　　　（4）進行度分類（Stage）⋯⋯⋯ 116
　　4）　UICC/TNM分類第8版
　　　　―Ⅱ．肝内胆管癌 ⋯⋯⋯⋯⋯⋯ 117
　　　（1）T–原発腫瘍 ⋯⋯⋯⋯⋯⋯⋯ 117
　　　（2）N–領域リンパ節 ⋯⋯⋯⋯⋯ 117
　　　（3）M–遠隔転移 ⋯⋯⋯⋯⋯⋯⋯ 117
　　　（4）病期–肝内胆管 ⋯⋯⋯⋯⋯⋯ 118
　5　断端・遺残腫瘍分類 ⋯⋯⋯⋯⋯⋯⋯ 118
　　1）　切除断端の浸潤（SM/sm）⋯⋯ 118
　　2）　癌の遺残（R）⋯⋯⋯⋯⋯⋯⋯ 118
　6　組織学的記載事項 ⋯⋯⋯⋯⋯⋯⋯⋯ 118
　　1）　門脈侵襲（vp）⋯⋯⋯⋯⋯⋯⋯ 118
　　2）　肝静脈侵襲（vv）⋯⋯⋯⋯⋯⋯ 118
　　3）　肝動脈侵襲（va）⋯⋯⋯⋯⋯⋯ 118
　　4）　胆管侵襲（b）⋯⋯⋯⋯⋯⋯⋯ 119
　　5）　発育様式 ⋯⋯⋯⋯⋯⋯⋯⋯⋯ 119
　　6）　被膜形成（fc）⋯⋯⋯⋯⋯⋯⋯ 119
　　7）　被膜浸潤（fc-inf）⋯⋯⋯⋯⋯ 119
　　8）　隔壁形成（sf）⋯⋯⋯⋯⋯⋯⋯ 119
　　9）　漿膜浸潤（s）⋯⋯⋯⋯⋯⋯⋯ 119
　10）　肝内転移（im）⋯⋯⋯⋯⋯⋯⋯ 119
　11）　腹膜播種性転移（p）⋯⋯⋯⋯⋯ 120
　12）　非癌部の組織学的所見（f）⋯⋯ 120
　13）　治療効果判定 ⋯⋯⋯⋯⋯⋯⋯⋯ 120

xvi

第 7 章　胆道癌　　121

チェックリスト

肝門部領域胆管癌	*123*
遠位胆管癌	*124*
胆嚢癌	*125*
乳頭部癌	*126*

Ⅰ　総論 ……… *127*
　1) 対象 ……… *127*
　2) 記載法の原則 ……… *127*

Ⅱ　記載事項 ……… *127*
　1　臨床情報 ……… *127*
　　1) 外科的治療 ……… *127*
　　　(1) 切除術式の種類 ……… *127*
　　　(2) 合併切除臓器 ……… *128*
　　　(3) 術前治療の有無 ……… *128*
　2　原発巣 ……… *128*
　　1) 占居部位 ……… *128*
　　2) 壁在部位 ……… *128*
　　3) 腫瘍の数と大きさ ……… *128*
　　4) 肉眼的分類 ……… *128*
　3　組織型 ……… *129*
　4　病期分類 ……… *130*
　　1) 癌取扱い規約第 6 版
　　　—Ⅰ. 肝門部領域胆管癌 ……… *130*
　　　(1) 局所進展度（T） ……… *130*
　　　(2) リンパ節転移（N） ……… *131*
　　　(3) 遠隔転移（M） ……… *131*
　　　(4) 進行度分類 ……… *131*
　　2) UICC/TNM 分類第 8 版
　　　—Ⅰ. 肝門部胆管 ……… *131*
　　　(1) T–原発腫瘍 ……… *131*
　　　(2) N–領域リンパ節 ……… *132*
　　　(3) M–遠隔転移 ……… *132*
　　　(4) Stage 分類 ……… *132*
　　3) 癌取扱い規約第 6 版
　　　—Ⅱ. 遠位胆管癌 ……… *132*
　　　(1) 局所進展度 ……… *132*
　　　(2) リンパ節転移（N） ……… *133*
　　　(3) M 分類 ……… *133*
　　　(4) 進行度分類 ……… *133*

　　4) UICC/TNM 分類第 8 版
　　　—Ⅱ. 遠位肝外胆管 ……… *133*
　　　(1) T–原発腫瘍 ……… *133*
　　　(2) N–領域リンパ節 ……… *133*
　　　(3) M–遠隔転移 ……… *134*
　　　(4) 病期分類 ……… *134*
　　5) 癌取扱い規約第 6 版—Ⅲ. 胆嚢癌 ……… *134*
　　　(1) 局所進展度（T） ……… *134*
　　　(2) N 分類 ……… *134*
　　　(3) M 分類 ……… *135*
　　　(4) 進行度分類 ……… *135*
　　6) UICC/TNM 分類第 8 版—Ⅲ.胆嚢 ……… *135*
　　　(1) T–原発腫瘍 ……… *135*
　　　(2) N–領域リンパ節 ……… *136*
　　　(3) M–遠隔転移 ……… *136*
　　　(4) 病期分類 ……… *136*
　　7) 癌取扱い規約第 6 版—Ⅳ. 乳頭部癌
　　　 ……… *136*
　　　(1) 局所進展度（T） ……… *136*
　　　(2) リンパ節転移（N） ……… *136*
　　　(3) M 分類 ……… *137*
　　　(4) 進行度分類 ……… *137*
　　8) UICC/TNM 分類第 8 版
　　　—Ⅳ. Vater 膨大部 ……… *137*
　　　(1) T–原発腫瘍 ……… *137*
　　　(2) N–領域リンパ節 ……… *138*
　　　(3) M–遠隔転移 ……… *138*
　　　(4) 病期分類 ……… *138*
　5　断端・遺残腫瘍分類 ……… *138*
　　1) 外科切除縁・血管における癌浸潤の評
　　　価 ……… *138*
　　【胆管癌】 ……… *138*
　　　(1) 十二指腸側胆管断端 ……… *138*
　　　(2) 肝側胆管断端 ……… *139*
　　　(3) 剥離面 ……… *139*
　　　(4) 血管浸潤の評価 ……… *139*
　　【胆嚢癌】 ……… *139*
　　　A. 胆管切除を施行した場合 ……… *139*
　　　(1) 十二指腸側胆管断端 ……… *139*

xvii

（2）肝側胆管断端 ……… 139
（3）剝離面 ……… 140
B. 胆管切除を施行しない場合 ……… 140
（1）胆嚢管断端 ……… 140
（2）剝離面 ……… 140
C. 血管浸潤の評価 ……… 140
【乳頭部癌】 ……… 141
（1）肝側胆管断端 ……… 141
（2）膵断端 ……… 141
（3）剝離面 ……… 141
（4）血管浸潤の評価 ……… 141

2）切除術の根治度評価 ……… 141
6 組織学的記載事項 ……… 142
1）リンパ管浸潤についての表現（ly）… 142
2）静脈浸潤についての表現（v）……… 142
3）神経（周囲）浸潤についての表現（ne）
……… 142
4）癌の実質と間質の量比についての表現
……… 142
5）癌の周囲組織に対する浸潤増殖様式による表現 ……… 142
6）腹腔洗浄細胞診（Pcy）……… 142

第8章　膵癌　143

チェックリスト　膵癌 ……… 145
Ⅰ 総論 ……… 147
1）対象 ……… 147
2）記載法の原則 ……… 147
Ⅱ 記載事項 ……… 147
1 臨床情報 ……… 147
1）膵切除術式の記載 ……… 147
（1）切除術式の種類 ……… 147
（2）合併切除臓器 ……… 148
（3）再建術式の種類 ……… 148
2）術前治療の有無 ……… 148
2 原発巣 ……… 148
1）原発巣の記載 ……… 148
（1）原発巣の数と大きさ ……… 148
（2）部位 ……… 149
（3）肉眼型 ……… 149
3 組織型 ……… 150
1）組織型 ……… 150
4 病期分類 ……… 151
1）癌取扱い規約 ……… 151
（1）T 分類 ……… 151
（2）リンパ節転移の程度（N）……… 152
（3）M 分類 ……… 152
（4）Stage 分類 ……… 152
2）UICC/TNM 分類第 8 版（高分化型神経内分泌腫瘍を除く）……… 152
（1）T-原発腫瘍 ……… 152

（2）N-領域リンパ節 ……… 152
（3）M-遠隔転移 ……… 153
（4）病期 ……… 153
3）UICC/TNM 分類第 8 版（高分化型神経内分泌腫瘍：膵臓 G1 および G2）… 153
（1）T-原発腫瘍 ……… 153
（2）N-領域リンパ節 ……… 153
（3）M-遠隔転移 ……… 153
（4）病期 ……… 154
5 断端・遺残腫瘍分類 ……… 154
1）断端 ……… 154
（1）膵切除断端（PCM）……… 154
（2）胆管切除断端（BCM）……… 154
（3）膵周囲剝離面（DPM）……… 154
2）遺残度 ……… 154
6 組織学的記載事項 ……… 155
1）脈管侵襲 ……… 155
（1）リンパ管侵襲（ly）……… 155
（2）静脈侵襲（v）……… 155
2）神経浸潤（ne）……… 155
3）浸潤増殖形式（INF）……… 155
4）癌の間質量 ……… 155
5）主膵管内進展（mpd）……… 156
6）局所進展因子 ……… 156
（1）胆管浸潤（CH）……… 156
（2）十二指腸浸潤（DU）……… 156
（3）膵前方組織への浸潤（S）……… 156

xviii

（4）膵後方組織への浸潤（RP） ········ 157
（5）門脈系への浸潤（PV） ·············· 157
（6）動脈への浸潤（A） ················· 157
（7）膵外神経叢浸潤（PL） ·············· 157
（8）他臓器への浸潤（OO） ············· 157

7）腹膜転移（P） ······················· 157
8）肝転移（H） ························· 157
9）腹腔洗浄細胞診（CY） ··············· 157
10）治療効果判定 ······················· 158

第9章　肺癌 159

チェックリスト　肺癌 ····················· 162
Ⅰ　総論 ······························· 163
　1）対象 ····························· 163
　2）記載法の原則 ····················· 163
Ⅱ　記載事項 ··························· 163
　1　臨床情報 ························· 163
　　1）切除方法 ······················· 163
　　2）合併切除 ······················· 163
　　3）術前治療の有無 ················· 163
　2　原発巣 ··························· 163
　　1）占居部位 ······················· 163
　　2）腫瘍の大きさ ··················· 164
　　3）腫瘍の性状（肉眼） ············· 164
　　　（1）胸膜浸潤 ··················· 164
　　　（2）胸膜播種 ··················· 164
　　　（3）肺内転移 ··················· 165
　　　（4）胸膜プラーク ··············· 165
　3　組織型 ··························· 165
　　1）組織型 ························· 165
　　2）組織学的グレード分類 ··········· 166
　4　病期分類 ························· 167
　　1）癌取扱い規約 ··················· 167
　　　（1）T分類（壁深達度） ········· 167
　　　（2）N分類（リンパ節転移） ····· 168

　　　（3）M分類（遠隔転移） ········· 168
　　　（4）Stage分類（進行度） ······· 170
　5　断端・遺残腫瘍分類 ··············· 171
　　1）断端 ··························· 171
　　　（1）気管支断端（Br/br） ······· 171
　　　（2）肺動脈断端（PA/pa） ······· 171
　　　（3）肺静脈断端（PV/pv） ······· 171
　　　（4）胸壁切除縁（CW/cw） ······· 171
　　　（5）その他の断端 ··············· 171
　　2）残存病変（R分類-治療後の遺残腫瘍の有
　　　　無） ··························· 171
　6　組織学的記載事項 ················· 172
　　1）脈管侵襲 ······················· 172
　　　（1）リンパ管侵襲（Ly） ········· 172
　　　（2）血管浸潤（V） ············· 172
　　2）胸膜浸潤（pl） ················· 172
　　3）肺内転移（pm） ················· 172
　　4）胸水細胞診 ····················· 173
　　5）胸腔内洗浄細胞診（PLC） ······· 173
　　　（1）開胸時胸腔内洗浄細胞診（PLC-
　　　　pre） ······················· 173
　　　（2）閉胸前胸腔内洗浄細胞診（PLC-
　　　　post） ······················· 173
　　6）治療効果の組織学的判定基準 ····· 173

第10章　乳癌 175

チェックリスト　乳癌 ····················· 177
Ⅰ　総論 ······························· 179
Ⅱ　記載事項 ··························· 179
　1　臨床情報 ························· 179
　　1）切除方式 ······················· 179
　　　（1）乳房（皮膚・乳頭）の術式 ···· 179

　　　（2）リンパ節の切除範囲 ········· 179
　　　（3）再建の有無 ················· 180
　　　（4）術前治療の有無 ············· 180
　2　原発巣 ··························· 180
　　1）原発巣の記載 ··················· 180

xix

（1）原発巣の大きさの測定方法，記載 ……… 180

（2）腫瘍占居部位 ……… 181

3 組織型 ……… 181

  1）乳腺腫瘍の組織学的分類 ……… 181

4 病期分類 ……… 183

  1）臨床病期分類 ……… 183

   （1）T 因子：原発巣 ……… 183

   （2）N 因子：領域リンパ節 ……… 184

   （3）M 因子：遠隔転移 ……… 186

   （4）病期（stage） ……… 187

5 断端 ……… 188

6 組織学的記載事項 ……… 188

  1）脈管侵襲 ……… 188

   （1）リンパ管侵襲（Ly） ……… 188

（2）静脈侵襲（V） ……… 188

2）浸潤癌の組織学的波及度 ……… 188

3）病理学的グレード分類 ……… 189

4）薬物療法を行う上で必要とされる情報 ……… 190

  （1）ホルモン受容体 ……… 190

  （2）HER2 ……… 191

  （3）Ki67 ……… 192

5）治療効果判定 ……… 193

  （1）乳房内病変の治療効果判定 ……… 193

  （2）腋窩病変の治療効果判定 ……… 194

  （3）病理学的完全奏効（pathological complete response；pCR）について ……… 194

第 11 章　甲状腺癌 ……… 195

チェックリスト　甲状腺癌 ……… 197

Ⅰ 総論 ……… 199

Ⅱ 記載事項 ……… 199

1 臨床情報 ……… 199

  1）手術療法 ……… 199

  2）合併切除 ……… 199

  3）Ex 分類 ……… 199

  4）術前治療の有無 ……… 200

  5）手術以外の治療 ……… 200

  6）発見動機による甲状腺癌の分類 ……… 200

2 原発巣 ……… 200

  1）占居部位 ……… 200

  2）原発巣の数および大きさ ……… 200

  3）腫瘤および甲状腺の割面 ……… 200

3 組織型 ……… 201

  1）組織型 ……… 201

4 病期分類 ……… 202

1）甲状腺癌取扱い規約第 7 版 ……… 202

  （1）T 分類 ……… 202

  （2）N 分類 ……… 202

  （3）M 分類（遠隔臓器転移） ……… 203

  （4）病期分類（Stage） ……… 203

2）UICC/TNM 分類第 8 版 ……… 204

  （1）T–原発腫瘍 ……… 204

  （2）N–領域リンパ節 ……… 205

  （3）M–遠隔転移 ……… 205

  （4）病期 ……… 205

5 断端・遺残腫瘍分類 ……… 206

  1）腫瘍の遺残（R 分類） ……… 206

6 組織学的記載事項 ……… 206

  1）腺外浸潤（pEx） ……… 206

  2）濾胞癌，被膜浸潤像 ……… 207

  3）濾胞癌，脈管浸潤像 ……… 207

第 12 章　悪性骨腫瘍 ……… 209

チェックリスト　悪性骨腫瘍 ……… 211

Ⅰ 総論 ……… 212

Ⅱ 記載事項 ……… 212

1 臨床情報 ……… 212

  1）原発巣に対する治療 ……… 212

  2）手術の時期 ……… 212

3) 切除縁評価法 ……………… 212
4) 罹患期間 ………………… 212
5) 増大のスピード ………… 212
5) 術前治療の有無 ………… 212
6) 合併病変 ………………… 213
7) 腫瘍症候群 ……………… 213

② **原発巣** …………………… 213
1) 解剖学的部位 …………… 213
2) 病変数 …………………… 213
3) 大きさ …………………… 213
4) 肉眼的表面・割面の性状 … 213
5) 皮膚骨の破壊 …………… 213
6) 軟部組織への進展 ……… 213
7) 関節組織への進展 ……… 213

③ **組織型** …………………… 213
1) 組織型 …………………… 213
2) グレード ………………… 217

④ **病期分類** ………………… 217
1) TNM 分類（UICC/TNM 分類第 8 版）
   …………………………… 217
   （1）T–原発腫瘍 ………… 218
   （2）N–領域リンパ節 …… 218
   （3）M–遠隔転移 ………… 219
2) 病期分類 ………………… 219
3) Surgical staging system（Enneking）
   …………………………… 219

⑤ **断端・遺残腫瘍分類** …… 219
1) 切除縁（断端）………… 219
2) 遺残腫瘍（R）分類 …… 219

⑥ **組織学的記載事項** ……… 220
1) 脈管侵襲 ………………… 220
2) 分子病理学的検索 ……… 220
3) 組織学的治療効果判定 … 220

第 13 章　悪性軟部腫瘍　　221

チェックリスト　悪性軟部腫瘍 …… 223
Ⅰ **総論** ……………………… 224
Ⅱ **記載事項** ………………… 224
① **臨床情報** ………………… 224
1) 手術術式の種類 ………… 224
2) 手術の時期 ……………… 224
3) 罹患期間 ………………… 224
4) 増大のスピード ………… 224
5) 術前治療の有無 ………… 224
6) 合併病変 ………………… 224

② **原発巣** …………………… 225
1) 解剖学的部位 …………… 225
2) 病巣数 …………………… 225
3) 大きさ …………………… 225
4) 肉眼的表面・割面の性状 … 225
5) 周囲正常組織との関係 … 225
6) 被膜・周囲組織への浸潤の有無 … 225

③ **組織型** …………………… 225
1) 組織型 …………………… 225

2) グレード ………………… 231
   （1）FNCLCC grading system …… 231
④ **病期分類** ………………… 231
1) TNM 分類（UICC/TNM 分類第 8 版）
   …………………………… 231
   （1）T–原発腫瘍 ………… 231
   （2）N–領域リンパ節 …… 232
   （3）M–遠隔転移 ………… 232
2) 病期分類 ………………… 232
3) Surgical Staging System（Enneking）
   …………………………… 233

⑤ **断端・遺残腫瘍分類** …… 233
1) 切除縁（断端）………… 233
2) 遺残腫瘍（R）分類 …… 233
⑥ **組織学的記載事項** ……… 233
1) 脈管侵襲 ………………… 233
2) 浸潤様式（組織学的）… 233
3) 分子病理学的検索 ……… 233

第14章　子宮頸癌　235

チェックリスト
子宮頸癌（子宮全摘，頸部摘出など）------ 237
子宮頸癌（円錐切除術など）------ 238
Ⅰ　総論 ------ 239
Ⅱ　記載事項 ------ 241
　1　臨床情報 ------ 241
　　1）切除方法 ------ 241
　　　（1）手術治療 ------ 241
　　　（2）子宮頸部切除 ------ 241
　　　（3）リンパ節 ------ 241
　　2）術前治療の有無 ------ 241
　2　原発巣 ------ 241
　　1）腫瘍径 ------ 241
　　2）腫瘍の外観 ------ 241
　　3）腫瘍の部位 ------ 241
　3　組織型およびグレード ------ 242
　　1）組織型 ------ 242
　　2）組織学的異型度（Grade） ------ 243
　　　（1）扁平上皮癌 ------ 243
　　　（2）腺癌 ------ 243
　　　（3）未分化癌 ------ 243
　　　（4）中腎癌 ------ 243
　4　病期分類 ------ 244
　　1）癌取扱い規約 ------ 244

A. 臨床進行期分類（日産婦 2011，FIGO2008）------ 244
B. TNM分類（UICC/TNM第8版に準じる）------ 246
　　（1）T-原発腫瘍の進展度 ------ 246
　　（2）N-所属リンパ節 ------ 247
　　（3）M-遠隔転移 ------ 249
　　（4）病期 ------ 250
　5　断端・遺残腫瘍分類 ------ 250
　　1）断端 ------ 250
　　【子宮頸部摘出標本の切除断端】------ 250
　　　（1）切除断端 ------ 250
　　【子宮頸部円錐切除標本の切除断端】------ 250
　　　（1）体部側断端 ------ 250
　　　（2）腟側断端 ------ 250
　　　（3）深部断端 ------ 251
　　2）癌遺残度（R）------ 251
　6　組織学的記載事項 ------ 251
　　1）脈管侵襲 ------ 251
　　2）間質浸潤 ------ 251
　　3）腟壁浸潤 ------ 251
　　4）子宮傍組織浸潤 ------ 251
　　5）その他の臓器への浸潤・転移 ------ 251
　　6）活動効果判定 ------ 251

第15章　子宮体癌　253

チェックリスト　子宮体癌 ------ 255
Ⅰ　総論 ------ 256
Ⅱ　記載事項 ------ 256
　1　臨床情報 ------ 256
　　1）切除方法 ------ 256
　　2）リンパ節 ------ 256
　　3）術前治療の有無 ------ 256
　2　原発巣 ------ 256
　　1）腫瘍の数・大きさ ------ 256
　　2）腫瘍の部位 ------ 256
　　3）肉眼分類 ------ 256
　3　組織型 ------ 257

　　1）組織型 ------ 257
　　2）組織学的異型度 ------ 258
　　　（1）類内膜癌，粘液性癌 ------ 258
　　　（2）漿液性癌，明細胞癌，癌肉腫 ------ 258
　4　病期分類 ------ 258
　　1）子宮内膜癌/癌肉腫 ------ 258
　　A. 癌取扱い規約 ------ 258
　　　（1）手術進行期分類（日産婦 2011，FIGO2008）------ 258
　　B. TNM分類（UICC/TNM分類第8版）------ 259
　　　（1）T-原発腫瘍 ------ 259

xxii

（2）N-所属リンパ節 ········· 259
（3-1）M-遠隔転移 ········· 259
（3-2）pM-遠隔転移 ········· 259
（4）病期 ········· 259
2）子宮体部肉腫 ········· 260
A. 平滑筋肉腫/子宮内膜間質肉腫 ········· 260
（1）手術進行期分類（日産婦 2014, FIGO 2008）········· 260
（2）TNM 分類（UICC/TNM 分類第 8 版）········· 260
B. 腺肉腫 ········· 261
（1）手術進行期分類（日産婦 2011, FIGO 2008）········· 261
（2）TNM 分類（UICC/TNM 分類第 8 版）········· 261
（3）病期 ········· 261

5 断端・遺残腫瘍分類 ········· 262
6 組織学的記載事項 ········· 262
1）脈管侵襲 ········· 262
2）体部筋層浸潤 ········· 262
3）体部外進展 ········· 262
4）腹水（洗浄）細胞診 ········· 262
5）治療効果判定 ········· 262

第 16 章　卵巣腫瘍・卵管癌・腹膜癌 ········· 265

チェックリスト
卵巣腫瘍・卵管癌・腹膜癌 ········· 267
Ⅰ　総論 ········· 269
Ⅱ　記載事項 ········· 269
1 臨床情報 ········· 269
1）術式 ········· 269
2）切除方法 ········· 270
3）リンパ節生検, 郭清の有無, 範囲 ········· 270
4）臨床病歴 ········· 270
5）術前治療の有無 ········· 270
2 原発巣 ········· 270
1）腫瘍の大きさ ········· 270
2）原発巣の部位 ········· 270
3）腫瘍の広がり（肉眼的・組織学的）········· 270
4）肉眼所見 ········· 270
5）播種巣（腹腔内所見）········· 270
3 組織型 ········· 271
1）組織学的分類 ········· 271
（1）卵巣腫瘍 ········· 271
（2）卵管腫瘍 ········· 275
（3）腹膜腫瘍 ········· 275

2）組織学的異型度（Grade）········· 276
4 病期分類 ········· 276
1）手術進行期分類（日産婦 2014, FIGO2014）········· 276
2）UICC/TNM 分類第 8 版 ········· 278
（1）T-原発腫瘍 ········· 278
（2）N-所属リンパ節 ········· 279
（3）M-遠隔転移 ········· 279
（4）病期 ········· 279
5 断端・遺残腫瘍分類 ········· 280
1）手術完遂度 ········· 280
2）遺残腫瘍分類 ········· 280
6 組織学的記載事項 ········· 280
1）脈管侵襲 ········· 280
2）浸潤様式（粘液性癌の場合）········· 280
3）漿液性卵管上皮内癌 ········· 280
4）腹膜インプラント ········· 280
5）合併病変 ········· 280
6）補助的診断法の併用 ········· 280
7）腹水・腹腔洗浄細胞診 ········· 281
8）組織学的治療効果判定 ········· 281

第 17 章　腎癌 ········· 283

チェックリスト　腎癌 ········· 285
Ⅰ　総論 ········· 287

Ⅱ　記載事項 ········· 287
1 臨床情報 ········· 287

1) 検索材料の由来 ……… 287
2) 術前治療の有無 ……… 287
3) 合併腎実質病変 ……… 288

2 原発巣 ……… 289
1) 主たる占拠部位 ……… 289
2) 大きさ ……… 289
3) 数 ……… 289
4) 手術所見 ……… 289
5) 肉眼型 ……… 289

3 組織型およびグレード ……… 290
1) 組織型（WHO 第 3 版 2004 年に準拠） ……… 290
(1) 腎実質の上皮性腫瘍 ……… 290
2) 病理組織学的異型度 ……… 290
(1) 3 段階方式（癌取扱い規約） ……… 290
(2) 4 段階方式（Fuhrman 分類） ……… 290

4 病期分類 ……… 291
1) 腎癌取扱い規約 TNM 分類（第 4 版） ……… 291
(1) T-原発腫瘍 ……… 291
(2) N-領域リンパ節 ……… 291

(3) M-遠隔転移 ……… 291
(4) 病期分類（Ⅰ, Ⅱ, Ⅲ, Ⅳ） ……… 292
2) UICC/TNM 分類第 8 版 ……… 292
(1) T-原発腫瘍 ……… 292
(2) N-領域リンパ節 ……… 292
(3) M-遠隔転移 ……… 293
(4) 病期 ……… 293

5 断端・遺残腫瘍分類 ……… 293
1) 癌遺残度（R）（UICC/TNM 分類第 8 版） ……… 293

6 組織学的記載事項 ……… 293
1) 脈管侵襲（ly, v） ……… 293
(1) リンパ管浸潤（ly） ……… 293
(2) 静脈浸潤（v） ……… 293
2) 組織学的浸潤増殖様式（INF） ……… 293
3) 発育様式 ……… 294
4) 腫瘍被膜（偽被膜）形成（fc） ……… 294
5) 腎内転移（im） ……… 294
6) 腎線維性被膜浸潤（rc-inf） ……… 294
7) 腎盂浸潤（rp-inf） ……… 294
8) 腎洞脂肪組織浸潤（s-inf） ……… 294

第 18 章　副腎腫瘍 ……… 295

チェックリスト　副腎腫瘍（副腎癌） ……… 297
Ⅰ 総論 ……… 298
Ⅱ 記載事項 ……… 298

1 臨床情報 ……… 298
1) 病歴, 主症状 ……… 298
2) 一般臨床検査, 内分泌検査, 遺伝学的検査 ……… 298
3) 画像検査（CT, MRI, 核医学） ……… 298
4) 組織学的検査 ……… 298
5) 術前治療の有無 ……… 298

2 原発巣 ……… 298
1) 占居部位 ……… 298
2) 原発巣の数および大きさ ……… 298

3 組織型 ……… 299

1) 組織型（副腎皮質腫瘍） ……… 299

4 病期分類 ……… 299
1) 副腎皮質癌の病期分類 ……… 299
2) 副腎皮質癌（UICC/TNM 分類第 8 版） ……… 299
A. TNM 病期分類第 8 版 ……… 299
(1) T-原発腫瘍 ……… 299
(2) N-領域リンパ節 ……… 300
(3) M-遠隔転移 ……… 300
B. 病期分類（進行度） ……… 300

5 断端・遺残腫瘍分類 ……… 300
1) 切除状態 ……… 300

6 組織学的記載事項 ……… 300

第 19 章　腎盂・尿管・膀胱癌　　301

チェックリスト　腎盂・尿管・膀胱癌 ⸺ 303
Ⅰ　総論 ⸺ 304
Ⅱ　記載事項 ⸺ 304
　1　臨床情報 ⸺ 304
　　1）　検索材料の由来 ⸺ 304
　　2）　合併病変 ⸺ 304
　　3）　術前治療の有無 ⸺ 304
　2　原発巣 ⸺ 304
　　1）　腫瘍の数 ⸺ 304
　　2）　占拠部位 ⸺ 304
　　3）　大きさ ⸺ 305
　　4）　腫瘍の形態 ⸺ 305
　　5）　膀胱癌の合併 ⸺ 305
　　6）　腎盂・尿管癌の合併 ⸺ 305
　3　組織型 ⸺ 305
　　1）　組織分類 ⸺ 305
　　2）　組織学的異型度 ⸺ 307
　4　病期分類 ⸺ 309
　　1）　TNM 分類 ⸺ 309
　　　A.　腎盂・尿管癌 ⸺ 309
　　　（1）TNM 臨床分類 ⸺ 309
　　　（2）病期　TNM 臨床病期分類（Stage
　　　　　grouping） ⸺ 310
　　　（3）UICC/TNM 分類第 8 版 ⸺ 310
　　　（4）病期（UICC/TNM 分類第 8 版）
　　　　　 ⸺ 310
　　　B.　膀胱癌 ⸺ 311
　　　（1）TNM 臨床分類 ⸺ 311
　　　（2）TNM 臨床病期分類（Stage group-
　　　　　ing） ⸺ 312

　　　（3）UICC/TNM 分類第 8 版 ⸺ 312
　　　（4）UICC/TNM 分類第 8 版病期分類
　　　　　 ⸺ 313

　【参考】尿道癌の TNM 臨床分類（UICC 第
　7 版，2009） ⸺ 313
　　　（1）T–原発腫瘍 ⸺ 313
　　　（2）N–領域リンパ節 ⸺ 314
　　　（3）M–遠隔転移 ⸺ 314
　　　（4）TNM 臨床病期分類（Stage group-
　　　　　ing） ⸺ 314
　　　（5）UICC/TNM 分類第 8 版 ⸺ 314
　　　（6）UICC/TNM 分類第 8 版病期分類
　　　　　 ⸺ 315
　5　遺残腫瘍分類 ⸺ 316
　　1）　切除標本断端の評価 ⸺ 316
　　　（1）左右尿管断端（rt：右，lt：左）
　　　　　 ⸺ 316
　　　（2）尿道断端 ⸺ 316
　　　（3）剥離面断端 ⸺ 316
　　2）　遺残腫瘍（R）分類（UICC/TNM 分類
　　　　第 8 版） ⸺ 316
　6　組織学的記載事項 ⸺ 316
　　1）　脈管侵襲 ⸺ 316
　　　（1）リンパ管侵襲（ly） ⸺ 316
　　　（2）静脈侵襲（v） ⸺ 316
　　　（3）リンパ管侵襲および静脈侵襲を一括
　　　　　して評価する場合 ⸺ 316
　　2）　浸潤様式 ⸺ 317
　　3）　組織学的治療効果 ⸺ 317

第 20 章　前立腺癌　　319

チェックリスト　前立腺癌 ⸺ 321
Ⅰ　総論 ⸺ 323
Ⅱ　記載事項 ⸺ 323
　1　臨床情報 ⸺ 323
　　1）　切除方法 ⸺ 323
　　　（1）原発巣に対する手術 ⸺ 323

　　　（2）リンパ節に対する手術 ⸺ 323
　　　（3）転移巣に対する手術 ⸺ 323
　　2）　術前治療の有無 ⸺ 323
　　3）　発見の動機による分類 ⸺ 323
　2　原発巣 ⸺ 324
　　1）　前立腺全摘除術の所見記載事項 ⸺ 324

xxv

2）原発巣の数および大きさ ……… 324
3）占居部位 ……………………… 324
3　組織型 …………………………… 324
1）組織型 …………………………… 324
2）病理組織学的分化度 …………… 324
3）Gleason 分類 …………………… 325
（1）針生検 …………………… 325
（2）経尿道的切除（TUR-P），被膜下切
除 …………………………… 325
（3）前立腺全摘除術 ………… 325
4）Histopathological Grade Group
（UICC/TNM 分類第 8 版）……… 325
4　病期分類 ………………………… 326
1）前立腺癌取扱い規約第 4 版 …… 326
（1）T-原発腫瘍 …………… 326
（2）N 分類（リンパ節転移）…… 326
（3）M-遠隔転移 …………… 327
（4）病期分類 ……………… 327

2）UICC/TNM 分類第 8 版 ……… 327
（1）T-原発腫瘍 …………… 327
（2）N-領域リンパ節 ……… 328
（3）M-遠隔転移 …………… 328
（4）病期 …………………… 328
5　断端・遺残腫瘍分類 …………… 329
1）切除断端における癌浸潤（resection
margin）………………………… 329
2）遺残腫瘍分類（R）…………… 329
6　組織学的記載事項 ……………… 329
1）脈管侵襲 ………………………… 329
（1）リンパ管侵襲（ly）…… 329
（2）血管侵襲（v）………… 330
2）神経周囲浸潤（pn）…………… 330
3）精囊浸潤（sv）………………… 330
4）前立腺外進展（EPE）………… 330
5）内分泌および化学療法の治療効果の病
理組織学的判定基準 …………… 330

第 21 章　精巣腫瘍　　331

チェックリスト　精巣腫瘍 ………… 333
Ⅰ　総論 ……………………………… 334
Ⅱ　記載事項 ………………………… 334
1　臨床情報 ………………………… 334
1）局所所見 ………………………… 334
2）手術療法 ………………………… 334
（1）原発巣 ………………… 334
（2）リンパ節 ……………… 334
（3）転移巣 ………………… 334
3）術前治療の有無 ………………… 334
4）生化学的検査成績 ……………… 335
2　原発巣 …………………………… 335
1）腫瘍の側性 ……………………… 335
2）原発巣の数および大きさ ……… 335
3　組織型 …………………………… 335
1）組織型 …………………………… 335
4　病期分類 ………………………… 337
1）精巣腫瘍取扱い規約第 3 版 …… 337
（1）T-原発腫瘍 …………… 337

（2-1）N 分類（リンパ節転移・臨床分類）
…………………………… 337
（2-2）pN 分類（リンパ節転移・病理組織
学的分類）……………… 338
（3-1）M-遠隔転移 ………… 338
（3-2）pM-遠隔転移 ………… 338
（4）S 分類（血清腫瘍マーカー）…… 338
（5）病期分類（進行度）…… 339
2）UICC/TNM 分類第 8 版 ……… 339
（1）T-原発腫瘍 …………… 339
（2）pT 原発腫瘍 …………… 339
（3）N-領域リンパ節 ……… 339
（4）pN-領域リンパ節 ……… 340
（5）M-遠隔転移 …………… 340
（6）S-血清腫瘍マーカー …… 340
（7）病期分類（UICC/TNM 分類第 8 版）
…………………………… 340
5　断端・遺残腫瘍分類 …………… 341
1）遺残腫瘍分類（R）（UICC/TNM 分類第
8 版）…………………………… 341

xxvi

| 6 組織学的記載事項 ………………… 341 | 2）組織学的・治療効果判定基準 ………… 341 |
| 1）脈管侵襲 ………………………… 341 | |

第22章　小児腫瘍 343

チェックリスト　小児腫瘍 ………… 345	3）婦人科系腫瘍 ……………………… 350
Ⅰ　総論 …………………………… 346	4）泌尿器系腫瘍 ……………………… 350
Ⅱ　記載事項 ……………………… 346	5）眼科領域腫瘍 ……………………… 351
1 臨床情報 ………………………… 346	A．網膜芽細胞腫 ……………… 351
1）局所所見 ……………………… 346	6）悪性リンパ腫 ……………………… 351
2）外科的治療 …………………… 346	A．ホジキンリンパ腫 ………… 351
3）術前治療の有無 ……………… 346	B．非ホジキンリンパ腫 ……… 351
4）生化学的検査成績 …………… 346	7）中枢神経系腫瘍 …………………… 352
2 原発巣 …………………………… 347	8）神経芽腫群腫瘍 …………………… 352
1）原発臓器 ……………………… 347	5 断端・遺残腫瘍分類 …………… 353
2）病巣の数および大きさ ……… 347	1）切除断端 ……………………… 353
3 組織型およびグレード ………… 347	2）遺残腫瘍分類（R）（UICC/TNM 分類第
1）組織型 ………………………… 347	8 版）………………………………… 354
2）病理組織学的分化度（UICC/TNM 分類	6 組織学的記載事項 ……………… 354
第 8 版）………………………… 347	1）脈管侵襲（Ly，V）……………… 354
4 病期分類 ………………………… 347	（1）リンパ管侵襲（Ly）………… 354
1）消化器系腫瘍 ………………… 347	（2）血管侵襲（V）……………… 354
2）骨軟部腫瘍 …………………… 348	2）神経周囲浸潤（Pn）…………… 354
A．横紋筋肉腫 ……………… 348	3）治療効果の病理組織学的判定基準 … 354
（1）病期分類 ………………… 348	付）四肢悪性骨軟部腫瘍の切除縁 ……… 356
（2）Group 分類 ……………… 349	1）切除縁の定義 ……………………… 356
（3）組織分類 ………………… 350	2）切除縁評価方法（barrier 理論）…… 356
B．横紋筋肉腫以外の骨軟部悪性腫瘍 … 350	

略語表 ………………………………………………………………………………………… 358

序　論

領域横断的がん取扱い規約の基本的考え方

Ⅰ　目　　的

(1) 日本のがんのステージングならびにがんの状態の記載のために必要最低限とされる記載項目を網羅する。

(2) 海外の治療成績等との比較検討が容易に行えることを目的に，国際対がん連合（Union for International Cancer Control：UICC）が刊行する「TNM 悪性腫瘍の分類」の最新版である第 8 版[1,2]（以下 UICC/TNM 分類第 8 版）[*1]で定める，病期分類をはじめとする TNM 分類の記載法と，国内で刊行されている各種「癌取扱い規約」（以下「規約」）が定める記載方法との相違点を明確にする。

(3) 記載項目の掲載順をある一定の範疇のもとに揃える。また略記法について，共通する内容に関しては，使用する記号の共通化を可能な範囲で試みる。これにより当該臓器を専門としない医療従事者等における記載内容に対する誤解や齟齬を防ぎ，「規約」に対する利便性を向上させる。

Ⅱ　対　　象

(1) 本書は，日本癌治療学会「領域横断的癌取扱い規約検討委員会」に参加する各学会が取り扱う腫瘍のうち，各学会から承認を受けたものを対象とする。

(2) 本書は，主に外科的治療が施行され病理組織学的検討が行われた腫瘍を対象とする。しかし，根治を目的に施行された内視鏡的切除症例や，臨床検査の位置付けであるが病理組織学的検索が時に病期評価において重要となる子宮頸部円錐切除術例については，それらの検体内に認められる腫瘍の状態を記載する項目や表記方法を本書で示すことにも意義があると考え，これらを取り扱う状況にも対応できるものとした。

(3) 原発巣全体の病理学的評価が困難な場合（生検のみで外科的治療が選択されなかった例や，転移巣のみ組織学的検査が施行された場合など）に関しても，当該臓器の癌取扱い規約が明記する「対象とする腫瘍」である限り，本書の項目の一部を参照し記載することは妨げない。

Ⅲ　対象とする腫瘍全体に適用する記載項目

(1) 本書は，上記Ⅱ-(1)で対象とされた腫瘍について，刊行されている各種癌取扱い規約に基づき，全 22 章で取り扱う。各章は，総論と各論で構成される。

(2) 総論では，各規約に掲載されている内容に基づいて「記載対象とする腫瘍」に関する情報，および記載法の原則や接頭辞の使用法[*2]について掲載した。

(3) 各論では，がんの状態を記録するための記載項目について，□1 臨床情報，□2 原発巣，□3 組織型，□4 病期分類，□5 断端・遺残腫瘍分類，□6 組織学的記載事項，の 6 つの大項目で構成され，この順序で各記載事項項目を掲載した。

(4) 各章で示される腫瘍の記載内容・表記法は，原則，2018 年 7 月までに出版されている規約の記載内容に準拠する形で編集した。

(5) 規約が発刊されていない小児腫瘍については，日本小児血液・がん学会より推奨された内容により上記Ⅲ-(2)および-(3)に準拠した形で編集した。

---

*1：本書で使用する「UICC/TNM 分類第 8 版」の表記は，文献 1，2 にて掲載されている分類法や記載法，およびそれらを定義する根拠を引用する際に使用している。

*2：UICC/TNM 分類第 8 版が提示する「TNM システムの総則」において，「すべての症例において，顕微鏡的な確定診断がなされるべきである」と記載されている。臨床分類は接頭辞 c（あるいは省略のまま），病理学的分類は接頭辞 p を置いて表記することを定めている。

(6) UICC/TNM分類第8版に関する情報は青字（側注では青囲み）で記載した[*3]。あわせて，当該規約の定める記載内容が，UICC/TNM分類第8版で示された内容と異なる場合は，本文ならびに側注にて「相違点」としながら青字（側注では青囲み）で説明書きを加えている。

Ⅳ　各大項目が取り上げる記載内容

1　臨床情報

(1) 本項では，病歴や各種血液検査，遺伝学的検査，画像検査など，当該患者の臨床診断を下す際に臨床医が把握する様々な情報のうち，病期分類およびその記載に必要な情報[*4]を列挙した。

(2) あわせて「チェックリスト」欄の本項内にて，臨床診断ならびに臨床病期分類を行い明記することを推奨した。

(3) 検体が摘除された際の治療方法（手術法）も，断端・遺残腫瘍の評価に影響する因子とみなし，本項で記載することとした。

(4) さらに全章に対し，対象とする腫瘍の治療歴の有無を本項内にて掲載することとした。治療歴のある場合は，行われた治療内容（可能な範囲で，使用した薬剤など）の詳細を記載することを推奨する[*5]。

2　原発巣

(1) 本項では腫瘍の位置，個数，大きさ，性状，併せて腫瘍の外観や割面の性状に関する内容等の記載等に関する情報を取り扱う。

(2) 1つの臓器に原発腫瘍が複数認められる場合は「多発」と表現し，その個数を明記すると同時に，原則として，各々の病巣に対する所見（大きさ，性状等）を記載することを推奨する。

(3) 多発病変の記載法については，特に記載法や注意事項が示されていない臓器を除き，UICC/TNM分類第8版「TNMシステムの総則」で示された記載法[*6]を推奨し，T因子の最も大きな病変をもって病期分類を行うこととする（下記4-(3) 参照）。

(4) 計測の際の留意点（縦×横×幅，あるいは腫瘍の最大径，など）や使用する単位（mmあるいはcmなど）は，当該規約を作成している学会が推奨する方式を掲載した。

(5) 「肉眼（型）分類」は，特に記載がない限り，肉眼所見をもとに分類する。

3　組織型

(1) 本項では，後述する「4 病期分類」に則って記載する腫瘍の組織型を中心に，各々の規約に掲載されている表記（和名，英語名）に倣い掲載した。

(2) 本項ではさらに腫瘍組織型に併記する形でICD-O-3.2[*7]形態コードを掲載した。

(3) 各腫瘍（組織型）のグレード分類（分化度・異型度）に関する情報も，本項で

*3：本書では，UICCがウェブサイト上で発表した「UICC 8th Edition Errata-28th of January 2019」（TNM悪性腫瘍の分類」第8版に対する，2019年1月28日時点での正誤表）を反映させている。https://www.uicc.org/sites/main/files/atoms/files/UICC%20TNM%208th%20Edition%20Errata%2004.02.2019.pdf

なお2018年5月25日更新までのerrataを反映させた日本語訳を金原出版が下記サイトで公表している。https://www.kanehara-shuppan.co.jp/_data/books/00480S.pdf

*4：当該規約が「記載例」で取り上げている項目を参考にした。

*5：例として，分子標的薬（ベバシズマブ），や，抗癌剤（5FU-シスプラチン併用療法），など

*6：多発腫瘍の際のT表記法：（ ）内にmあるいは腫瘍の個数を記載し，最も高いTカテゴリーで分類する。例）T2（m）あるいはT2（5）

*7：世界保健機関（WHO）により定められた，局所解剖学，形態学，生物学的態度に基づいた，コード化された腫瘍分類（命名）法（文献3参照）。なお本書の表記はICD-O-3.2に準拠して掲載している。http://www.iacr.com.fr/index.php?option=com_content&view=category&layout=blog&id=100&Itemid=577

＊8：例として，副腎皮質腫瘍における「Weissの基準」など。

(4) あわせて，悪性度決定の際に鑑別点として着目される組織学的所見に関しても，本項で取り扱うこととした[＊8]。

4 病期分類

(1) 本項では，各取扱い規約で明記されている病期分類を掲載した。さらに，UICC/TNM分類第8版と当該腫瘍の病期分類が共通ではない場合，あるいはUICC/TNM分類第8版の掲載が規約の病期分類を理解する際に有用と判断された場合，UICC/TNM分類を青字にて併記した。

(2) UICC/TNM分類第8版で示されているTNMシステムは以下の3つの構成要素が基本となっている。

T：原発巣（原発腫瘍の進展範囲）
N：領域リンパ節（領域リンパ節への転移の有無と転移の範囲）
M：遠隔転移（遠隔転移の有無）

これらT，N，Mの各要素に続く数字は，悪性腫瘍の進展範囲を示すものであり，大きい数字ほど進展の甚だしい状況を示している。さらに続くアルファベット表記による亜分類は，そのカテゴリーの中で，昇順で進むほど進展程度の甚だしい状況を表現している。本書ではその考え方を踏襲している。

＊9：【記載例】
例1：ycTNM（集学的治療の最中または後に行われた臨床病期分類）
例2：rpTNM（再発腫瘍の術後病理組織分類）

＊10：本邦では臨床分類（接頭辞c）を，術前の臨床所見を根拠とした判定に限定し，術中所見（接頭辞s）あるいは内視鏡的治療所見（接頭辞e）などを設定し，かつ総合所見（接頭辞f）の記載を行う規約がある。それらの詳細については，該当する腫瘍を扱う各章の総論で解説した。

(3) UICC/TNM分類第8版では，上記（2）で示したTNMシステムの各要素に対し，下記①〜⑤で示す接頭辞を付すことで，診断時期や診断時の状況を反映させることを可能としている[＊9]。一方，本邦では下記①〜⑤以外の接頭辞を使用した表記法を用いている規約が存在する。本書では，接頭辞の使用は，基本的に各章の総論でそれぞれの腫瘍に対する取り決めを明記しているが[＊10]，これを行なっていない腫瘍（章）に関しては，UICC/TNM分類第8版総則で示された記載方法に従うことを推奨する。接頭辞以外のTNM表記に関する内容も，特に定義が示されていない場合は，原則UICC/TNM分類第8版で掲載された総則を踏襲することを推奨する[＊11]。

＊11：UICC/TNM分類第8版の総則（関係部分，一部抜粋）
・TNM分類および病期は診断時に決定され，変更されることなく病歴記録に留められねばならない。
・接頭辞のないものは臨床分類を意味するものとする。
・T，N，Mの判定に際し，判断に疑いの余地がある場合は，より低い（進展度の低い）カテゴリーを選択すべきである。
・1対の器官の両側に同時に原発腫瘍が存在する場合には，それぞれの腫瘍が独立して分類されるべきとしている。
・1つの臓器に原発腫瘍が多発している場合は，最も高いTカテゴリーで分類されるべきである。

①c：臨床分類（治療前の臨床的評価をもとに行われた分類）[注1]
②p：術後病理組織分類（病理学的組織検索の結果得られた所見を反映させた上での分類）[注2]
③y：集学的治療の最中または後に病期分類が行われる場合
④r：一定の無病期間後に出現した再発腫瘍
⑤a：剖検で初めて分類が行われた腫瘍

　注1）臨床分類は治療法の決定の基礎となる。
　注2）病理分類は予後評価の基礎となる。

(4) 本書では，「所属リンパ節（N）」として広く使用されていた用語について，

UICC/TNM 分類第 8 版の和訳で使われている「領域リンパ節（N）」を使用することを推奨した[*12]。

(5) 各規約が「領域リンパ節」あるいは「所属リンパ節」と定義する，各リンパ節の名称と部位の解説は当該の取扱い規約に譲るが，UICC/TNM 分類第 8 版で定義された領域リンパ節と当該規約で定義する領域リンパ節との間に相違がある場合は，それらの違いがわかるように，可能な限り配慮した[*13]。

(6) UICC/TNM 分類第 8 版では，「領域リンパ節の病理学的評価（pN）は領域リンパ節転移がないことを示すために適切な，あるいは最も高い pN カテゴリーを評価するに十分な数のリンパ節を切除することが必要とされる」としている。推奨されるリンパ節検索個数は対象となる腫瘍により異なっており，それらは表 1 にまとめた[4]。

*12：一部の学会（章）では準拠した規約で使われている「所属リンパ節」を使用している。

*13：この相違自体により，UICC/TNM 分類第 8 版に従って行われる病期分類と，癌取扱い規約をもとに行われた病期分類とが食い違うことが起こりうる。

表 1　UICC にて推奨されている部位別のリンパ節検索数

部位（検索数）
口唇および口腔，咽頭，喉頭，鼻腔および副鼻腔，大唾液腺 　選択的頸部郭清の場合（10） 　根治的あるいは保存的頸部郭清の場合（15）
上気道消化管の悪性黒色腫（6）
甲状腺（6）
食道と食道胃接合部（7）
胃（16）
小腸（6）
虫垂：癌，カルチノイド（12）
結腸・直腸（12）
肛門管 　直腸周囲・骨盤領域リンパ節郭清の場合（12） 　鼠径部リンパ節郭清の場合（6）
肝臓-肝細胞癌（3）
肝臓-肝内胆管癌（6）
胆嚢（6）
肝外胆管-肝門部（15）
肝外胆管-遠位胆管（12）
Vater 膨大部（12）
膵臓（12）
肺 　気管分岐下リンパ節を含む縦隔リンパ節 3 個と N1 リンパ節から 3 個（6）
乳腺（6）
子宮頸部（10）
子宮体部-内膜（10）
卵巣・卵管・腹膜（10）
前立腺（8）
精巣（8）
腎臓（8）
腎盂および尿管（8）
膀胱（8）

(7) 領域リンパ節転移巣の大きさが pN 分類の判定基準である場合，多くの腫瘍において，転移巣の最大径をもって判断されるとし，陽性リンパ節のサイズ全体を計測すべきではないとしている。本書もその考え方を採用し，例外がある場

合は，当該腫瘍の各論の本項で説明を加えた。

(8) 遠隔転移（M）に関して，UICC/TNM 分類第 8 版では「M1（あるいは pM1）カテゴリーは以下の記号を用いて転移臓器を特定することが可能である（下記参照）」としている。本書でも原則この記載法を採用するが，ほかの表記法を定めている規約に関しては，該当する章の中でその表記法を解説した[14]。また，下記以外の臓器に対しても，アルファベット 3 文字表記を提示している規約があり，それらの使用について，本書も推奨する立場をとる[15]。

[転移臓器の記載法]
肺（PUL），骨髄（MAR），骨（OSS），　胸膜（PLE），
肝（HEP），腹膜（PER），脳（BRA），　副腎（ADR），
領域外リンパ節（LYM），　皮膚（SKI），その他（OTH）
髄膜（MEN）[16]，卵巣（OVA）[17]

(9) 遠隔転移に関しては，UICC/TNM 分類第 8 版「遠隔転移の臨床的評価において MX は不適切であるとし，また病理学的評価（pM）には顕微鏡的検査を必須とし pM0 および pMX というカテゴリーは用いない[18]」，とする考え方を踏襲する。しかし，この考え方とは違う記載法を採用している規約においては，当該腫瘍を扱う章の中で随時説明を加えた。

(10) UICC/TNM 分類第 8 版では「すべてのリンパ節内転移巣が 0.2 cm 以下の場合は（mi）を付記して表記する」と記載している[19]。しかし，この微小転移に関する記載法について言及，あるいは記載法を採用している規約は少ない。本書では微小転移に関する見解を述べている腫瘍のみ，本項で取り上げたが，記載がない場合は原則，微小転移に関する記載法を採用していないことと同等の意味を示すこととしている。

5　断端・遺残腫瘍分類

(1) 本項目では原発巣の切除縁や剝離面における断端情報並びに遺残腫瘍の有無に関しての観察結果の記載法を掲載した。

(2) 断端に関しては，基本的記載態度として，断端部に腫瘍が認められない場合，最も断端に近接する腫瘍と断端までの距離を測定することを推奨した。

(3) UICC/TNM 分類第 8 版では「遺残腫瘍の有無（R カテゴリー）は治療後の腫瘍の状態を示すものであり，強力な予後因子となる」としつつ，「R 分類は原発腫瘍およびその局所あるいは領域での進展範囲にのみ適用されると考える場合もあり，より広範囲に，遠隔転移を含めて適用する場合もある」と記載している。本書での「遺残腫瘍分類」の項では，各規約が定義する遺残腫瘍分類の記載法を忠実に掲載した。

6　組織学的記載事項

(1) 病理組織学的所見のうち，規約で記載するよう明記されている項目を対象とし

---

*14：例として胃癌取扱い規約における肝転移（H）あるいは腹膜転移（P）など。

*15：例として胃癌取扱い規約における髄膜（MEN），大腸癌取扱い規約における卵巣（OVA）など。

*16：第 4 章「胃癌」79 頁参照

*17：第 5 章「大腸」96 頁参照

*18：UICC/TNN 分類第 8 版では，顕微鏡的に遠隔転移が確認された場合にのみ pM1 と評価する。

*19：記載例）微小転移のみが認められた場合の N 因子の表記：pN1（mi）

た。

(2) 多くの規約では，腫瘍が脈管内に浸潤する状況を，また複数の規約で腫瘍が末梢神経周囲性に浸潤する状況について記載することを定めている。本書で各規約で決められた記載法を各々の章で示した。一方で，領域横断的視点から，脈管侵襲あるいは神経周囲浸潤の表記方法に複数の略語使用例がある現状を整理すべく，④-(2) の考え方に則り，「領域横断的がん取扱い規約」が提唱する下記の略記法を提示する[20]。アルファベットによる亜分類は必要に応じて適用するものとする。この略記法は各規約との対照・比較のために，UICC が示す表記方法と共に各章のチェックリストの欄に掲載した。

【領域横断的がん取扱い規約が推奨する略記法】

リンパ管侵襲

LyX：リンパ管侵襲が評価できない

Ly0：リンパ管侵襲を認めない

Ly1：リンパ管侵襲を認める

　　Ly1a：（軽度）

　　Ly1b：（中等度）

　　Ly1c：（高度）

静脈侵襲

VX：静脈侵襲が評価できない

V0：静脈侵襲を認めない

V1：組織学的に静脈侵襲を認める

　　V1a：（軽度）

　　V1b：（中等度）

　　V1c：（高度）

V2：肉眼的に静脈侵襲を認める

神経周囲浸潤

PnX：神経周囲浸潤の評価ができない

Pn0：神経周囲浸潤を認めない

Pn1：神経周囲浸潤を認める

　　Pn1a：（軽度）

　　Pn1b：（中等度）

　　Pn1c：（高度）

(3) いくつかの規約では脈管侵襲，神経周囲浸潤の記載を不要とするものが存在する。それらが扱う腫瘍については，本書でも脈管侵襲，神経周囲浸潤の記載を義務付けない。

(4) 提出された郭清リンパ節の病理組織学的評価については，基本的には，提出されたリンパ節群（番号）ごとに報告する。記載様式としては，リンパ節採取部位を記載の上，転移陽性リンパ節の数を/の左側に，検索したリンパ節数を/の

[20]：UICC/TNM 分類第 8 版の総則では以下の表記法を提示している。

リンパ管侵襲

　LX：リンパ管侵襲の評価が不可能

　L0：リンパ管侵襲なし

　L1：リンパ管侵襲あり

静脈侵襲

　VX：静脈侵襲の評価が不可能

　V0：静脈侵襲なし

　V1：顕微鏡的静脈侵襲あり

　V2：肉眼的静脈侵襲あり

神経周囲浸潤

　PnX：神経周囲浸潤の評価が不可能

　Pn0：神経周囲浸潤なし

　Pn1：神経周囲浸潤あり

＊21：胸腔，あるいは腹腔内に，貯留していた体腔液あるいは洗浄によって得られた液状検体中に浮遊する細胞を対象とした検査を指す。この検査を臨床あるいは術中所見の範疇として扱うか，病理所見の範疇として扱うか，については，記載のある臓器に関し，それぞれの章の総論で解説した。

＊22：UICC/TNM 分類第 8 版ではセンチネルリンパ節の表記法として以下の記載法を掲載している。
(p) NX (sn) センチネルリンパ節の評価が不可能
(p) N0 (sn) センチネルリンパ節転移なし
(p) N1 (sn) センチネルリンパ節転移あり

＊23：細胞数 200 未満のクラスターも含めるという乳癌での新しい基準も提案されているが，20 個以下の細胞集簇が基準として提案されている腫瘍もあり，ITC の定義は腫瘍の種類によって異なる場合がある。

＊24：UICC/TNM 分類第 8 版では，ITC を領域リンパ節や遠隔臓器に認めても pN0，pM0 とみなす根拠として，「一般的に ITC が転移病巣としての活性（増殖や間質反応）や血管・リンパ洞壁への浸潤を示さないため」と説明している。

＊25：UICC/TNM 分類第 8 版の序論にて，皮膚の悪性黒色腫，メルケル細胞癌は例外的に「リンパ節内の ITC は N1 と分類される」と記されている。

＊26：オカルト癌（occult carcinoma），ラテント癌（latent carcinoma）に対して「潜在癌」「潜伏癌」「不顕性癌」といった和訳が用いられていたが，混乱や誤解を避けるため，本書では「オカルト癌」「ラテント癌」の用語を使用する立場を支持した。

右側に記載する。

(5) 病期分類の影響の有無にかかわらず，各種規約において評価対象となっている体腔液細胞診[21]所見の記載法については，本項目内で取り扱った。

(6) 「組織学的治療効果」を規約内に明記している腫瘍についても，本項目内で取り扱った。

Ⅴ　その他

(1) チェックリスト
・本書の大項目（1〜6）とその内容をまとめたチェックリストを各章の冒頭においた。
・チェックリストは，必要最低限の記載項目を列挙したものであり，各規約が掲載する「記載例」あるいは「報告様式」と同等あるいはそれに変わるものではない。

(2) センチネルリンパ節[22]
　本書では，センチネルリンパ節の記載法が記載されている規約が取り扱う腫瘍に関してのみ，その記載法を掲載した。

(3) 遊離腫瘍細胞[23]（isolated tumor cells：ITC）
　ITC とは孤立した腫瘍細胞，または小さな細胞集簇（最大径 0.2 mm 以下）を指し，通常の H&E 染色や免疫組織化学的検査で検出される。UICC/TNM 分類第 8 版では「ITC が領域リンパ節あるいは遠隔転移部に認められても，それぞれ N0 または M0 と分類すべき[24]」とし，「この原則はフローサイトメトリー，または DNA 分析などの非形態学的検査で腫瘍細胞や腫瘍細胞の成分の存在が示唆される場合も同様である」としている[25]。表記法は表 2 のように示されている。一方，本邦では現時点では，ITC の取り扱いについて領域横断的な見解が得られていないと考え，本書では pN（あるいは pM）の評価に関係する見解を述べている規約に関してのみ，該当箇所で解説することとした。

表 2　ITC の分類と表記法（UICC/TNM 分類第 8 版）

	ITC の有無	領域リンパ節	センチネルリンパ節
リンパ節転移所見なし	ITC の検査を行っていない	(p) N0	
	ITC の形態学的所見なし	(p) N0 (i−)	(p) N0 (i−) (sn)
	ITC の形態学的所見あり	(p) N0 (i+)	(p) N0 (i+) (sn)
	ITC の非形態学的所見なし	(p) N0 (mol−)	(p) N0 (mol−) (sn)
	ITC の非形態学的所見あり	(p) N0 (mol+)	(p) N0 (mol+) (sn)

(4) RECIST（Response Evaluation Criteria in Solid Tumors，固形がんの治療効果判定）については本書では取り扱わなかった。

(5) 発見動機による分類[26]
　前立腺癌や甲状腺癌では，病理組織学的検査を含む一連の検索の後に明らかとさ

8　序論

れることがあり，両規約にてその分類の定義が記載されている。本書において，この「発見動機による分類」は大項目①の最後の項目に設けることとした。

① 偶発癌（incidental carcinoma）
　　切除あるいは摘出された臓器の病理学的検索によって初めて発見された癌
② オカルト癌（occult carcinoma）
　　諸臓器転移巣による臨床症状・所見が先行して発見され，その後に原発巣として発見された癌
③ ラテント癌（latent carcinoma）
　　生前，臨床的に徴候が認められず，死後剖検で初めて存在が確認された癌
④ 臨床癌（clinical carcinoma）
　　上記以外の癌，すなわち臨床的に診断され組織診断でも確認された癌

（6）略語表
　本書内にて使用されている略語（記号）とその意味，使用されている章（臓器）を巻末に掲載した。なお以下のカテゴリーに属する略語は表には掲載していない。

①組織学的分類（腫瘍名）　　：例 ACC（腺房細胞癌）など
②疾患名　　　　　　　　　　：例 VHL（von Hippel-Lindau）病など
③術式・手技　　　　　　　　：例 TP（膵全摘）など
④検査名・検査項目・染色名：例 ISH（in situ hybridization）法など
⑤固有名詞（団体名，ウイルス名，分類名等）：例 FIGO（International Federation of Gynecology and Obstetrics）など

【参考文献】
1）Brierley JD, Gospodarowicz MK, Wittekind Ch. TNM Classification of Malignant Tumours, 8th edition, Wiley-Blackwell, 2017.
2）UICC 日本委員会 TNM 委員会 訳．TNM 悪性腫瘍の分類，第8版 日本語版，金原出版，2017.
3）Fritz A, Percy C, Jack A, et al. WHO International Classification of Diseases for Oncology ICD-O, 3rd ed. Geneva：World Health Organization, 2000.
4）Wittekind Ch, Compton C, Brierley J, Sobin L. TNM Supplement：A Commentary on Uniform Use. 4th edition, Wiley-Blackwell, 2012.

第 1 章

口腔癌

口腔癌取扱い規約

第 2 版（2019 年 3 月）

日本口腔腫瘍学会　編　準拠

日本口腔腫瘍学会・口腔癌取扱い規約検討委員会

委員長	太田　嘉英				
副委員長	野口　忠秀				
病理小委員会委員長	長塚　仁				
委　員	有地榮一郎	上田　倫弘	鵜澤　成一	大倉　正也	桐田　忠昭
	林　孝文	林　隆一	伏見　千宙	不破　信和	本間　義崇
	三浦　雅彦	森　泰昌	柳下　寿郎	八木原一博	柳本　惣市
	山城　正司				
オブザーバー	原田　浩之				
協力執筆者	長谷川和樹				

日本臨床口腔病理学会・口腔癌診断基準検討委員会

長塚　仁（委員長）	小川　郁子（副委員長）			
仙波伊知郎	栢森　高	草深　公秀	久保　勝俊	佐藤由紀子
橋本　和彦	松本　直行	丸山　智	森　泰昌	柳下　寿郎
矢田　直美				

> **領域横断的がん取扱い規約　チェックリスト**

口腔癌/頭頸部癌

1　口腔癌

1 臨床情報

臨床診断	
切除方式	
頸部郭清術	
臨床的リンパ節転移	□なし　□あり（3 cm 以下／3 cm をこえるが 6 cm 以下／6 cm をこえる） cENE（−/＋）（口腔癌取扱い規約）
術前治療の有無	□なし　　　　□あり（内容：　　　　　）
臨床病期分類	癌取扱い規約　　　　TNM　　　　　　　　　　　　Stage
	UICC/TNM 第 8 版　　TNM　　　　　　　　　　　　Stage

2 原発巣

部位	□口唇　　　□口腔 □鼻腔　　　□副鼻腔 □上咽頭　□中咽頭（p16：□不明　　□陰性　　□陽性） □下咽頭　□喉頭　　□大唾液腺　　□上気道消化管の悪性黒色腫 □原発不明頸部リンパ節 （□ EBV および HPV/p16 陰性または不明　□ HPV/p16 陽性　□ EBV 陽性）

□単発　□多発（　個）

大きさ	（長径）　×　（直交する短径）　×　（厚さ）　　mm,　　深達度（DOI）mm
肉眼分類	

3 組織型およびグレード

組織型	
Grade	□ GX 分化度の grade が評価できない　　□ G1 高分化型　　□ G2 中分化型　　□ G3 低分化型 □ G4 未分化型

4 病期分類

C 因子：C＿＿＿＿	癌取扱い規約	UICC/TNM 第 8 版
（頭頸部癌取扱い規約 31 頁） （C1, 2, 3, 4, 5）	pT　pN　（□ pM1）	Stage

5 断端・遺残腫瘍分類

水平断端：pHM（X, 0, 1） （表層部粘膜）	浸潤癌成分：　□陽性（部位　　：　　mm）　□陰性　□不明 上皮内癌成分：□陽性（部位　　：　　mm）　□陰性　□不明 異形成成分：　□陽性（部位　　：　　mm）　□陰性　□不明	
垂直断端：pVM（X, 0, 1） （深部，浸潤部）	骨断端（該当する場合）：□陽性（部位　　：　　mm）　□陰性 　　　　　　　　　　　　□不明	

□ RX：遺残腫瘍の存在が評価できない
□ R0：遺残なし
□遺残あり：□ R1：顕微鏡的遺残腫瘍あり　□ R2：肉眼的遺残腫瘍あり

チェックリスト　**13**

6 組織学的記載事項

	口腔癌取扱い規約 第2版	頭頸部癌取扱い規約 第5版
脈管侵襲　リンパ管侵襲	Ly（X, 0, 1a, 1b, 1c）	ly（0, 1, 2, 3）
静脈侵襲	V（X, 0, 1a, 1b, 1c, 2）	v（0, 1, 2, 3）
神経周囲浸潤	Pn（X, 0, 1a, 1b, 1c）	pn（0, 1, 2, 3）
癌の深達度		mm
浸潤様式		膨張発育/浸潤発育
YK 分類	YK-（1, 2, 3, 4C, 4D）	
リンパ節の記載	部位（リンパ節群），転移個数（　/　）*， 大きさ cm**，ENE（−/＋）	
治療効果判定	Grade（0, 1a, 1b, 2, 3）	
その他		

＊転移リンパ節数/提出リンパ節数
＊＊3 cm または 6 cm をこえるものについて記載する

	UICC/TNM 第8版	領域横断的がん取扱い規約
脈管侵襲　リンパ管侵襲	L（X, 0, 1）	Ly（X, 0, 1a, 1b, 1c）
静脈侵襲	V（X, 0, 1, 2）	V（X, 0, 1a, 1b, 1c, 2）
神経周囲浸潤	Pn（X, 0, 1）	Pn（X, 0, 1a, 1b, 1c）

I　総　論

　本規約における口腔癌とは，UICC分類における口腔6部位の被覆粘膜に原発した癌腫をいう。すなわち1）頬粘膜癌，2）上歯肉/上顎歯肉癌，3）下歯肉/下顎歯肉癌，4）硬口蓋癌，5）舌癌，6）口腔底/口底癌を対象とする。小唾液腺癌を含み，転移性のものは除く。なお，UICCでは口唇および口腔癌として分類されていることから，口唇癌についても記載する。また，口腔粘膜に発生する悪性黒色腫についても上気道消化管の悪性黒色腫の一部として別に記載する。

II　記載事項

1　臨床情報

1）手術方法[*1]（規約8頁）

A. 原発巣

　外科的　（舌亜全摘，下顎区域切除など）

(1)　舌癌
- a）舌部分切除術
- b）舌可動部半側切除術
- c）舌可動部（亜）全摘術
- d）舌半側切除術
- e）舌（亜）全摘術

(2)　上歯肉/上顎歯肉癌・硬口蓋癌
- a）局所切除術
- b）上顎部分切除術
- c）上顎亜全摘出術
- d）上顎全摘術
- e）拡大上顎全摘術
- f）頭蓋底郭清術

(3)　下歯肉/下顎歯肉癌
- a）歯肉切除術
- b）下顎辺縁切除術
- c）下顎区域切除術
- d）下顎半側切除術
- e）下顎亜全摘術
- f）下顎全摘術

(4)　頬粘膜癌
- a）（頬粘膜）部分切除術
- b）合併切除術

(5)　口腔底/口底癌
- a）（口腔底/口底）部分切除術
- b）合併切除術

(6)　口唇癌
- a）（口唇）部分切除術
- b）合併切除術

◆UICC/TNM分類第8版およびWHO腫瘍組織分類との対照
・UICC/TNM分類第8版の病期分類（組織に関してはWHO腫瘍組織分類）に関係する（あるいは共通する）記載は本文では青字，側注では青囲みを用いて表記している。

＊1：合併切除の記載においては，切除部位，切除範囲，深部切除範囲等を記載する。

B．頸部リンパ節
(1) 根治的頸部郭清術 radical neck dissection（RND）
(2) 根治的頸部郭清術変法 modified radical neck dissection（MRND）
(3) 選択的（部分的）頸部郭清術 selective neck dissection
　　a）肩甲舌骨筋上頸部郭清術 supraomohyoid neck dissection（SOHND）
　　b）拡大肩甲舌骨筋上頸部郭清術 extended supraomohyoid neck dissection
　　　（ESOHND）
　　c）舌骨上頸部郭清術 suprahyoid neck dissection（SHND）

2) 切除検体の大きさ（規約 11 頁）
長径（mm）×短径（mm）×厚さ（mm）

3) 領域リンパ節転移（規約 4 頁, 11 頁）
(1) 部位
　リンパ節群/レベル分類
(2) 転移数
　転移リンパ節/摘出リンパ節
(3) 大きさ
　（＜3＜6＜）cm
(4) 臨床的節外浸潤（clinical extranodal extension：cENE）
　cENE（－）：臨床的に節外浸潤所見なし
　cENE（＋）：臨床的に節外浸潤所見あり

4) 術前治療の有無（規約 11 頁）
　a）なし
　b）あり（内容：　　　　　）
　　　（化学療法，放射線療法，化学放射線療法など）

2　原発巣

1) 原発巣の記載
(1)　部位*2, 3（規約 2 頁）
　病巣が隣接する 2 領域以上にまたがっている場合は，腫瘍中心がある領域を先に記載し，その次に浸潤の及んでいる領域を書き加える。
口唇（C00）
　(1) 上唇（赤唇部）（C00.0）
　(2) 下唇（赤唇部）（C00.1）
　(3) 唇交連（C00.6）
口腔（C02-006）
　(1) 頬粘膜
　　a）上・下唇の粘膜（C00.3, 4）
　　b）頬の粘膜（C06.0）

*2：主要な部位を第一に記載し，複数の部位に及ぶ場合については病変の進展に沿って記載する。

*3：ここでは，UICC に準じた部位のみ記載し（ ）内には C0-0 局在コードを示した。
解剖学的部位の詳細は口腔癌取扱い規約（第 2 版）34-38 頁参照。

16　口腔癌

c）臼後部（C06.2）

d）上下頬歯槽溝（口腔前庭）（C06.1）

（2）上歯槽と歯肉（上歯肉/上顎歯肉）（C03.0）

（3）下歯槽と歯肉（下歯肉/下顎歯肉）（C03.1）

（4）硬口蓋（C05.0）

（5）舌

a）有郭乳頭より前の舌背面と舌縁（舌前 2/3）（C02.0, 1）

b）舌下面（舌腹）（C02.2）

（6）口腔底/口底（C04）

（2）**原発巣の数および大きさ**（規約 3 頁）

a）病変の個数：単発/多発（__個）

b）病変の大きさ：長径×それに直交する短径×厚さ（mm）

（3）**深達度（DOI）mm**（規約 3 頁）

（4）**肉眼分類**[*4]（規約 3 頁）

a）表在型 superficial type

b）外向型 exophytic type

c）内向型 endophytic type

3 組織型

1）組織型（規約 12 頁）

ICD-O コード

1．上皮性腫瘍　Epithelial tumours

上皮内癌　Carcinoma in-situ	8070/2
癌腫　Carcinoma	8010/3
扁平上皮癌　Squamous cell carcinoma	8070/3
類基底扁平上皮癌　Basaloid squamous cell carcinoma	8083/3
紡錘細胞扁平上皮癌　Spindle cell squamous cell carcinoma	8074/3
腺扁平上皮癌　Adenosquamous carcinoma	8560/3
孔道癌　Carcinoma cuniculatum	8051/3
疣贅状扁平上皮癌　Verrucous squamous cell carcinoma	8051/3
リンパ上皮癌　Lymphepitelial carcinoma	8082/3
乳頭状扁平上皮癌　Papillary squamous cell carcinoma	8052/3
棘融解型扁平上皮癌　Acantholytic squamous cell carcinoma	8075/3
腺癌　Adenocarcinoma	8140/3
粘表皮癌　Mucoepidermoid carcinoma	8430/3
腺様囊胞癌　Adenoid cystic carcinoma	8200/3
多型腺癌　Polymorphous adenocarcinoma	8525/3
明細胞癌　Clear cell carcinoma	8310/3
基底細胞腺癌　Basal cell adenocarcinoma	8147/3

*4：肉眼分類
a）表在型：表在性の発育を主として，上顎・下顎歯肉と硬口蓋においては骨吸収を認めないもの
b）外向型：外向性の発育を主として，上顎・下顎歯肉と硬口蓋においては骨吸収が骨表面にとどまるもの
c）内向型：内向性の発育を主とし，上顎・下顎歯肉と硬口蓋においては骨内への浸潤が著しいもの

多形腺腫由来癌　Carcinoma ex pleomorphic adenoma		8941/3

2. 悪性歯原性腫瘍　Malignant odonotogenic tumours

エナメル上皮癌　Ameloblastic carcinoma		9270/3
原発性骨内癌，NOS　Primary intraosseous carcinoma, NOS		9270/3
硬化性歯原性癌　Sclerosing odontogenic carcinoma		9270/3
明細胞性歯原性癌　Clear cell odontogenic carcinoma		9341/3
幻影細胞性歯原性癌　Ghost cell odontogenic carcinoma		9302/3
歯原性癌肉腫　Odontogenic carcinosarcoma		9342/3
歯原性肉腫　Odontogenic sarcoma		9330/3

2) グレード（病理組織学的分化度）分類[*5]（規約 13 頁）

悪性上皮性腫瘍を亜分類するときは，量的に優勢な（predominant）組織像に従う。

GX：分化度の grade が評価できない

G1：高分化　Well differentiated

G2：中分化　Moderately differentiated

G3：低分化　Poorly differentiated

G4：未分化　Undifferentiated

[*5]：
1）G3 および 4 が混在して認められる癌では，G3-4，低分化または未分化と記載してもよい。
2）主体の病変を記載し，混在の病変を記載してもよい G1＞G3，G1＋G3 など。
3）上皮内癌については，分化度の評価を省略できる。

4 病期分類

UICC/TNM 分類第 8 版に準拠

（1）　T-原発腫瘍（規約 3 頁）

pT 因子は臨床的 T カテゴリーに準ずる。

T 因子

TX：原発腫瘍の評価が不可能

T0：原発腫瘍を認めない

Tis：上皮内癌

T1：最大径が 2 cm 以下かつ深達度が 5 mm 以下の腫瘍

T2：最大径が 2 cm 以下かつ深達度が 5 mm をこえる腫瘍[*6]，または最大径が 2 cm をこえるが 4 cm 以下でかつ深達度が 10 mm 以下の腫瘍

T3：最大径が 2 cm をこえるが 4 cm 以下でかつ深達度が 10 mm をこえる腫瘍，または最大径が 4 cm をこえ，かつ深達度が 10 mm 以下の腫瘍

T4a（口唇）：下顎骨皮質を貫通する腫瘍，下歯槽神経，口腔底/口底，皮膚（オトガイ部または外鼻の）に浸潤する腫瘍[*7]

T4a（口腔）：最大径が 4cm をこえ，かつ深達度が 10mm をこえる腫瘍，または下顎もしくは上顎の骨皮質を貫通するか上顎洞に浸潤する腫瘍，または顔面皮膚に浸潤する腫瘍[*7]

T4b（口唇および口腔）：咀嚼筋間隙，翼状突起，頭蓋底に浸潤する腫瘍，または内頸動脈を全周性に取り囲む腫瘍

[*6]：下線部分は 2018 年 5 月 28 日に発表された UICC/TNM 分類第 8 版正誤表（UICC 8th Edition Errata）の内容を反映している。

[*7]：歯肉を原発巣とし，骨および歯槽のみに表在性びらんが認められる症例は T4a としない。

18　口腔癌

（2） N 分類（リンパ節転移）[8, 9]

N-領域リンパ節（規約 4 頁）

NX：領域リンパ節転移の評価が不可能

N0：領域リンパ節転移なし

N1：同側の単発性リンパ節転移で最大径が 3 cm 以下かつ節外浸潤なし

N2：以下に記す転移：

N2a：同側の単発性リンパ節転移で最大径が 3 cm をこえるが 6 cm 以下かつ節外浸潤なし

N2b：同側の多発性リンパ節転移で最大径が 6 cm 以下かつ節外浸潤なし

N2c：両側または対側のリンパ節転移で最大径が 6 cm 以下かつ節外浸潤なし

N3a：最大径が 6 cm をこえるリンパ節転移で節外浸潤なし

N3b：単発性または多発性リンパ節転移で臨床的節外浸潤あり

pN-領域リンパ節（規約 14 頁）

pNX：領域リンパ節転移の評価が不可能

pN0：領域リンパ節転移なし

pN1：同側の単発性リンパ節転移で最大径が 3 cm 以下かつ節外浸潤なし

pN2：以下に記す転移：

pN2a：同側の単発性リンパ節転移で最大径が 3 cm 以下かつ節外浸潤あり，または最大径が 3 cm をこえるが 6 cm 以下かつ節外浸潤なし

pN2b：同側の多発性リンパ節転移で最大径が 6 cm 以下かつ節外浸潤なし

pN2c：両側または対側のリンパ節転移で最大径が 6 cm 以下かつ節外浸潤なし

pN3a：最大径が 6 cm をこえるリンパ節転移で節外浸潤なし

pN3b：最大径が 3 cm をこえるリンパ節転移で節外浸潤あり，または同側の多発性リンパ節転移もしくは対側もしくは両側のリンパ節転移で節外浸潤あり

（3） M 分類（遠隔転移）[10]

M-遠隔転移（規約 5 頁）

M0：遠隔転移なし

M1：遠隔転移あり

M1 を以下の記号を用いて表す。

肺（PUL），肝（HEP），骨（OSS），リンパ節（LYM），副腎（ADR），脳（BRA），皮膚（SKI），その他（OTH）

pM-遠隔転移[11]（規約 14 頁）

pM1：遠隔転移を顕微鏡的に確認

---

[8]：UICC/TNM 分類第 8 版では，「選択的頸部郭清により得られた標本を組織学的に検査すると，通常 10 個以上のリンパ節が含まれる。根治的頸部郭清，または保存的頸部郭清（modified RND）により得られた標本を組織学的に検査すると，通常 15 個以上のリンパ節が含まれる」の記載がある。通常の検索個数を満たしていなくても，すべてが転移陰性の場合は pN0 に分類する。

[9]：
1）正中部のリンパ節は同側リンパ節である。
2）原発腫瘍のリンパ節への直接浸潤はリンパ節転移に分類する。
3）大きさが pN 分類の判定基準の場合は，リンパ節全体ではなく，転移巣について計測する。
4）癒合したリンパ節が存在する場合，癒合したリンパ節数を記載する。
5）明瞭な隣接血管浸潤を認める場合にはその旨の記載が望ましい。

[10]：評価方法は身体所見と画像診断である。

[11]：「領域リンパ節以外の転移を認めない」ことを組織学的に証明することはできないので，pM0 あるいは pMX の表記は用いない。M0 は常に cM0 である。

4 病期分類 **19**

(4) Stage 分類（進行度）（規約 5 頁）

0 期	Tis	N0	M0
Ⅰ期	T1	N0	M0
Ⅱ期	T2	N0	M0
Ⅲ期	T3	N0	M0
	T1，T2，T3	N1	M0
ⅣA 期	T4a	N0，N1	M0
	T1，T2，T3，T4a	N2	M0
ⅣB 期	T に関係なく	N3	M0
	T4b	N に関係なく	M0
ⅣC 期	T に関係なく	N に関係なく	M1

	N0	N1	N2	N3	M1
Tis	0				
T1	Ⅰ	Ⅲ	ⅣA	ⅣB	ⅣC
T2	Ⅱ	Ⅲ	ⅣA	ⅣB	ⅣC
T3	Ⅲ	Ⅲ	ⅣA	ⅣB	ⅣC
T4a	ⅣA	ⅣA	ⅣA	ⅣB	ⅣC
T4b	ⅣB	ⅣB	ⅣB	ⅣB	ⅣC

5 断端・遺残腫瘍分類

1) 断端（規約 15 頁）

【手術標本の切除断端】[12, 13]

(1) 水平（表層部粘膜）断端（HM：horizontal margin）

HMX：水平（表層部粘膜）断端の判定不能

HM0：水平（表層部粘膜）断端に癌浸潤を認めない

HM1：水平（表層部粘膜）断端に癌浸潤を認める

(2) 垂直（深部，浸潤部）断端（VM：vertical margin）

VMX：垂直（深部，浸潤部）断端の判定不能

VM0：垂直（深部，浸潤部）断端に癌浸潤を認めない

VM1：垂直（深部，浸潤部）断端に癌浸潤を認める

2) 腫瘍の遺残（R）（規約 15 頁）

RX：遺残腫瘍の存在が評価できない

R0：遺残腫瘍なし

R1：顕微鏡的遺残腫瘍あり

R2：肉眼的遺残腫瘍あり

*12：病理組織学的に断端が評価された場合には接頭辞 p を付す。

*13：
・水平（表層部粘膜）断端については，部位（標本番号の記載が望ましい）とともに dysplasia の程度または Tis 成分の記載を付記する。
・確定できないものについては腫瘍までの距離を記載する。
・骨断端の記載が望ましい場合は記載を行う。

6 組織学的記載事項

　組織学的記載事項については，記載推奨グレードの考え方を導入した。記載推奨グレードはグレードＡおよびグレードＢに分類されている。

　　グレードＡ：十分なエビデンスがある，または臨床診療上おおいに有益な情報となり，記載することを強く推奨する項目。必須記載項目である。

　　グレードＢ：臨床診療上の有用性はあることから，記載することが推奨される項目。各施設において病理医と臨床医で記載の必要性について決定してよい。任意記載項目である。

1) 脈管侵襲（Ly，V）[14]（記載推奨グレードＡ）（規約15頁）

(1) リンパ管侵襲（Ly）

LyX：リンパ管侵襲の有無が不明（決定できないもの）
Ly0：リンパ管侵襲が認められない
Ly1：リンパ管侵襲が認められる
　　Ly1a：侵襲が軽度のもの（旧分類 ly1）
　　Ly1b：侵襲が中等度のもの
　　Ly1c：侵襲が高度のもの（旧分類 ly2）

(2) 静脈侵襲（V）

VX：静脈侵襲の有無が不明（決定できないもの）
V0：静脈侵襲が認められない
V1：静脈侵襲が認められる
　　V1a：侵襲が軽度のもの（旧分類 v1）
　　V1b：侵襲が中等度のもの
　　V1c：侵襲が高度のもの（旧分類 v2）
V2：肉眼的に静脈侵襲を認める

2) 神経周囲浸潤（Pn）[15]（記載推奨グレードＡ）（規約16頁）

PnX：神経周囲浸潤の有無が不明（決定できないもの）
Pn0：神経周囲浸潤を認めない（旧分類 neu 0）
Pn1：神経周囲浸潤を認める
　　Pn 1a：侵襲が軽度の場合（旧分類 neu 1）
　　Pn 1b：侵襲が中等度のもの
　　Pn 1c：侵襲が高度のもの（旧分類 neu 2）

3) 浸潤様式（YK分類）[16,17]（記載推奨グレードＢ）（規約16頁）

YK分類

YK-1：境界が明瞭である
YK-2：境界線にやや乱れがある
YK-3：境界線は不明瞭で大小の癌胞巣が散在する
YK-4C：境界線は不明瞭で小さな癌胞巣が索状に浸潤する

---

*14：HE染色では，侵襲の有無の判定が困難なことがある。疑わしい症例に接した場合には弾性線維染色（Victoria blue HE染色：VB-HE，Elastica-van Gieson染色：EVG）や免疫染色（CD31，CD34，D2-40）などを行って，癌胞巣と静脈壁弾性線維や血管内皮との関係を確かめることが望ましい。検索に弾性線維染色や免疫染色を用いた場合，その旨を記載する（記載例：Ly1a（D2-40），V1b（EVG））。

*15：検索に免疫染色を用いた場合，その旨を記載する（記載例：Pn1（S-100））。

*16：癌巣の辺縁部における最も優勢な浸潤増殖様式を3つに分類する判定はルーペ像あるいは弱拡大で行なう。

*17：YK分類とINF分類の対応関係
　　YK-1 ……………………INFa
　　YK-2 ……………………INFa
　　YK-3 ……………………INFb
　　YK-4C ………………INFc
　　YK-4D ………………INFc
Osaka R, et al. Journal of Oral and Maxillofacial Surgery, Medicine, and Pathology. 2015；27：250-4.

YK-4D：境界線は不明瞭で癌は胞巣を作らずにび漫性に浸潤する

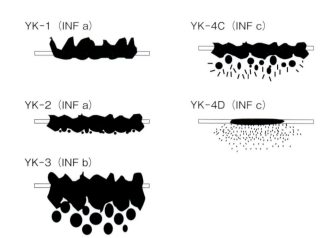

4) リンパ節の記載（記載推奨グレード A）（規約 16 頁）
 (1) 部位　（リンパ節群）
 (2) 転移個数　（転移リンパ節数/摘出リンパ節数）
 (3) 大きさ[18]　（3 cm または 6 cm をこえるものについては，必ず記載する）
 (4) 節外浸潤（extranodal extension, ENE）の有無
　　　ENE（−）：節外浸潤なし
　　　ENE（＋）：節外浸潤あり

5) 治療効果判定[19]（記載推奨グレード A）（規約 17 頁）
　術前治療後の手術症例の主病巣の検索にあたっては，肉眼的に推定される病変部の割面を検索し，少なくとも病変が存在したと考えられる最大割面の標本ならびに癌が残存している可能性が高い切片を作製し，組織学的に評価する。
 Grade 0：無効（ineffective）
　癌組織・癌細胞に治療効果を認めない。
 Grade 1：やや有効（slightly effective）
　癌組織・癌細胞には多少の変性所見（原形質が好酸性で空胞形成があり，核の膨化像などの認められるものを含む）は認めても，増殖し得ると判断される程度の癌細胞が組織切片で癌の 1/3 以上を占める場合。
 Grade 1a：ごく軽度の効果
　"増殖し得る" と判断される癌細胞が 2/3 以上を占める場合
 Grade 1b：軽度の効果
　"増殖し得る" と判断される癌細胞が 1/3 以上で 2/3 未満の場合。
 Grade 2：かなり有効（moderately effective）
　"増殖し得る" と判断される癌細胞が 1/3 未満を占めるに過ぎず，核の崩壊に傾いた癌細胞で占められる場合。
 Grade 3：著効（markedly effective）
　"増殖し得る" と判断される癌細胞がほとんどみられず，すべて崩壊に傾いた癌

＊18：ここでいう「大きさ」は転移巣そのものの長径を指し，転移陽性リンパ節の大きさではない。

＊19：
・口腔癌に対する放射線療法あるいは化学療法を行った場合は，放射線量・照射方法，薬剤の種類・量・投与法，さらに最終治療から病巣切除までの期間など治療条件を明記の上，治療効果の判定を行うことが望ましい。
　なお，術前治療後の手術症例の検索にあたっては，肉眼的に推定される病変部を可能な限り標本作製し，病理組織学的な治療効果の検索を行う。
・壊死，多数の泡沫細胞の出現を伴う黄色肉芽腫，線維化・瘢痕などの所見から癌が退縮したと考えられる領域内で，増殖しうる癌細胞・組織が占める割合を評価する。
・この判定基準は外科手術材料の原発巣に対して用いる。リンパ節郭清標本については，癌細胞の消失・壊死・変性の所見があれば記載する。生検材料については組織学的所見を記載するにとどめる。

細胞のみで占められるか，癌の痕跡のみをみる場合。

被治療病巣の一部に明らかに再増殖巣と考えられる部分が認められるときは，判定の後に再増殖像（＋）と記載する。

6 その他

口腔粘膜悪性黒色腫 （規約6頁）

口腔粘膜悪性黒色腫については，分類が異なるため別記載とした。なお，本分類は口腔の悪性黒色腫にのみ適用する。分類規約としては，頭頸部，すなわち上気道消化管の悪性黒色腫の分類に準拠する。本分類の適用にあたっては，病変の組織学的確定診断と部位別区分がなされているべきである。

TNMカテゴリーの評価法は，身体的検査と画像診断である。

粘膜黒色腫は悪性度の高い腫瘍であるため，T1，T2および病期Ⅰ期，Ⅱ期は省略する。記載事項については，口腔癌の記載に準拠する。

T-原発腫瘍[20]

TX：原発腫瘍の評価が不可能

T0：原発腫瘍を認めない

T3：上皮および/または粘膜下（粘膜病変）に限局する腫瘍

T4a：軟部組織深部，軟骨，骨，または皮膚に浸潤する腫瘍

T4b：以下のいずれかに浸潤する腫瘍：脳，硬膜，頭蓋底，下位脳神経（Ⅸ，Ⅹ，Ⅺ，Ⅻ），咀嚼筋間隙，頸動脈，椎前間隙，縦隔

> [20]：病理分類の際は接頭辞pを付す。

N-領域リンパ節

NX：領域リンパ節の評価が不可能

N0：領域リンパ節転移なし[21]

N1：領域リンパ節転移あり

> [21]：pN0：領域リンパ節を郭清した標本を組織学的に検査すると，通常6個以上のリンパ節が含まれる。通常の検索個数を満たしていなくても，すべてが転移陰性の場合はpN0に分類する。

M-遠隔転移

M0：遠隔転移なし

M1：遠隔転移あり

病期分類（進行度）

Ⅲ期	T3	N0	M0
ⅣA期	T4a	N0	M0
	T3，T4a	N1	M0
ⅣB期	T4b	Nに関係なく	M0
ⅣC期	Tに関係なく	Nに関係なく	M1

口腔癌

6 組織学的記載事項 23

第2章

頭頸部癌

頭頸部癌取扱い規約
第6版（2018年1月）
日本頭頸部癌学会　編　準拠

第6版規約委員会

委員長　　　　林　　隆一

委　員　　　　落合　淳志　　折舘　伸彦　　篠﨑　　剛　　中村　誠司　　西野　　宏　　西村　恭昌
　　　　　　　松浦　一登　　三谷　浩樹

病理委員会

委員長　　　　藤井　誠志

委　員　　　　落合　淳志　　長塚　　仁　　森　　泰昌　　柳澤　昭夫　　山本智理子

表在癌委員会

委員長　　　　渡邉　昭仁

委　員　　　　大森　　泰　　岡本　牧人　　小川　元之　　堅田　親利　　川端　一嘉　　佐々木　徹
　　　　　　　瀬戸　　陽　　藤井　誠志　　武藤　　学　　門馬久美子

（五十音順）

領域横断的がん取扱い規約　チェックリスト

□腔癌/頭頸部癌

1 臨床情報

臨床診断	
切除方式	
頸部郭清術	
臨床的リンパ節転移	□なし　□あり（3 cm 以下／3 cm をこえるが 6 cm 以下／6 cm をこえる） cENE（－/＋）（口腔癌取扱い規約）
術前治療の有無	□なし　　　　□あり（内容：　　　　　）
臨床病期分類	癌取扱い規約　　　　TNM　　　　　　　　　Stage
	UICC/TNM 第 8 版　　　TNM　　　　　　　　　Stage

2 原発巣

部位	□口唇　　　□口腔 □鼻腔　　　□副鼻腔 □上咽頭　□中咽頭（p16：□不明　　　□陰性　　　　□陽性） □下咽頭　□喉頭　　□大唾液腺　　　□上気道消化管の悪性黒色腫 □原発不明頸部リンパ節 （□ EBV および HPV/p16 陰性または不明　□ HPV/p16 陽性　□ EBV 陽性）

□単発　□多発（　個）

大きさ　　　（長径）×　（直交する短径）×　（厚さ）　mm,　　深速度（DOI）mm

肉眼分類

3 組織型およびグレード

組織型	
Grade	□ GX 分化度の評価が不可能　　□ G1 高分化型　　□ G2 中分化型　　□ G3 低分化型 □ G4 未分化型

4 病期分類

C 因子：C＿＿＿＿＿ （頭頸部癌取扱い規約 31 頁） （C1, 2, 3, 4, 5）	癌取扱い規約　　　　　UICC/TNM 第 8 版 ───────────────────── Stage pT　pN　（□ pM1）

5 断端・遺残腫瘍分類

水平断端：pHM（X, 0, 1） （表層部粘膜）	浸潤癌成分：　□陽性（部位　：　　mm）　□陰性　□不明 上皮内癌成分：□陽性（部位　：　　mm）　□陰性　□不明 異形成分：　　□陽性（部位　：　　mm）　□陰性　□不明
垂直断端：pVM（X, 0, 1） （深部，浸潤部）	骨断端（該当する場合）：□陽性（部位　　：　　mm）　　□陰性 □不明

□ RX：遺残腫瘍の存在が評価できない
□ R0：遺残なし
□遺残あり：□ R1：顕微鏡的遺残腫瘍あり　□ R2：肉眼的遺残腫瘍あり

チェックリスト　27

6 組織学的記載事項

	口腔癌取扱い規約 第2版	頭頸部癌取扱い規約 第6版
脈管侵襲　リンパ管侵襲	Ly（X, 0, 1a, 1b, 1c）	ly（0, 1, 2, 3）
静脈侵襲	V（X, 0, 1a, 1b, 1c, 2）	v（0, 1, 2, 3）
神経周囲浸潤	Pn（X, 0, 1a, 1b, 1c）	pn（0, 1, 2, 3）
tumour thickness		mm
浸潤様式		膨張発育/浸潤発育
YK 分類	YK-（1, 2, 3, 4C, 4D）	
リンパ節の記載	部位（リンパ節群），転移個数（　/　）*， 大きさ cm**，ENE（−/＋）	
治療効果判定	Grade（0, 1a, 1b, 2, 3）	
その他		

＊転移リンパ節数/提出リンパ節数
＊＊3 cm または 6 cm をこえるものについて記載する

	UICC/TNM 第8版	領域横断的がん取扱い規約
脈管侵襲　リンパ管侵襲	L（X, 0, 1）	Ly（X, 0, 1a, 1b, 1c）
静脈侵襲	V（X, 0, 1, 2）	V（X, 0, 1a, 1b, 1c, 2）
神経周囲浸潤	Pn（X, 0, 1）	Pn（X, 0, 1a, 1b, 1c）

I　総　　論*1

　ここにいう頭頸部癌とは頭頸部領域に原発した癌腫（上皮性悪性腫瘍）をいい，続発性のものは除く。ただし，ここでは眼窩腫瘍および甲状腺癌は扱わない。

(1) 頭頸部領域に原発した非上皮性悪性腫瘍についても，本取扱い規約に準じた記録をしておくことが望ましい。

(2) 頭頸部表在癌についても，本取扱い規約に準じた記録をしておくことが望ましい*2。

II　記載事項

1　臨床情報

1)　手術方法（規約 20 頁）

(1) 原発巣：切除法，切除術式，切除範囲

(2) 頸部郭清術に関して：郭清範囲，合併切除した非リンパ組織

(3) 節外浸潤の有無

2)　術前治療の有無

a. なし

b. あり

ありの場合（規約 90 頁）

① 術前治療の種類（化学療法，放射線療法，化学放射線療法，その他），量，期間

② 術前治療終了から外科的切除が施行されるまでの期間

③ 臨床的治療効果判定

2　原発巣*3

1)　原発巣の数および大きさ（規約 20 頁）

(1) 腫瘍の大きさ（3 方向）

(2) 単発・多発

2)　占居部位

(1) 口唇および口腔（C00，C02-C06）	（規約 34 頁）
(2) 鼻腔および副鼻腔（C30.0，C31.0-1）	（規約 37 頁）
(3) 上咽頭（C11）	（規約 40 頁）
(4) 中咽頭（C01，C05.1-2，C09.0-1，9，C10.0，2-3）	（規約 42 頁）
(5) 下咽頭（C12，C13）	（規約 45 頁）
(6) 喉頭（C30.0-2，C10.1）	（規約 48 頁）
(7) 大唾液腺（C07，C08）	（規約 51 頁）

◆ UICC/TNM 分類第 8 版および WHO 腫瘍組織分類との対照
・UICC/TNM 分類第 8 版の病期分類（組織に関しては WHO 腫瘍組織分類）に関係する（あるいは共通する）記載は本文では青字，側注では青囲みを用いて表記している。

*1：本章での「規約」は「頭頸部癌取扱い規約第 6 版（2018 年 1 月）」を指す。

*2：規約 89 頁では"表在癌についての検体の処理法，病理組織学的所見の抽出法および報告書の記載法は「頭頸部表在癌取扱い指針」に準ずる"とある。

*3：規約では"表在癌についての検体の処理法，病理組織学的所見の抽出法および報告書の記載法は「頭頸部表在癌取扱い指針」に準ずる"とある（規約 89 頁）。

＊4：2種類以上の肉眼型が混在する場合は，原則として広い範囲を占める肉眼型から順に記載する。

＊5：規約65頁では，「肉眼分類は基本的には『食道癌取扱い規約 第11版』に準じ，詳細は『頭頸部表在癌取扱い指針』を参照されたい」とある（規約65頁）。

＊6：びまん浸潤型には内向浸潤型（endophytic type）を当てる。

3）肉眼分類＊4（規約 65-66 頁）

進行型の肉眼分類は隆起型，潰瘍型，内向浸潤型に分類する。
肉眼的に癌の浸潤が表層にとどまると判断されるものを表在型とする。

肉眼分類	食道癌取扱い規約第 11 版＊5（病型分類との対比）
表在型	表在型
表在隆起型	0-Ⅰ型
有茎性	0-Ⅰp
無茎性（広基性）	0-Ⅰs
表面型	0-Ⅱ型
表面隆起型	0-Ⅱa
表面平坦型	0-Ⅱb
表面陥凹型	0-Ⅱc
表在陥凹型	0-Ⅲ型
	進行型
隆起型　exophytic	1 型
潰瘍型　ulcerated	
潰瘍限局型　localized	2 型
潰瘍浸潤型　infiltrative	3 型
内向浸潤型＊6　endophytic	4 型
分類不能　unclassified	5 型

3　組織型（規約 80 頁）

1）頭頸部癌組織分類

□唇・口腔　　　　　　　　　　　　　　　　　　　　　　ICD-O コード

Epithelial tumours and lesions

	ICD-O コード
Squamous cell carcinoma	8070/3
Well differentiated	8070/31
Moderately differentiated	8070/32
Poorly differentiated	8070/33
Basaloid squamous cell carcinoma	8083/3
Spindle cell squamous cell carcinoma	8074/3
Adenosquamous carcinoma	8560/3
Carcinoma cuniculatum	
Verrucous squamous cell carcinoma	8051/3
Lymphoepithelial carcinoma	8082/3
Papillary squamous cell carcinoma	8052/3
Acantholytic squamous cell carcinoma	8075/3
Oral epithelial dysplasia	
Low grade	8077/0

30　頭頸部癌

High grade 8077/2

Proliferative verrucous leukoplakia

Papillomas

Squamous cell papilloma 8052/0

Condyloma acuminatum

Verruca vulgaris

Multifocal epithelial hyperplasia

Tumours of uncertain histogenesis

Congenital granular cell epulis

Ectomesenchymal chondromyxoid tumour

Soft tissue and neural tumours

Granular cell tumour 9580/0

Rhabdomyoma 8900/0

Lymphangioma 9170/0

Haemangioma 9120/0

Schwannoma 9560/0

Neurofibroma 9540/0

Kaposi sarcoma 9140/3

Myofibroblastic sarcoma 8825/3

Oral mucosal melanoma

Salivary type tumours

Mucoepidermoid carcinoma 8430/3

Pleomorphic adenoma 8940/0

Haematolymphoid tumours

CD30-positive T-cell lymphoproliferative disorder 9718/3

Plasmablastic lymphoma 9735/3

Langerhans cell histiocytosis 9751/1

Extramedullary myeloid sarcoma 9930/3

上咽頭

Carcinomas

Nasopharyngeal carcinoma

Keratinizing squamous cell carcinoma 8071/3

Non-keratinizing squamous cell carcinoma 8072/3

—Undifferentiated subtype

—Differentiated subtype

Basaloid squamous cell carcinoma 8083/3

Nasopharyngeal papillary adenocarcinoma 8260/3

Salivary gland tumours

Adenoid cystic carcinoma 8200/3

Salivary gland anlage tumour

Benign and borderline lesions

Hairy polyp

3 組織型 **31**

Ectopic pituitary adenoma	8272/0
Craniopharyngioma	9350/1

Soft tissue tumours
Nasopharyngeal angiofibroma	9160/0

Haematolymphoid tumours
Diffuse large B-cell lymphoma	9680/3
Extraosseous plasmacytoma	9734/3
Extramedullary myeloid sarcoma	9930/3

Notochordal tumours
Chordoma	9370/3

中咽頭

Squamous cell carcinoma
Squamous cell carcinoma, HPV-positive	8085/3
Squamous cell carcinoma, HPV-negative	8086/3

Salivary gland tumours
Pleomorphic adenoma	8940/3
Adenoid cystic carcinoma	8200/3
Polymorphous adenocarcinoma	8525/3

Haematolymphoid tumours
Hodgkin lymphoma, nodular lymphocyte predominant	9659/3
Classical Hodgkin lymphoma	
Nodular sclerosis classical Hodgkin lymphoma	9663/3
Mixed cellularity classical Hodgkin lymphoma	9652/3
Lymphocyte-rich classical Hodgkin lymphoma	9651/3
Lymphocyte-depleted classical Hodgkin lymphoma	9653/3
Burkitt lymphoma	9687/3
Follicular lymphoma	9690/3
Mantle cell lymphoma	9673/3
T-lymphoblastic leukaemia/lymphoma	9837/3
Follicular dendritic cell sarcoma	9758/3

下咽頭・喉頭・気管・副咽頭間隙

Malignant surface epithelial tumours
Conventional squamous cell carcinoma	8070/3
Verrucous squamous cell carcinoma	8051/3
Basaloid squamous cell carcinoma	8083/3
Papillary squamous cell carcinoma	8052/3
Spindle cell squamous cell carcinoma	8074/3
Adenosquamous carcinoma	8560/3
Lymphoepithelial carcinoma	8082/3

Precursor lesions
Dysplasia, low grade	8077/0
Dysplasia, high grade	8077/2

Squamous cell papilloma	8052/0
Squamous cell papillomatosis	8060/0

Neuroendocrine tumours

Well-differentiated neuroendocrine carcinoma	8240/3
Moderately differentiated neuroendocrine carcinoma	8249/3
Poorly differentiated neuroendocrine carcinoma	
Small cell neuroendocrine carcinoma	8041/3
Large cell neuroendocrine carcinoma	8013/3

Salivary gland tumours

Adenoid cystic carcinoma	8200/3
Pleomorphic adenoma	8940/0
Oncocytic papillary cystadenoma	8290/0

Soft tissue tumours

Granular cell tumour	9580/0
Liposarcoma	8850/3
Inflammatory myofibroblastic tumour	8825/1

Cartilage tumours

Chondroma	9220/0
Chondrosarcoma	
Chondrosarcoma, grade 1	9222/1
Chondrosarcoma, grade 2/3	9220/3

Haematolymphoid tumours

鼻腔・副鼻腔・頭蓋底

Carcinomas

Keratinizing squamous cell carcinoma	8071/3
Non-keratinizing squamous cell carcinoma	8072/3
Spindle cell squamous cell carcinoma	8074/3
Lymphoepithelial carcinoma	8082/3
Sinonasal undifferentiated carcinoma	8020/3
NUT carcinoma	8023/3
Neuroendocrine carcinomas	8246/3
Small cell neuroendocrine carcinoma	8041/3
Large cell neuroendocrine carcinoma	8013/3
Adenocarcinomas	
Intestinal-type adenocarcinoma	8144/3
Non-intestinal-type adenocarcinoma	8140/3

Teratocarcinosarcoma

	9081/3

Sinonasal papillomas

Sinonasal papilloma, inverted type	8121/1
Sinonasal papilloma, oncocytic type	8121/1
Sinonasal papilloma, exophytic type	8121/0

Respiratory epithelial lesions

    Respiratory epithelial adenomatoid hamartoma

    Seromucinous hamartoma

Salivary gland tumours

    Pleomorphic adenoma   8940/0

Malignant soft tissue tumours

Fibrosarcoma	8810/3
Undifferentiated pleomorphic sarcoma	8802/3
Leiomyosarcoma	8890/3
Rhabdomyosarcoma, NOS	8900/3
Embryonal rhabdomyosarcoma	8910/3
Alveloar rhabdomyosarcoma	8920/3
Pleomorphic rhabdomyosarcoma, adult type	8901/3
Spindle cell rhabdomyosarcoma	8912/3
Angiosarcoma	9120/3
Malignant peripheral nerve sheath tumour	9540/3
Biphenotypic sinonasal sarcoma	9045/3
Synovial sarcoma	9040/3

Borderline/low-grade malignant soft tissue tumours

Desmoid-type fibromatosis	8821/1
Sinonasal glomangiopericytoma	
Solitary fibrous tumour	8815/0
Epithelioid haemangioendothelioma	9133/1

Benign soft tissue tumours

Leiomyoma	8890/0
Haemangioma	9120/0
Schwannoma	9560/0
Neurofibroma	9540/0

Other tumours

Meningioma	9530/0
Sinonasal ameloblastoma	9310/0
Chondromesenchymal hamartoma	

Haematolymphoid tumours

Extranodal NK/T-cell lymphoma	9719/3
Extraosseous plasmacytoma	9734/3

Neuroectodermal/melanocytic tumours

Ewing sarcoma/primitive neuroectodermal tumour	9364/3
Olfactory neuroblastoma	9522/3
Mucosal melanoma	8720/3

＊7：状況に応じて分化度3および分化度4は混合させて「G3-4 低分化または未分化」と記載してもよい。

2) **病理組織学的分化度**（G）＊7（規約31頁）

甲状腺を除くすべての頭頸部の部位に適用する。

GX　分化度の評価が不可能
G1　高分化
G2　中分化
G3　低分化
G4　未分化

4　病期分類

1) C 因子[*8]（規約 31 頁）

C の程度は T，N，および M カテゴリーのそれぞれに用いられる。
C 因子の定義は次のごとくである。

C1：標準的診断法（例えば，視診，触診，標準的 X 線撮影，特定器官の腫瘍に対する内視鏡検査）による所見

C2：特殊診断法（例えば，特殊撮影による X 線撮影，断層撮影，CT，超音波像，PET，リンパ管造影，血管造影，シンチグラフィ，MRI，内視鏡，生検，および細胞診）による所見

C3：生検および細胞診を含む外科的検索による所見

C4：外科手術および切除標本の病理学的検索により得られる病変の進展範囲所見

C5：剖検による所見

[*8：TNM 臨床分類は用いられた診断法の確実性によって C1，C2，C3 のいずれかに相当し，pTNM 病理学的分類は C4 に相当する。
　記載例）T3C2，N2C1，M0C2]

2) TNM 分類

A.　口唇および口腔　UICC/TNM 分類と共通

本分類は小唾液腺癌を含む口唇赤唇部と口腔の癌腫に適用する。

(1)　T-原発腫瘍（規約 34 頁，66 頁）[*9]

pT カテゴリーは T カテゴリーに準ずる。

TX：原発腫瘍の評価が不可能

T0：原発腫瘍を認めない

Tis：上皮内癌

T1：最大径が 2 cm 以下かつ深達度[*10]が 5 mm 以下の腫瘍

T2：最大径が 2 cm 以下かつ深達度が 5 mm をこえる腫瘍，または最大径が 2 cm をこえるが 4 cm 以下でかつ深達度が 10 mm 以下の腫瘍

T3：最大径が 2 cm をこえるが 4 cm 以下でかつ深達度が 10 mm をこえる腫瘍，または最大径が 4 cm をこえ，かつ深達度が 10 mm 以下の腫瘍

T4a：（口唇）下顎骨皮質を貫通する腫瘍，下歯槽神経，口腔底，皮膚（オトガイ部または外鼻の）に浸潤する腫瘍[*11]

T4a：（口腔）最大径が 4 cm をこえ，かつ深達度が 10 mm をこえる腫瘍，または下顎もしくは上顎の骨皮質を貫通するか上顎洞に浸潤する腫瘍，または顔面皮膚に浸潤する腫瘍[*11]

T4b：（口唇および口腔）咀嚼筋間隙，翼状突起，頭蓋底に浸潤する腫瘍，または内頸動脈を全周性に取り囲む腫瘍

[*9：下線部は日本頭頸部癌学会より平成 30 年 12 月 12 日に発表された訂正内容を反映している。]

[*10：組織学的深達度は，頭頸部癌取扱い規約第 6 版（67 頁）では DOI（depth of invasion）として紹介され，計測の方法が解説されている。]

[*11：歯肉を原発巣とし，骨および歯槽のみに表在性びらんが認められる症例は T4a（pT4a）としない。]

(2) N-領域リンパ節（規約 35 頁）

NX：領域リンパ節の評価が不可能

N0：領域リンパ節転移なし

N1：同側の単発性リンパ節転移で最大径が 3 cm 以下かつ節外浸潤なし

N2：以下に記す転移：

    N2a：同側の単発性リンパ節転移で最大径が 3 cm をこえるが 6 cm 以下かつ節外浸潤なし

    N2b：同側の多発性リンパ節転移で最大径が 6 cm 以下かつ節外浸潤なし

    N2c：両側または対側のリンパ節転移で最大径が 6 cm 以下かつ節外浸潤なし

N3a：最大径が 6 cm をこえるリンパ節転移で節外浸潤なし

N3b：単発性または多発性リンパ節転移で臨床的節外浸潤[12]あり

pN-領域リンパ節[13]（規約 68 頁）

pNX：領域リンパ節の評価が不可能

pN0：領域リンパ節転移なし

pN1：同側の単発性リンパ節転移で最大径が 3 cm 以下かつ節外浸潤なし

pN2：以下に記す転移：

    pN2a：同側の単発性リンパ節転移で最大径が 3 cm 以下かつ節外浸潤あり，または最大径が 3 cm をこえるが 6 cm 以下かつ節外浸潤なし

    pN2b：同側の多発性リンパ節転移で最大径が 6 cm 以下かつ節外浸潤なし

    pN2c：両側あるいは対側のリンパ節転移で最大径が 6 cm 以下かつ節外浸潤なし

pN3a：最大径が 6 cm をこえるリンパ節転移で節外浸潤なし

pN3b：最大径が 3 cm をこえるリンパ節転移で節外浸潤あり，または同側の多発性リンパ節転移もしくは対側もしくは両側のリンパ節転移で節外浸潤あり

(3) M-遠隔転移（規約 35 頁，68 頁）

M0：遠隔転移なし

M1：遠隔転移あり

pM-遠隔転移

pM1　遠隔転移が顕微鏡的に確認される

(4) 病期分類

0 期	Tis	N0	M0
Ⅰ期	T1	N0	M0
Ⅱ期	T2	N0	M0
Ⅲ期	T3	N0	M0
	T1, T2, T3	N1	M0
ⅣA 期	T4a	N0, N1	M0
	T1, T2, T3, T4a	N2	M0

*12：皮膚浸潤か，下層の筋肉もしくは隣接構造に強い固着や結合を示す軟部組織の浸潤がある場合，または神経浸潤の臨床的症状がある場合は，臨床的節外浸潤として分類する。

　正中リンパ節は同側リンパ節である。

*13：選択的頸部郭清により得られた標本を組織学的に検査すると，通常 10 個以上のリンパ節が含まれる。根治的頸部郭清，または保存的頸部郭清により得られた標本を組織学的に検査すると，通常 15 個以上のリンパ節が含まれる。

IVB 期	T に関係なく	N3	M0
	T4b	N に関係なく	M0
IVC 期	T に関係なく	N に関係なく	M1

B. 鼻腔および副鼻腔 　UICC/TNM 分類と共通

本分類は上顎洞および鼻腔・篩骨洞原発の癌腫に適用される[14]。

*14：前頭洞，蝶形洞原発癌については規定されていない。

(1) T-原発腫瘍 （規約 37-38 頁，73-74 頁）

pT カテゴリーは T カテゴリーに一致する。

TX：原発腫瘍の評価が不可能

T0：原発腫瘍を認めない

Tis：上皮内癌

上顎洞 （規約 38 頁，73 頁）

T1：上顎洞粘膜に限局する腫瘍。骨吸収または骨破壊を認めない。

T2：骨吸収または骨破壊のある腫瘍。硬口蓋および/または中鼻道に進展する腫瘍を含むが，上顎洞後壁および翼状突起に進展する腫瘍を除く

T3：次のいずれかに浸潤する腫瘍：上顎洞後壁の骨，皮下組織，眼窩底または眼窩内側壁，翼突窩，篩骨洞

T4a：次のいずれかに浸潤する腫瘍：眼窩内容前部，頬部皮膚，翼状突起，側頭下窩，篩板，蝶形洞，前頭洞

T4b：次のいずれかに浸潤する腫瘍：眼窩尖端，硬膜，脳，中頭蓋窩，三叉神経第二枝（V2）以外の脳神経，上咽頭，斜台

鼻腔・篩骨洞 （規約 38 頁，73 頁）

T1：骨浸潤の有無に関係なく，鼻腔または篩骨洞の 1 亜部位に限局する腫瘍

T2：骨浸潤の有無に関係なく，鼻腔もしくは篩骨洞の 2 つの亜部位に浸潤する腫瘍，または鼻腔および篩骨洞の両方に浸潤する腫瘍

T3：眼窩内側壁または眼窩底，上顎洞，口蓋，篩板のいずれかに浸潤する腫瘍

T4a：次のいずれかに浸潤する腫瘍：眼窩内容前部，外鼻の皮膚，頬部皮膚，前頭蓋窩（軽度進展），翼状突起，蝶形洞，前頭洞

T4b：次のいずれかに浸潤する腫瘍：眼窩尖端，硬膜，脳，中頭蓋窩，三叉神経第二枝（V2）以外の脳神経，上咽頭，斜台

(2) N-領域リンパ節 （規約 38 頁）

NX：領域リンパ節の評価が不可能

N0：領域リンパ節転移なし

N1：同側の単発性リンパ節転移で最大径が 3 cm 以下かつ節外浸潤なし

N2：以下に記す転移：

　N2a：同側の単発性リンパ節転移で最大径が 3 cm をこえるが 6 cm 以下かつ節外浸潤なし

N2b：同側の多発性リンパ節転移で最大径が 6 cm 以下かつ節外浸潤なし

N2c：両側または対側のリンパ節転移で最大径が 6 cm 以下かつ節外浸潤なし

N3a：最大径が 6 cm をこえるリンパ節転移で節外浸潤なし

N3b：単発性または多発性リンパ節転移で臨床的節外浸潤[12] あり

pN-領域リンパ節[13]（規約 74 頁）

pNX：領域リンパ節の評価が不可能

pN0：領域リンパ節転移なし

pN1：同側の単発性リンパ節転移で最大径が 3 cm 以下かつ節外浸潤なし

pN2：以下に記す転移：

　　pN2a：同側の単発性リンパ節転移で最大径が 3 cm 以下かつ節外浸潤あり，
　　　　　または最大径が 3 cm をこえるが 6 cm 以下かつ節外浸潤なし

　　pN2b：同側の多発性リンパ節転移で最大径が 6 cm 以下かつ節外浸潤なし

　　pN2c：両側または対側のリンパ節転移で最大径が 6 cm 以下かつ節外浸潤なし

pN3a：最大径が 6 cm をこえるリンパ節転移で節外浸潤なし

pN3b：最大径が 3 cm をこえるリンパ節転移で節外浸潤あり，または同側の多発
　　　性リンパ節転移もしくは対側もしくは両側のリンパ節転移で節外浸潤あり

---

*12：皮膚浸潤か，下層の筋肉もしくは隣接構造に強い固着や結合を示す軟部組織の浸潤がある場合，または神経浸潤の臨床的症状がある場合は，臨床的節外浸潤として分類する。

正中リンパ節は同側リンパ節である。

*13：選択的頸部郭清により得られた標本を組織学的に検査すると，通常 10 個以上のリンパ節が含まれる。根治的頸部郭清，または保存的頸部郭清により得られた標本を組織学的に検索すると，通常 15 個以上のリンパ節が含まれる。

---

(3) M-遠隔転移

M0：遠隔転移なし

M1：遠隔転移あり

pM-遠隔転移

pM1：遠隔転移が顕微鏡的に確認される

(4) 病期分類

0 期	Tis	N0	M0
Ⅰ期	T1	N0	M0
Ⅱ期	T2	N0	M0
Ⅲ期	T3	N0	M0
	T1, T2, T3	N1	M0
ⅣA 期	T1, T2, T3	N2	M0
	T4a	N0, N1, N2	M0
ⅣB 期	T4b	N に関係なく	M0
	T に関係なく	N3	M0
ⅣC 期	T に関係なく	N に関係なく	M1

C. 上咽頭　UICC/TNM 分類と共通

本分類は上咽頭の癌種に適用する。

(1) T-原発腫瘍 （規約 40 頁，68 頁）

pT カテゴリーは T カテゴリーに一致する。

TX：原発腫瘍の評価が不可能

T0：原発腫瘍を認めない

Tis：上皮内癌

T1：上咽頭に限局する腫瘍，または中咽頭および/または鼻腔に進展するが，傍咽頭間隙への浸潤を伴わない腫瘍

T2：傍咽頭間隙へ進展する腫瘍，および/または内側翼突筋，外側翼突筋および/または椎前筋に浸潤する腫瘍

T3：頭蓋底骨構造，頸椎，翼状突起，および/または副鼻腔に浸潤する腫瘍

T4：頭蓋内に進展する腫瘍，および/または脳神経，下咽頭，眼窩，耳下腺に浸潤する腫瘍，および/または外側翼突筋の外側表面をこえて浸潤する腫瘍

(2) N-リンパ節転移[13] （規約 41 頁，70 頁）

pN カテゴリーは N カテゴリーに一致する。

NX：領域リンパ節の評価が不可能

N0：領域リンパ節転移なし

N1：輪状軟骨の尾側縁より上方の，一側頸部リンパ節転移および/または一側/両側咽頭後リンパ節転移で最大径が 6 cm 以下

N2：輪状軟骨の尾側縁より上方の両側頸部リンパ節転移で最大径が 6 cm 以下

N3：最大径が 6 cm をこえる頸部リンパ節転移，および/または輪状軟骨の尾側縁より下方に進展

（正中リンパ節は同側リンパ節である）

> [13]：選択的頸部郭清により得られた標本を組織学的に検査すると，通常 10 個以上のリンパ節が含まれる。根治的頸部郭清，または保存的頸部郭清により得られた標本を組織学的に検索すると，通常 15 個以上のリンパ節が含まれる。

(3) M-遠隔転移 （規約 41 頁）

M0：遠隔転移なし

M1：遠隔転移あり

pM-遠隔転移 （規約 70 頁）

pM1：遠隔転移が顕微鏡的に確認される

(4) 病期分類

0 期	Tis	N0	M0
I 期	T1	N0	M0
II 期	T1	N1	M0
	T2	N0, N1	M0
III 期	T1, T2	N2	M0
	T3	N0, N1, N2	M0
IVA 期	T4	N0, N1, N2	M0
	T に関係なく	N3	M0
IVB 期	T に関係なく	N に関係なく	M1

4　病期分類 ― C．上咽頭　**39**

D. 中咽頭　UICC/TNM 分類と共通

(1) T-原発腫瘍（規約 43 頁，69 頁）

pT カテゴリーは T カテゴリーに一致する。

TX：原発腫瘍の評価が不可能
T0：原発腫瘍を認めない
Tis：上皮内癌

p16 陰性または不明

T1：最大径が 2 cm 以下の腫瘍
T2：最大径が 2 cm をこえるが 4 cm 以下の腫瘍
T3：最大径が 4 cm をこえる腫瘍，または喉頭蓋舌面へ進展する腫瘍
T4a：次のいずれかに浸潤する腫瘍：喉頭[*15]，舌深層の筋肉/外舌筋（オトガイ舌筋，舌骨舌筋，口蓋舌筋，茎突舌筋），内側翼突筋，硬口蓋，または下顎骨
T4b：次のいずれかに浸潤する腫瘍：外側翼突筋，翼状突起，上咽頭側壁，頭蓋底，または頸動脈を全周性に取り囲む腫瘍

p16 陽性

T1：最大径が 2 cm 以下の腫瘍
T2：最大径が 2 cm をこえるが 4 cm 以下の腫瘍
T3：最大径が 4 cm をこえる腫瘍，または喉頭蓋舌面へ進展する腫瘍
T4：次のいずれかに浸潤する腫瘍：喉頭[*15]，舌深層の筋肉/外舌筋（オトガイ舌筋，舌骨舌筋，口蓋舌筋，茎突舌筋），内側翼突筋，硬口蓋，下顎骨，外側翼突筋，翼状突起，上咽頭側壁，頭蓋底，または頸動脈を全周性に取り囲む腫瘍

(2) N-領域リンパ節（規約 43-44 頁，70 頁）

p16 陰性

NX：領域リンパ節の評価が不可能
N0：領域リンパ節転移なし
N1：同側の単発性リンパ節転移で最大径が 3 cm 以下かつ節外浸潤なし
N2：以下に記す転移：
　N2a：同側の単発性リンパ節転移で最大径が 3 cm をこえるが 6 cm 以下かつ節外浸潤なし
　N2b：同側の多発性リンパ節転移で最大径が 6 cm 以下かつ節外浸潤なし
　N2c：両側または対側のリンパ節転移で最大径が 6 cm 以下かつ節外浸潤なし
N3a：最大径が 6 cm をこえるリンパ節転移で節外浸潤なし
N3b：単発性または多発性リンパ節転移で臨床的節外浸潤[*12]あり

p16 陽性

NX：領域リンパ節の評価が不可能
N0：領域リンパ節転移なし
N1：一側のリンパ節転移で最大径がすべて 6 cm 以下

---

*15：舌根または喉頭蓋谷の原発腫瘍から喉頭蓋舌面表面への粘膜進展は喉頭浸潤ではない。

*12：皮膚浸潤か，下層の筋肉もしくは隣接構造に強い固着や結合を示す軟部組織の浸潤がある場合，または神経浸潤の臨床的症状がある場合は，臨床的節外浸潤として分類する。
　正中リンパ節は同側リンパ節である。

40　頭頸部癌

N2：対側または両側のリンパ節転移で最大径がすべて 6 cm 以下

N3：最大径が 6 cm をこえるリンパ節転移

pN-領域リンパ節[*13]

p16 陰性

pNX：領域リンパ節転移の評価が不可能

pN0：領域リンパ節転移なし

pN1：同側の単発性リンパ節転移で最大径が 3 cm 以下かつ節外浸潤なし

pN2：以下に記す転移：

 pN2a：同側の単発性リンパ節転移で最大径が 3 cm 以下かつ節外浸潤あり，または最大径が 3 cm をこえるが 6 cm 以下かつ節外浸潤なし

 pN2b：同側の多発性リンパ節転移で最大径が 6 cm 以下かつ節外浸潤なし

 pN2c：両側または対側のリンパ節転移で最大径が 6 cm 以下かつ節外浸潤なし

pN3a：最大径が 6 cm をこえるリンパ節転移で節外浸潤なし

pN3b：最大径が 3 cm をこえるリンパ節転移で節外浸潤あり，または同側の多発性リンパ節転移もしくは対側もしくは両側のリンパ節転移で節外浸潤あり

p16 陽性

pNX：領域リンパ節の評価が不可能

pN0：領域リンパ節転移なし

pN1：1～4 個のリンパ節転移

pN2：5 個以上のリンパ節転移

(3) M-遠隔転移（規約 44 頁，70 頁）

M0：遠隔転移なし

M1：遠隔転移あり

pM-遠隔転移

pM1：遠隔転移が顕微鏡的に確認される

(4) 病期分類

p16 陰性

0 期	Tis	N0	M0
Ⅰ 期	T1	N0	M0
Ⅱ 期	T2	N0	M0
Ⅲ 期	T3	N0	M0
	T1, T2, T3	N1	M0
ⅣA 期	T1, T2, T3	N2	M0
	T4a	N0, N1, N2	M0
ⅣB 期	T4b	N に関係なく	M0
	T に関係なく	N3	M0
ⅣC 期	T に関係なく	N に関係なく	M1

*13：選択的頸部郭清により得られた標本を組織学的に検査すると，通常 10 個以上のリンパ節が含まれる。根治的頸部郭清，または保存的頸部郭清により得られた標本を組織学的に検索すると，通常 15 個以上のリンパ節が含まれる。

4　病期分類 — D．中咽頭　**41**

p16 陽性（臨床的）

0 期	Tis	N0	M0
Ⅰ期	T1, T2	N0, N1	M0
Ⅱ期	T1, T2	N2	M0
	T3	N0, N1, N2	M0
Ⅲ期	T1, T2, T3	N3	M0
	T4	N に関係なく	M0
Ⅳ期	T に関係なく	N に関係なく	M1

p16 陽性（病理学的）

0 期	Tis	N0	M0
Ⅰ期	T1, T2	N0, N1	M0
Ⅱ期	T1, T2	N2	M0
	T3, T4	N0, N1	M0
Ⅲ期	T3, T4	N2	M0
Ⅳ期	T に関係なく	N に関係なく	M1

E. 下咽頭　UICC/TNM 分類と共通

(1) T-原発腫瘍（規約 46 頁，69 頁）

pT カテゴリーは T カテゴリーに一致する。

TX：原発腫瘍の評価が不可能

T0：原発腫瘍を認めない

Tis：上皮内癌

T1：下咽頭の 1 亜部位に限局，および/または最大径が 2 cm 以下の腫瘍

T2：片側喉頭の固定がなく，下咽頭の 1 亜部位をこえるか，隣接部位に浸潤する腫瘍，または最大径が 2 cm をこえるが 4 cm 以下で片側喉頭の固定がない腫瘍

T3：最大径が 4 cm をこえる，または片側喉頭の固定がある，または食道粘膜に進展する腫瘍

T4a：次のいずれかに浸潤する腫瘍：甲状軟骨，輪状軟骨，舌骨，甲状腺，食道，頸部正中軟部組織[*16]

T4b：椎前筋膜に浸潤する腫瘍，頸動脈を全周性に取り囲む腫瘍，または縦隔に浸潤する腫瘍

(2) N-領域リンパ節（規約 47 頁，69 頁）

NX：領域リンパ節の評価が不可能

N0：領域リンパ節転移なし

N1：同側の単発性リンパ節転移で最大径が 3 cm 以下かつ節外浸潤なし

N2：以下に記す転移：

N2a：同側の単発性リンパ節転移で最大径が 3 cm をこえるが 6 cm 以下かつ節外浸潤なし

N2b：同側の多発性リンパ節転移で最大径が 6 cm 以下かつ節外浸潤なし

[*16]：頸部正中軟部組織には，前喉頭筋群および皮下脂肪組織が含まれる。

N2c：両側または対側のリンパ節転移で最大径が 6 cm 以下かつ節外浸潤なし

N3a：最大径が 6 cm をこえるリンパ節転移で節外浸潤なし

N3b：単発性または多発性リンパ節転移で臨床的節外浸潤[*12]あり

pN–領域リンパ節[*13]

下咽頭（規約 70 頁）

pNX：領域リンパ節の評価が不可能

pN0：領域リンパ節転移なし

pN1：同側の単発性リンパ節転移で最大径が 3 cm 以下かつ節外浸潤なし

pN2：以下に記す転移：

pN2a：同側の単発性リンパ節転移で最大径が 3 cm 以下かつ節外浸潤あり，または最大径が 3 cm をこえるが 6 cm 以下かつ節外浸潤なし

pN2b：同側の多発性リンパ節転移で最大径が 6 cm 以下かつ節外浸潤なし

pN2c：両側または対側のリンパ節転移で最大径が 6 cm 以下かつ節外浸潤なし

N3a：最大径が 6 cm をこえるリンパ節転移で節外浸潤なし

N3b：最大径が 3 cm をこえるリンパ節転移で節外浸潤あり，または同側の多発性リンパ節転移もしくは対側もしくは両側のリンパ節転移で節外浸潤あり

(3) M–遠隔転移（規約 47 頁，70 頁）

M0：遠隔転移なし

M1：遠隔転移あり

pM–遠隔転移

pM1：遠隔転移が顕微鏡的に確認される

(4) 病期分類

0 期	Tis	N0	M0
I 期	T1	N0	M0
II 期	T2	N0	M0
III 期	T3	N0	M0
	T1, T2, T3	N1	M0
IVA 期	T1, T2, T3	N2	M0
	T4a	N0, N1, N2	M0
IVB 期	T4b	N に関係なく	M0
	T に関係なく	N3	M0
IVC 期	T に関係なく	N に関係なく	M1

F．喉頭　UICC/TNM 分類と共通

(1) T–原発腫瘍（規約 49 頁，71 頁）

pT カテゴリーは T カテゴリーに一致する。

*12：皮膚浸潤か，下層の筋肉もしくは隣接構造に強い固着や結合を示す軟部組織の浸潤がある場合，または神経浸潤の臨床的症状がある場合は，臨床的節外浸潤として分類する。

正中リンパ節は同側リンパ節である。

*13：選択的頸部郭清により得られた標本を組織学的に検査すると，通常 10 個以上のリンパ節が含まれる。根治的頸部郭清，または保存的頸部郭清により得られた標本を組織学的に検索すると，通常 15 個以上のリンパ節が含まれる。

TX：原発腫瘍の評価が不可能

T0：原発腫瘍を認めない

Tis：上皮内癌

声門上部（規約49頁，71頁）

T1：声帯運動が正常で，声門上部の1亜部位に限局する腫瘍

T2：喉頭の固定がなく，声門上部に隣接する2亜部位以上，または声門もしくは声門上部の外側域（例えば舌根粘膜，喉頭蓋谷，梨状陥凹の内壁など）の粘膜に浸潤する腫瘍

T3：声帯の固定があり喉頭に限局する腫瘍，および/または次のいずれかに浸潤する腫瘍：輪状後部，喉頭蓋前間隙，傍声帯間隙，および/または甲状軟骨の内側皮質

T4a：甲状軟骨を貫通し浸潤する腫瘍，および/または喉頭外組織，例えば気管，舌深層の筋肉/外舌筋（オトガイ舌筋，舌骨舌筋，口蓋舌筋，茎突舌筋）を含む頸部軟部組織，前頸筋群，甲状腺，もしくは食道に浸潤する腫瘍

T4b：椎前間隙に浸潤する腫瘍，頸動脈を全周性に取り囲む腫瘍，または縦隔に浸潤する腫瘍

声門（規約49頁，72頁）

T1：声帯運動が正常で，声帯に限局する腫瘍（前または後連合に達しても良い）

　　T1a：一側声帯に浸潤する腫瘍

　　T1b：両側声帯に浸潤する腫瘍

T2：声門上部および/または声門下部に進展する腫瘍，および/または声帯運動の制限を伴う腫瘍

T3：声帯の固定があり喉頭に限局する腫瘍，および/または傍声帯間隙および/または甲状軟骨の内側皮質に浸潤する腫瘍

T4a：甲状軟骨の外側皮質を破って浸潤する腫瘍，および/または喉頭外組織，例えば気管，舌深層の筋肉/外舌筋（オトガイ舌筋，舌骨舌筋，口蓋舌筋，茎突舌筋）を含む頸部軟部組織，前頸筋群，甲状腺，食道に浸潤する腫瘍

T4b：椎前間隙に浸潤する腫瘍，頸動脈を全周性に取り囲む腫瘍，または縦隔に浸潤する腫瘍

＊17：病理標本の観察のみではpT staging（pT2, pT3）の判定ができない場合があり，必ず臨床医に確認して総合的に判定することが必要である（規約72頁）。

声門下部[17]（規約49頁，72頁）

T1：声門下部に限局する腫瘍

T2：声帯に進展し，その運動が正常か制限されている腫瘍

T3：声帯の固定があり，喉頭に限局する腫瘍

T4a：輪状軟骨もしくは甲状軟骨に浸潤する腫瘍，および/または喉頭外組織，例えば気管，舌深層の筋肉/外舌筋（オトガイ舌筋，舌骨舌筋，口蓋舌筋，茎突舌筋）を含む頸部軟部組織，前頸筋群，甲状腺，食道に浸潤する腫瘍

T4b：椎前間隙に浸潤する腫瘍，頸動脈を全周性に取り囲む腫瘍，または縦隔に浸潤する腫瘍

(2) N-領域リンパ節 （規約 50 頁）

NX：領域リンパ節の評価が不可能

N0：領域リンパ節転移なし

N1：同側の単発性リンパ節転移で最大径が 3 cm 以下かつ節外浸潤なし

N2：以下に記す転移：

  N2a：同側の単発性リンパ節転移で最大径が 3 cm をこえるが 6 cm 以下かつ節外浸潤なし

  N2b：同側の多発性リンパ節転移で最大径が 6 cm 以下かつ節外浸潤なし

  N2c：両側または対側のリンパ節転移で最大径が 6 cm 以下かつ節外浸潤なし

N3a：最大径が 6 cm をこえるリンパ節転移で節外浸潤なし

N3b：単発性または多発性リンパ節転移で臨床的節外浸潤[12] あり

pN-領域リンパ節[13] （規約 72 頁）

pNX：領域リンパ節の評価が不可能

pN0：領域リンパ節転移なし

pN1：同側の単発性リンパ節転移で最大径が 3 cm 以下かつ節外浸潤なし

pN2：以下に記す転移：

  pN2a：同側の単発性リンパ節転移で最大径が 3 cm 以下かつ節外浸潤あり，または最大径が 3 cm をこえるが 6 cm 以下かつ節外浸潤なし

  pN2b：同側の多発性リンパ節転移で最大径が 6 cm 以下かつ節外浸潤なし

  pN2c：両側または対側のリンパ節転移で最大径が 6 cm 以下かつ節外浸潤なし

N3a：最大径が 6 cm をこえるリンパ節転移で節外浸潤なし

N3b：最大径が 3 cm をこえるリンパ節転移で節外浸潤あり，または同側の多発性リンパ節転移もしくは対側もしくは両側のリンパ節転移で節外浸潤あり

(3) M-遠隔転移 （規約 50 頁）

M0：遠隔転移なし

M1：遠隔転移あり

pM-遠隔転移 （規約 73 頁）

pM1　遠隔転移が顕微鏡的に確認される

(4) 病期分類

0 期	Tis	N0	M0
Ⅰ期	T1	N0	M0
Ⅱ期	T2	N0	M0
Ⅲ期	T3	N0	M0
	T1, T2, T3	N1	M0
ⅣA 期	T4a	N0, N1	M0
	T1, T2, T3, T4a	N2	M0

---

[12]：皮膚浸潤か，下層の筋肉もしくは隣接構造に強い固着や結合を示す軟部組織の浸潤がある場合，または神経浸潤の臨床的症状がある場合は，臨床的節外浸潤として分類する。

正中リンパ節は同側リンパ節である。

[13]：選択的頸部郭清により得られた標本を組織学的に検査すると，通常 10 個以上のリンパ節が含まれる。根治的頸部郭清，または保存的頸部郭清により得られた標本を組織学的に検索すると，通常 15 個以上のリンパ節が含まれる。

IVB 期	T4b	N に関係なく	M0
	T に関係なく	N3	M0
IVC 期	T に関係なく	N に関係なく	M1

G. 大唾液腺　UICC/TNM 分類と共通

本分類は大唾液腺[18]の癌腫に適用する。小唾液腺（上気道消化管の粘膜に存在する粘液分泌腺）由来の腫瘍は本分類を適用せず，原発巣の解剖学的部位に従って分類する（例えば口唇）。

(1) T–原発腫瘍（規約 51 頁，75 頁）

pT カテゴリーは T カテゴリーに一致する。

TX：原発腫瘍の評価が不可能

T0：原発腫瘍を認めない

Tis：上皮内癌[19]

T1：最大径が 2 cm 以下の腫瘍で，実質外進展[20]なし

T2：最大径が 2 cm をこえるが 4 cm 以下の腫瘍で，実質外進展[20]なし

T3：最大径が 4 cm をこえる腫瘍，および/または実質外進展[20]を伴う腫瘍

T4a：皮膚，下顎骨，外耳道，および/または顔面神経に浸潤する腫瘍

T4b：頭蓋底，および/または翼状突起に浸潤する腫瘍，および/または頸動脈を全周性に取り囲む腫瘍

(2) N–領域リンパ節（規約 52 頁）

NX：領域リンパ節の評価が不可能

N0：領域リンパ節転移なし

N1：同側の単発性リンパ節転移で最大径が 3 cm 以下かつ節外浸潤なし

N2：以下に記す転移：

　N2a：同側の単発性リンパ節転移で最大径が 3 cm をこえるが 6 cm 以下かつ節外浸潤なし

　N2b：同側の多発性リンパ節転移で最大径が 6 cm 以下かつ節外浸潤なし

　N2c：両側または対側のリンパ節転移で最大径が 6 cm 以下かつ節外浸潤なし

N3a：最大径が 6 cm をこえるリンパ節転移で節外浸潤なし

N3b：単発性または多発性リンパ節転移で臨床的節外浸潤[12]あり

pN–領域リンパ節[13]（規約 75 頁）

pNX：領域リンパ節の評価が不可能

pN0：領域リンパ節転移なし

pN1：同側の単発性リンパ節転移で最大径が 3 cm 以下かつ節外浸潤なし

pN2：以下に記す転移：

　pN2a：同側の単発性リンパ節転移で最大径が 3 cm 以下かつ節外浸潤あり，または最大径が 3 cm をこえるが 6 cm 以下かつ節外浸潤なし

　pN2b：同側の多発性リンパ節転移で最大径が 6 cm 以下かつ節外浸潤なし

---

[18]：耳下腺，顎下腺，舌下腺

[19]：2019 年 1 月 28 日に発表された UICC/TNM 分類第 8 版正誤表（UICC 8th Edition Errata）で新たに加わった変更点を反映している。

[20]：実質外進展とは，臨床的または肉眼的に軟部組織または神経に浸潤しているものをいう。ただし，T4a および T4b に定義された組織への浸潤は除く。顕微鏡的証拠のみでは臨床分類上，実質外進展とはならない。

[12]：皮膚浸潤か，下層の筋肉もしくは隣接構造に強い固着や結合を示す軟部組織の浸潤がある場合，または神経浸潤の臨床的症状がある場合は，臨床的節外浸潤として分類する。
　正中リンパ節は同側リンパ節である。

[13]：選択的頸部郭清により得られた標本を組織学的に検査すると，通常 10 個以上のリンパ節が含まれる。根治的頸部郭清，または保存的頸部郭清により得られた標本を組織学的に検索すると，通常 15 個以上のリンパ節が含まれる。

46　頭頸部癌

pN2c：両側または対側のリンパ節転移で最大径が 6 cm 以下かつ節外浸潤なし

pN3a：最大径が 6 cm をこえるリンパ節転移で節外浸潤なし

pN3b：最大径が 3 cm をこえるリンパ節転移で節外浸潤あり，または同側の多発リンパ節転移もしくは対側もしくは両側のリンパ節転移で節外浸潤あり

(3) M−遠隔転移（規約 52 頁，75 頁）

M0：遠隔転移なし

M1：遠隔転移あり

pM−遠隔転移

pM1：遠隔転移が顕微鏡的に確認される

(4) 病期分類

0 期	Tis	N0	M0
Ⅰ 期	T1	N0	M0
Ⅱ 期	T2	N0	M0
Ⅲ 期	T3	N0	M0
	T1, T2, T3	N1	M0
ⅣA 期	T1, T2, T3,	N2	M0
	T4a	N0, N1, N2	M0
ⅣB 期	T4b	N に関係なく	M0
	T に関係なく	N3	M0
ⅣC 期	T に関係なく	N に関係なく	M1

H. 上気道消化管の悪性黒色腫　UICC/TNM 分類と共通

本分類は頭頸部，すなわち上気道消化管の粘膜悪性黒色腫に適用する。

(1) T−原発腫瘍[21]（規約 54 頁，77 頁）

pT カテゴリーは T カテゴリーに準ずる。

TX：原発腫瘍の評価が不可能

T0：原発腫瘍を認めない

T3：上皮および/または粘膜下（粘膜病変）に限局する腫瘍

T4a：軟部組織深部，軟骨，骨，または皮膚に浸潤する腫瘍

T4b：以下のいずれかに浸潤する腫瘍：脳，硬膜，頭蓋底，下位脳神経（Ⅸ，Ⅹ，Ⅺ，Ⅻ），咀嚼筋間隙，頸動脈，椎前間隙，縦隔

(2) N−領域リンパ節[22]（規約 54 頁，78 頁）

pN カテゴリーは N カテゴリーに一致する。

NX：領域リンパ節の評価が不可能

N0：領域リンパ節転移なし

N1：領域リンパ節転移あり

*21：粘膜悪性黒色腫は悪性度の高い腫瘍であるため，T1，T2 および病期Ⅰ期，Ⅱ期は省略する。

*22：領域リンパ節を郭清した標本を組織学的に検査すると，通常 6 個以上のリンパ節が含まれる。通常の検索個数を満たしていなくても，すべてが転移陰性の場合は pN0 に分類する。

（3）M-遠隔転移（規約 54 頁，78 頁）

　M0：遠隔転移なし

　M1：遠隔転移あり

pM-遠隔転移

　pM1：遠隔転移が顕微鏡的に確認される

（4）病期分類（規約 54 頁）

Ⅲ期	T3	N0	M0
ⅣA 期	T4a	N0	M0
	T3, T4a	N1	M0
ⅣB 期	T4b	N に関係なく	M0
ⅣC 期	T に関係なく	N に関係なく	M1

I. 原発不明-頸部リンパ節　　UICC/TNM 分類と共通

　本分類は組織学的に扁平上皮癌のリンパ節転移が確認されるが，原発癌が認められないものに適用する[23]。

EBV および HPV/p16 陰性または不明（規約 55 頁，76 頁）

（1）T-原発腫瘍

　pT カテゴリーは T カテゴリーに準ずる。

　T0：原発腫瘍を認めない

（2）N-領域リンパ節[9]（規約 55 頁）

　N1：一側の単発性リンパ節転移で最大径が 3 cm 以下かつ節外浸潤なし

　N2：以下に記す転移：

　　N2a：単発性リンパ節転移で最大径が 3 cm をこえるが 6 cm 以下かつ節外浸潤なし[19]

　　N2b：多発性リンパ節転移で最大径が 6 cm 以下かつ節外浸潤なし[19]

　　N2c：両側のリンパ節転移で最大径が 6 cm 以下かつ節外浸潤なし

　N3a：最大径が 6 cm をこえるリンパ節転移で節外浸潤なし

　N3b：単発性または多発性リンパ節転移で臨床的節外浸潤[12]あり

pN-領域リンパ節[9,13]（規約 76 頁）

　pN1：単発性リンパ節転移で最大径が 3 cm 以下かつ節外浸潤なし

　pN2：以下に記す転移：

　　pN2a：単発性リンパ節転移で最大径が 3 cm かつ節外浸潤あり，または最大径が 3 cm をこえるが 6 cm 以下かつ節外浸潤なし

　　pN2b：一側の多発性リンパ節転移で最大径が 6 cm 以下かつ節外浸潤なし

　　pN2c：両側のリンパ節転移で最大径が 6 cm 以下かつ節外浸潤なし

　pN3a：最大径が 6 cm をこえるリンパ節転移で節外浸潤なし

*23：EBV および HPV/p16 関連腫瘍を特定する組織学的検査が必要である。EBV のエビデンスがある場合，上咽頭の分類を適用する（本書 38 頁）。HPV および免疫組織化学的な p16 過剰発現のエビデンスがある場合，p16 陽性中咽頭の分類を適用する（本書 40 頁）。

*9：下線部は日本頭頸部癌学会により平成 30 年 12 月 12 日に発表された内容を反映している。

*19：2019 年 1 月 28 日に発表された VICC/TNM 分類第 8 版正誤表（VICC 8th Edition Errata）で新たに加わった変更点を反映している。

*12：皮膚浸潤か，下層の筋肉もしくは隣接構造に強い固着や結合を示す軟部組織の浸潤がある場合，または神経浸潤の臨床的症状がある場合は，臨床的節外浸潤として分類する。
　正中リンパ節は同側リンパ節である。

*13：選択的頸部郭清により得られた標本を組織学的に検査すると，通常 10 個以上のリンパ節が含まれる。根治的，または保存的頸部郭清の場合は，通常 15 個以上のリンパ節が含まれる。

pN3b：最大径が 3 cm をこえるリンパ節転移で節外浸潤あり，または一側の多発
性リンパ節もしくは対側もしくは両側のリンパ節転移で節外浸潤あり

（3）M-遠隔転移
M0：遠隔転移なし
M1：遠隔転移あり

pM-遠隔転移
pM1：遠隔転移が顕微鏡的に確認される

（4）病期分類

Ⅲ期	T0	N1	M0
ⅣA 期	T0	N2	M0
ⅣB 期	T0	N3	M0
ⅣC 期	T0	N1, N2, N3	M1

HPV/p16 陽性（規約 56 頁，76 頁）
（1）T-原発腫瘍
pT カテゴリーは T カテゴリーに一致する。
T0：原発腫瘍を認めない

pT-原発腫瘍
pT 分類はない。

（2）N-領域リンパ節
N1：一側の頸部リンパ節転移で最大径がすべて 6 cm 以下
N2：対側または両側の頸部リンパ節転移で最大径がすべて 6 cm 以下
N3：最大径が 6 cm をこえる頸部リンパ節転移

pN-領域リンパ節[13]
pN1：1〜4 個のリンパ節転移
pN2：5 個以上のリンパ節転移

（3）M-遠隔転移
M0：遠隔転移なし
M1：遠隔転移あり[19]

pM-遠隔転移
pM1：遠隔転移が顕微鏡的に確認される

*13：選択的頸部郭清により得られた標本を組織学的に検査すると，通常 10 個以上のリンパ節が含まれる。根治的，または保存的頸部郭清の場合は，通常 15 個以上のリンパ節が含まれる。

(4) 病期分類

臨床的

Ⅱ期	T0	N1	M0
Ⅲ期	T0	N2	M0
ⅣA 期	T0	N3	M0
ⅣB 期	T0	N1, N2, N3	M1

病理学的

Ⅰ期	T0	N1	M0
Ⅱ期	T0	N2	M0
Ⅳ期	T0	N1, N2,	M1

EBV 陽性 （規約 56 頁，77 頁）

(1) T-原発腫瘍

pT，pN カテゴリーは T，N カテゴリーに準ずる。

T0：原発腫瘍を認めない

(2) N-領域リンパ節[13]

N1：輪状軟骨の尾側縁より上方の，一側頸部リンパ節転移および/または一側/両側咽頭後リンパ節転移で最大径が 6 cm 以下

N2：輪状軟骨の尾側縁より上方の両側頸部リンパ節転移で最大径が 6 cm 以下

N3：最大径が 6 cm をこえる頸部リンパ節転移，および/または輪状軟骨の尾側縁より下方に進展

（正中リンパ節は同側リンパ節である）

(3) M-遠隔転移

M0：遠隔転移なし

M1：遠隔転移あり

pM-遠隔転移

pM1：遠隔転移が顕微鏡的に確認される

(4) 病期分類（進行度）

Ⅱ期	T0	N1	M0
Ⅲ期	T0	N2	M0
ⅣA 期	T0	N3	M0
ⅣB 期	T0	N1, N2, N3	M1

*13：選択的頸部郭清により得られた標本を組織学的に検査すると，通常 10 個以上のリンパ節が含まれる。根治的，または保存的頸部郭清の場合は，通常 15 個以上のリンパ節が含まれる。

50　頭頸部癌

3) **領域リンパ節**（規約 4 頁，28 頁）

　頭頸部癌（ここでは甲状腺，原発不明を除いた原発部位の癌をいう）の領域リンパ節は頸部リンパ節である。頸部リンパ節の分類は日本癌治療学会のリンパ節規約に準じて分類される（規約 4-5 頁参照）。

5 断端・遺残腫瘍分類

1) **断端**

A. **切除断端から腫瘍までの距離（肉眼）**（規約 65 頁）

B. **切除断端から腫瘍までの距離（組織）**[24]（規約 88 頁）

(1) 水平断端（HM：horizontal margin）
　水平断端について露出している成分が上皮内癌か浸潤癌かについての記載を必ず行う。
　pHMX：水平断端において，腫瘍細胞の露出の有無を判定できない
　pHM0：水平断端において，腫瘍細胞の露出を認めない
　pHM1：水平断端において，腫瘍細胞の露出を認める

(2) 垂直断端（VM：vertical margin）
　pVMX：垂直断端において，腫瘍細胞の露出の有無を判定できない
　pVM0：垂直断端において，腫瘍細胞の露出を認めない
　pVM1：垂直断端において，腫瘍細胞の露出を認める

【表在癌】[25]（規約 90 頁）
　pHMX：水平切離断端における癌細胞の有無を判定できない
　pHM0：水平切離断端に非癌扁平上皮が確認され，癌細胞の露出を認めない
　pHM1：水平切離断端に癌細胞の露出を認める
　pVMX：垂直切離断端における癌細胞の有無を判定できない
　pVM0：垂直切離断端に非腫瘍組織が確認され，癌細胞の露出を認めない
　pVM1：垂直切離断端に癌細胞の露出を認める

2) **遺残腫瘍の有無**（R：residual tumor）（規約 31 頁）
　治療後の遺残腫瘍の有無は R 記号で記述する。R 分類の定義はすべての頭頸部の部位に適用する。
　RX：遺残腫瘍の存在が評価できない
　R0：遺残腫瘍なし
　R1：顕微鏡的遺残腫瘍あり
　R2：肉眼的遺残腫瘍あり

[24]：
1）癌細胞が明らかに露出している場合を陽性とする。
2）切除断端の近傍に癌細胞が存在している場合には，癌細胞と断端間の最短距離を記載することが望ましい。
3）切除操作による組織変性が加わっているために，組織学的に切除断端に出ている可能性がうたがわれるものの確定診断が困難な場合には，水平断端，垂直断端それぞれについて，pHMX または pVMX と記載する。

[25]：切離断端判定不能について
　挫滅，焼却等の影響で切除断端に癌を確認できない，あるいは分割切除のために癌の広がりの再構築が不可能であり，真の切離断端の判断が困難である等の場合においては組織学的な切除断端の評価は不能とみなし，その具体的な理由を記載する。

6 組織学的記載事項

1) 脈管侵襲[*26]

(1) リンパ管侵襲（ly）（規約 87 頁）

ly0：リンパ管侵襲を認めない
ly1：極めて軽度のリンパ管侵襲を認める
ly2：ly1 と ly3 の中間の程度のリンパ管侵襲を認める
ly3：極めて高度のリンパ管侵襲を認める

(2) 静脈侵襲[*26, 27]（v）（規約 87 頁）

v0：静脈侵襲を認めない
v1：極めて軽度の静脈侵襲を認める
v2：v1 と v3 の中間の程度に静脈侵襲を認める
v3：極めて高度の静脈侵襲を認める

2) 神経周囲浸潤[*26]（pn）（規約 87 頁）

pn0：神経周囲浸潤は認めない
pn1：極めて軽度の神経周囲浸潤を認める
pn2：pn1 と pn3 の中間の程度に神経周囲浸潤を認める
pn3：極めて高度の神経周囲浸潤を認める

3) 癌の進達度（表在癌における tumour thickness）（規約 86 頁）

腫瘍の表面から最深部までの距離を，腫瘍の厚さ（tumour thickness）と定義して計測する（規約 86 頁図参照）。

4) 浸潤様式（規約 87 頁）

膨張発育（Expansive growth）：癌細胞が圧排性の浸潤形式を示す
浸潤発育（Infiltrating growth）：癌細胞が周囲組織に対して境界不整に浸潤する

5) 治療効果の病理組織学的判定基準[*28]（規約 90 頁）

少なくとも病巣の中心を通る最大割面について病理組織学的検索を行う。

Grade 0　無効　　　　：癌組織・癌細胞に治療効果を認めない
Grade 1　やや有効　　：癌組織・癌細胞に多少の変性所見を認めても，恐らくよく生存し得ると判断される癌細胞が 3 分の 1 以上を占める場合
Grade 1a　ごく軽度の効果：生存し得ると判断される癌細胞が 3 分の 2 以上を占める場合
Grade 1b　軽度の効果　：生存し得ると判断される癌細胞が 3 分の 1 以上で 3 分の 2 未満の場合
Grade 2　かなり有効　：生存し得ると判断される癌細胞が 3 分の 1 未満を占めるに過ぎず，他は崩壊に傾いた癌細胞で占められる場合

---

*26：極めて軽度とは，例えば作成された全切片を検索し一部にのみ対象所見が認められる（全標本中に 1〜2 個の所見が認められる）ことを示し，極めて高度とは，多くの切片に対象所見が認められる（ほとんど全ての標本中に病変が認められる）ことを指す。

*27：静脈侵襲の評価には弾性線維染色（Elastica-van Gieson［EVG］染色または Victoria-blue-HE 染色）を行い確認することが望ましい。

*28：検索材料は頭頸部癌の手術例および剖検例とされる（規約 90 頁）。

Grade 3　著効　　　　　：生存し得ると判断される癌細胞が全くみられずに，
　　　　　　　　　　　　　すべて崩壊に傾いた癌細胞のみで占められるか，癌
　　　　　　　　　　　　　の痕跡のみをみる場合

6　組織学的記載事項　**53**

第3章

食道癌

臨床・病理　食道癌取扱い規約
第11版（2015年10月）
日本食道学会　編　準拠

食道癌取扱い規約委員会
  委員長　　　松原　久裕
  委　員　　　根本　建二　　矢作　直久　　小澤　壮治　　梶山　美明　　河野　辰幸　　新井　冨生
　　　　　　　日月　裕司　　夏越　祥次　　門馬久美子　　瀬戸　泰之　　土岐祐一郎

病理組織検討委員会
  委員長　　　新井　冨生
  委　員　　　大倉　康男　　石黒　信吾　　河内　　洋　　田久保海誉　　海上　雅光　　八尾　隆史
　　　　　　　米澤　　傑　　根本　哲生

内視鏡検討委員会
  委員長　　　小山　恒男
  委　員　　　門馬久美子　　大森　　泰　　河野　辰幸　　島田　英雄　　竹内　　学　　春間　　賢
　　　　　　　石原　　立　　柳澤　昭夫　　九嶋　亮治

食道癌取扱い規約委員会（2019 年 7 月現在）
  委員長　　　土岐祐一郎
  副委員長　　新井　冨生
  委　員　　　北川　雄光　　瀬戸　泰之　　日月　裕司　　藤　也寸志　　安田　卓司　　矢野　雅彦
　　　　　　　小山　恒男　　武藤　　学　　根本　建二　　村上健太郎

領域横断的がん取扱い規約　チェックリスト

食道癌（外科的切除材料）

① 臨床情報

臨床診断	
切除方式	（術式）
術前治療の有無	□なし　　　□あり　　　（治療法）
壁内転移	cIM（X, 0, 1）
臨床病期分類	癌取扱い規約第 11 版　　　cTNM/sTNM　　　cStage/sStage
	UICC/TNM 第 8 版　　　TNM　　　Stage

② 原発巣

□単発　□多発（　個）　　×　　mm　　　部位　　　　肉眼型	
壁内転移	sIM（X, 0, 1）

③ 組織型

組織型

④ 病期分類

癌取扱い規約第 11 版　　pT　,　pN　,　（□ pM1）	pStage/fStage
UICC/TNM 第 8 版　　pT　,　pN　,　（□ pM1）	pStage

⑤ 断端・遺残腫瘍分類　　註：癌遺残の評価は原発巣，転移巣のすべてを対象とする。

近位断端：PM（X, 0, 1）	PM0 の場合：病変から切除断端までの距離	mm
遠位断端：DM（X, 0, 1）	DM0 の場合：病変から切除断端までの距離	mm
深部断端：RM（X, 0, 1）	RM0 の場合：病変から切除断端までの距離	mm
近位断端：pPM（X, 0, 1）	pPM0 の場合：病変から切除断端までの距離	mm
遠位断端：pDM（X, 0, 1）	pDM0 の場合：病変から切除断端までの距離	mm
深部断端：pRM（X, 0, 1）	pRM0 の場合：病変から切除断端までの距離	mm
病理組織学的癌遺残度：pR（X, 0, 1, 2）		
□ RX：遺残が評価できない　□ R0：遺残なし　　□遺残あり（□ R1：切離端・剝離面陽性　　□ R2：遺残腫瘍あり）		

⑥ 組織学的記載事項

	癌取扱い規約 第 11 版	UICC/TNM 第 8 版	領域横断的 がん取扱い規約
脈管侵襲　リンパ管侵襲	ly（0, 1, 2, 3）	L（X, 0, 1）	Ly（X, 0, 1a, 1b, 1c）
静脈侵襲	v（0, 1, 2, 3）	V（X, 0, 1, 2）	V（X, 0, 1a, 1b, 1c, 2）
神経周囲浸潤		Pn（X, 0, 1）	Pn（X, 0, 1a, 1b, 1c）
浸潤形式	INF（a, b, c）		
壁内転移	pIM（X, 0,1）		
リンパ節転移度※	n（　/　）		
治療効果判定	Grade（0, 1a, 1b, 2, 3）		
再増殖巣がある場合	再増殖像（＋）		

※転移陽性リンパ節総数/提出リンパ節総数（提出部位毎に評価）

チェックリスト　57

> 領域横断的がん取扱い規約　チェックリスト

食道癌（内視鏡的切除材料）

1 臨床情報

臨床診断	
切除方式	（□ ESD　　□ EMR）
切除検体の大きさ	長径　　　×　　　短径　　　mm
壁内転移	(c, e)IM（X, 0, 1）
術前治療の有無	□なし　　□あり　　（治療法）
臨床病期分類	癌取扱い規約第 11 版　　cTNM　　cStage/eStage
	UICC/TNM 第 8 版　　TNM　　Stage

2 原発巣

□単発　□多発（　個）　　　×　mm　　　部位　　　肉眼型

3 組織型

組織型

4 病期分類

癌取扱い規約第 11 版	pT	pStage/fStage
UICC/TNM 第 8 版	pTMN	Stage

5 断端・遺残腫瘍分類　内視鏡的癌遺残度の判定：扁平上皮癌に適応

（肉眼的所見）	（病理組織学的所見）
水平断端：eHM（X, 0, 1）	pHM：（X, 0, 1）
垂直断端：eVM（X, 0, 1）	pVM：（X, 0, 1）
（肉眼的所見）	（病理組織学的所見）
□遺残が評価できない：eRX	複数病変では個々の病変に対し別々に評価
□遺残なし：eR0	□pR0：完全切除
□遺残あり	□pR1：不完全切除（切除断端に癌の露出あり）
□（切離端・剥離面陽性：eR1）	□pR2：癌の遺残あり
□（遺残腫瘍あり：eR2）	□pRX：病理学的に切除断端の癌浸潤の有無を判定できない

6 組織学的記載事項

		癌取扱い規約 第 11 版	UICC/TNM 第 8 版	領域横断的 がん取扱い規約
脈管侵襲	リンパ管侵襲	ly（−, +）	L（X, 0, 1）	Ly（X, 0, 1a, 1b, 1c）
	静脈侵襲	v（−, +）	V（X, 0, 1, 2）	V（X, 0, 1a, 1b, 1c, 2）
神経周囲浸潤			Pn（X, 0, 1）	Pn（X, 0, 1a, 1b, 1c）
浸潤形式		INF（a, b, c）		
治療効果判定				
再増殖巣がある場合		再増殖像（+）		

I　総　論

1）対象（規約2頁）

- 食道癌取扱い規約（以下「規約」*1）で取り扱う食道癌とは，原発性に食道に発生した癌をいい，続発性に発生した癌は除外する*2。
- 食道に原発した癌以外の腫瘍に関しても，本規約に準拠した記載をすることが望ましい。
- これらの対象は，治療前，治療時および切除標本の所見に大別して扱われる。

2）記載法の原則（規約2頁）

- 規約では，所見を示す壁深達度（T），リンパ節転移（N），臓器転移（M）や壁内転移（IM），進行度（Stage）や各種断端などを示すアルファベットの前に，診断時期による4種の所見を意味する小文字のアルファベット，すなわち臨床所見（c），内視鏡治療所見（e），手術所見（s），病理所見（p），および総合所見（f）を付し，それぞれの診断時における病変の評価を記載する。
- 総合所見（f）は省略することができる*3。

II　記載事項

1 臨床情報

1）切除方法（規約39-40頁）

- （1）手術治療（全摘，亜全摘，中下部切除，下部切除，部分切除，粘膜切除，など）
- （2）内視鏡的治療（粘膜切除術，粘膜下層剥離術，など）

2）切除検体の切除切片数，大きさ（内視鏡検体の場合）（規約32頁）

- （1）切除切片数：一括切除，分割切除（切片数：　　）
- （2）最大長径（mm）×長径に直交する最大横径（mm）

3）壁内転移（IM：intramural metastasis）*4（規約23頁，バレット食道癌も共通：規約38頁）

- IMX：壁内転移の有無が不明である
- IM0：壁内転移を認めない
- IM1：壁内転移を認める

診断時期により接頭辞c，s，e，pを付す（規約3頁，29頁）

4）術前治療の有無

- a．なし
- b．あり（化学療法，放射線療法，化学放射線療法，内視鏡切除後など）

◆ UICC/TNM分類第8版およびWHO腫瘍組織分類との対照
・UICC/TNM分類第8版の病期分類（組織に関してはWHO腫瘍組織分類）に関係する（あるいは共通する）記載は本文では青字，側注では青囲みを用いて表記している。

＊1：本章での「規約」は「食道癌取扱い規約第11版（2015年10月）」を指す。

＊2：続発性に発生した癌とは他臓器がんの転移等を意味する。放射線照射後の影響等による二次性の食道癌は続発性ではなく，原発性として扱う。ただし癌遺残度の評価（R）については原発巣，転移巣のすべてを対象とする（規約24頁）。

＊3：UICC/TNM分類の表記法では，小文字が省略されている場合は臨床所見のことを指す。

＊4：原発巣より明らかに離れた食道または胃の壁内に転移病巣を認める場合を壁内転移とし，個数を記載する。

3
食道癌

1　臨床情報　**59**

2 原発巣

1) 原発巣の数および大きさ （規約 22 頁）

最大長径（mm）×それに直交する最大横径（mm）

2) 占居部位 （規約 6 頁）*5

癌腫が 2 領域以上に及ぶ場合，主占居部位は癌の壁深達度が最深部の占居部位をとる。最深部の判定が困難な場合は癌腫の中心を主占居部位とする。癌腫の壁深達度の深い順に占居部位を記載する。判定が困難な場合は広い順に記載する（記載例：MtLt，LtAeG）。

長軸：頸部食道（Ce），胸部食道（Te）〔胸部上部食道（Ut），胸部中部食道（Mt），胸部下部食道（Lt）〕，腹部食道（Ae）

食道胃接合部癌：食道胃接合部の上下 2 cm 以内に腫瘍中心があるもの
食道側（E），胃側（G）（規約 61-62 頁）

3) 肉眼型分類*6,7 （規約 8-9 頁）

病型分類	表在型（0 型）の亜分類
0 型：表在型	0−Ⅰ型：表在隆起型
1 型：隆起型	0−Ⅰp：有茎性
2 型：潰瘍限局型	0−Ⅰs：無茎性（広基性）
3 型：潰瘍浸潤型	0−Ⅱ型：表面型
4 型：びまん浸潤型	0−Ⅱa：表面隆起型
5 型：分類不能型	0−Ⅱb：表面平坦型
5a：未治療	0−Ⅱc：表面陥凹型
5b：治療後	0−Ⅲ型：表在陥凹型
	その他の表記法*8

3 組織型

1) 組織型*9 （規約 27 頁）

ICD-O コード

(1) **良性上皮性腫瘍** benign epithelial neoplasia		
a. 扁平上皮乳頭腫　squamous cell papilloma		8052/0
b. 腺腫　adenoma		8140/0
c. その他　others		
(2) **上皮内腫瘍** intraepithelial neoplasia*10		
a. 扁平上皮内腫瘍　squamous intraepithelial neoplasia（上皮内癌を含まない）		
(3) **上皮性悪性腫瘍** malignant epithelial neoplasm		
a. 扁平上皮癌　squamous cell carcinoma*11		8070/3
① 高分化　well differentiated		8070/31
② 中分化　moderately differentiated		8070/32
③ 低分化　poorly differentiated		8070/33
b. 類基底細胞（扁平上皮）癌　basaloid（-squamous）carcinoma		8083/3

---

*5：原発性の癌が 2 個以上発生した時は，それぞれの癌の占居部位間に「/」を挿入し，深達度の深い順に占拠部位を記載し，最後に個数を記載する（規約 21 頁）。
例）MtUt/Lt/Lt（3 個）

*6：混合型は，面積の広い病型から先に記載し，＋でつなぐ。深達度が最も深い病型に（""）を付す。表在型と進行型が混在する場合は進行型を先に記し（""）は不要である（規約 8 頁）。
例：0−Ⅱc＋"0−Ⅰs"，3＋0−Ⅱc

*7：薬物療法や放射線療法前の病型を記載する。前治療が行われている場合は記号をつけて病型を記載する（規約 8 頁）。
例：CT-3 型，CRT-5b 型，EMR-0-Ⅱc

*8：表層拡大病変
病変の最大径が 5 cm 以上ひろがる 0-Ⅱ型の表在型病変である。病型分類に付記してもよい（規約 8 頁）。

*9：
・UICC では，分化度による以下の分類法が採用されている。
GX：分化度の grade が評価できない
G1：高分化
Well differentiated
G2：中分化
Moderately differentiated
G3：低分化
Poorly differentiated
G4：未分化
Undifferentiated
・WHO 腫瘍組織分類第 4 版（2010）（以下，WHO 分類 2010）では，分化度に分裂像，核異型，扁平上皮分化の程度を加味し，Grade 1〜3 に分類する 3 段階分類法が採用されている。
・AJCC 第 8 版では扁平上皮癌においては，角化，細胞配列，分裂像の程度により，腺癌においては管腔形成を示す腫瘍成分の比率により分化度を G1-3 の 3 段階に分類する方法が採用されている。

60　食道癌

c. 癌肉腫　carcinosarcoma　　　　　　　　　　　　　　　　8980/3

d. 腺癌　adenocarcinoma　　　　　　　　　　　　　　　　　8140/3

　① 高分化　well differentiated　　　　　　　　　　　　　8140/31

　② 中分化　moderately differentiated　　　　　　　　　　8140/32

　③ 低分化　poorly differentiated　　　　　　　　　　　　8140/33

e. 腺扁平上皮癌　adenosquamous carcinoma　　　　　　　　8560/3

f. 粘表皮癌　mucoepidermoid carcinoma　　　　　　　　　　8430/3

g. 腺様囊胞癌　adenoid cystic carcinoma　　　　　　　　　8200/3

h. 神経内分泌細胞腫瘍　neuroendocrine cell tumor

　① 神経内分泌腫瘍　neuroendocrine tumor（NET）G1 or G2

　　　　　　　　　　　　　　　　　　　　8240/3，8249/3[*12]

　② 神経内分泌細胞癌　neuroendocrine carcinoma（NEC）　8246/3

i. 未分化癌　undifferentiated carcinoma　　　　　　　　　8020/3

j. その他分類不能の癌腫　others

(4)　その他の悪性腫瘍（規約 27 頁参照）[*13]

[4] 病期分類

[1]) 食道癌取扱い規約 TNM 分類第 11 版

(1)　壁深達度（T）[*14, 15, 16]（規約 9–10 頁，28–29 頁）

　TX：癌腫の壁深達度が判定不可能

　T0：原発巣としての癌腫を認めない[*17]

　T1a：癌腫が粘膜内にとどまる病変（註）

　　T1a-EP：癌腫が粘膜上皮内にとどまる病変（Tis）

　　T1a-LPM：癌腫が粘膜固有層にとどまる病変

　　T1a-MM：癌腫が粘膜筋板に達する病変

　T1b：癌腫が粘膜下層にとどまる病変（SM）[*18]

　　T1b-SM1：粘膜下層を 3 等分し，上 1/3 にとどまる病変

　　T1b-SM2：粘膜下層を 3 等分し，中 1/3 にとどまる病変

　　T1b-SM3：粘膜下層を 3 等分し，下 1/3 に達する病変

　T2：癌腫が固有筋層にとどまる病変（MP）

　T3：癌腫が食道外膜に浸潤している病変（AD）

　T4：癌腫が食道周囲臓器に浸潤している病変（AI）[*19, 20]

　　T4a[*21]：胸膜，心膜，横隔膜，肺，胸管，奇静脈，神経

　　T4b：大動脈（大血管），気管，気管支，肺静脈，肺動脈，椎体

(註)　バレット食道癌（規約 38 頁）

　T1a：癌腫が深層粘膜筋板を越えない病変

　　T1a-SMM：癌腫が円柱上皮層または浅層粘膜筋板にとどまる病変

　　T1a-LPM：癌腫が浅層粘膜筋板を越えるが，深層粘膜筋板に達しない病変

　　T1a-DMM：深層粘膜筋板に浸潤する病変

---

3 食道癌

*10：上皮内腫瘍
【WHO 分類 2010 との相違】
・食道癌取扱い規約第 11 版での扁平上皮内腫瘍 squamous intraepithelial neoplasia には上皮内癌を含まない。
・WHO 分類 2010 の Intraepithelial neoplasia, high grade は T1a–EP の扁平上皮癌 squamous cell carcinoma（8070/2）と同義。

*11：上皮内癌については分化度の評価を省略する（規約 33 頁）。

*12：NET G1 は 8240/3 NET G2 は 8249/3

*13：非上皮性腫瘍，リンパ腫，悪性黒色腫など

*14：Tis
・UICC では高度異形成と上皮内癌が Tis と規定されているが，本規約では Tis は用いず，浸潤の有無に関わらず粘膜内癌と診断できるものは T1a とする。

*15：化学療法，放射線療法後などの切除例における病理学的壁深達度判定は増殖し得る遺残癌細胞が存在する層と治療前に癌細胞が存在したと思われる層とを配慮して判定し，「RT−，CT−，CRT−，EMR−現存癌細胞の壁深達度（治療前推定壁深達度）」の順に記載する（規約 28 頁）。
例：RT−pT1b（T4）

*16：脈管侵襲はその存在範囲が原発巣占居範囲内の食道壁内に認める場合は，それを壁深達度として扱う。ただし，同時に原発巣占居範囲外の食道壁内にも脈管侵襲が認められた場合は壁深達度として扱わず，その脈管侵襲の存在する壁内の位置を併記する（規約 28 頁）。
例：原発巣が pT1b であり，原発巣占居範囲外の食道壁内脈管侵襲を固有筋層内に認めた場合：pT1b（ly-pT2）

4　病期分類　**61**

表1 占居部位別リンパ節群（規約15頁 表1-6）

食道	N1	N2	N3
頸部 Ce	101, 106rec*	102, 104, 105*	100
胸部上部 Ut	101, 105, 106rec	104, 106tbL, 107, 108, 109	102mid, 106pre, 106tbR, 110, 112aoA, 112pul, 1, 2, 3a, 7, 20
胸部中部 Mt	106rec, 108, 1, 2, 3a	101, 104, 105, 107, 109, 110, 112aoA, 112pul, 7, 9, 20	106tbL
胸部下部 Lt	110, 1, 2, 3a, 7, 20	101, 106rec, 107, 108, 109, 112aoA, 112pul, 9	104, 105, 106tbL, 111, 8a, 11p
腹部　Ae	110, 1, 2, 3a, 7, 20	111, 112aoA, 112pul, 8a, 9, 11p, 19	106rec, 107, 108, 109, 11d

註）*を付したリンパ節は頸部から郭清できる範囲のものとする。
註）N1〜N3以外はN4とする。

＊17：術前治療によって生存しうると判断される癌細胞がない場合はT0とし、進行度としてはT1aと同等に扱う。ただし総合所見は規約3頁註）を参照（規約29頁）。
例：CRT-pT0（T3）, N0, M0, CRT-pStage 0

＊18：内視鏡治療例では粘膜筋板下端からの浸潤の深さを実測値で記載し、200μmまでの浸潤をpT1b-SM1、200μmをこえる浸潤をpT1b-SM2とする（規約33頁）。

＊19：手術所見（術中の肉眼所見）がsT4で、病理所見で癌が切除最外層に露出している場合（pRM1）はpT4とする。

＊20：リンパ節転移巣が食道以外の臓器に浸潤した場合もpT4とする。

＊21：UICC/TNM分類第8版のT4aは、「胸膜、心膜、奇静脈、横隔膜または腹膜に浸潤する腫瘍」としている（本書65頁）。

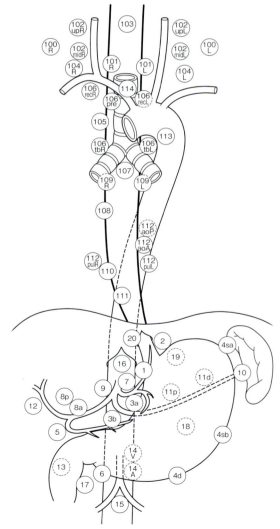

図1　所属リンパ節番号

表2 リンパ節番号と名称（図1および規約11-20頁参照）

No	名称	No	名称
100	頸部の浅在性リンパ節	109L	左主気管支下
100spf	浅頸	109R	左主気管支下
100sm	顎下	110	胸部下部食道傍
100tr	頸部気管前	111	横隔上
100ac	副神経	112	後縦隔
101	頸部食道傍	112aoA	腹側胸部大動脈周囲
102	深頸	112aoP	背側胸部大動脈周囲
102up	上深頸	112pul	肺間膜
102mid	中深頸	113	動脈管索
103	咽頭周囲	114	前縦隔
104	鎖骨上	1	右噴門
105	胸部上部食道傍	2	左噴門
106	胸部気管	3a	小彎（左胃動脈に沿う）
106rec	反回神経	3b	小彎（右胃動脈に沿う）
106recL	左反回神経周囲	7	左胃動脈幹
106recR	右反回神経周囲	8a	総肝動脈幹前上部
106pre	気管前	8p	総肝動脈幹後部
106tb	気管気管支	9	腹腔動脈周囲
106tbL	左気管気管支	11p	脾動脈幹近位
106tbR	右気管気管支	11d	脾動脈幹遠位
107	気管分岐部	19	横隔下
108	胸部中部食道傍	20	食道裂孔部
109	主気管支下		

(2) **リンパ節転移の程度**（N）[22, 23, 24, 25]（規約15，30頁）

　NX：リンパ節転移の程度が不明である

　N0：リンパ節転移を認めない

　N1：第1群リンパ節のみに転移を認める

　N2：第2群リンパ節まで転移を認める

　N3：第3群リンパ節まで転移を認める

　N4：第3群リンパ節より遠位のリンパ節（第4群）に転移を認める

(3) **遠隔臓器転移**（M）[26, 27, 28, 29, 30]（規約15頁）

　MX：遠隔臓器転移の有無が不明である

　M0：遠隔臓器転移を認めない

　M1：遠隔臓器転移を認める

＊22：食道癌では，原発巣の占居部位別に所属リンパ節を群分類する。多発癌，2領域以上に拡がる癌のリンパ節群は，いずれも深達度の最も深い癌の占居部位のリンパ節群に従う（規約15頁）。

＊23：リンパ節外転移（tumor nodule）はNに含める（規約15頁）。病理標本にてリンパ節外転移と確認できるときは節外転移としてその部位と個数を記載する（規約30頁）。

＊24：UICC/TNM分類では転移リンパ節の個数によりNを分類している。

＊25：UICC/TNM分類が規定する領域リンパ節は，原発巣の占居部位に関わらず腹腔動脈リンパ節や頸部食道傍リンパ節を含む食道のリンパ流領域にあるリンパ節であるが，鎖骨上リンパ節（104番）は含まない。

＊26：転移臓器を（　）内に記載する（規約15頁）。
例：M1（肺）
　　M1（肝，胃）

＊27：胸膜，腹膜，心膜への播種性転移はM1とする（規約15頁）。

＊28：胃壁内転移は遠隔臓器転移として扱い，M1（IM1-St）と記載する（規約23頁）。

＊29：遠隔臓器の癌性リンパ管症はM1とする（規約29頁）。

＊30：pM（遠隔臓器転移）は規約24頁3.5参照とされている（規約31頁）。

(4) 進行度（Stage）

表 3　進行度分類（規約 21 頁）

0 期	T0, T1a	N0	M0
Ⅰ期	T1b	N0	M0
Ⅱ期	T0, T1a, T1b T2 T3	N1, N2 N0, N1 N0	M0 M0 M0
Ⅲ期	T0, T1 T2 T3 T4a	N3 N2, N3 N1, N2, N3 N0, N1, N2, N3	M0 M0 M0 M0
Ⅳa 期	T に関係なく T4b	N4 N に関係なく	M0 M0
Ⅳb 期	T に関係なく	N に関係なく	M1

壁深達度　　転移	N0	N1	N2	N3	N4	M1
T0, T1a	0	Ⅱ	Ⅱ	Ⅲ	Ⅳa	Ⅳb
T1b	Ⅰ					
T2	Ⅱ		Ⅲ			
T3		Ⅲ				
T4a	Ⅲ					
T4b	Ⅳa					

表 4　UICC/TNM 分類第 8 版

扁平上皮癌［臨床分類］

	M0				M1
	N0	N1	N2	N3	
Tis	0				
T1	Ⅰ		Ⅲ	ⅣA	ⅣB
T2	Ⅱ				
T3		Ⅲ			
T4a	ⅣA				
T4b					

腺癌［臨床分類］

	M0				M1
	N0	N1	N2	N3	
Tis	0				
T1	Ⅰ	ⅡA	ⅣA		ⅣB
T2	ⅡB	Ⅲ			
T3	Ⅲ				
T4a					
T4b	ⅣA				

扁平上皮癌［病理分類］　接頭辞 p を付す

	M0				M1
	N0	N1	N2	N3	
Tis	0				
T1a	ⅠA	ⅡB	ⅢA	ⅣA	ⅣB
T1b	ⅠB				
T2	ⅡA	ⅢA	ⅢB		
T3	ⅡB				
T4a	ⅢB				
T4b	ⅣA				

腺癌［病理分類］　接頭辞 p を付す

	M0				M1
	N0	N1	N2	N3	
Tis	0				
T1a	ⅠA	ⅡB	ⅢA	ⅣA	ⅣB
T1b	ⅠB				
T2	ⅡA	ⅢA	ⅢB		
T3	ⅡB	ⅢB			
T4a	ⅢB				
T4b	ⅣA				

② UICC/TNM 分類第 8 版

A．TNM 臨床分類

（1）　T-原発腫瘍

TX：原発巣の評価が不可能

T0：原発腫瘍を認めない

Tis：上皮内癌／高度異形成

T1：粘膜固有層，粘膜筋板，または粘膜下層に浸潤する腫瘍

　　T1a：粘膜固有層または粘膜筋板に浸潤する腫瘍

　　T1b：粘膜下層に浸潤する腫瘍

T2：固有筋層に浸潤する腫瘍

T3：外膜に浸潤する腫瘍

T4：隣接構造に浸潤する腫瘍

　　T4a：胸膜，心膜，奇静脈，横隔膜または腹膜に浸潤する腫瘍

　　T4b：大動脈，椎体，気管など他の隣接構造に浸潤する腫瘍

（2）　N-領域リンパ節[31]

NX：領域リンパ節の評価が不可能

N0：領域リンパ節転移なし

N1：1～2 個の領域リンパ節転移

N2：3～6 個の領域リンパ節転移

N3：7 個以上の領域リンパ節転移

> [31]：領域リンパ節は，原発部位にかかわらず，腹腔動脈リンパ節や頸部傍食道リンパ節を含む食道のリンパ流領域にあるリンパ節であるが，鎖骨上リンパ節は含まない。

（3）　M-遠隔転移

M0：遠隔転移なし

M1：遠隔転移あり

B．pTNM 病理学的分類

pT，pN カテゴリーは T，N カテゴリーに準ずる[32]。pM については序論 6 頁を参照。

> [32]：領域リンパ節を郭清した標本を組織学的に検査すると通常 7 個以上のリンパ節が含まれる。通常の検索個数を満たしていなくても，すべてが転移陰性の場合は pN0 に分類する。

C．病期分類

（1）　扁平上皮癌

臨床病期

0 期	Tis	N0	M0
Ⅰ期	T1	N0, N1	M0
Ⅱ期	T2	N0, N1	M0
	T3	N0	M0
Ⅲ期	T1, T2	N2	M0
	T3	N1, N2	M0
ⅣA 期	T4a, T4b	N0, N1, N2	M0
	T に関係なく	N3	M0

ⅣB 期	T に関係なく	N に関係なく	M1

病理学的病期

0 期	Tis	N0	M0
ⅠA 期	T1a	N0	M0
ⅠB 期	T1b	N0	M0
ⅡA 期	T2	N0	M0
ⅡB 期	T1	N1	M0
	T3	N0	M0
ⅢA 期	T1	N2	M0
	T2	N1	M0
ⅢB 期	T2	N2	M0
	T3	N1, N2	M0
	T4a	N0, N1	M0
ⅣA 期	T4a	N2	M0
	T4b	N に関係なく	M0
	T に関係なく	N3	M0
ⅣB 期	T に関係なく	N に関係なく	M1

(2)　腺癌

臨床病期

0 期	Tis	N0	M0
Ⅰ 期	T1	N0	M0
ⅡA 期	T1	N1	M0
ⅡB 期	T2	N0	M0
Ⅲ 期	T2	N1	M0
	T3, T4a	N0, N1	M0
ⅣA 期	T1−T4a	N2	M0
	T4b	N0, N1, N2	M0
	T に関係なく	N3	M0
ⅣB 期	T に関係なく	N に関係なく	M1

病理学的病期

0 期	Tis	N0	M0
ⅠA 期	T1a	N0	M0
ⅠB 期	T1b	N0	M0
ⅡA 期	T2	N0	M0
ⅡB 期	T1	N1	M0
	T3	N0	M0

66　食道癌

ⅢA 期	T1	N2	M0
	T2	N1	M0
ⅢB 期	T2	N2	M0
	T3	N1, N2	M0
	T4a	N0, N1	M0
ⅣA 期	T4a	N2	M0
	T4b	N に関係なく	M0
	T に関係なく	N3	M0
ⅣB 期	T に関係なく	N に関係なく	M1

5 断端・遺残腫瘍分類

1) 断端

A. 手術標本の切除断端 （規約 23 頁）

(1) 近位（口側）切離断端（PM：proximal margin）[33]

PMX：近位切離断端の癌浸潤を判定できない

PM0：近位切離断端に癌浸潤を認めない

PM1：近位切離断端に癌浸潤を認める

(2) 遠位（肛門側）切離断端（DM：distal margin）[33]

DMX：遠位切離断端の癌浸潤を判定できない

DM0：遠位切離断端に癌浸潤を認めない

DM1：遠位切離断端に癌浸潤を認める

(3) 深部切離断端における癌の有無（RM：radial margin）[34]

RMX：深部切離断端の癌浸潤を判定できない

RM0：深部切離断端に癌浸潤を認めない

RM1：深部切離断端に癌浸潤を認める

B. 内視鏡切除標本の切除断端[35]（規約 32，33 頁）

(1) 水平切離断端（HM：horizontal margin）

・肉眼的所見

eHMX：水平切離断端の癌の露出の有無を判定できない。

eHM0：水平切離断端に癌の露出を認めない。

eHM1：水平切離断端に癌の露出を認める。

・切離断端

pHMX：水平切離断端の癌浸潤の有無を判定できない

pHM0：すべての水平切離断端に非癌扁平上皮と粘膜固有層が確認される

pHM1：いずれかの水平切離断端に癌の露出を認める

[33]：PM0, DM0 では病変から切離断端までの距離を記載する（mm）（規約 23 頁）。

[34]：RM0 では深部切離断端までの距離を記載する（mm）（規約 23 頁）。

[35]：切離断端に脈管侵襲の存在する場合は，切離断端陽性（pHM1, pVM1）とする（規約 34 頁）。

＊36：癌遺残の評価は原発巣，転移巣のすべてを対象とする（規約24頁）。

＊37：臨床的癌遺残度の判定は，切除標本のヨード染色所見を参考に行う。分割切除例では切除後のヨード染色所見を含めて判断する（規約32頁）。

＊38：この判定法は扁平上皮癌に適応される（規約32頁）。

＊39：分割切除では可及的に標本再構築を行い評価し，複数病変の治療時には個々の病変に対し別々に評価する（規約35頁）。

＊40：分割切除例における組織学的切離断端陰性の判定は，再構築が可能で，かつ病変周囲に非癌組織が確認できる場合に限る（規約34頁）。
pRX：切離断端の判定不能
1）挫滅あるいは焼灼の影響により断端に非癌組織を確認できないもの
2）分割切除で再構築できないもの
3）上皮層の基底側に非連続性の癌の拡がりが認められ，癌の遺残が疑わしいもの
4）導管内進展がみられ，深部切離断端陽性が疑われるもの
5）そのほか癌遺残の有無が判定できないもの

＊41：
・内視鏡的切除検体などでは追加治療の判断材料となるため，免疫染色（D2-40）で確かめることが望ましい。
・リンパ管，静脈の区別が困難な例では ly/v（＋）と記載する。
・リンパ管侵襲，静脈侵襲が目立つ時はその旨記載する。

(2) **垂直切離断端**（VM：vertical margin）

・肉眼的所見

eVMX：垂直切離断端の癌の露出の有無を判定できない。

eVM0：垂直切離断端に癌の露出を認めない。

eVM1：垂直切離断端に癌の露出を認める。

・切離断端

pVMX：垂直切離断端の癌浸潤の有無を判定できない

pVM0：垂直切離断端のいずれにも癌の露出を認めない

pVM1：垂直切離断端のいずれかに癌の露出を認める

2)　癌遺残度（R：residual tumor）[36]（規約24頁）

RX：遺残腫瘍の存在が評価できない。presence of residual tumor cannot be assessed

R0：遺残腫瘍なし。no residual tumor

R1：切離端または剝離面が陽性。microscopic residual tumor

R2：遺残腫瘍あり。macroscopic residual tumor

(1)　**内視鏡的癌遺残度の判定**[37,38]（規約32頁）

eRX：切離断端の癌の露出の有無を判定できない

eR0：切離断端に癌の露出を認めない

eR1：切離端または剝離面に癌の露出を認める

eR2：遺残腫瘍あり

(2)　**病理組織学的癌遺残度**[39,40]（規約35頁）

pRX：病理学的に切離断端の癌浸潤の有無を判定できない

pR0：切離断端に癌の露出を認めない

pR1：病理学的に切離断端に癌の露出を認める

pR2：癌の遺残を認める

6　組織学的記載事項

1)　脈管侵襲（ly, v）[41]

(1)　**リンパ管侵襲**（ly）（規約29頁）

ly0：リンパ管侵襲を認めない

ly1：リンパ管侵襲が軽度の場合。1〜2個のリンパ管に侵襲を認める

ly2：リンパ管侵襲が中等度の場合。ly1 と ly3 の中間

ly3：リンパ管侵襲が高度の場合

内視鏡治療例（規約34頁）

ly（−）：リンパ管侵襲を認めない

ly（＋）：リンパ管侵襲を認める

(2) 静脈侵襲（v）*42（規約 29 頁）

　v0：静脈侵襲を認めない

　v1：静脈侵襲が軽度の場合。1〜2 個の静脈に侵襲を認める

　v2：静脈侵襲が中等度の場合。v1 と v3 の中間

　v3：静脈侵襲が高度の場合

内視鏡治療例（規約 34 頁）

　v（−）：静脈侵襲を認めない

　v（＋）：静脈侵襲を認める

2）浸潤形式（INF）*43（規約 29 頁，34 頁）（手術例，内視鏡治療例共通）

　INFa（膨張型）：癌細胞が充実膨張性に発育し，周囲間質と一線を画すもの

　INFb（中間型）：癌細胞の浸潤・増殖状態が INFa と INFc の中間にあるもの

　INFc（浸潤型）：癌細胞が小胞巣，個細胞性に浸潤し，周囲間質との境界が不明
　　　　　　　　瞭なもの

3）壁内転移（IM）*28, 44（規約 23 頁，29 頁，バレット食道癌共通：規約 38 頁）

　pIMX：壁内転移の有無が不明である

　pIM0：壁内転移を認めない

　pIM1：壁内転移を認める

4）治療効果の病理組織学的判定基準（規約 30 頁）

（1）術前治療後の手術症例の検索にあたっては，肉眼的に推定される病変部を可能
　　な限り標本作製し，組織学的に腫瘍の残存状況を確認する。

　Grade 0：無効：癌組織・癌細胞に治療効果を認めない

　Grade 1：やや有効：癌組織・癌細胞には，多少の変性所見は認めても，増殖し得
　　　　　　　ると判断される程度の癌細胞（原形質が好酸性で空胞形成が
　　　　　　　あり，核の膨化像などの認められるものを含める）が組織切
　　　　　　　片で癌の1/3 以上を占める場合。

　　Grade 1a：ごく軽度の効果：「増殖し得る」と判断される癌細胞が 2/3 以上を占
　　　　　　　める場合

　　Grade 1b：軽度の効果：「増殖し得る」と判断される癌細胞が 1/3 以上 2/3 未満
　　　　　　　の場合

　Grade 2：かなり有効：「増殖し得る」と判断される癌細胞が 1/3 未満を占めるに
　　　　　　　過ぎず，核の崩壊に傾いた癌細胞で占められる場合

　Grade 3：著効：「増殖し得る」と判断される癌細胞が全くみられずに，崩壊に傾
　　　　　　　いた癌細胞のみで占められるか，癌の痕跡のみをみる場合

（2）被治療癌巣の一部に明らかに再増殖巣と考えられる部分が認められるときは，
　　判定の後に「再増殖像（＋）」と記載する。

*42：
・内視鏡的切除検体などでは
追加治療の判断材料となるた
め，弾性線維染色（Victoria
blue HE 染色，Elastica-van
Gieson 染色）で確かめること
が望ましく，その場合 v1
（EVG）などと記載する。

*43：
・病巣の最も優勢な浸潤・増
殖像をもって，3 つに分類す
る。

*44：
・原発巣より明らかに離れた
食道または胃の壁内に転移病
巣を認める場合を壁内転移と
し，個数を記載する。

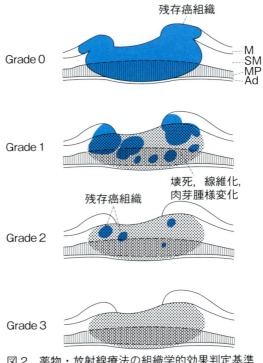

図2 薬物・放射線療法の組織学的効果判定基準
(胃癌取扱い規約第13版より改変転載)

【文献】
日本胃癌学会編:胃癌取扱い規約. 金原出版, 東京, 1999, p. 27

第 4 章

胃　癌

胃癌取扱い規約
第 15 版（2017 年 10 月）
日本胃癌学会　編　準拠

日本胃癌学会胃癌規約委員会
　委員長　　　　落合　淳志
　副委員長　　　佐野　　武
　〔外科〕　　　荒井　邦佳　　北川　雄光　　小寺　泰弘　　笹子三津留　　瀬戸　泰之　　円谷　　彰
　　　　　　　　梨本　　篤　　夏越　祥次
　〔病理〕　　　味岡　洋一　　大倉　康男　　九嶋　亮治　　菅井　　有　　椙村　春彦　　八尾　隆史
　　　　　　　　柳澤　昭夫
　〔内視鏡〕　　上堂　文也　　後藤田卓志　　田邉　　聡　　八尾　建史
　〔薬物・放射線〕
　　　　　　　　石川　　勉　　石倉　　聡　　大津　　敦　　小泉和三郎　　朴　　成和

（五十音順）

領域横断的がん取扱い規約　チェックリスト

胃癌（外科的切除材料）

4
胃癌

1 臨床情報

臨床診断	
切除方式	（術式）
術前治療の有無	□なし　　　　□あり（内容　　　　　　　）
	□残胃の癌　（　　−　　−　　）（B or M−年数−部位）
臨床病期分類	癌取扱い規約第 15 版　　　　cTNM　　　　　　　　　　Stage
	（UICC/TNM 第 8 版）

2 原発巣

□単発　□多発（　　　個）　　　×　　mm　　　　部位　　　　　　肉眼型

3 組織型およびグレード

組織型

4 病期分類

癌取扱い規約第 15 版
────────────────── pT　pN　□ pM1　Stage
UICC/TNM 分類第 8 版

5 断端・遺残腫瘍分類

	（肉眼的評価）	（病理組織学的評価）
近位断端	PM　（X, 0, 1）	pPM　（X, 0, 1）（断端陰性の場合：腫瘍までの距離 ＿＿mm）
遠位断端	DM　（X, 0, 1）	pDM　（X, 0, 1）（断端陰性の場合：腫瘍までの距離 ＿＿mm）

□RX：遺残が評価できない
□R0：遺残なし　　□遺残あり：□（R1：顕微鏡的）＊　□（R2：肉眼的）
　　　　　　　　　　　　　　　＊腹腔洗浄細胞診陽性含む

6 組織学的記載事項

	癌取扱い規約 第 15 版	UICC/TNM 第 8 版	領域横断的 がん取扱い規約
脈管侵襲　　リンパ管侵襲	Ly　（0, 1a, 1b, 1c）	L　（X, 0, 1）	Ly　（X, 0, 1a, 1b, 1c）
静脈侵襲	V　（0, 1a, 1b, 1c）	V　（X, 0, 1, 2）	V　（X, 0, 1a, 1b, 1c, 2）
（神経周囲浸潤）		Pn　（X, 0, 1）	Pn　（X, 0, 1a, 1b, 1c）
浸潤様式（INF）	INF　（a, b, c）		
腹膜転移（P/pP）	P　（X, 0, 1a, 1, 1c, 1x）		
肝転移（H/pH）	H　（X, 0, 1）		
腹腔洗浄細胞診（CY）	CY　（X, 0, 1）		
リンパ節転移度※	n　（　／　）		
治療効果判定	Grade　（0, 1a, 1b, 2a, 2b, 3）		
その他			

※転移陽性リンパ節総数/提出リンパ節総数（提出部位毎に評価）

チェックリスト　73

> 領域横断的がん取扱い規約　チェックリスト

胃癌（内視鏡的切除材料）

1 臨床情報

臨床診断

切除方式　　　　　　　□ ESD　　□ EMR

切除検体の大きさ　　　長径　×　短径　　mm

術前治療の有無　　　　□なし　　　　□あり（内容　　　　　）

　　　　　　　　　　　□残胃の癌　（　　−　　−　　）（B or M-年数-部位）

病巣内の消化性潰瘍，潰瘍瘢痕の有無　UL（0，1）

臨床病期分類　　　　　癌取扱い規約第 15 版　　　　cTNM　　　　　　　　　Stage

　　　　　　　　　　　（UICC/TNM 第 8 版）

2 原発巣

□単発　□多発（　　個）　　　×　　　cm　　　　　部位　　　　　　肉眼型

3 組織型およびグレード

組織型　　　　　　　　　　　　　　　　　　　　　Grade

4 病期分類

癌取扱い規約第 15 版
　　　　　　　　　　　 pT　　　□ pM1　Stage
UICC/TNM 分類第 8 版

5 断端・遺残腫瘍分類　（内視鏡切除においては R 表記を用いない）

	（肉眼的評価）	（病理組織学的評価）
水平断端	HM（X，0，1）	pHM（X，0，1）（断端陰性の場合：腫瘍までの距離＿＿mm）
垂直断端	VM（X，0，1）	pVM（X，0，1）（断端陰性の場合：腫瘍までの距離＿＿mm）

6 組織学的記載事項

	癌取扱い規約 第 15 版	UICC/TNM 第 8 版	領域横断的 がん取扱い規約
脈管侵襲　　リンパ管侵襲	Ly（0，1）	L（X，0，1）	Ly（X，0，1a，1b，1c）
静脈侵襲	V（0，1）	V（X，0，1，2）	V（X，0，1a，1b，1c，2）
（神経周囲浸潤）		Pn（X，0，1）	Pn（X，0，1a，1b，1c）
浸潤様式（INF）	INF（a，b，c）		
病巣内の潰瘍，潰瘍瘢痕の有無	pUL（0，1）		
その他			

I　総　　論*1

胃癌取扱い規約第15版（以下，規約）では原発性胃癌を記載するための基本的ルールが示されている。本書では，基本的に外科手術材料および内視鏡切除材料で見られた原発性胃癌の記載法について取り扱う。

II　記載事項

1　臨床情報

1）切除方法
(1) 外科的（全摘術，幽門側切除術など）
(2) 内視鏡的（ESD，EMR，など）

2）切除検体の大きさ（内視鏡検体の場合：規約9頁）
長径（mm）×短径（mm）

3）術前治療の有無
a. なし
b. あり

4）残胃癌*2 の場合（規約5頁）
初回胃切除の病変（B：良性病変，M：悪性病変，X：不明）
初回胃切除から残胃癌発見までの期間（年数，X：不明）
残胃の癌の存在部位（A. 断端吻合部，S. 断端縫合部，O. 非断端部，T. 残胃全体，E. 食道，D. 十二指腸，J. 空腸）

2　原発巣

1）原発巣の記載
(1) 原発巣の数およびサイズ（規約3頁）
長径（mm）×それに直交する横径（mm）

(2) 部位（規約3頁）
病巣が隣接する2領域以上にまたがっている場合は，腫瘍中心がある領域を先に書き，その次に浸潤の及んでいる領域を書き加える（記載例：LD, UML, GreAnt, LessPost）。
【長軸】上部（U），中部（M），下部（L），食道（E），十二指腸（D）
【短軸】前壁（Ant），後壁（Post），小彎（Less），大彎（Gre），全周（Circ）
【食道胃接合部癌】病変の組織型にかかわらず，食道胃接合部の上下2cm以内に腫瘍中心があるものを指す*3,4（規約4頁）。
食道胃接合部より口側の部分をE，肛門側の部分をGと記載し，浸潤範囲に応じ

◆ UICC/TNM分類第8版およびWHO腫瘍組織分類との対照
・UICC/TNM分類第8版の病期分類（組織に関してはWHO腫瘍組織分類）に関係する（あるいは共通する）記載は本文では青字，側注では青囲みを用いて表記している。

*1：本章での「規約」は「胃癌取扱い規約第15版（2017年10月）」を指す。

*2：胃の一部以上を全層切除したと考えられる胃切除後の残胃に発生したと考えられる胃癌を指す。記載例：B-20-S, M-09-AJ

*3：UICC/TNM分類（第8版）では，癌腫の中心が食道胃接合部より胃側2cm以内にあり食道側に浸潤するもの（Siewert types I／II）では食道癌と分類されるが，癌腫の中心が胃側2cmから5cmにあり食道側に浸潤するもの（Siewert typeIII）は胃癌に分類される。

*4：内視鏡，X線，および病理による診断基準は規約4-5頁を参照のこと。

＊5：規約4頁図4参照。

て E，EG，E＝G，GE，G を付記する[5]。

(3) 肉眼型 （規約 10 頁）

a. 基本分類

0 型　表在型：癌が粘膜下層までにとどまる場合に多くみられる肉眼形態

1 型　腫瘤型：明らかに隆起した形態を示し周囲粘膜との境界が明瞭なもの

2 型　潰瘍限局型：潰瘍を形成し，潰瘍をとりまく胃壁が肥厚し周囲粘膜との境界が比較的明瞭な周堤を形成する

3 型　潰瘍浸潤型：潰瘍を形成し，潰瘍をとりまく胃壁が肥厚し周囲粘膜との境界が不明瞭な周堤を形成する

4 型　びまん浸潤型：著明な潰瘍形成も周堤もなく，胃壁の肥厚・硬化を特徴とし，病巣と周囲粘膜との境界が不明瞭なもの

5 型　分類不能：上記 0〜4 型のいずれにも分類し難いもの

＊6：混合型の表在型は，より広い病変から順に「＋」記号でつないで記載する（例：0-Ⅱc＋Ⅲ）。

b. 0 型 （表在型） の亜分類[6] （日本内視鏡学会 1962 年[7]を参考，改変）

0-Ⅰ型　隆起型：明らかな腫瘤状の隆起が認められるもの

0-Ⅱ型　表面型：隆起や陥凹が軽微なもの，あるいはほとんど認められないもの

＊7：Tasaka S：Gastroenterological Endoscopy. 1962；4：4-14.

　0-Ⅱa　表面隆起型：表面型であるが，低い隆起が認められるもの

　0-Ⅱb　表面平坦型：正常粘膜にみられる凹凸を超えるほどの隆起・陥凹が認められないもの

　0-Ⅱc　表面陥凹型：わずかなびらん，または粘膜の浅い陥凹が認められるもの

0-Ⅲ型　陥凹型：明らかに深い陥凹が認められるもの

2) 病巣内の消化性潰瘍，潰瘍瘢痕の有無 （UL） （規約 19 頁）

内視鏡切除症例について記載する。

UL0：病巣内に消化性潰瘍および潰瘍瘢痕が存在しない。

UL1：病巣内に消化性潰瘍または潰瘍瘢痕が存在する。

3　組織型

＊8：G カテゴリーの定義
・UICC/TNM 分類第 8 版では，GIST，虫垂癌，神経内分泌癌，肝細胞癌以外の全ての消化器系腫瘍に適用される，以下の分化度分類が採用されている。
　GX：分化度の grade が評価できない
　G1：高分化　Well differentiated
　G2：中分化　Moderately differentiated
　G3：低分化　Poorly differentiated
　G4：未分化　Undifferentiated
・WHO 分類では papillary adenocarcinoma と tubular adenocarcinoma に対してのみ histological grading が適用される。

　悪性上皮性腫瘍を亜分類するときは，量的に優勢な（predominant）組織像に従う。異なる組織型を含む場合は，優勢像から列記する（例：tub2＞por2＞sig）。

組織型 （規約 29 頁）　　　　　　　　　　　　　　　　　　　ICD-O コード

1. 良性上皮性腫瘍

　(1) 腺腫　Adenoma

　　a. 腸型 Intestinal type　　　　　　　　　　　　　　　　　8144/0

　　b. 胃型 Gastric type　　　　　　　　　　　　　　　　　　8140/0

2. 悪性上皮性腫瘍

　1) 一般型　Common Type[8]

　　(1) 乳頭腺癌　Papillary adenocarcinoma （pap）　　　　　　8260/3

　　(2) 管状腺癌　Tubular adenocarcinoma （tub）　　　　　　　8211/3

　　a. 高分化　well differentiated （tub1）

76　胃癌

b. 中分化　moderately differentiated（tub2）

(3) 低分化腺癌　Poorly differentiated adenocarcinoma（por）

a. 充実型　solid type（por1）[*9]

b. 非充実型　non-solid type（por2）　　　　　　　　　　8490/3

(4) 印環細胞癌　Signet-ring cell carcinoma（sig）　　　　　8490/3

(5) 粘液癌　Mucinous adenocarcinoma（muc）　　　　　　8480/3

2) 特殊型　Special Type

(1) カルチノイド腫瘍　Carcinoid tumor/Neuroendocrine tumor　　8240/3

(2) 内分泌細胞癌　Endocrine cell carcinoma/Neuroendocrine carcinoma

8041/3

(3) リンパ球浸潤癌　Carcinoma with lymphoid stroma

(4) 胎児消化管類似癌　Adenocarcinoma with enteroblastic differentiation

(5) 肝様腺癌　Hepatoid adenocarcinoma

(6) 胃底腺型腺癌　Adenocarcinoma of fundic gland type

(7) 腺扁平上皮癌　Adenosquamous carcinoma　　　　　　8560/3

(8) 扁平上皮癌　Squamous cell carcinoma　　　　　　　　8070/3

(9) 未分化癌　Undifferentiated carcinoma　　　　　　　　8020/3

(10) その他の癌　Miscellaneous carcinomas

3. その他[*10]（規約30頁参照）

【参照】胃カルチノイド腫瘍（神経内分泌癌）の病理組織学的分化度分類（規約34頁）（UICC/TNM 分類第8版）

Grade	核分裂像 （10 高倍視野当たり）[*11]	Ki-67 指数（%）[*12]
G1	<2	≤2
G2	2–20	3–20
G3	>20	>20

4　病期分類

1) 胃癌取扱い規約第15版[*13]

　臨床所見，病理所見を区分し，それぞれ接頭辞 c，p を所見記号に付す[*14]（規約2頁）。pT，pN カテゴリーは T，N カテゴリーに準ずる。pM は本書79頁参照。

(1) T 分類（壁深達度）（規約17頁）

　壁深達度は T 分類で記載し，かつ胃壁各層や他臓器浸潤を表す M，SM，MP，SS，SE，SI を記載する（例：T1b（SM），T4a（SE）など）。

　TX：癌の浸潤の深さが不明なもの

　T0：癌がない

　T1：癌の局在が粘膜（M）または粘膜下組織（SM[*15]）にとどまるもの

　　T1a：癌が粘膜にとどまるもの（M）

---

*9：粘膜内癌では低分化腺癌の亜分類は不要。

*10：非上皮性腫瘍，リンパ腫，良性病変など。

*11：10高倍視野＝2 mm²：最も分裂像の密度の高い領域内で少なくとも40視野（対物レンズ40倍）を評価する。

*12：MIB1 抗体：最も核標識率が高い領域内での腫瘍細胞 500-2000 個の百分率

*13：胃癌取扱い規約とUICC/TNM 分類の病期分類自体は共通だが，T 因子の一部および領域リンパ節の定義の一部が異なる（以下，側注（注）で記載）。

*14：
臨床所見（c）：身体所見，X線・内視鏡診断，画像診断，腹腔鏡検査，手術所見（開腹・腹腔鏡下），生検・細胞診，生化学的・生物学的検査，その他（遺伝学的検査など）
病理所見（p）：内視鏡治療および手術治療で得られた材料の病理所見。腹腔洗浄細胞診

*15：SM への浸潤を亜分類する場合は粘膜筋板から0.5 mm 未満のものをpT1b1（SM1），それ以深をpT1b2（SM2）とする。
浸潤距離は粘膜筋板下縁から測定するが，粘膜筋板が癌の浸潤により消失している場合は表面から測定する（規約18頁）。

*16：（注）UICC では T4a を「漿膜（臓側腹膜）を貫通する腫瘍」と規定している（規約との相違点）。

*17：腫瘍が大網・小網内に浸潤しても漿膜に露出しない場合は T4a とはせず T3 とする（UICC と共通）。

*18：UICC/TNM 分類第 8 版が示す「胃の隣接臓器（脾，横行結腸，肝，横隔膜，膵，腹壁，副腎，腎，小腸，後腹膜）」と共通。

*19：（注）No. 14v は UICC/TNM 分類第 8 版では領域リンパ節として扱っていない。また腫瘍が他臓器に浸潤した場合，その臓器の領域リンパ節も領域リンパ節として扱う。

T1b：癌の浸潤が粘膜下組織にとどまるもの（SM*15）

T2：癌の浸潤が粘膜下組織を越えているが，固有筋層にとどまるもの（MP）

T3：癌の浸潤が固有筋層を越えているが，漿膜下組織にとどまるもの（SS）

T4：癌の浸潤が漿膜表面に接している*16 かまたは露出，あるいは他臓器に及ぶもの*16

 T4a：癌の浸潤が漿膜表面に接しているか*16，またはこれを破って腹腔に露出しているもの（SE）*17

 T4b：癌の浸潤が直接他臓器*17 まで及ぶもの（SI）*18

・潰瘍や化学療法などのため，胃壁の各層が存在しなくても，癌の浸潤する最深層をもって壁進達度とする。病巣内の消化性潰瘍瘢痕部で粘膜筋板が断裂していても腫瘍が非浸潤性ならば粘膜内癌（pT1a）とする（規約 18-19 頁）。

・病巣が脈管内にあっても，主病巣の存在する領域内にみられ，かつそれが最深部であれば，その脈管侵襲が存在する層をもって壁深達度とする（規約 19 頁）。

・漿膜浸潤が大網・小網に波及する場合は T4b とはしない（規約 19 頁）。

・横行結腸間膜への浸潤は，間膜内の血管または間膜後面まで波及する場合に T4b とする。（規約 19 頁）。

（2）リンパ節転移の程度（N）*19（規約 20 頁）

 NX：領域リンパ節転移の有無が不明である

 N0：領域リンパ節に転移を認めない

 N1：領域リンパ節に 1〜2 個の転移を認める

 N2：領域リンパ節に 3〜6 個の転移を認める

 N3：領域リンパ節に 7 個以上の転移を認める

  N3a：7〜15 個の転移を認める

  N3b：16 個以上の転移を認める

・規約における胃の領域リンパ節は No. 1〜12 および 14v とし，これ以外のリンパ節転移を認めた場合は M1 とする。ただし，食道浸潤を有する場合は No. 19, 20, 110, 111 を，十二指腸浸潤を有する場合は，No. 13 も領域リンパ節とする。残胃の癌で，初回手術時に残胃と空腸が吻合してある場合，吻合部の空腸間膜リンパ節も領域リンパ節とする。

・N の決定には 16 個以上のリンパ節検索が推奨されるが，足りない場合でも N を決定してよい（UICC/TNM 分類と共通）。

・術前・術中所見など，個数にかかわらず領域リンパ節に転移を認めると認識した時点で cN（＋）と記載してもよい。これにより最小限の病期決定が可能となる。

【リンパ節番号と名称】

 規約 21 頁参照。

78　胃癌

（3）その他の転移の有無と部位（M）[20]（規約 24 頁）

MX：領域リンパ節以外の転移の有無が不明である
M0：領域リンパ節以外の転移を認めない
M1：領域リンパ節以外の転移を認める

・領域リンパ節転移以外の転移を有する場合は M1 とし，その部位を記載する。部位は次のように表記する。
リンパ節（LYM），皮膚（SKI），肺（PUL），骨髄（MAR），骨（OSS），胸膜（PLE），脳（BRA），髄膜（MEN）[21]，副腎（ADR），その他[22]（OTH）

【pM 分類】（規約 24 頁）

「領域リンパ節以外の転移を認めない」ことを組織学的に証明することはできないので，pM0 あるいは pMX という表記は用いない。M0 は常に cM0 である。腹膜結節に組織学的に癌があれば pM1 PER（pP1）[23]であるが，癌が認められない場合でも pM0 または pP0[23]とはしない。

（4）進行度分類（Stage）：（UICC/TNM 分類第 8 版に同じ）（規約 26 頁）

進行度分類（臨床分類）

	M0		M1
	N0	N（＋）	Any N
T1（M, SM），T2（MP）	I	ⅡA	
T3（SS），T4a（SE）	ⅡB	Ⅲ	ⅣB
T4b（SI）	ⅣA		

接頭辞 c をつける。

進行度分類（病理分類）[24]

	M0					M1
	N0	N1	N2	N3a	N3b	Any N
T1a（M）/T1b（SM）	ⅠA	ⅠB	ⅡA	ⅡB	ⅢB	
T2（MP）	ⅠB	ⅡA	ⅡB	ⅢA	ⅢB	
T3（SS）	ⅡA	ⅡB	ⅢA	ⅢB	ⅢC	Ⅳ
T4a（SE）	ⅡB	ⅢA	ⅢA	ⅢB	ⅢC	
T4b（SI）	ⅢA	ⅢB	ⅢB	ⅢC	ⅢC	

接頭辞 p をつける。

2）UICC/TNM 分類第 8 版（高分化型神経内分泌腫瘍を除く）

（1）T–原発腫瘍

pT カテゴリーは T カテゴリーに準ずる。
TX：原発腫瘍の評価が不可能
T0：原発腫瘍を認めない
Tis：上皮内癌：粘膜固有層に浸潤していない上皮内癌，高度異形成[25]
T1：粘膜固有層，粘膜筋板または粘膜下層に浸潤する腫瘍

---

*20：M1 のうち，特に腹膜転移（洗浄細胞診を含む）と肝転移は，それぞれ 6 組織学的記載事項」の記載に従って表記する。

*21：胃癌取扱い規約で示された略語。他は UICC/TNM 分類第 8 版の総則と同じである。

*22：その他には，後腹膜癌症，卵巣転移（Krukenberg 腫瘍）を含む。

*23：胃癌取扱い規約で定義された表記法。

*24：（注）Tis
UICC では高度異形成と上皮内癌が Tis と規定されているが，本規約では Tis は用いず，浸潤の有無に関わらず粘膜内癌と診断できるものは T1a とする。

*25：Tis：上皮内癌：粘膜固有層に浸潤していない上皮内癌，高度異形成（癌取扱い規約では規定せず）

*26：UICC/TNM 分類第 8 版
・胃の隣接臓器とは，脾，横行結腸，肝，横隔膜，膵，腹壁，副腎，腎，小腸，後腹膜を指す（規約 T4b：他臓器*16 と共通）。
・胃から十二指腸や食道に浸潤が及んでいる場合には，これらの中でもっとも深い深達度により分類する。
・胃結腸間膜内，肝胃間膜内，または大網や小網内に進展する腫瘍で，臓側腹膜の貫通を伴わない場合は T3 に分類する。

*27：（注）（両者の相違点）UICC/TNM 分類では T4a を「漿膜（臓側腹膜）を貫通する腫瘍」と規定しているが，規約では「漿膜表面に接している」ものを含む。

*28：（注）癌取扱い規約第 15 版ではこれに 14v（上腸間膜動脈に沿う）が加わる。

*29：
1）UICC/TNM 分類第 8 版に準拠し，2 mm 以下の転移を micrometastasis とし pN1（mi）と付記してもよい。
2）H&E また免疫組織学的手法などで認識する単独腫瘍細胞または 0.2 mm 以下の転移巣は isolated tumor cells（ITC）とし，これのみの場合に pN0 として pN0(i+) と記載する。
3）UICC に準拠し，原発巣からリンパ流出をうける最初のリンパ節をセンチネルリンパ節とし，これを同定・検索した場合は pN0(sn) または pN1(sn) と記載してもよい。
4）組織学的に ITC は認められないが，分子学的手法で転移陽性とみなされる場合は (p)N0(mol+)，センチネルリンパ節の場合は (p)N0(mol+)(sn) と記載する。

*30：UICC 8th Edition Errata 28th of January 2019 を反映。

*31：本分類は高分化型神経内分泌腫瘍（カルチノイド腫瘍および非定型カルチノイド腫瘍）に適用する。高異型度（グレード 3）の神経内分泌癌は対象外であり，その場合は胃癌の分類基準に従って分類する。

T1a：粘膜固有層または粘膜筋板に浸潤する腫瘍
T1b：粘膜下層に浸潤する腫瘍
T2：固有筋層に浸潤する腫瘍
T3：漿膜下層に浸潤する腫瘍
T4：漿膜（臓側腹膜）を貫通する腫瘍，または隣接構造*26 に浸潤する腫瘍
T4a：漿膜を貫通する腫瘍*27
T4b：隣接構造*26 に浸潤する腫瘍

(2) N-領域リンパ節（規約と同じ）*28, 29
pN カテゴリーは N カテゴリーに準ずる。
・胃癌の領域リンパ節は小彎と大彎に沿う胃周囲リンパ節（perigastric nodes）および左胃動脈，総肝動脈，脾動脈，腹腔動脈に沿うリンパ節と肝十二指腸靭帯内リンパ節である。
・膵後面，腸間膜，大動脈周囲など，その他の腹腔内リンパ節への転移は遠隔転移に分類する。

(3) M-遠隔転移
M0：遠隔転移なし
M1：遠隔転移あり

pM-遠隔転移
pM1：遠隔転移が顕微鏡的に確認される

(4) 病期
臨床分類
0 期*30　　Tis　N0　M0
（他は規約に同じ）
病理分類
0 期　　　Tis　N0　M0
（他は規約に同じ）

3）UICC/TNM 分類第 8 版（高分化型神経内分泌腫瘍：G1 および G2）*31, 32（規約 34 頁）

(1) T-原発腫瘍*33
TX：原発腫瘍の評価が不可能
T0：原発腫瘍を認めない
T1：粘膜*30または粘膜下層に浸潤し，かつ最大径が 1 cm 以下の腫瘍
T2：固有筋層に浸潤する腫瘍，または最大径が 1 cm をこえる腫瘍
T3：漿膜下層に浸潤する腫瘍
T4：臓側腹膜（漿膜）を貫通する腫瘍，または他の臓器または隣接構造に浸潤する腫瘍

（2）N-領域リンパ節

　NX：領域リンパ節の評価が不可能

　N0：領域リンパ節転移なし

　N1：領域リンパ節転移あり

（3）M-遠隔転移

　M0：遠隔転移なし

　M1：遠隔転移あり

　　M1a：肝転移のみ

　　M1b：肝外転移のみ

　　M1c：肝転移および肝外転移

（4）病期

Ⅰ期	T1	N0	M0
Ⅱ期	T2, T3	N0	M0
Ⅲ期	T4	N0	M0
	T に関係なく	N1	M0
Ⅳ期	T に関係なく	N に関係なく	M1

> *32：pT, pN カテゴリーは T, N カテゴリーに準ずる。pM については序論-6 頁（9）参照。

> *33：T に関係なく、多発腫瘍には（m）を表記する。

5 　断端・遺残腫瘍分類

1） 断端 （規約 27 頁, 42 頁）

A. 手術標本の切除断端

陰性の場合は断端から腫瘍までの距離（mm）を記載する。

（1）近位断端 （PM：proximal margin）[34]

　PMX：近位断端の癌浸潤を評価できない

　PM0：近位断端に癌浸潤を認めない

　PM1：近位断端に癌浸潤を認める

（2）遠位断端 （DM：distal margin）[34]

　DMX：遠位断端の癌浸潤を評価できない

　DM0：遠位断端に癌浸潤を認めない

　DM1：遠位断端に癌浸潤を認める

B. 内視鏡切除標本の切除断端

陰性の場合は断端から腫瘍までの距離（mm）を記載する。

（1）内視鏡切除標本における水平断端 （HM：horizontal margin）[34, 35]

　HMX：水平断端の癌浸潤を評価できない

　HM0：水平断端に癌浸潤を認めない

> *34：病理組織学的に断端が評価された場合には接頭辞 p を付す。

> *35：水平断端陽性の場合はその切片数（枚数）、陰性の場合は水平断端からの距離（mm）を記載する。

5　断端・遺残腫瘍分類　**81**

*36：垂直断端陽性の場合は，壁深達度が標本上で認められるものよりも深い可能性があることを記載する（例：pT1b2 以深）。

*37：内視鏡切除においてはR表記を用いない。

*38：本項で取り扱う記載項目の一部は肉眼（臨床）所見も含まれている。その場合は，組織学的所見については接頭辞pを付した上で記載する。

*39：内視鏡切除標本ではLy1の細分類はしなくてよい。

*40：内視鏡的切除検体などでは追加治療の判断材料となるため，免疫染色（D2-40）で確かめることが望ましく，その場合 Ly1（D2-40）と記載する。腫瘍胞巣の半周以上にD2-40陽性内皮細胞が確認できるものをLy1と判定すると判定者間の不一致が改善される（規約40頁）。

*41：内視鏡切除標本ではV1の細分類はしなくてよい。

*42：内視鏡的切除検体などでは追加治療の判断材料となるため，弾性線維染色（Victoria blue HE 染色，Elastica-van Gieson 染色）で確かめることが望ましく，その場合 V1（EVG）などと記載する。腫瘍胞巣の半周以上に弾性板が確認できるものをV1と判定すると判定者間の不一致が改善される（規約40-41頁）。

*43：（注）UICC/TNM 分類では神経周囲浸潤（Pn）の評価項目があるが，胃癌取扱い規約では採用していない。

*44：癌巣の辺縁部における最も優勢な浸潤増殖様式を3つに分類する。判定は弱拡大の観察で行う。

HM1：水平断端に癌浸潤を認める

(2) 内視鏡切除標本における垂直断端（VM：vertical margin）*34, 36
VMX：垂直断端の癌浸潤を評価できない
VM0：垂直断端に癌浸潤を認めない
VM1：垂直断端に癌浸潤を認める

2) 腫瘍の遺残（R）

手術後の腫瘍の遺残をR（residual tumor）で示す*37。
RX：癌の遺残を評価できない
R0：癌の遺残がない
R1：癌の顕微鏡的遺残がある（切除断端陽性，腹腔洗浄細胞診陽性）
R2：癌の肉眼的遺残がある

6 組織学的記載事項*38

1) 脈管侵襲（Ly, V）

(1) リンパ管侵襲（Ly）（規約40頁）
Ly0：リンパ管侵襲が認められない
Ly1：リンパ管侵襲が認められる*39, 40
　Ly1a：侵襲が軽度のもの
　Ly1b：侵襲が中等度のもの
　Ly1c：侵襲が高度のもの

(2) 静脈侵襲（V）（規約40頁）
V0：静脈侵襲が認められない
V1：静脈侵襲が認められる*41, 42
　V1a：侵襲が軽度のもの
　V1b：侵襲が中等度のもの
　V1c：侵襲が高度のもの

(神経周囲浸潤)*43

2) 浸潤様式（INF）*44（規約39頁）

壁深達度 pT1b（SM）以深の癌について記載する。
INFa：癌巣が膨張性の発育を示し，周囲組織との間に一線が画されるもの
INFb：癌巣の浸潤増殖状態が，aとcとの中間にあるもの
INFc：癌巣が浸潤性の増殖を示し，周囲組織との境界が不明瞭なもの

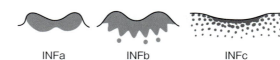

3） 病巣内の潰瘍，潰瘍瘢痕の有無（UL）[*34, 45]（規約 19 頁，39 頁）

内視鏡切除症例について記載する。
UL0：潰瘍および潰瘍瘢痕が存在しない
UL1：潰瘍および潰瘍瘢痕が存在する

4） 腹膜転移（P）[*34, 46]（規約 24 頁）

PX：腹膜転移の有無が不明である
P0：腹膜転移を認めない
P1：腹膜転移を認める[*47]（TNM 表記では M1（PER））
　P1x[*48]：腹膜転移を認めるが，その分布は不明である
　P1a：胃，大網，小網，横行結腸間膜前葉，膵被膜，脾臓に限局して腹膜転移
　　　　を認める
　P1b：上腹部の腹膜（臍より頭側の壁側腹膜，横行結腸より頭側の臓側腹膜）に
　　　　転移を認める
　P1c：中下腹部の腹膜に転移を認める

5） 肝転移（H）[*34, 46]（規約 24 頁）

HX：肝転移の有無が不明である
H0：肝転移を認めない
H1[*49]：肝転移を認める（TNM 表記では M1（HEP））

6） 腹腔洗浄細胞診（CY）[*46, 50]（規約 25 頁）

貯留腹水の細胞診でも同様の記載をする。
CYX：腹腔洗浄細胞診を行っていない
CY0：腹腔洗浄細胞診で癌細胞を認めない[*51]
CY1：腹腔洗浄細胞診で癌細胞を認める[*52, 53]（TNM 表記では pM1）

7） 治療効果判定（規約 43 頁）

術前治療後の手術症例の主病巣の検索にあたっては，肉眼的に推定される病変部の割面を検索し，少なくとも病変が存在したと考えられる最大割面の標本ならびに癌が残存している可能性が高い切片を作製し，組織学的に評価する[*54, 55, 56, 57]。
Grade 0：癌組織・癌細胞に治療効果を認めない
Grade 1：
　Grade 1a：「増殖し得る」と判断される癌細胞が 2/3 以上を占める場合
　Grade 1b：「増殖し得る」と判断される癌細胞が 1/3 以上 2/3 未満の場合
Grade 2：「増殖し得る」と判断される癌細胞が 1/3 未満を占めるに過ぎず，核の
　　　　　崩壊に傾いた癌細胞で占められる場合
　Grade 2a：「増殖し得る」と判断される癌細胞が 1/3 未満であるが 1/10 以上で
　　　　　　ある場合
　Grade 2b：「増殖し得る」と判断される癌細胞が 1/10 未満であるが完全に消失
　　　　　　していない場合
Grade 3：「増殖し得る」と判断される癌細胞が全くみられずに，崩壊に傾いた癌

---

*45：粘膜筋板が断裂した領域を組織学的に潰瘍（瘢痕）とするが，生検瘢痕とは区別する。消化性潰瘍瘢痕では粘膜筋板の断裂部より粘膜下組織に線維化領域が拡大する。

*46：手術標本について記載する。

*47：組織学的に癌を認めた場合は pP1a などと記載する。

*48：画像診断により腹膜転移の存在が明らかな場合も P1x とする。

*49：血行性転移と思われる病巣のみを H1（M1 HEP）とする。直接浸潤は T4b（HEP）である。組織学的に癌が認められれば，pM1 HEP（pH1）とする。

*50：cT1 を除く癌手術の開腹直後に，腹水がある場合は腹水を，ない場合は生理食塩液を腹腔内に注入し，Douglas 窩より洗浄液を採取して病理検査室に提出する。

*51：疑陽性（suspicious）は CY0 である。

*52：CY1 は M1（領域リンパ節以外の転移あり）と同じ扱いである（UICC/TNM 分類第 8 版と共通）。

*53：胃切除が行われた場合，CY1 であれば遺残度は R1 となる（UICC/TNM 分類第 8 版と共通）。

*54：肉眼的に推定される病変を可能な限り標本化するべきであるが，進行癌の切り出し方（規約 7 頁，図 8）に準じ，少なくとも癌巣の中心を通る最大割面について組織学的に検索することが望ましい。

*55：粘膜下組織以深で，固有筋層の断裂，壊死，多数の泡沫細胞の出現を伴う黄色肉芽腫，線維化・瘢痕などの所見から癌が退縮したと考えられる領域内で，増殖しうる癌細胞・組織が占める割合を評価する。

*56：この判定基準は外科手術材料の原発巣に対して用いる。リンパ節郭清標本については，癌細胞の消失・壊死・変性の所見があれば記載する。生検材料については組織学的所見を記載するにとどめる。

＊57：術前化学療法・照射が行われた病巣の評価は接頭辞 y を用いて表す。yc（術前治療後の臨床分類）と yp（術前治療後の切除標本病理分類）を区別する。
記載例；cT3N1M0→ycT0N0M0→ypT2N1M0, Grade 2b

細胞のみで占められるか，癌の痕跡のみをみる場合（代表的切片で Grade 3 と判断される場合は，追加切片にて検索することが望ましい）

　術前補助化学療法の組織学的な評価において，国際的には Becker の分類が用いられることが多いため，海外の臨床試験結果との比較可能性を高めることを目的として，Grade 2 を細分類する。組織学的奏効割合を算出する場合には，これまでの Grade 1b 以上を分子とする割合だけでなく，Grade 2b または Grade 3 を分子とする割合を併記する。

第 5 章

大腸癌

大腸癌取扱い規約
第 9 版（2018 年 7 月）
大腸癌研究会　編　準拠

規約委員会
委員長　　杉原　健一
委員

味岡　洋一	石黒　信吾	磯本　浩晴	伊藤　雅昭	岩下　明徳	大矢　雅敏
奥野　清隆	落合　淳志	勝又　伴栄	加藤　知行	金光　幸秀	絹笠　祐介
九嶋　亮治	工藤　進英	小平　進	固武健二郎	小西　文雄	小山　靖夫
斎藤　豊	酒井　義浩	佐竹　儀治	島田　安博	白水　和雄	菅井　有
髙金　明典	田中　正樹	千葉　勉	藤盛　孝博	武藤徹一郎	室　圭
森　武生	森　正樹	森谷　宜皓	八尾　隆史	安富　正幸	山田　一隆

（五十音順）

規約改訂委員会
委員長　　固武健二郎
委員

味岡　洋一	上野　秀樹	岡島　正純	落合　淳志	金光　幸秀	九嶋　亮治
幸田　圭史	小林　宏寿	斎藤　豊	島田　安博	田中　信治	橋口陽二郎
長谷　和生	濱口　哲弥	前田耕太郎	八尾　隆史	山田　一隆	渡邉　聡明
渡邊　昌彦					

（五十音順）

領域横断的がん取扱い規約　チェックリスト

大腸癌（外科的切除材料）

1 臨床情報

臨床診断

切除方式（術式）　　　　手術（術式）:

術前治療の有無　　　　　□なし　　　　□あり（内容:　　　　　　　　　　）

臨床病期分類　　　　　　癌取扱い規約第9版　　cT（　）　cN（　）　M（　）　cStage（　）

　　　　　　　　　　　　UICC/TNM第8版　　　cT（　）　cN（　）　M（　）　cStage（　）

2 原発巣

□単発　□多発（　　　個）　　（　）×（　）×（　）mm　　環周率（　　　）%　　占居部位　　肉眼型

3 組織型

組織型

4 病期分類

癌取扱い規約第9版　　　　　pT（　）　pN（　）　M（　）/pM（　）　pStage（　）

UICC/TNM第8版*　　　　　pT*（　）　pN（　）　M（　）/pM（　）　pStage（　）

　　　　　　　　　　＊規約のpTを脈管侵襲で判定した場合は，規約とTNM分類のpTが一致しないことがある

5 切除断端・癌遺残

近位断端　　　PM（X, 0, 1）　　断端陰性の場合:腫瘍までの距離　　　　　　mm
遠位断端　　　DM（X, 0, 1）　　断端陰性の場合:腫瘍までの距離　　　　　　mm
外科剝離面　　RM（X, 0, 1）　　断端陰性の場合:腫瘍までの距離　　　　　　mm
（肝剝離面）　HRM（X, 0, 1）　 断端陰性の場合:腫瘍までの距離　　　　　　mm

□RX:遺残が評価できない
□R0:遺残なし　　□遺残あり（□R1:顕微鏡的　　　　　□R2:肉眼的）

チェックリスト　**87**

6 組織学的記載事項

	癌取扱い規約 第9版	UICC/TNM 第8版	領域横断的 がん取扱い規約
脈管侵襲　リンパ管侵襲	Ly（X, 0, 1a, 1b, 1c）	L（X, 0, 1）	Ly（X, 0, 1a, 1b, 1c）
静脈侵襲	V（X, 0, 1a, 1b, 1c, 2）	V（X, 0, 1, 2）	V（X, 0, 1a, 1b, 1c, 2）
神経侵襲	Pn（X, 0, 1a, 1b）	Pn（X, 0, 1）	Pn（X, 0, 1a, 1b, 1c）
浸潤増殖様式（INF）	INF（a, b, c）		
簇出（BD）	BD（X, 1, 2, 3）		
肝転移（H）	H（X, 0, 1, 2, 3）		
肝門部リンパ節転移	H-N（0, 1）		
腹膜転移（P）	P（X, 0, 1, 2, 3）		
肺転移（PUL）	PUL（X, 0, 1, 2）		
肺門・縦隔部のリンパ節転移	PUL-N（0, 1）		
腹水細胞診	Cy（0, 1）		
リンパ節転移度	転移陽性リンパ節総数／提出リンパ節総数（提出部位毎に評価）		
リンパ節構造のない壁外非連続性癌進展 病巣（EX）	EX の有無（あり，なし）		
EX で脈管/神経侵襲病巣以外の病巣（ND）	ND，ND（V+），ND（Pn+），ND（V&Pn+）		
治療効果判定	Grade（0, 1a, 1b, 2, 3）		

領域横断的がん取扱い規約　チェックリスト

大腸癌（内視鏡的切除材料）

1 臨床情報

臨床診断	
切除方式	□ポリペクトミー　　□EMR　　□ESD
その他の治療の有無	□なし　　□あり（内容：　　　　　　　　　　　）
臨床病期分類	癌取扱い規約第9版　　　　　cT（ ）　cN（ ）　M（ ）　cStage（ ）
	UICC/TNM 第8版　　　　　cT（ ）　cN（ ）　M（ ）　cStage（ ）

2 原発巣

□単発　□多発（　　　個）　　　　　×　　mm　　　占居部位　　　　　　　肉眼型

3 組織型

組織型

4 病期分類

癌取扱い規約第9版	pT（ ）　pN（ ）　M（ ）/pM（ ）　pStage（ ）
UICC/TNM 第8版*	pT*（ ）　pN（ ）　M（ ）/pM（ ）　pStage（ ）

＊規約の pT を脈管侵襲で判定した場合は，規約と TNM 分類の pT が一致しないことがある

5 切除断端・癌遺残

水平断端	HM	（X, 0, 1）	断端陰性の場合：腫瘍までの距離		mm
垂直断端	VM	（X, 0, 1）	断端陰性の場合：腫瘍までの距離		mm
内視鏡的治療後の癌遺残（ER）			ER（X, 0, 1a, 1b, 2）		

6 組織学的記載事項

	癌取扱い規約 第9版	UICC/TNM 第8版	領域横断的 がん取扱い規約
脈管侵襲　　リンパ管侵襲	Ly（X, 0, 1a, 1b, 1c）	L（X, 0, 1）	Ly（X, 0, 1a, 1b, 1c）
静脈侵襲	V（X, 0, 1a, 1b, 1c, 2）	V（X, 0, 1, 2）	V（X, 0, 1a, 1b, 1c, 2）
神経侵襲	Pn（X, 0, 1a, 1b）	Pn（X, 0, 1）	Pn（X, 0, 1a, 1b, 1c）
浸潤増殖様式（INF）	INF（a, b, c）		
簇出（BD）	BD（X, 1, 2, 3）		
治療効果判定	Grade（0, 1a, 1b, 2, 3）		

◆UICC/TNM 分類第 8 版およびWHO 腫瘍組織分類との対照
・UICC/TNM 分類第 8 版の病期分類（組織に関してはWHO 腫瘍組織分類）に関係する（あるいは共通する）記載は本文では青字，側注では青囲みを用いて表記している。

＊1：本章での「規約」は「大腸癌取扱い規約第 9 版（2018年 7 月）」を指す。

Ⅰ　総　論

1) 対象（規約 6 頁）

(1) 「大腸癌取扱い規約（以下規約）」[*1] で取扱う大腸癌とは，原発性に大腸に発生した癌腫をいい，続発性に発生した癌腫は除外する。ただし，大腸に原発した癌腫以外の腫瘍に関しても，本規約に準拠して記載することが望ましい。

(2) 大腸は結腸と直腸からなり，前者は盲腸，上行結腸，横行結腸，下行結腸，S 状結腸，後者は直腸 S 状部，上部直腸，下部直腸に区分される。本規約では虫垂と肛門管についても記載しており，これらに発生した癌腫は大腸とは別に取扱う。

2) 記載法の原則（規約 6 頁）

(1) 壁深達度（T），リンパ節転移（N），遠隔転移（M）などの所見は，大文字のアルファベットを用いた記号で表記し，所見の程度は記号の後にアラビア数字で示す。所見の程度の細区分が必要な場合はアラビア数字の後ろに小文字アルファベットを用いて表記し（例：T4a），評価不能または不明の場合は X を用いる（例：NX）。

＊2：UICC/TNM 分類第 8 版では結腸および直腸癌においてもローマ数字と大文字アルファベットを用いて表記する（規約との相違点）。

(2) 大腸癌の進行度分類（Stage）はローマ数字による分類と小文字アルファベットを用いた亜分類（例：Stage Ⅲa），虫垂と肛門管の扁平上皮や肛門腺ないしその導管から発生する肛門管癌の進行度分類はローマ数字と大文字のアルファベットを用いた亜分類で表記する（例：Stage ⅢA）[*2]。

(3) 所見は臨床所見（clinical findings），術中所見（surgical findings），病理所見（pathological findings）を区分し，それぞれ小文字の c，s，p を所見記号の前に付して表す。

(4) 臨床所見は，身体所見，画像診断所見，術前診断としての生検・細胞診，術中所見は手術所見，術中画像診断所見，病理所見は，内視鏡治療および手術治療で得られた材料の病理所見，術中細胞診・術中迅速組織診による。

(5) 術前治療後の所見であることを示す場合は接頭辞 y を付して表す。術前治療後の臨床所見は yc，術前治療後の病理所見は yp と表す。

＊3：UICC/TNM 分類第 8 版における肝転移の記載は（HEP）となる。

(6) 再発癌の所見であることは接頭辞 r を付して表す。
　　　　例）臨床所見 rT0N0M1a（H）[*3]，病理所見 rT0N0pM1a（H）[*3]

Ⅱ　記載事項

1　臨床情報

(1)　切除方式（規約 21 頁）
　a. 手術治療：結腸部分切除術，結腸全摘術，など
　b. 内視鏡治療：スネアポリペクトミー（ポリペクトミー），内視鏡的粘膜切除術（EMR）[*4]，内視鏡的粘膜下層剥離術（ESD）[*5]
　c. 合併切除臓器

＊4：Endoscopic mucosal resection

＊5：Endoscopic submucosal dissection

90　大腸癌

(2) 術前治療の有無

  a. なし

  b. あり（内容：　　　　）

2 原発巣

1) 原発巣の占居部位（規約 7-9 頁）

【盲腸（C）・上行結腸（A）・横行結腸（T）・下行結腸（D）・S状結腸（S）】

【直腸S状部（RS）・上部直腸（Ra）・下部直腸（Rb）】

【虫垂（V）】

【肛門管（P）・肛門周囲皮膚（E）】

腸壁の区分（直腸と肛門管で記載する）

【前壁（Ant），後壁（Post）・左壁（Lt）・右壁（Rt）・全周（Circ）】

2) 腫瘍および切除検体の計測（規約 68-69 頁）

(1) 切離端までの距離

・腫瘍の口側および肛門側辺縁より切除腸管の口側および肛門側切離端までの距離。

・直腸切除標本では腫瘍の下縁より歯状線までの距離および切離された皮膚縁までの距離。

(2) 大きさと高さ

最大径×それと直交する径×高さ（mm）

(3) 腫瘍の腸管環周率

腫瘍の最大横径÷腸管の横径×100（％）

(4) 腫瘍の肉眼型（下記 **3)** 参照）

・潰瘍や粘膜内腫瘍部分を合併する場合，それらの大きさも記載する。

・0-Ⅰ型の場合は頭部の形・大きさ，茎の有無・長さも記載する。

3) 肉眼型分類

(1) 基本分類（規約 9-10 頁，40-42 頁）

0型：表在型

1型：腫瘤型

2型：潰瘍限局型

3型：潰瘍浸潤型

4型：びまん浸潤型

5型：分類不能

(2) 0型（表在型）の亜分類[*6,7]（規約 10 頁，43-45 頁）

0-Ⅰ：隆起型

  0-Ⅰp：有茎性

*6：表在型の分類について

・Tis，T1 癌と推定される病変であり，判定には内視鏡所見を優先する。

・腺腫病変の肉眼型分類にも適応する。

・2つの要素を有する腫瘍では，面積が広い病変を先に記載し「＋」でつなぐ。

・病理組織学的検索の結果によって変更しない。

・治療前後の場合はそれぞれの肉眼型分類を記載する。

*7：【参考】LST（laterally spreading tumor）：表層（側方）発育形腫瘍

径 10 mm 以上の表層（側方）発育型腫瘍を表す用語であり，肉眼型分類には含めない。LST の形態から G（granular type），NG（non-granular type）に区分される（規約 10 頁 46-48 頁）。

0-Isp：亜有茎性

0-Is：無茎性

0-Ⅱ：表面型

0-Ⅱa：表面隆起型

0-Ⅱb：表面平坦型

0-Ⅱc：表面陥凹型

4) その他（規約28頁）

粘膜内腫瘍部分の大きさ，潰瘍の大きさ，浸潤・転移の広がりの性状・距離，リンパ節転移とその部位，など

3 組織型（規約28頁）

1) 組織型（規約28頁）[8]　　　　　　　　　　　　　　　　　　　ICD-O コード

A. 良性上皮性腫瘍

  1. 腺腫　Adenoma　　　　　　　　　　　　　　　　　　　　　8140/0

    a）管状腺腫　Tubular adenoma　　　　　　　　　　　　　　8211/0

    b）管状絨毛腺腫　Tubulovillous adenoma　　　　　　　　　8263/0

    c）絨毛腺腫　Villous adenoma　　　　　　　　　　　　　　8261/0

    d）鋸歯状腺腫　Traditional serrated adenoma　　　　　　　8213/0

B. 悪性上皮性腫瘍

  1. 腺癌　Adenocarcinoma　　　　　　　　　　　　　　　　　8140/3

    a）乳頭腺癌　Papillary adenocarcinoma（pap）　　　　　　8260/3

    b）管状腺癌　Tubular adenocarcinoma（tub）　　　　　　　8211/3

      （1）高分化型　Well differentiated type（tub1）

      （2）中分化型　Moderately differentiated type（tub2）

    c）低分化腺癌　Poorly differentiated adenocarcinoma（por）

      （1）充実型　Solid type（por1）

      （2）非充実型　Non-solid type（por2）　　　　　　　　　8490/3

    d）粘液癌　Mucinous adenocarcinoma（muc）　　　　　　8480/3

    e）印環細胞癌　Signet-ring cell carcinoma（sig）　　　　　8490/3

    f）髄様癌　Medullary carcinoma（med）　　　　　　　　　8510/3

  2. 腺扁平上皮癌　Adenosquamous carcinoma（asc）　　　　　8560/3

  3. 扁平上皮癌　Squamous cell carcinoma（scc）　　　　　　　8070/3

  4. カルチノイド腫瘍　Carcinoid tumor　　　　　　　　　　　8240/3

  5. 内分泌細胞癌　Endocrine cell carcinoma　　　　　　　　　8246/3

  6. その他　Miscellaneous histological types of malignant epithelial tumors

C. その他の組織型

規約29頁を参照[9]。

---

*8：病理組織学的分化度（グレード）：（UICC/TNM分類第8版）
GIST，虫垂癌，神経内分泌癌，肝細胞癌以外のすべての消化器系腫瘍に適用する。
GX：分化度の grade が評価できない
G1：高分化　Well differentiated
G2：中分化　Moderately differentiated
G3：低分化　Poorly differentiated
G4：未分化　Undifferentiated

*9：非上皮性腫瘍，リンパ腫，腫瘍様病変など。

92　大腸癌

4 病期分類

1) 大腸癌取扱い規約第 9 版

(1) 壁深達度（T）（規約 10 頁）[10]

肛門管の直腸型腺癌の壁深達度は別途定める（後述，本書 94 頁参照）。

TX：壁深達度の評価ができない

T0：癌を認めない

Tis：癌が粘膜内（M）にとどまり，粘膜下層（SM）に及んでいない

T1：癌が粘膜下層（SM）までにとどまり，固有筋層（MP）に及んでいない

  T1a：癌が粘膜下層（SM）までにとどまり，浸潤距離が $1000\,\mu m$ 未満である

  T1b：癌が粘膜下層（SM）までにとどまり，浸潤距離が $1000\,\mu m$ 以上であるが固有筋層（MP）に及んでいない[11]

T2：癌が固有筋層（MP）まで浸潤し，これを越えていない

T3：癌が固有筋層を越えて浸潤している

    漿膜を有する部位では，癌が漿膜下層（SS）までにとどまる

    漿膜を有しない部位では，癌が外膜（A）までにとどまる[12]

T4：癌が漿膜表面に接しているか，または露出（SE），あるいは直接他臓器に浸潤している（SI／AI）

  T4a：癌が漿膜表面に露出しているか，またはこれを破って腹腔に露出している（SE）

  T4b：癌が直接他臓器に浸潤している（SI/AI）

- 壁深達度は T 分類で記載する。腸壁の各層や他臓器浸潤を M，SM，MP，SS，A，SI/AI の記号を用いて表す。なお，SI は漿膜を有する部位で漿膜を貫通しての他臓器浸潤，AI は漿膜を有しない部位での他臓器浸潤を意味する。
- 臨床所見と病理所見を表す接頭辞の c，p は T 分類のみに付し，M〜SI/AI の記号には用いない（病理学的粘膜癌は pTis であり，pM とはしない）。
- Tis 癌は，本来は粘膜固有層に浸潤していない上皮内癌（carcinoma in situ）を表すが，大腸癌においては例外的に癌が粘膜固有層までにとどまる癌（すなわち粘膜内癌）を意味し，浸潤の有無は問わない。
- 転移の有無に関わらず Tis，T1 を早期癌，MP 以深に浸潤する癌を進行癌とする[13]。
- pT4b では浸潤臓器名を併記する。　例　pT4b（前立腺）。
- 直接浸潤の最深部よりも深い脈管/神経侵襲病巣は壁深達度として判定し，その旨記載する。
- 病理組織学的深達度は，癌浸潤の最深部で評価する。ただし，癌浸潤の最深部が脈管/神経侵襲である場合は，その旨を記載する。
  - 例 1：癌浸潤が固有筋層であり，静脈侵襲が漿膜下層に見られた場合は pT3(V)-MP とする。
  - 例 2：癌浸潤が粘膜下層（例えば粘膜浸潤距離が $1500\,\mu m$）でありリンパ管侵襲が漿膜下層である場合は，pT3(Ly)-SM：$1500\,\mu m$ とする。

---

[10]：UICC TNM 分類第 8 版との相違点（T）
- UICC/TNM 分類では，壁深達度の決定に原発腫瘍と離れた脈管侵襲および神経周囲浸潤を含まない。
- 大腸癌取扱い規約では T1 をさらに T1a，T1b に亜分類を設けている。
- T4a を，UICC/TNM 分類では「臓側腹膜を貫通する腫瘍」としている。

[11]：規約 34 頁「浸潤距離の測定法　7.5.1」を参照。

[12]：規約 35 頁「浸潤距離の測定法　7.5.2」を参照。

[13]：海外で英語表記される "early（stage）colorectal cancer" および "advanced colorectal cancer" は，一般的に前者は Stage I 〜III 大腸癌，後者は切除不能な大腸癌を意味し，早期癌，進行癌とは弁別すべき用語である。

【肛門管の直腸型腺癌】（規約 11 頁）

（TX，T0，Tis までは大腸のそれと同じである）

T1：癌が粘膜下層（SM）までにとどまり，内括約筋に及んでいない（T1a，T1b も大腸のそれと同じである）

T1a：癌が粘膜下層（SM）までにとどまり，浸潤距離が 1000 μm 未満である

T1b：癌が粘膜下層（SM）までにとどまり，浸潤距離が 1000 μm 以上である

T2：癌が内肛門括約筋に及ぶが，連合縦走筋までにとどまる

T3：癌が連合縦走筋を越えて浸潤する

T4：癌が肛門挙筋または隣接臓器に浸潤している

(2) リンパ節転移（N）（規約 15 頁）[14]

> *14：UICC TNM 分類第 8 版との相違点（N）
> ・規約にはない "N1c" が UICC/TNM 分類で設定されているが，規約で定義されている "N3" は UICC/TNM 分類には存在しない。

NX：リンパ節転移の程度が不明である

N0：リンパ節転移を認めない

N1：腸管傍リンパ節と中間リンパ節の転移総数が 3 個以下

N1a：転移個数が 1 個

N1b：転移個数 2〜3 個

N2：腸管傍リンパ節と中間リンパ節の転移総数が 4 個以上

N2a：転移個数が 4〜6 個

N2b：転移個数が 7 個以上

N3：主リンパ節に転移を認める。下部直腸癌では主リンパ節および／または側方リンパ節に転移を認める

・領域リンパ節は腸管傍リンパ節，中間リンパ節，主リンパ節の 3 群に分類され，下部直腸では側方リンパ節が加わる（図 1）。

・領域リンパ節の具体的な範囲は腫瘍の局在と主幹動脈との解剖学的な位置関係により個々に規定される（規約 12-14 頁参照）。

・領域リンパ節以外のリンパ節への転移は遠隔転移（M1）である。

・リンパ節構造を伴わない壁外非連続性癌進展病巣（EX，本書 94 頁に解説あり）のうち，<u>脈管／神経侵襲病巣でない場合（tumor nodule：ND）</u>は転移リンパ節として取扱う（規約 15 頁，32 頁）。

・郭清されたリンパ節総数と転移リンパ節個数を，リンパ節転移度（転移リンパ節個数／郭清リンパ節個数）の形式でリンパ節領域ごとに記載する。なお ND は郭清リンパ節個数に含めて計上し，ND の個数をリンパ節転移度に付記する。

【リンパ節構造のない壁外非連続性癌進展病巣（EX）】（規約 32 頁）

領域リンパ節の範囲内にリンパ節構造のない壁外非連続性癌進展病巣（EX）が存在する場合，それを記載する。EX にはリンパ管侵襲，静脈侵襲，神経侵襲病巣として限局した病巣（脈管／神経侵襲病巣）と，それ以外の癌巣がある。

・EX のうち脈管／神経侵襲病巣は壁深達度として判定する。

・原発巣を含む病理標本上で，筋層外脂肪組織内に存在する癌巣に関しては，原発巣の連続進展が MP までにとどまる癌では該当の癌巣全てを EX とする。一方，MP を越える癌では，原発巣から 5 mm 以上離れている癌巣を EX として取扱う。

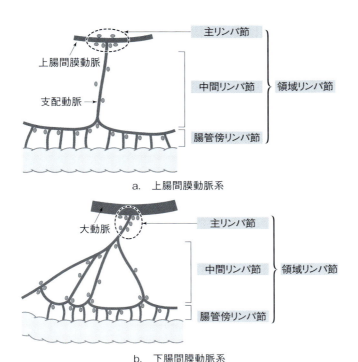

図1 大腸癌取扱い規約におけるリンパ節分類の基本型

- NDのリンパ節転移分類上の扱いは，リンパ節転移と同様とする（規約15頁）。
- NDには周囲に静脈および神経への侵襲所見を伴う病巣があり，これらは極めて不良な予後との関連性が示されており，静脈への侵襲所見を伴う病巣はND(V+)，神経への侵襲所見を伴う病巣はND(Pn+)，両者への侵襲所見を伴う病巣はND(V&Pn+)の略語を用いて記録する（記載例1）[*15]。
- リンパ管侵襲，静脈侵襲，神経侵襲病巣として限局した病巣（脈管/神経侵襲病巣）を認めた場合は，病巣が存在する部位のリンパ節領域ごとに病巣数を括弧書きで記載する（記載例2）[*16]。

(3) 遠隔転移（M）[*17]（規約15頁）

M0：遠隔転移を認めない
M1：遠隔転移を認める
　M1a：1臓器に遠隔転移を認める（腹膜転移は除く）
　M1b：2臓器以上に遠隔転移を認める（腹膜転移は除く）
　M1c：腹膜転移を認める
　　M1c1：腹膜転移のみを認める
　　M1c2：腹膜転移およびその他の遠隔転移を認める

- 領域リンパ節転移（N）以外のリンパ行性転移，血行性転移，播種性転移はすべてM1である。
- 卵巣転移は遠隔転移として取扱う。
- 肝転移，肺転移，腹膜転移の場合は後述の記載に従って転移程度を付記する。

[*15]：【記載例1，規約15頁】リンパ節#251領域に転移陽性リンパ節3個，転移陰性リンパ節5個，ND2個，ND(Pn+)1個を認めた場合
#251：6/11［ND 2, ND(Pn+) 1］

[*16]：【記載例2，規約33頁】リンパ節#201領域に，リンパ管侵襲，静脈侵襲として限局した癌病巣を各々ひとつ認めた場合
#201：Ly（1），V（1）

[*17]：大腸癌取扱い規約第9版では，UICC/TNM分類第8版に準じて遠隔転移（M1）をM1a-M1cに分類しつつ，さらに独自にM1cをM1c1とM1c2に分類した。

・遠隔転移がある場合（M1）は，転移部位を括弧書きで記載する。

　　例）[18]　肝（H）　腹膜（P）　卵巣（OVA）

　　その他の転移部位の表記は本書序論6頁を参照のこと。

> [18]：UICC/TNM分類第8版では肝臓，腹膜の略号について，それぞれ（HEP），（PER）を使用している。なお卵巣（OVA）は大腸癌取扱い規約で採用された表記法である。

(4) 進行度分類（Stage）

表1　進行度分類（Stage）（規約19頁，表3）

遠隔転移		M0				M1		
						M1a	M1b	M1c
リンパ節転移		N0	N1 (N1a/N1b)	N2a	N2b, N3	N に関係なく		
壁深達度	Tis	0						
	T1a・T1b	I	Ⅲa			IVa	IVb	IVc
	T2			Ⅲb				
	T3	Ⅱa						
	T4a	Ⅱb		Ⅲc				
	T4b	Ⅱc						

(5) 領域リンパ節の説明と図

　　規約12-14頁，38-39頁を参照のこと。

2) UICC/TNM分類第8版

結腸および直腸（高分化神経内分泌腫瘍を除く）

(1) T-原発腫瘍

TX：原発腫瘍の評価が不可能

T0：原発腫瘍を認めない

Tis：上皮内癌：粘膜固有層に浸潤[19]

T1：粘膜下層に浸潤する腫瘍

T2：固有筋層に浸潤する腫瘍

T3：漿膜下層，または腹膜被覆のない結腸もしくは直腸の周囲組織に浸潤する腫瘍

T4：臓側腹膜を貫通する腫瘍[20]，および/または他の臓器または構造に直接浸潤する腫瘍[21,22]

　T4a：臓側腹膜を貫通する腫瘍

　T4b：他の臓器または構造に直接浸潤する腫瘍

> [19]：Tisは癌細胞が粘膜固有層（粘膜内）に限局し，粘膜筋板から粘膜下層への進展を伴わない。

> [20]：臓側腹膜へ浸潤し，表面に及ぶもの

> [21]：T4bの直接浸潤には，漿膜を介して他の臓器や結腸直腸に浸潤し，それが顕微鏡検査で確認されるもの，または後腹膜や腹膜下にある腫瘍が固有筋層をこえて進展し，他の臓器や構造に直接浸潤するものが含まれる

> [22]：肉眼的に他の臓器または構造に癒着している腫瘍はcT4bに分類する。しかし，顕微鏡的に癒着部に腫瘍が認められない場合は，解剖学的な壁浸潤深達度によってpT1-3に分類する。

(2) N-領域リンパ節

NX：領域リンパ節の評価が不可能

N0：領域リンパ節転移なし

N1：1〜3個の領域リンパ節転移

　N1a：1個の領域リンパ節転移

　N1b：2-3個の領域リンパ節転移

　N1c：漿膜下層または腹膜被覆のない結腸あるいは直腸の周囲軟部組織内に腫

瘍デポジット[*23]，すなわち衛星結節があるが，領域リンパ節転移なし

N2：4個以上の領域リンパ節転移

N2a：4-6個の領域リンパ節転移

N2b：7個以上の領域リンパ節転移

(3)　M-遠隔転移

M0：遠隔転移なし

M1：遠隔転移あり

M1a：1臓器（肝臓，肺，卵巣，領域リンパ節以外のリンパ節）に限局する転移で腹膜転移なし

M1b：2つ以上の臓器への転移

M1c：他の臓器への転移の有無にかかわらず腹膜への転移

(4)　病期

0期	Tis	N0	M0
Ⅰ期	T1，T2	N0	M0
ⅡA期	T3	N0	M0
ⅡB期	T4a	N0	M0
ⅡC期	T4b	N0	M0
ⅢA期	T1，T2	N1	M0
	T1	N2a	M0
ⅢB期	T1，T2	N2b	M0
	T2，T3	N2a	M0
	T3，T4a	N1	M0
ⅢC期	T3，T4a	N2b	M0
	T4a	N2a	M0
	T4b	N1，N2	M0
ⅣA期	Tに関係なく	Nに関係なく	M1a
ⅣB期	Tに関係なく	Nに関係なく	M1b
ⅣC期	Tに関係なく	Nに関係なく	M1c

3) UICC/TNM分類第8版

虫垂（高分化型神経内分泌腫瘍を除く）（規約98頁）

(1)　T-原発腫瘍

TX：原発腫瘍の評価が不可能

T0：原発腫瘍を認めない

Tis：上皮内癌：上皮内または粘膜固有層に浸潤[*19]

Tis（LAMN）：虫垂に限局する低異型度虫垂粘液性新生物（固有筋層に進展することもある無細胞性粘液または粘液性上皮による浸潤として定義される）

T1：粘膜下層に浸潤する腫瘍

T2：固有筋層に浸潤する腫瘍

5

大腸癌

[*23]：UICC/TNM分類第8版における「腫瘍デポジット（衛星結節）」は，原発腫瘍の腸管周囲脂肪組織のリンパ流路に独立して存在する肉眼的または顕微鏡的な腫瘍結節で，原発巣からは非連続的であり，かつ組織学的にリンパ節構造の遺残や脈管または神経構造が特定できないもの，と説明されている。H&E，弾性線維などの染色で血管壁が特定できる場合は，静脈侵襲（V1/2），またはリンパ管侵襲（L1）と分類するべきとある。同様に，神経構造が特定できる場合は，神経周囲浸潤（Pn1）と分類するべきであるとしている。
腫瘍デポジットの存在により原発腫瘍のTカテゴリーは変わらないが，病理学的検査ですべての領域リンパ節が陰性であれば，リンパ節の状態（N）はpN1cとなる。

4　病期分類　**97**

T3：漿膜下層または虫垂間膜に浸潤する腫瘍

T4：臓側腹膜を貫通する腫瘍で，粘液性腹膜腫瘍または虫垂もしくは虫垂間膜の漿膜上の無細胞性粘液を含むもの，および/または他の臓器もしくは構造に直接浸潤する腫瘍[22, 24, 25]

T4a：臓側腹膜を貫通する腫瘍で，粘液性腹膜腫瘍または虫垂もしくは虫垂間膜の漿膜上の無細胞性粘液を含むもの

T4b：他の臓器または構造に直接浸潤する腫瘍

＊24：T4 の直接浸潤には，漿膜を介して他の腸管（たとえば回腸）に浸潤する場合も含む

＊25：漿膜下層または漿膜表面（臓側腹膜）に浸潤する LAMN はそれぞれ T3 または T4a と分類する。

＊26：UICC/TNM 分類における虫垂の領域リンパ節は回結腸リンパ節である。

＊27：領域リンパ節を郭清した標本を組織学的に検査すると，通常 12 個以上のリンパ節が含まれる。通常の検索個数を満たしていなくても，全てが転移陰性の場合は pN0 に分類する。

(2)　N-領域リンパ節[26, 27]

NX：領域リンパ節の評価が不可能

N0：領域リンパ節転移なし

N1：1〜3 個の領域リンパ節転移

N1a：1 個の領域リンパ節転移

N1b：2〜3 個の領域リンパ節転移

N1c：漿膜下層または腹膜被覆のない結腸もしくは直腸の周囲軟部組織内に腫瘍デポジット[23]すなわち衛星結節があるが，領域リンパ節転移なし

N2：4 個以上の領域リンパ節転移

(3)　M-遠隔転移

M0：遠隔転移なし

M1：遠隔転移あり

M1a：腹腔内無細胞性粘液のみ

M1b：粘液上皮を含む腹腔内転移のみ

M1c：腹膜転移以外の遠隔転移あり

(4)　G-病理組織学的分化度分類（規約 99 頁）

GX：分化度の評価が不可能

G1：高分化

G2：中分化

G3：低分化

(5)　病期

0 期	Tis	N0	M0	
0 期	Tis（LAMN）	N0	M0	
Ⅰ 期	T1, T2	N0	M0	
ⅡA 期	T3	N0	M0	
ⅡB 期	T4a	N0	M0	
ⅡC 期	T4b	N0	M0	
ⅢA 期	T1, T2	N1	M0	
ⅢB 期	T3, T4	N1	M0	
ⅢC 期	T に関係なく	N2	M0	

ⅣA 期	T に関係なく	N に関係なく	M1a	
ⅣA 期	T に関係なく	N に関係なく	M1b	G1
ⅣB 期	T に関係なく	N に関係なく	M1b	G2, G3, GX
ⅣC 期	T に関係なく	N に関係なく	M1c	G に関係なく

4) UICC/TNM 分類第 8 版

肛門管および肛門周囲皮膚（規約 100 頁）

肛門管に発生した癌種のうち，扁平上皮癌，肛門腺癌，痔瘻癌には下記の分類を用いる。

(1) T–原発腫瘍

TX：原発腫瘍の評価が不可能

T0：原発腫瘍を認めない

Tis：上皮内癌，ボーエン病，高度扁平上皮内病変（HSIL），肛門上皮内新生物 Ⅱ-Ⅲ（AIN Ⅱ-Ⅲ）

T1：最大径が 2 cm 以下の腫瘍

T2：最大径が 2 cm をこえるが 5 cm 以下の腫瘍

T3：最大径が 5 cm をこえる腫瘍

T4：大きさに関係なく隣接臓器に浸潤する腫瘍，たとえば，腟，尿道，膀胱への浸潤[28]

(2) N–領域リンパ節[29, 30]

NX：領域リンパ節の評価が不可能

N0：領域リンパ節転移なし

N1：領域リンパ節転移あり

N1a：鼡径リンパ節，直腸間膜リンパ節，および/または内腸骨リンパ節への転移

N1b：外腸骨リンパ節への転移

N1c：外腸骨リンパ節ならびに，鼡径リンパ節，直腸間膜リンパ節および/または内腸骨リンパ節への転移

(3) M–遠隔転移

M0：遠隔転移なし

M1：遠隔転移あり

(4) 病期

0 期	Tis	N0	M0
Ⅰ 期	T1	N0	M0
ⅡA 期	T2	N0	M0
ⅡB 期	T3	N0	M0

＊28：直腸壁，肛門周囲皮膚，皮下組織，または肛門括約筋のみへの浸潤は T4 に分類しない。

＊29：UICC/TNM 分類における肛門管および肛門周囲皮膚の領域リンパ節は直腸周囲，内腸骨，外腸骨および鼡径リンパ節である。

＊30：領域リンパ節を郭清した標本を組織学的に検査すると，通常 12 個以上のリンパ節が，また鼡径部のリンパ節を郭清した標本では，一側について 6 個以上のリンパ節が含まれる。通常の検索個数を満たしていなくても，全てが転移陰性の場合は pN0 に分類する。

ⅢA 期	T1, T2	N1	M0
ⅢB 期	T4	N0	M0
ⅢC 期	T3, T4	N1	M0
Ⅳ期	T に関係なく	N に関係なく	M1

5 切除断端・癌遺残

1) 手術切除標本[31] （規約 25 頁）

(1) 近位（口側）切離端（PM）

PMX：口側切離端の癌浸潤の有無が不明

PM0：口側切離端に癌浸潤を認めない

PM1：口側切離端に癌浸潤を認める

(2) 遠位（肛門側）切離端（DM）

DMX：肛門側切離端の癌浸潤の有無が不明

DM0：肛門側切離端に癌浸潤を認めない

DM1：肛門側切離端に癌浸潤を認める

(3) 外科剥離面（RM）

RMX：外科剥離面の癌浸潤の有無が不明

RM0：外科剥離面に癌浸潤を認めない

RM1：外科剥離面に癌浸潤を認める

（付）肝切離断端（肝切除が行われた場合）

HRM0：肝切離面に癌が露出していない

HRM1：肝切離面に癌が露出している

2) 内視鏡摘除標本 （規約 25 頁）

(1) 水平断端（粘膜断端）（HM）[32]

HMX：水平断端の癌浸潤の有無が不明

HM0：水平断端に癌浸潤を認めない[33, 34]

HM1：水平断端に癌浸潤を認める

(2) 垂直断端（粘膜下層断端）（VM）

VMX：垂直断端の癌浸潤の有無が不明

VM0：垂直断端に癌浸潤を認めない[35]

VM1：垂直断端に癌浸潤を認める

3) 癌遺残[36, 37] （規約 26 頁）

(1) 手術治療後の癌遺残（R）

RX：癌の遺残が判定できない

*31：PM0, DM0, RM0 では，癌から切離端または剥離面までの距離を記載する。

*32：腺腫のみの病変も切除端を評価して記載する。

*33：HM0 の場合，断端から癌までの距離を記載することが望ましい。

*34：癌と腺腫成分が共存する病変で腺腫腺管のみが切除端に及んでいるときはHM0（腺腫成分陽性）と記載する。

*35：VM0 の場合，断端から癌までの距離を記載することが望ましい。

*36：遠隔転移（肝転移，肺転移，腹膜播種等）がある場合は，原発巣と遠隔転移巣それぞれの癌遺残を判定し，その程度が高いものとする。

*37：病期Ⅳで遠隔転移を二期的切除した場合は，一期手術と二期手術における原発巣と遠隔転移巣の癌遺残を総合的に判断する。

R0：癌の遺残がない

R1：切除端または剝離面が陽性

R2：癌の肉眼的な遺残がある

(2) 内視鏡治療後の癌遺残（ER）

ERX：HMX または VMX

ER0：HM0 かつ VM0

ER1：HM1 および/または VM1

　　ER1a：HM1, VM0

　　ER1b：HM0, VM1 または HM1, VM1

ER2：明らかな癌の遺残がある

6 組織学的記載事項

1) 脈管侵襲（Ly, V）[*38]

(1) リンパ管侵襲（Ly）（規約 31 頁）

リンパ管侵襲とはリンパ管内への腫瘍細胞の侵入をいう

LyX：侵襲が不明である

Ly0：侵襲を認めない

Ly1：侵襲を認める

　　Ly1a：侵襲が軽度である　　（従来の ly1）

　　Ly1b：侵襲が中等度である　（従来の ly2）

　　Ly1c：侵襲が高度である　　（従来の ly3）

(2) 静脈侵襲（V）（規約 31 頁）

静脈侵襲とは血管内への腫瘍細胞の侵入をいう。

VX：侵襲が不明である

V0：侵襲を認めない

V1：組織学的に侵襲を認める

　　V1a：侵襲が軽度である　　（従来の v1）

　　V1b：侵襲が中等度である　（従来の v2）

　　V1c：侵襲が高度である　　（従来の v3）

V2：肉眼的に侵襲を認める

2) 神経侵襲（Pn）（規約 33 頁）

PnX：神経侵襲が不明である

Pn0：神経侵襲を認めない　　　　　　　（従来の PN0）

Pn1：神経侵襲を認める　　　　　　　　（従来の PN1）

　　Pn1a：神経侵襲が壁内[*39]のみに存在する　（従来の PN1a）

　　Pn1b：神経侵襲が壁外に存在する[*40]　　（従来の PN1b）

[*38]：脈管侵襲の判定について：
・判定は腫瘍の最大割面の標本で行うことを原則とする。
・リンパ管侵襲の検討に免疫染色を用いた場合，その旨を記載する。
　例　Ly1a（D2-40）
・静脈侵襲の検討に弾性線維染色を用いた場合，その旨を記載する。　例　Victoria blue 染色では V1a（VB），または elastica van Gieson では V1b（EVG）
・脈管侵襲陽性であるが，リンパ管侵襲か静脈侵襲かの判定が困難な場合，Ly/V を用いる。
・脈管侵襲を認めた場合にはその最深部（SM, MP, SS または A）を記載する。
　例　V1a（SS）（EVG）
・腫瘍胞巣周囲に半周以上の弾性板が確認できるものを V，半周以上の D2-40 陽性内皮細胞が確認できるものを Ly と判定すると脈管侵襲の判定者間の不一致が改善される。
・内視鏡切除標本では，Ly1, V1 の細分類はしなくてもよい。

[*39]：神経侵襲 Pn
筋層間（Auerbach）神経叢を置換するように進展する癌進展形態は神経浸潤所見が確認できなくても壁内神経侵襲とする。

[*40]：神経侵襲 Pn
固有筋層より深部において，癌胞巣が神経束に浸潤するか，神経束に沿って発育進展する所見を壁外神経侵襲とする。壁外神経侵襲には，神経侵襲病巣が孤立性に存在する場合と，主病巣やその周辺の癌胞巣の一部に存在する場合がある。後者の判定に関しては，癌胞巣が結合織の介在なく神経束に接する所見を重視する。

＊41：浸潤増殖様式 INF
・T1 以深の癌について記載
する。
・判定はルーペ像あるいは弱
拡大で行う。

3) 浸潤増殖様式（INF）[41]（規約 31 頁）

癌巣の辺縁部における最も優勢な浸潤増殖様式を以下の 3 型に分類する。

INFa（膨張型）：癌巣が膨張性に発育し，周囲組織との境界が鮮明なもの。

INFb（中間型）：INFa と INFc との中間のもの。

INFc（浸潤型）：癌巣が浸潤性に発育し，周囲組織との境界が不鮮明なもの。

＊42：簇出（BD）
・T1 以深の癌について記載
する。T2 以深癌についても
記載することが望ましい。

4) 簇出（BD）[42]（規約 32 頁）

簇出とは癌発育先進部間質に浸潤性に存在する単個または 5 個未満の構成細胞からなる癌胞巣をいう。簇出が最も高度な領域を選択して20×10倍視野で癌発育先進部を観察し，簇出の個数をカウントする。

BDX：簇出が不明である

BD1：0〜4 個

BD2：5〜9 個

BD3：10 個以上

5) 肝転移（H）（規約 16 頁）

HX：肝転移の有無が不明

H0：肝転移を認めない

H1：肝転移巣 4 個以下かつ最大径が 5 cm 以下

H2：H1，H3 以外

H3：肝転移巣 5 個以上かつ最大径が 5 cm を超える

（付）肝門部のリンパ節転移（H–N）

H–N0：肝門部のリンパ節転移がない

H–N1：肝門部のリンパ節転移がある

6) 腹膜転移（P）（規約 17 頁）

PX：腹膜転移の有無が不明

P0：腹膜転移を認めない

P1：近接腹膜にのみ播種性転移を認める

P2：遠隔腹膜に少数の播種性転移を認める

P3：遠隔腹膜に多数の播種性転移を認める

7) 肺転移（PUL）（規約 17 頁）

PULX：肺転移の有無が不明

PUL0：肺転移を認めない

PUL1：肺転移が 2 個以下，または片側に 3 個以上

PUL2：肺転移が両側に 3 個以上，または癌性リンパ管炎，癌性胸膜炎，肺門部，縦隔リンパ節転移を認める

（付）肺門・縦隔部のリンパ節転移（PUL–N）

PUL–N0：肺門・縦隔部のリンパ節転移がない

PUL-N1：肺門・縦隔部のリンパ節転移がある

8) 腹水細胞診（Cy）[43]（規約 17 頁）

Cy0：腹水細胞診で癌細胞を認めない
Cy1：腹水細胞診で癌細胞を認める

9) 薬物治療，放射線治療の組織学的治療効果判定基準[52]（規約 34 頁）

Grade 0（無効）：癌細胞に治療による変性，壊死などを認めない
Grade 1（軽度の効果）
　Grade 1a　ごく軽度の効果：癌の約 1/3 未満で癌細胞の変性，壊死がある
　Grade 1b　軽度の効果：癌の約 1/3 以上 2/3 未満で癌細胞の変性，壊死，融解
　　　　　　　　　　　　がある
Grade 2（かなりの効果）：癌の 2/3 以上で著明な変性，壊死，融解，消失がある
Grade 3（著効）：癌全体がすべて壊死に陥っているか，または融解，消失した場
　　　　　　　　合。肉芽腫様組織あるいは線維化巣で置き換えられている

＊43：腹水細胞診 Cy
・腹水を認めた場合は腹水細胞診をするのが望ましい。
・腹水細胞診は，Ⅰ陰性，Ⅲ疑陽性，Ⅴ陽性と診断し，陽性（Ⅴ）のみを Cy1 とする。
・Cy1 の予後への影響は，現時点では不明であるため，Cy1 は病期を規定する因子に加えない。
・洗浄細胞診で癌細胞を認めた場合の臨床的意義も現時点で不明であるので，その旨を記載するにとどめる。Cy1 とはしない。

＊52：少なくとも病巣の中心を通る最大割面を検索して判定することが望ましい。

5
大腸癌

6　組織学的記載事項　**103**

第6章

原発性肝癌

臨床・病理　原発性肝癌取扱い規約
第6版補訂版（2019年3月）
日本肝癌研究会　編　準拠

原発性肝癌取扱い規約委員会（第6版補訂版）

委員長　　　國土　典宏

委　員　　　猪飼伊和夫　　池田　健次　　泉　　並木　　江口　　晋　　工藤　正俊　　久保　正二
　　　　　　小菅　智男　　坂元　亨宇　　島田　光生　　進藤　潤一　　高山　忠利　　建石　良介
　　　　　　田邉　　稔　　中島　　収　　永野　浩昭　　能祖　一裕　　長谷川　潔　　原田　憲一
　　　　　　村上　卓道　　山本　雅一

肝癌治療効果判定基準作成委員会（第6版補訂版）

委員長　　　工藤　正俊

委　員　　　池田　公史　　上嶋　一臣　　坂元　亨宇　　椎名秀一朗　　建石　亮介　　長谷川　潔
　　　　　　古瀬　純司　　宮山　士朗　　村上　卓道　　山下　竜也

（五十音順）

領域横断的がん取扱い規約　チェックリスト

肝臓癌（外科的切除材料）

6

原発性肝癌

1 臨床情報

臨床診断

	□肝細胞癌	□肝内胆管癌
切除方式	□手術	（術式）
術前治療の有無	□なし	□あり（治療法）

門脈侵襲	Vp $_{(0,1,2,3,4)}$	隔壁形成	Sf（－, ＋）
肝静脈侵襲	Vv $_{(0,1,2,3)}$	漿膜浸潤	S $_{(0,1,2,3)}$
肝動脈侵襲	Va $_{(0,1,2,3)}$	腹膜播種性転移	P $_{(0,1,2)}$
胆管侵襲	B $_{(0,1,2,3,4)}$	非癌部の所見	
発育形式	Eg, Ig	肉眼分類	NL, CH/LF, LC
被膜形成	Fc（－, ＋）	線維化	F $_{(0,1,2,3,4)}$
被膜浸潤	Fc-Inf（－, ＋）		

臨床/手術所見による病期分類（接頭辞　c/s）	癌取扱い規約第6版補訂版	T	N	M	Stage
	UICC/TNM 第8版	T	N	M	Stage

2 原発巣

□単発（St）　　　　□多発（Mt,　　個）

占居部位【肝区域】　　,【肝亜区域（subsegment）】S　　, 存在範囲 H $_{(S,1,2,3,4)}$　　, 最大径　　cm,

□びまん性（Dt）　　　, 肉眼所見

3 組織型およびグレード

組織型	分化度／Grade

4 病期分類

□肝細胞癌	□肝内胆管癌		
癌取扱い規約 第6版補訂版	肉眼所見（p）	pStage	
	組織学的所見（小文字）	stage	
UICC/TNM 第8版	pT　　　pN　　　（□pM1）	Stage	

5 断端・遺残腫瘍分類

切除断端の浸潤	□SM（－）　　（　　mm）	□SM（＋）
	□sm（－）　　（　　mm）	□sm（＋）

癌の遺残	UICC/TNM 第8版
□遺残なし：R（－）	□RX　　□R0
□遺残あり：R（＋）	□遺残あり（□R1：顕微鏡的, □R2：肉眼的）

チェックリスト　107

6 組織学的記載事項

	癌取扱い規約 第 6 版補訂版
門脈侵襲	vp $(0,1,2,3,4)$
肝静脈侵襲	vv $(0,1,2,3)$
肝動脈侵襲	va $(0,1,2,3)$
胆管侵襲	b $(0,1,2,3,4)$
発育形式	eg, ig
被膜形成	fc （−, ＋）
被膜浸潤	fc-inf （−, ＋）
隔壁形成	sf （−, ＋）
漿膜浸潤	s $(0,1,2,3)$
腹膜播種性転移	p $(0,1,2)$
肝内転移	im （−, ＋）
非癌部の所見　線維化 その他	f $(0,1,2,3,4)$
非癌部の所見　（肉眼）	
リンパ節転移度※	n （0, 1）

※転移陽性リンパ節総数/提出リンパ節総数（提出部位毎に評価）

		UICC/TNM 第 8 版	領域横断的がん取扱い規約
脈管侵襲	リンパ管侵襲	L （X, 0, 1）	Ly （X, 0, 1a, 1b, 1c）
	静脈侵襲	V （X, 0, 1, 2）	V （X, 0, 1a, 1b, 1c, 2）
神経周囲浸潤		Pn （X, 0, 1）	Pn （X, 0, 1）

108　原発性肝癌

I 総論

1) 対象（規約2頁）

(1) 本規約[*1]で取扱う原発性肝癌とは肝臓に原発性に発生した癌腫をいい，肝細胞に由来するものを肝細胞癌といい，胆管の二次分枝およびその肝側の肝内胆管に由来するものを肝内胆管癌（胆管細胞癌）と呼ぶ。続発性（転移性）に発生した癌腫は除外する。以下，原発性肝癌を単に肝癌と略記する。

(2) 肝臓に原発した癌腫以外の悪性腫瘍に関しても，本規約に準拠した記載をする。

(3) 対象は臨床的事項ならびに病理学的事項に大別して取扱う。

2) 記載法の原則（規約2頁）

(1) 所見を表すT（主腫瘍局所進展度），N（リンパ節転移），M（遠隔転移）などは大文字で表記する。それらの程度は，所見記号の後に数字で示し，不明の場合はXを用いる。進行度分類（Stage）はT，N，Mの所見の組み合わせにより決定される。

(2) 診断時期による所見，すなわち臨床所見（clinical findings），手術所見（surgical findings）は，小文字のc，sを大文字の所見記号T，N，Mの前に付けて表す[*2]。

(3) 病理所見（pathological findings）は切除材料の肉眼および組織学的所見を指し，肉眼所見は大文字の前に小文字のpを，組織学的所見は小文字で記す[*3]。

(4) 原発性肝癌では臨床所見のうち画像所見が重要なので，特に画像診断所見をImageとして記述することとした[*4]。

II 記載事項

1 臨床情報

1) 切除方法（肝切除範囲[*5]：Hr）（規約22頁）

手術治療（Hr 0，Hr S，Hr 1，Hr 2，Hr 3）

Hr 0：一亜区域（Couinaud区域）にいたらない切除

Hr S：一亜区域（Couinaud区域）切除

Hr 1：一区域切除（前，後，内側，または外側区域切除）

Hr 2：二区域切除（右または左葉切除，または中央二区域切除）

Hr 3：三区域切除（右または左三区域切除）

2) 術前治療の有無（規約23-25頁）

a. なし

b. あり[*6]

局所療法（PEI，RFA，MCT）

肝動脈カテーテル法（TAI，TAE，TACE，など）

全身薬物療法（抗癌薬，分子標的薬，インターフェロンなど）

◆UICC/TNM分類第8版およびWHO腫瘍組織分類との対照
・UICC/TNM分類第8版の病期分類（組織に関してはWHO腫瘍組織分類）に関係する（あるいは共通する）記載は本文では青字，側注では青囲みを用いて表記している。

6
原発性肝癌

＊1：本章での「規約」は「原発性肝癌取扱い規約第6版補訂版（2019年3月）」を指す。

＊2：記載例：sT3，sN0，cM0，sStageⅢ

＊3：記載例：t3，n0，m0，stageⅢ

＊4：記載例：左肺に多発した転移巣を胸部X線撮影で，脳に単発した転移巣をCTで診断した場合：
Image-M（＋）：（左肺，多発，胸部X線撮影）；（脳，単発），CT

＊5：すべての切除範囲を肝区域区分に従って記載する。一塊として切除した場合は，切除領域を（ ）内に記載する。個々に切除した場合は，術式と範囲を個々に記載する。Couinaud区域に従って切除した場合は，Couinaud分類法により表現する。
他の区域・亜区域まで拡大して切除した場合は「Hr 1＋」などと「＋」を付けて表現する。

＊6：各種略記法について
PEI：エタノール注入療法
RFA：ラジオ波焼灼療法
MCT：マイクロ波凝固療法
TAI：肝動脈化学療法
TAE：肝動脈塞栓療法
TACE：肝動脈化学塞栓療法

1 臨床情報 **109**

2 原発巣

1) 占居部位 （規約8頁，19頁）

肝癌の占居部位は肝区域の記号（P，A，M，L，C）を用いて記載する。

【肝区域 segment】外側区域（L），内側区域（M），前区域（A），後区域（P），尾状葉（C）

【肝亜区域 subsegment】S1：尾状葉，S2：外側区域で左肝静脈主幹より背側，S3：外側区域で左肝静脈主幹より腹側，S4：内側区域，S5：前区域で前区域 Glisson 主分岐より尾側，S6：後区域で後区域 Glisson 主分岐より尾側，S7：後区域で後区域 Glisson 主分岐より頭側，S8：前区域で前区域 Glisson 主分岐より頭側

2) 腫瘍の大きさ，個数，存在範囲 （規約19頁）

- 大きさは各結節の最大径（cm）を記載する。
- 単発は St，多発は Mt[7] を付する。
- 肝癌が2つ以上の区域に存在する場合には，腫瘍数を（ ）内に記入し癌腫が主に存在する区域から先に記載する[8]。存在範囲は以下のように記載する。

    H_s：癌腫が亜区域内に止まる
    H_1：癌腫が1区域内に止まる
    H_2：癌腫が2区域内に止まる
    H_3：癌腫が3区域内に止まる
    H_4：癌腫が3区域をこえる

3) 肉眼分類

(1) 肝細胞癌[9] （規約17頁）

- 小結節境界不明瞭型，単純結節型，単純結節周囲増殖型，多結節癒合型，浸潤型の5型とする。
- 分類困難な場合は結節型，塊状型，びまん型，の3型に分類する。

(2) 肝内胆管癌（胆管細胞癌）[10] （規約18頁）

- 腫瘤形成型，胆管浸潤型，胆管内発育型を3基本型とする。
- 以下の項目に該当する場合はその旨記載する。

    【肝硬変，肝内結石，胆道形成異常，寄生虫感染】

4) 肉眼所見

(1) 門脈侵襲[11,12]（Vp）（規約3-4頁，20頁）

Vp_0：門脈に侵襲・腫瘍栓を認めない
Vp_1：門脈二次分枝より末梢（二次分枝を含まない）に侵襲・腫瘍栓を認める
Vp_2：門脈二次分枝に侵襲・腫瘍栓を認める
Vp_3：門脈一次分枝に侵襲・腫瘍栓を認める
Vp_4：門脈本幹，対側の門脈枝に侵襲・腫瘍栓を認める

＊7：UICC/TNM 分類第8版の総則では，1つの臓器に原発腫瘍が多発している場合は，T カテゴリーとともに多発であること（m）または腫瘍の個数を（ ）内に記載する，としている。

＊8：記載例
・前区域に最大径 3.5 cm の肝癌を1つ認める場合
　H_1，St-A，3.5 cm
・後区域から前区域にかけて最大径 5.2 cm の肝癌を1つ認める場合
　H_2，St-PA，5.2 cm
・前区域から後区域にまたがる 5.7 cm の肝癌の他に，内側区域にも 2.0 cm の肝癌を認める場合
　H_3，Mt（2）-AP（1），5.7 cm M（1），2.0 cm

＊9：
・小結節境界不明瞭型以外は腫瘍径の小さな高分化癌であっても進行癌として取り扱う。
・主腫瘍（肝内転移は除く）と考えられる結節が複数個存在する場合は多結節性とし，それぞれの結節の肉眼分類を併記する。

＊10：肉眼分類の判定は，原則として，切除標本の病巣部最大割面の性状で判定する。2つ以上の肉眼分類型をもつ場合は，優勢な（面積のより大なる）分類型を先に記載して「＋」記号で併記する。

＊11：腺癌（主として肝内胆管癌）においては，血管・胆管の壁内への浸潤があれば，侵襲陽性と評価する（規約20頁）。

＊12：門脈一次分枝は右側は共通幹，左側は横行部をいい，二次分枝は右側では区域枝本幹，左側では臍部をいう（規約20頁）。

(2) 肝静脈侵襲[11]（Vv）（規約 3-4 頁，20 頁）

Vv_0：肝静脈に侵襲・腫瘍栓を認めない

Vv_1：肝静脈末梢枝に侵襲・腫瘍栓を認める

Vv_2：右・中・左肝静脈本幹，下右肝静脈および短肝静脈のいずれかに侵襲・腫瘍栓を認める

Vv_3：下大静脈に侵襲・腫瘍栓を認める

(3) 肝動脈侵襲[11]（Va）（規約 3-4 頁，20 頁）

Va_0：肝動脈に侵襲を認めない

Va_1：肝動脈二次分枝より末梢（二次分枝を含まない）に侵襲を認める

Va_2：肝動脈二次分枝に侵襲を認める

Va_3：左右肝動脈，固有肝動脈に侵襲を認める

(4) 胆管侵襲[11]（B）（規約 3-4 頁，21 頁）

B_0：肝内胆管に侵襲・腫瘍栓を認めない

B_1：胆管二次分枝より肝側（二次分枝を含まない）に侵襲・腫瘍栓を認める

B_2：胆管二次分枝に侵襲・腫瘍栓を認める

B_3：胆管一次分枝に侵襲・腫瘍栓を認める

B_4：総肝管に侵襲・腫瘍栓を認める

(5) 発育形式（規約 3-4 頁，19 頁）

膨張性発育（Eg）：癌部と周囲肝組織との境界が明瞭

浸潤性発育（Ig）：癌部と周囲肝組織との境界が不明瞭

(6) 被膜形成（Fc）（規約 3-4 頁，19 頁）

Fc（－）：癌部周囲に明らかな結合織性被膜形成を認めない

Fc（＋）：癌部周囲に明らかな結合織性被膜形成を認める

(7) 被膜浸潤（Fc-Inf）（規約 3-4 頁，20 頁）

Fc-Inf（－）：癌部被膜への癌浸潤を認めない

Fc-Inf（＋）：癌部被膜への癌浸潤を認めるか，被膜外への増殖を認める

(8) 隔壁形成（Sf）（規約 3-4 頁，20 頁）

Sf（－）：癌部内に線維性隔壁形成を認めない

Sf（＋）：癌部内に線維性隔壁形成を認める

(9) 漿膜浸潤（S）（規約 3-4 頁，20 頁）

S_0：腫瘍が漿膜に浸潤していない

S_1：腫瘍が漿膜に浸潤している

S_2：腫瘍の浸潤が他の臓器まで及ぶ（浸潤臓器名を記載する）

S_3：腫瘍が破裂して腹腔内出血を伴う

2　原発巣　**111**

(10) 腹膜播種性転移（P）（規約 3-4 頁，21 頁）

P_0：腹膜に播種状の転移を認めない

P_1：近接腹膜（横行結腸より頭側，ただし大網を含む）に転移を認める

P_2：遠隔腹膜に転移を認める

(11) 非癌部の所見（規約 3-4 頁，21 頁）

NL：正常肝

CH，LF：慢性肝炎あるいは肝線維症

LC：肝硬変

(12) 線維化の程度（規約 3-4 頁，21 頁）

F_0：線維化なし

F_1：門脈域の線維性拡大

F_2：線維性架橋形成

F_3：小葉のひずみを伴う線維性架橋形成

F_4：肝硬変

3 組織型

1）組織型[13]（規約 46 頁）　　　　　　　　　　　　　　　　　ICD-O コード

1. 肝細胞癌　hepatocellular carcinoma[14,15]　　　　　　　　　　　　8170/3
   同義語　liver cell carcinoma, hepatocarcinoma, hepatoma
   分化度　高分化型，中分化型，低分化型
   未分化癌 undifferentiated carcinoma　　　　　　　　　　　　　　8020/3
2. 肝内胆管癌（胆管細胞癌）intrahepatic cholangiocarcinoma（cholangiocellular carcinoma）　　　　　　　　　　　　　　　　　　　　　　　　8160/3
   同義語　cholangioma
   分化度　高分化型，中分化型，低分化型
   特殊型　special type, variants（規約 55 頁）
3. 細胆管細胞癌（細胆管癌）　cholangiolocellular carcinoma　　　　　8160/3
4. 粘液嚢胞腺癌　mucinous cystadenocarcinoma　　　　　　　　　　8470/3
   （粘液嚢胞性腫瘍　mucinous cystic neoplasm with high-grade intraepithelial neoplasia or an associated invasive carcinoma）
   b. MCN with an associated invasive carcinoma　　　　　　　　　8470/3
5. 混合型肝癌（肝細胞癌と肝内胆管癌の混合型）　combined hepatocellular and cholangiocarcinoma　　　　　　　　　　　　　　　　　　　　8180/3
6. 肝芽腫　hepatoblastoma　　　　　　　　　　　　　　　　　　　8970/3
7. 未分化癌 undifferentiated carcinoma
8. その他（規約 46 頁参照）[16]

---

*13：グレード分類について

UICC/TNM 分類第 8 版では，GIST，虫垂癌，神経内分泌癌，肝細胞癌以外の全ての消化器系腫瘍に適用される，以下の分化度分類が採用されている。
GX：分化度の評価が不可能
G1：高分化
G2：中分化
G3：低分化
G4：未分化

*14：肝細胞癌は組織構造により以下に分類される。
・索状型 trabecular type（plate-like type）
・偽腺管型 pseudoglandular type（acinar type）
・充実型 compact type
・硬化型 scirrhous type

*15：肝細胞癌は同一腫瘍のなかに 2 種類以上の組織型，多様な分化度を示す部分が混在することが多く，そのような症例では優勢な組織型・分化度に従って診断し，他の組織型，分化度を付記する（規約 49 頁）。

*16：肉腫をはじめ肝臓に原発する各種腫瘍がこれに含まれる。

112　原発性肝癌

4 病期分類

1) 癌取扱い規約第6版補訂版—Ⅰ. 肝細胞癌

（1）T因子[17]（規約26頁）

TX：肝内病変の評価が不可能

T0：肝内病変が明らかでない

T1～T4：癌腫の「個数」「大きさ」「脈管侵襲」の3項目によって規定される。複数の癌腫は多中心性癌であっても肝内転移癌腫であってもよい。肝細胞癌破裂はS_3と明記するがT因子は変更しない[17]。

① 腫瘍個数　単発

② 腫瘍径　2 cm 以下

③ 脈管侵襲なし（Vp_0, Vv_0, B_0）

T1	T2	T3	T4
①②③ すべて合致	2項目合致	1項目合致	すべて 合致せず

> [17]：第5版ではS_3はT4としていた。

（2）N因子[18, 19]　（規約26頁）

N0：リンパ節転移を認めない

N1：リンパ節転移を認める

肝・胆道のリンパ節

1	右噴門リンパ節	Lymph nodes in the right cardial region
2	左噴門リンパ節	Lymph nodes in the left cardial region
3	小彎リンパ節	Lymph nodes along the lesser curvature of the stomach
7	左胃動脈幹リンパ節	Lymph nodes along the left gastric artery
8	総肝動脈幹リンパ節	Lymph nodes along the common hepatic artery
9	腹腔動脈周囲リンパ節	Lymph nodes around the celiac artery
10	脾門リンパ節	Lymph nodes at the splenic hilum
11	脾動脈幹リンパ節	Lymph nodes along the splenic artery
12	肝十二指腸間膜内リンパ節	Lymph nodes in the hepatoduodenal ligament
13	膵頭後部リンパ節	Lymph nodes on the posterior surface of the

> [18]：UICC/TNM分類第8版では以下の項目が設定されている。
> NX：領域リンパ節の評価が不可能

> [19]：UICC/TNM分類第8版で定める領域リンパ節は，「肝門部リンパ節，肝臓リンパ節（固有肝動脈に沿う），門脈周囲リンパ節（門脈に沿う），下横隔膜リンパ節，および大静脈リンパ節」である。

		pancreatic head
14	腸間膜根部リンパ節	Lymph nodes at the root of the mesentery
15	中結腸動脈周囲リンパ節	Lymph nodes along the middle colic vessels
16	大動脈周囲リンパ節	Lymph nodes around the abdominal aorta
17	膵頭前部リンパ節	Lymph nodes on the anterior surface of the pancreatic head
18	下膵リンパ節	Lymph nodes along the inferior margin of the body and tail of the pancreas
19	横隔下リンパ節	Infradiaphragmatic lymph nodes
20	食道裂孔部リンパ節	Lymph nodes in the esophageal hiatus of the diaphragm
110	胸部下部傍食道リンパ節	Paraesophageal lymph nodes in the lower thorax
111	横隔上リンパ節	Supradiaphragmatic lymph nodes

文献：忽那將愛：日本人のリンパ系解剖学，金原出版，東京，1968, pp. 165-169

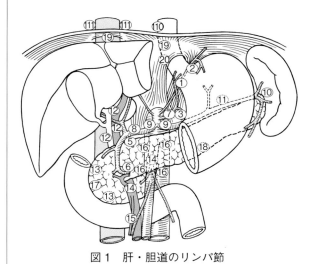

図1　肝・胆道のリンパ節

(3) M因子（規約27頁）
　M0：遠隔転移を認めない
　M1：遠隔転移を認める

(4) 進行度分類（Stage）（規約26頁）
　進行度（Stage）は，各項目別にその患者の進行度を求め，そのうち最も高い数値をあてる。

Stage I	T1	N0	M0
Stage II	T2	N0	M0
Stage III	T3	N0	M0
Stage IVA	T4	N0	M0
	Any T	N1	M0
Stage IVB	Any T	N0, N1	M1

進行度分類（規約 26 頁：肝細胞癌）[20]

	N0	N1	M1
T1	I	IVA	IVB
T2	II		
T3	III		
T4	IVA		

*20：進行度分類：UICC/TNM 分類第 8 版（肝細胞癌）

	N0	N1	M1
T1a	I A	IVA	IVB
T1b	I B		
T2	II		
T3	IIIA		
T4	IIIB		

2) UICC/TNM 分類第 8 版—I．肝細胞癌

本分類は肝細胞癌に適用される。

pT，pN カテゴリーは T，N カテゴリーに準ずる。pM については序論 6 頁参照。

(1) T–原発腫瘍

TX：原発腫瘍の評価が不可能

T0：原発腫瘍を認めない

T1a：血管侵襲の有無に関係なく，最大径が 2 cm 以下の単発腫瘍

T1b：血管侵襲を伴わず，最大径が 2 cm をこえる単発腫瘍

T2：血管侵襲を伴い最大径が 2 cm をこえる単発腫瘍，または最大径が 5 cm 以下の多発腫瘍

T3：最大径が 5 cm をこえる多発腫瘍

T4：門脈もしくは肝静脈の大分枝に浸潤する腫瘍，または[21] 胆嚢以外の隣接臓器（横隔膜を含む）に直接浸潤する腫瘍，または臓側腹膜を貫通する腫瘍

*21：下線部は UICC 8th edition Errata May 25 2018 を反映している。

(2) N–領域リンパ節[19, 22]

NX：領域リンパ節の評価が不可能

N0：領域リンパ節転移なし

N1：領域リンパ節転移あり

*22：UICC/TNM 分類第 8 版では以下の項目が設定されている。
NX：領域リンパ節の評価が不可能

(3) M–遠隔転移

M0：遠隔転移なし

M1：遠隔転移あり

(4) 病期-肝臓

ⅠA 期	T1a	N0	M0
ⅠB 期	T1b	N0	M0
Ⅱ 期	T2	N0	M0
ⅢA 期	T3	N0	M0
ⅢB 期	T4	N0	M0
ⅣA 期	T に関係なく	N1	M0
ⅣB 期	T に関係なく	N に関係なく	M1

3) 癌取扱い規約第 6 版補訂版―Ⅱ．肝内胆管癌（胆管細胞癌）

(1) T 因子（規約 27 頁）

TX：肝内病変の評価が不可能

T0：肝内病変が明らかでない

T1～T4：癌腫の「個数」「大きさ」「血管侵襲（Vp，Va）・主要胆管（胆管一次分岐または総肝管）への浸潤（B_3 または B_4）の 3 項目によって規定される。

① 腫瘍個数　単発

② 腫瘍径　2 cm 以下

③ 血管侵襲なし・主要胆管への浸潤なし（Vp_0，Va_0，$B_{0\sim2}$）

　　T1：①②③ すべて合致

　　T2：2 項目合致

　　T3：1 項目合致

　　T4：すべて合致せず

(2) N 因子[18, 23]（規約 27 頁）

N0：リンパ節転移を認めない

N1：リンパ節転移を認める

(3) M 因子（規約 28 頁）

M0：遠隔転移を認めない

M1：遠隔転移を認める

(4) 進行度分類（Stage）（規約 27 頁）

　この進行度分類（Stage）は肝内胆管癌のうち「腫瘍形成型」およびその「優越型」のみに適用し，「胆管浸潤型」・「胆管内発育型」およびそれらの「優越型」には適用しない。進行度は，各項目別にその患者の進行度値を決め，そのうち最も高い数値をあてる。

＊23：UICC/TNM 分類第 8 版で示される領域リンパ節は以下の通りである。
【右肝内胆管癌】肝門部（総胆管，肝動脈，門脈，胆嚢管），十二指腸周囲，膵臓周囲の各リンパ節
【左肝内胆管癌】肝門および胃肝の各リンパ節

Stage I	T1	N0	M0
Stage II	T2	N0	M0
Stage III	T3	N0	M0
Stage IV A	T4	N0	M0
	Other than T4	N1	M0
Stage IV B	T4	N1	M0
	Any T	N0, N1	M1

進行度分類（規約 27 頁：肝内胆管癌）[24]

	N0	N1	M1
T1	I	IVA	IVB
T2	II		
T3	III		
T4	IVA		

[24]：進行度分類：UICC/TNM 分類第 8 版（肝内胆管）

	N0	N1	M1
T1a	I A	IIIB	IV
T1b	I B		
T2	II		
T3	IIIA		
T4	IIIB		

4) UICC/TNM 分類第 8 版─II．肝内胆管癌

本分類は肝内胆管癌，細胆管細胞癌，肝細胞癌と肝内胆管癌の合併癌（肝細胞癌/胆管細胞癌の混合型）に適用される。

pT，pN カテゴリーは T，N カテゴリーに準ずる。pM については序論 6 頁参照。

(1) T─原発腫瘍

TX：原発腫瘍の評価が不可能

T0：原発腫瘍を認めない

Tis：上皮内癌（胆管内腫瘍）

T1a：血管侵襲を伴わず，最大径が 5 cm 以下の単発腫瘍

T1b：血管侵襲を伴わず，最大径が 5 cm をこえる単発腫瘍

T2：肝内血管侵襲を伴う単発腫瘍，または血管侵襲の有無に関係なく多発腫瘍

T3：臓側腹膜を貫通する腫瘍

T4：直接的な肝浸潤により局所的肝外構造に浸潤する腫瘍

(2) N─領域リンパ節[25]

NX：領域リンパ節の評価が不可能

N0：領域リンパ節転移なし

N1：領域リンパ節転移あり

(3) M─遠隔転移

M0：遠隔転移なし

M1：遠隔転移あり[26]

[25]：UICC/TNM 分類第 8 版で示される領域リンパ節は以下の通りである。
【右肝内胆管癌】肝門部（総胆管，肝動脈，門脈，胆嚢管），十二指腸周囲，膵臓周囲の各リンパ節
【左肝内胆管癌】肝門および胃肝の各リンパ節

[26]：肝内胆管癌では，腹腔動脈リンパ節，および/または大動脈周囲リンパ節および大静脈リンパ節への進展は遠隔転移 M1 とする。

4 病期分類 **117**

(4) 病期-肝内胆管

0 期[27]	Tis	N0	M0
Ⅰ期	T1	N0	M0
ⅠA 期	T1a	N0	M0
ⅠB 期	T1b	N0	M0
Ⅱ期	T2	N0	M0
ⅢA 期	T3	N0	M0
ⅢB 期	T4	N0	M0
	T に関係なく	N1	M0
Ⅳ期	T に関係なく	N に関係なく	M1

[27]：UICC8[th] Errata28[th] of January 2019 を反映。

5 断端・遺残腫瘍分類

1) 切除断端の浸潤 （SM/sm）（規約 3-5 頁, 21 頁）

SM （−）：切除断端への癌の浸潤を認めない[28]

SM （＋）：切除断端への癌の浸潤を認める

sm （−）：病理組織学的に切除断端への癌の浸潤を認めない

sm （＋）：病理組織学的に切除断端への癌の浸潤を認める

[28]：距離が 0 mm でも癌の露出がなければ SM（−）としてよい。最短距離も合わせて記載する（mm）。
　　記載例：SM（−），8 mm

2) 癌の遺残 （R）[29]（規約 22 頁）

R （−）：遺残なし

R （＋）：遺残あり

[29]：UICC/TNM 分類第 8 版総則では遺残腫瘍分類（遺残なし/あり），を R0/1 で表記する。

6 組織学的記載事項

1) 門脈侵襲[30,31]（vp）（規約 5 頁, 20 頁, 52 頁）

vp_0：門脈に侵襲・腫瘍栓を認めない

vp_1：門脈二次分枝より末梢（二次分枝を含まない）に侵襲・腫瘍栓を認める

vp_2：門脈二次分枝に侵襲・腫瘍栓を認める

vp_3：門脈一次分枝に侵襲・腫瘍栓を認める

vp_4：門脈本幹，対側の門脈枝に侵襲・腫瘍栓を認める

[30]：腺癌（主として肝内胆管癌）においては，血管・胆管の壁内への浸潤があれば，侵襲陽性と評価する（規約 20 頁）。

[31]：門脈一次分枝は右側は共通幹，左側は横行部をいい，二次分枝は右側では区域枝本幹，左側では臍部をいう（規約 20 頁）。

2) 肝静脈侵襲[30]（vv）（規約 5 頁, 20 頁, 52 頁）

vv_0：肝静脈に侵襲・腫瘍栓を認めない

vv_1：肝静脈末梢枝に侵襲・腫瘍栓を認める

vv_2：右・中・左肝静脈本幹，下右肝静脈および短肝静脈のいずれかに侵襲・腫瘍栓を認める

vv_3：下大静脈に侵襲・腫瘍栓を認める

3) 肝動脈侵襲[30]（va）（規約 5 頁, 20 頁, 52 頁）

va_0：肝動脈に侵襲を認めない

va$_1$：肝動脈二次分枝より末梢（二次分枝を含まない）に侵襲を認める
va$_2$：肝動脈二次分枝に侵襲を認める
va$_3$：左右肝動脈，固有肝動脈に侵襲を認める

4) **胆管侵襲**[30]（b）（規約 5 頁，21 頁，52 頁）
b$_0$：肝内胆管に侵襲・腫瘍栓を認めない
b$_1$：胆管二次分枝より肝側（二次分枝を含まない）に侵襲・腫瘍栓を認める
b$_2$：胆管二次分枝に侵襲・腫瘍栓を認める
b$_3$：胆管一次分枝に侵襲・腫瘍栓を認める
b$_4$：総肝管に侵襲・腫瘍栓を認める

5) **発育形式**（規約 5 頁，19 頁，52 頁）
膨張性発育（eg）：癌部と周囲肝組織との境界が明瞭
浸潤性発育（ig）：癌部と周囲肝組織との境界が不明瞭

6) **被膜形成**（fc）（規約 5 頁，19 頁，52 頁）
fc（−）：癌部周囲に明らかな結合織性被膜形成を認めない
fc（＋）：癌部周囲に明らかな結合織性被膜形成を認める

7) **被膜浸潤**（fc-inf）（規約 5 頁，20 頁，52 頁）
fc-inf（−）：癌部被膜への癌浸潤を認めない
fc-inf（＋）：癌部被膜への癌浸潤を認めるか，被膜外への増殖を認める

8) **隔壁形成**（sf）（規約 5 頁，20 頁）
sf（−）：癌部内に線維性隔壁形成を認めない
sf（＋）：癌部内に線維性隔壁形成を認める

9) **漿膜浸潤**（s）（規約 5 頁，20 頁，52 頁）
s$_0$：腫瘍が漿膜に浸潤していない
s$_1$：腫瘍が漿膜に浸潤している。
s$_2$：腫瘍の浸潤が他の臓器まで及ぶ（浸潤臓器名を記載する）
s$_3$：腫瘍が破裂して腹腔内出血を伴う

10) **肝内転移**（im：intrahepatic metastasis）（規約 52 頁）
im（−）：肝内転移なし
im（＋）：肝内転移あり
以下の病変は肝内転移癌巣と診断する。
1）門脈腫瘍栓あるいは，これを基盤として増殖したと考えられる癌病変
2）最大の癌腫の近傍に多く，離れるに従って数が少なくなるような癌病変群
3）孤立性の癌病変でも，最大の癌腫の近傍にあり，それに比して明らかに小さく，
　　かつ組織型がそれと同様か，分化度が低い癌病変
しかし，転移巣か多中心性発生か判断困難な癌病巣もみられ，その場合はその旨を

記す。

11) 腹膜播種性転移（p）（規約 5 頁，21 頁）

p_0：腹膜に播種状の転移を認めない

p_1：近接腹膜（横行結腸より頭側，ただし大網を含む）に転移を認める

p_2：遠隔腹膜に転移を認める

12) 非癌部の組織学的所見（f）[32]（規約 16 頁，58 頁）

f_0：線維化なし

f_1：門脈域の線維性拡大

f_2：線維性架橋形成

f_3：小葉のひずみを伴う線維性架橋形成

f_4：肝硬変

13) 治療効果判定

肝癌治療効果判定基準は原則造影 CT（造影 MRI，造影超音波検査による代替も可）による壊死効果あるいは縮小率をもって判定される。すなわち原発性肝癌取扱い規約では「組織学的治療効果判定」に関する取扱いは規定されていない。

*32：肝線維化の組織所見（f）の対象は針生検検体であり，「切除標本や剖検標本の病理組織所見にも用いる」（規約 58 頁）と記載されている。肉眼所見は $F_{0\sim4}$。

第 7 章

胆道癌

臨床・病理　胆道癌取扱い規約
第 6 版（2013 年 11 月）
日本肝胆膵外科学会　編　準拠

胆道癌取扱い規約委員会
委員長　　　宮崎　　勝
監　修　　　高田　忠敬
〔外　科〕　上本　伸二　　海野　倫明　　遠藤　　格　　岡　　正朗　　木下　壽文　　窪田　敬一
　　　　　　國土　典宏　　佐野　圭二　　島田　光生　　杉山　政則　　鈴木　康之　　千々岩一男
　　　　　　梛野　正人　　堀口　明彦　　宮川　秀一　　山本　雅一
〔内　科〕　乾　　和郎　　田妻　　進　　古瀬　純司
〔病　理〕　鬼島　　宏　　中沼　安二　　柳澤　昭夫

胆道癌取扱い規約実務委員
〔外　科〕　石原　　慎　　上坂　克彦　　太田　岳洋　　大塚　将之　　萱原　正都　　黒崎　　功
　　　　　　田端　正己　　三浦　文彦
〔内　科〕　露口　利夫
〔病　理〕　佐々木素子

領域横断的癌取扱い規約検討委員・補佐
　　　　　　佐野　圭二
　　（五十音順）

領域横断的がん取扱い規約　チェックリスト

肝門部領域胆管癌

① 臨床情報

臨床診断		
切除方式	□手術	（術式）
術前治療の有無	□なし　　□あり	（治療法）
臨床病期分類	癌取扱い規約第6版　　TNM	Stage
	UICC/TNM 第8版　　TNM	Stage

② 原発巣

□単発　□多発（　　　個）

主病巣の最大径：　×　×　mm

部位　　　　　　壁在部位　　　　　肉眼型

③ 組織型

組織型

④ 病期分類

癌取扱い規約第6版	pT	pN	□pM1	Stage
UICC/TNM 第8版	pT	pN	□pM1	Stage

⑤ 断端・遺残腫瘍分類

		病理組織学的所見	
十二指腸側胆管断端	DM（X, 0, 1, 2）	pDM（X, 0, 1, 2）	組織学的断端陽性例では，その局在を付記する：上皮内（m），上皮外壁内（w），壁外（ex）
肝側胆管断端	HM（X, 0, 1, 2）	pHM（X, 0, 1, 2）	
剝離面	EM（X, 0, 1, 2）	pEM（X, 0, 1, 2）	陽性の場合は局在を付記する：門脈（PV），肝動脈（HA），十二指腸（D）など

□R0：遺残なし
□遺残あり：□（R1：顕微鏡的）　□（R1cis：上皮内進展）　□（R2：肉眼的）

⑥ 組織学的記載事項

	癌取扱い規約第6版	UICC/TNM第8版	領域横断的がん取扱い規約
脈管侵襲　リンパ管侵襲	ly（0, 1, 2, 3）	L（X, 0, 1）	Ly（X, 0, 1a, 1b, 1c）
静脈侵襲	v（0, 1, 2, 3）	V（X, 0, 1, 2）	V（X, 0, 1a, 1b, 1c, 2）
神経周囲浸潤	ne（0, 1, 2, 3）あるいは ne（＋）	Pn（X, 0, 1）	Pn（X, 0, 1a, 1b, 1c）
浸潤増殖様式	INF（a, b, c）		
腫瘍内間質量	（med, int, sci）		
門脈系への浸潤	pPV（0, 1, X）　組織学的浸潤陽性例での深達度を付記する　外膜（a），中膜（m），内膜（i）		
動脈への浸潤	pA（0, 1, X）　組織学的浸潤陽性例での深達度を付記する　外膜（a），中膜（m），内膜（i）		
腹腔洗浄細胞診	陽性の場合：Pcy 1		
リンパ節転移度※	n（　/　）		

※転移陽性リンパ節総数/提出リンパ節総数（提出部位毎に評価）

領域横断的がん取扱い規約　チェックリスト

遠位胆管癌

① 臨床情報

臨床診断			
切除方式	□手術	（術式）	
術前治療の有無	□なし	□あり	（治療法）
臨床病期分類	癌取扱い規約第 6 版	TNM	Stage
	UICC/TNM 第 8 版	TNM	Stage

② 原発巣

□単発　□多発（　　　個）

主病巣の最大径：　　×　　×　　mm

部位　　　　　壁在部位　　　　　肉眼型

③ 組織型

組織型

④ 病期分類

癌取扱い規約第 6 版	pT	pN	□pM1	Stage
UICC/TNM 第 8 版	pT	pN	□pM1	Stage

⑤ 断端・遺残腫瘍分類

		病理組織学的所見	
十二指腸側胆管断端	DM（X, 0, 1, 2）	pDM（X, 0, 1, 2）	組織学的断端陽性例では，その局在を付記する：上皮内（m），
肝側胆管断端	HM（X, 0, 1, 2）	pHM（X, 0, 1, 2）	上皮外壁内（w），壁外（ex）
剥離面	EM（X, 0, 1, 2）	pEM（X, 0, 1, 2）	陽性の場合は局在を付記する：門脈（PV），肝動脈（HA），十二指腸（D）など

□R0：遺残なし
□遺残あり：□（R1：顕微鏡的）　□（R1cis：上皮内進展）　□（R2：肉眼的）

⑥ 組織学的記載事項

	癌取扱い規約 第 6 版		UICC/TNM 第 8 版	領域横断的 がん取扱い規約
脈管侵襲　リンパ管侵襲	ly（0, 1, 2, 3）		L（X, 0, 1）	Ly（X, 0, 1a, 1b, 1c）
静脈侵襲	v（0, 1, 2, 3）		V（X, 0, 1, 2）	V（X, 0, 1a, 1b, 1c, 2）
神経周囲浸潤	ne（0, 1, 2, 3）あるいは ne（＋）		Pn（X, 0, 1）	Pn（X, 0, 1a, 1b, 1c）
浸潤増殖様式	INF（a, b, c）			
腫瘍内間質量	（med, int, sci）			
門脈系への浸潤	pPV（0, 1, X）	組織学的浸潤陽性例での深達度を付記する 外膜（a），中膜（m），内膜（i）		
動脈への浸潤	pA（0, 1, X）	組織学的浸潤陽性例での深達度を付記する 外膜（a），中膜（m），内膜（i）		
腹腔洗浄細胞診	陽性の場合：Pcy 1			
リンパ節転移度※	n（　/　）			

※転移陽性リンパ節総数/提出リンパ節総数（提出部位毎に評価）

領域横断的がん取扱い規約　チェックリスト

胆囊癌

1 臨床情報

臨床診断			
切除方式	□手術	（術式）	
術前治療の有無	□なし　　□あり	（治療法）	
臨床病期分類	癌取扱い規約第6版	TNM	Stage
	UICC/TNM第8版	TNM	Stage

2 原発巣

□単発　□多発（　　個）			
主病巣の最大径：　×　×　mm	部位	壁在部位	肉眼型

3 組織型

組織型

4 病期分類

癌取扱い規約第6版	pT	pN	□pM1	Stage
UICC/TNM第8版	pT	pN	□pM1	Stage

5 断端・遺残腫瘍分類

		病理組織学的所見	
胆管切除施行例			
十二指腸側胆管断端	DM（X, 0, 1, 2）	pDM（X, 0, 1, 2）	組織学的断端陽性例では，その局在を付記する：上皮内（m），
肝側胆管断端	HM（X, 0, 1, 2）	pHM（X, 0, 1, 2）	上皮外壁内（w），壁外（ex）
剥離面	EM（X, 0, 1, 2）	pEM（X, 0, 1, 2）	陽性の場合は局在を付記する：胆囊床（GBB），肝臓（Hep），門脈（PV），肝動脈（HA），十二指腸（D）など
胆管切除非施行例			
胆囊管断端	CM（X, 0, 1, 2）	pCM（X, 0, 1, 2）	組織学的断端陽性例では，その局在を付記する：上皮内（m），上皮外壁内（w），壁外（ex）
剥離面	EM（X, 0, 1, 2）	pEM（X, 0, 1, 2）	陽性の場合は局在を付記する：胆囊床（GBB），肝臓（Hep），門脈（PV），肝動脈（HA），十二指腸（D）など

□R0：遺残なし
□遺残あり：□（R1：顕微鏡的）　□（R1cis：上皮内進展）　□（R2：肉眼的）

6 組織学的記載事項

	癌取扱い規約第6版		UICC/TNM第8版	領域横断的がん取扱い規約
脈管侵襲　リンパ管侵襲	ly（0, 1, 2, 3）		L（X, 0, 1）	Ly（X, 0, 1a, 1b, 1c）
静脈侵襲	v（0, 1, 2, 3）		V（X, 0, 1, 2）	V（X, 0, 1a, 1b, 1c, 2）
神経周囲浸潤	ne（0, 1, 2, 3）あるいはne（＋）		Pn（X, 0, 1）	Pn（X, 0, 1a, 1b, 1c）
浸潤増殖様式	INF（a, b, c）			
腫瘍内間質量	（med, int, sci）			
門脈系への浸潤	pPV（0, 1, X）	組織学的浸潤陽性例での深達度を付記する		
		外膜（a），中膜（m），内膜（i）		
動脈への浸潤	pA（0, 1, X）	組織学的浸潤陽性例での深達度を付記する		
		外膜（a），中膜（m），内膜（i）		
腹腔洗浄細胞診	陽性の場合：Pcy 1			
リンパ節転移度※	n（　／　）			

※転移陽性リンパ節総数/提出リンパ節総数（提出部位毎に評価）

チェックリスト　125

領域横断的がん取扱い規約　チェックリスト

乳頭部癌

1 臨床情報

臨床診断

切除方式	□内視鏡的	□外科的	（術式）
術前治療の有無	□なし	□あり	（治療法）
臨床病期分類	癌取扱い規約第 6 版	TNM	Stage
	UICC/TNM 第 8 版	TNM	Stage

2 原発巣

□単発　□多発（　　　個）

主病巣の最大径：　×　×　mm

部位	壁在部位	肉眼型

3 組織型

組織型

4 病期分類

癌取扱い規約第 6 版	pT	pN	□pM1	Stage
UICC/TNM 第 8 版	pT	pN	□pM1	Stage

5 断端・遺残腫瘍分類

		病理組織学的所見	
肝側胆管断端	HM（X, 0, 1, 2）	pHM（X, 0, 1, 2）	組織学的断端陽性例では，その局在を付記する：上皮内（m），上皮外壁内（w），壁外（ex）
膵断端	PM（X, 0, 1, 2）	pPM（X, 0, 1, 2）	組織学的断端陽性例では，その局在を付記する：膵管内（d），膵実質内（p）
剝離面	EM（X, 0, 1, 2）	pEM（X, 0, 1, 2）	陽性の場合は局在を付記する：門脈（PV），肝動脈（HA），十二指腸（D）など

□遺残なし：R0
□遺残あり：□（顕微鏡的：R1）　□（上皮内進展：R1cis）　□（肉眼的：R2）

6 組織学的記載事項

	癌取扱い規約 第 6 版		UICC/TNM 第 8 版	領域横断的 がん取扱い規約
脈管侵襲　リンパ管侵襲	ly（0, 1, 2, 3）		L（X, 0, 1）	Ly（X, 0, 1a, 1b, 1c）
静脈侵襲	v（0, 1, 2, 3）		V（X, 0, 1, 2）	V（X, 0, 1a, 1b, 1c, 2）
神経周囲浸潤	ne（0, 1, 2, 3）あるいは ne（＋）		Pn（X, 0, 1）	Pn（X, 0, 1a, 1b, 1c）
浸潤増殖様式	INF（a, b, c）			
腫瘍内間質量	（med, int, sci）			
門脈系への浸潤	pPV（0, 1, X）	組織学的浸潤陽性例での深達度を付記する 外膜（a），中膜（m），内膜（i）		
動脈への浸潤	pA（0, 1, X）	組織学的浸潤陽性例での深達度を付記する 外膜（a），中膜（m），内膜（i）		
腹腔洗浄細胞診	陽性の場合：Pcy 1			
リンパ節転移度※	n（　/　）			

※転移陽性リンパ節総数/提出リンパ節総数（提出部位毎に評価）

Ⅰ　総　　論

1)　対象（規約 1 頁）

　本規約[*1]で取り扱う胆道癌とは，原則として，乳頭部を含む肝外胆道系に原発した癌腫をさす。肝内胆管に原発した癌腫は扱わないが，肝内胆管原発か肝外胆管原発か鑑別に困難な場合には本規約に準じて取り扱う。

　また，切除不能の進行癌が多い現状から，術前検査および手術所見における癌腫の広がりからみて，肝外胆道系原発が疑われるものも含めることとする。

　癌腫以外の腫瘍や転移性腫瘍についても本規約に準じて記載することが望ましい。

2)　記載法の原則（規約 2 頁）

(1) 所見を表す T（主腫瘍局所進展度），N（リンパ節転移），M（遠隔転移）などはすべて大文字で表記する。それらの程度は所見記号の後に大文字のアラビア数字で示し，不明の場合は X を用いる。

(2) 臨床分類（clinical classification）と病理分類（pathological classification）を区別し，それぞれ小文字の c，p を接頭辞として所見記号の前につけて表す[*2]。接頭辞 c は省略可能で，接頭辞のないものは臨床分類を意味するものとする。

(3) T，N，M に関しては診断上確実と思われるカテゴリーを記載し，疑いのみの場合は採用しない。

(4) 化学療法後（術前化学療法も含む）の臨床・病理分類においては接頭辞 y を[*3]，治療後無再発期間の後，再発した腫瘍に対しては接頭辞 r を[*4]，剖検にてはじめて発見された腫瘍を分類する場合は接頭辞 a を用いて表記する。

Ⅱ　記載事項

1　臨床情報

1)　外科的治療

(1)　切除術式の種類[*5]

a.　胆管癌（規約 18 頁）

　胆管切除術，右肝切除術，肝右三区域切除術，左肝切除術，肝左三区域切除術，肝尾状葉切除術，その他の肝切除術（具体的術式名），膵頭十二指腸切除術，幽門輪温存膵頭十二指腸切除術，亜全胃温存膵頭十二指腸切除術，その他の合併切除術（具体的術式名），その他（具体的術式名）

b.　胆嚢癌（規約 25 頁）

　胆嚢摘出術，胆嚢床切除術，胆管切除術，肝中央下区域切除術，右肝切除術，肝右三区域切除術，左肝切除術，肝左三区域切除術，肝尾状葉切除術，その他の肝切除術（具体的術式名），膵頭十二指腸切除術，幽門輪温存膵頭十二指腸切除術，亜全胃温存膵頭十二指腸切除術，その他の合併切除術（具体的術式名），その他（具体的術式名）

c.　乳頭部癌（規約 31 頁）

　内視鏡的乳頭部切除術，乳頭部切除術，膵頭十二指腸切除術，幽門輪温存膵頭十

◆ UICC/TNM 分類第 8 版および WHO 腫瘍組織分類との対照
・UICC/TNM 分類第 8 版の病期分類（組織に関しては WHO 腫瘍組織分類）に関係する（あるいは共通する）記載は本文では青字，側注では青囲みを用いて表記している。

*1：本章での「規約」は『胆道癌取扱い規約第 6 版（2013 年 10 月）』を指す。

*2：臨床所見（c）：身体所見，画像・内視鏡診断，生検・細胞診，手術所見，その他，診断に有用な検査で得られた所見をもとに行われる。病理所見（p）：手術および内視鏡切除で得られた材料の病理診断，腹腔洗浄細胞診の所見をもとに行われる。

*3：例：ycTNM，ypTNM

*4：例；rcTNM，rpTNM

*5：胆道癌の分類
a. 胆管癌：肝外胆道系の区分で，肝門部領域胆管，遠位胆管に原発する癌腫をいう。その原発の区分が問題になる場合（主として胆嚢，肝内胆管，膵頭部，乳頭部）はその占居部位が胆管にあるものを胆管癌として扱う。原発部位が肝外胆管か肝内胆管かの区分困難な場合は，本規約による記載とともに原発性肝癌取扱い規約の記載も併記する。
b. 胆嚢癌：胆嚢および胆嚢管に原発する癌腫をいう。その原発の区別が問題となる場合は，その占居部位が胆嚢あるいは胆嚢管に主としてあるものを胆嚢癌として扱う。
c. 乳頭部癌：乳頭部に発生する癌腫を総称する。その原発の区別が問題になる場合は，その占居部位が乳頭部に主としてあるものを乳頭部癌として扱う。

二指腸切除術，亜全胃温存膵頭十二指腸切除術，その他の合併切除術（具体的術式名），その他（具体的術式名）

(2)　合併切除臓器

　十二指腸，胃，結腸，肝，脾，門脈系，動脈系などを合併切除した場合は，その臓器名を記載する。

(3)　術前治療の有無
　a．なし
　b．あり（内容：　　　　　　　　　）

2 原発巣

1) 占居部位[6]（規約 3-5 頁，11 頁）
【肝外胆管】肝門部領域胆管（Bp），遠位胆管（Bd），［肝内胆管（Bh）］
【胆嚢】胆嚢底部（Gf），胆嚢体部（Gb），胆嚢頸部（Gn），胆嚢管（C）
【乳頭部】乳頭部胆管（Ab），乳頭部膵管（Ap），共通管部（Ac），大十二指腸乳頭（Ad），膵頭部（Ph），十二指腸（D）
［付］共通管部が存在しないときは Ac（−），不明な時は Ac（x）と表記する。

2) 壁在部位[7]（規約 6 頁，11 頁）
【肝外胆管】右側前壁（ra），左側前壁（la），右側後壁（rp），左側後壁（lp）
【胆嚢】肝側（hep），腹腔側（perit），前壁（ant），後壁（post）

3) 腫瘍の数と大きさ（規約 11 頁，21 頁，28 頁）
非切除例の場合：腫瘍の大きさ（最大径×それと直交する径，mm）を記載する。
切除例の場合：（胆管/胆嚢を切り開き）腫瘍の数と腫瘍の大きさ（最大径×それと直交する径，mm）を記載する。

4) 肉眼的分類
　切除例では腫瘍の肉眼型は粘膜面から見た肉眼所見で分類し，割面の所見も参考にする。非切除例では画像診断をもとに判定して記載する。

【肝外胆管】[8]（規約 12 頁）
(1) 乳頭型 papillary type：乳頭膨張型（papillary-expanding type），乳頭浸潤型（papillary-infiltrating type）に亜分類する。
(2) 結節型 nodular type：結節膨張型（nodular-expanding type），結節浸潤型（nodular-infiltrating type）に亜分類する。
(3) 平坦型 flat type：平坦膨張型（flat-expanding type），平坦浸潤型（flat-infiltrating type）に亜分類する。
(4) その他の型（others）：潰瘍型，顆粒状粘膜隆起型，など

＊6：複数の領域にまたがる場合は主な占居部位から順に記載し，占居部位が同等の場合はハイフンで結ぶ。（例：Bp-dC）原発部位が明らかなものについては，記号にアンダーラインを付して表記する。（例：Bpdph）

＊7：2つ以上の壁在部位に及んでいる場合は主な部位を先に書き，同等の場合はハイフンで結ぶ。（例：ra-rp，rarp）全周の場合は circ と表記する。

＊8：肉眼分類の基本は，粘膜面から見た腫瘍の形態と高低であり（乳頭型，結節型，平坦型に分類），割面での所見から膨張型と浸潤型に分類される。

128　胆道癌

【胆囊】*9（規約 22 頁）

(1) 乳頭型 papillary type：乳頭膨張型（papillary-expanding type），乳頭浸潤型（papillary-infiltrating type）に亜分類する。

(2) 結節型 nodular type：結節膨張型（nodular-expanding type），結節浸潤型（nodular-infiltrating type）に亜分類する。

(3) 平坦型 flat type：平坦膨張型（flat-expanding type），平坦浸潤型（flat-infiltrating type）に亜分類する。

(4) 充満型（filling type）*5

(5) 塊状型（massive type）*5

(6) その他の型（others）：潰瘍型，顆粒状粘膜隆起型

【乳頭部】（規約 28 頁）

(1) 腫瘤型 protruded type：非露出腫瘤型（non-exposed protruded type）と露出腫瘤型（exposed protruded type）に亜分類する。

(2) 混在型 mixed type：腫瘤潰瘍型（腫瘤優勢型 protruded-predominant type）と潰瘍腫瘤型（潰瘍優勢型 ulcerative-predominant type）に亜分類する。

(3) 潰瘍型 ulcerative type

(4) その他の型（others）：正常型，ポリープ型，特殊型に亜分類する。

3 組織型 *10

A．良性および前癌病変 ICD-O コード

1. 胆管上皮内腫瘍 Biliary intraepithelial neoplasia（BilIN）
   a) 低異型度 BilIN-1/2（low grade） 8148/0
   b) 高異型度 BilIN-3（high grade） 8148/2
2. 胆管内乳頭状腫瘍 Intraductal papillary neoplasm of bile duct（IPNB）
   a) 低異型度（胆管内乳頭状腺腫）IPNB, low grade 8503/0
   b) 高異型度（胆管内乳頭状腺癌, 非浸潤性）IPNB, high grade 8503/2
3. 胆囊内乳頭状腫瘍 Intracholecystic papillary neoplasm（ICPN）
   a) 低異型度（胆囊内乳頭状腺腫）ICPN, low grade 8503/0
   b) 高異型度（胆囊内乳頭状腺癌，非浸潤性）ICPN, high grade 8503/2
4. 幽門腺腺腫 Pyloric gland adenoma 8140/0

B．腺癌 Adenocarcinoma

1. 乳頭腺癌 Papillary adenocarcinoma（pap） 8260/3
2. 管状腺癌 Tubular adenocarcinoma 8211/3
   a) 高分化型 Well differentiated（tub1） 8211/31
   b) 中分化型 Moderately differentiated（tub2） 8211/32
3. 低分化腺癌 Poorly differentiated adenocarcinoma 8140/33
   a) 充実型 Solid type（por1） 8140/33
   b) 非充実型 Non-solid type（por2） 8140/33
4. 粘液癌 Mucinous adenocarcinoma（muc） 8480/3
5. 印環細胞癌 Signet-ring cell carcinoma（sig） 8490/3

---

*9：充満型と塊状型は胆囊が腫瘍で充満し，粘膜面から見た肉眼形態が不明な場合の名称であり，胆囊が原型をとどめている場合には充満型とし，原型をとどめず肝臓への浸潤が高度の場合を塊状型とする。

*10：組織型とグレード
・胆道癌取扱い規約第6版では，神経内分泌腫瘍を除き，腫瘍のグレード分類は行わない。
・UICC/TNM 分類第8版では，GIST，虫垂癌，神経内分泌癌，肝細胞癌以外の全ての消化器系腫瘍に適用される，以下の分化度分類が採用されている。
　GX：Grade of differentiation cannot be assessed
　G1：Well differentiated
　G2：Moderately differentiated
　G3：Poorly differentiated
　G4：Undifferentiated
・WHO 腫瘍組織分類 2010 では，分化度に粘液産生の程度，核分裂像数，核所見を加味し Grade 1〜3 に分類する3段階分類法が採用されている。
・AJCC では，腺管形成の割合により Grade 1〜3 に分類する3段階分類法が採用されている。

7 胆道癌

3 組織型 **129**

C．腺扁平上皮癌 Adenosquamous（cell）carcinoma（asc）　　8560/3

D．扁平上皮癌 Squamous cell carcinoma（scc）　　8070/3

E．未分化癌 Undifferentiated carcinoma（ud）　　8020/3

F．絨毛癌 Choriocarcinoma（cc）　　9100/3

G．癌肉腫 Carcinosarcoma（cs）　　8980/3

H．AFP 産生腺癌 α-Fetoprotein producing adenocarcinoma　　8140/3

I．神経内分泌腫瘍 Neuroendocrine neoplasm（NEN）

　1．神経内分泌腫瘍 Neuroendocrine tumor（NET）　　8240/3

　　a）NET G1（carcinoid）　　8240/3

　　b）NET G2　　8249/3

　2．神経内分泌癌 Neuroendocrine carcinoma（NEC）　　8246/3

　　a）Large cell NEC　　8013/3

　　b）Small cell NEC　　8041/3

　3．混合型腺神経内分泌癌 Mixed adenoneuroendocrine carcinoma（MANEC）

　　　　8244/3

　4．杯細胞カルチノイド Goblet cell carcinoid　　8243/3

　5．管状カルチノイド Tubular carcinoid　　8245/1

J．粘液嚢胞性腫瘍 Mucinous cystic neoplasm（MCN）　　8470/0，2，3

K．分類不能腫瘍 Unclassified tumors（uct）

4 病期分類[11]

・胆管癌は肝門部領域癌と遠位胆管癌とで別々に規定され，それぞれにしたがい記載する。

1) 癌取扱い規約第 6 版—I．肝門部領域胆管癌

肝内腫瘍の有無にかかわらず，肝門部領域胆管に主座のある癌をさす（規約 13 頁）。

(1)　局所進展度[12, 13]（T）（規約 13 頁）

Tx：腫瘍評価不能

T0：腫瘍が明らかでない

Tis：carcinoma in situ

T1a：癌の局在が粘膜層にとどまるもの

T1b：癌の局在が線維筋層にとどまるもの

T2a：胆管壁を超えるが他臓器への浸潤なし

T2b：肝実質浸潤を認める

T3：胆管浸潤優位側の門脈あるいは肝動脈浸潤

T4a：浸潤が両側肝内胆管二次分枝に及ぶ

T4b：門脈本幹あるいは左右分枝への浸潤；左右肝動脈，固有肝動脈，総肝動脈浸潤；浸潤が片側肝内胆管二次分枝に及び，対側の門脈あるいは肝動脈へ浸潤する

---

*11：病理学的病期分類
胆道癌取扱い規約第 6 版は基本的に UICC 第 7 版に準拠している。
取扱い規約第 6 版と UICC 第 8 版との現時点での相違点は以下の通り
【肝門部領域胆管癌】
・取扱い規約では，T 分類でT1 および T4 に亜分類を規定している。
・UICC TNM 第 8 版では N 分類に個数による N1，N2 分類がある
・規約の領域リンパ節とUICC の領域リンパ節の範囲が異なる。

*12：組織学的な胆管壁各層の名称を以下のように表現する（規約 13-14 頁）。
粘膜層（M），線維筋層（FM），漿膜下層（SS），漿膜（S）

*13：【肝門部領域胆管癌・遠位胆管癌の共通事項】
・線維筋層を取り囲む脂肪層（SS 層）は T 分類上は胆管壁に含めない。
・同側とは胆管浸潤優位な側，または切除予定側を意味する。
・胆管壁内の付属腺上皮内癌は，それが胆管壁のどの層にあっても，pTis（M）癌とする。この場合，付属腺（G：gland）が FM にあれば pTis（M）-G（FM）癌，SS にあれば pTis（M）-G（SS）癌と表現してもよい。
・本規約では，癌細胞が先進部で，リンパ管内，静脈内あるいは神経周囲にあった場合は T 因子として考慮しないこととした。

130　胆道癌

（2） リンパ節転移（N）（規約 14 頁）

　Nx：評価不能
　N0：領域リンパ節転移なし
　N1：領域リンパ節転移あり
領域リンパ節は以下のリンパ節を指す（規約 14 頁，15 頁第 12 図参照）[14, 15]。
　肝十二指腸間膜内のリンパ節（#12h，a，b，p，c）
　総肝動脈幹リンパ節（#8a，p）
　上膵頭後部リンパ節（#13a）

（3） 遠隔転移（M）[16]（規約 14 頁）

　M0：遠隔転移なし
　M1：遠隔転移あり

（4） 進行度分類（規約 15 頁：肝門部領域胆管癌）[17]

Stage 0	Tis	N0	M0
Stage I	T1	N0	M0
Stage II	T2a，T2b	N0	M0
Stage IIIA	T3	N0	M0
Stage IIIB	T1，T2，T3	N1	M0
Stage IVA	T4a，T4b	N0，N1	M0
Stage IVB	Any T	Any N	M1

	N0	N1	M1
Tis	0		
T1	I	IIIB	IVB
T2a，T2b	II		
T3	IIIA		
T4a，T4b	IVA		

2） UICC/TNM 分類第 8 版―I．肝門部胆管

　本分類は胆嚢管合流部より十二指腸側の肝外胆管癌に適用する。胆嚢管癌は胆嚢癌に含む。
　pT，pN カテゴリーは T，N カテゴリーに準ずる。pM については序論 6 頁参照。

（1） T-原発腫瘍

　TX：原発腫瘍の評価が不可能
　T0：原発腫瘍を認めない
　Tis：上皮内癌
　T1：胆管に限局するが，筋層または線維組織まで進展する腫瘍
　T2a：胆管壁をこえて周囲脂肪組織に浸潤する腫瘍
　T2b：隣接肝実質に浸潤する腫瘍
　T3：門脈または肝動脈の片側の分枝に浸潤する腫瘍

---

*14：UICC/TNM 分類第 8 版では，肝門部胆管の領域リンパ節は「肝十二指腸間膜内の肝門リンパ節と胆管周囲リンパ節」と記載されている。

*15：領域リンパ節以外のリンパ節転移を認めた場合は M1 とする。

*16：腹腔洗浄細胞診が陽性の場合，Pcy1 と記載するが，腹腔洗浄細胞診は予後に影響しない，という報告が有り，現状では M1 としない。

*17：進行度分類：UICC/TNM 分類第 8 版（肝門部胆管癌）

	N0	N1	N2	M1
Tis	0			
T1	I	IIIC	IVA	IVB
T2a，T2b	II			
T3	IIIA			
T4	IIIB			

T4：門脈本幹もしくは門脈の両側分枝，または総肝動脈，または片側胆管二次分枝と対側の門脈もしくは肝動脈に浸潤する腫瘍

(2) N–領域リンパ節[*14]

NX：領域リンパ節の評価が不可能
N0：領域リンパ節転移なし
N1：1〜3個の領域リンパ節転移
N2：4個以上の領域リンパ節転移

(3) M–遠隔転移

M0：遠隔転移なし
M1：遠隔転移あり

(4) Stage 分類

0 期	Tis	N0	M0
Ⅰ 期	T1	N0	M0
Ⅱ 期	T2a，T2b	N0	M0
ⅢA 期	T3	N0	M0
ⅢB 期	T4	N0	M0
ⅢC 期	T に関係なく	N1	M0
ⅣA 期	T に関係なく	N2	M0
ⅣB 期	T に関係なく	N に関係なく	M1

3) 癌取扱い規約第6版—Ⅱ．遠位胆管癌[*18]

本規約による遠位胆管癌は，遠位胆管に主座のある癌をさす（規約16頁）。

(1) 局所進展度[*13]（規約16頁）

Tx：腫瘍評価不能
T0：腫瘍が明らかでない
Tis：carcinoma in situ
T1a：癌の局在が粘膜層にとどまるもの
T1b：癌の局在が線維筋層にとどまるもの
T2：胆管壁を超えるが他臓器への浸潤なし
T3a：胆嚢，肝臓，膵臓，十二指腸，他の周囲臓器浸潤
T3b：門脈本幹，上腸間膜静脈，下大静脈等の血管浸潤
T4：総肝動脈浸潤，腹腔動脈浸潤，上腸間膜動脈浸潤

(2) リンパ節転移（N）（規約17頁）

Nx：評価不能
N0：領域リンパ節転移なし
N1：領域リンパ節転移あり

*18：病理学的病期分類
癌取扱い規約と UICC/TNM
分類 C 第8版の相違点
【遠位胆管癌】
・T 分類は取扱い規約では深達度分類だが UICC 第8版は浸潤の深さで分類がなされている。
・UICC 第8版では N 分類に個数による N1，N2 分類がある。
・規約の領域リンパ節と UICC の領域リンパ節の範囲が異なる。

領域リンパ節は以下のリンパ節を指す（規約 16 頁，17 頁第 13 図参照）[15, 19]。

　　肝十二指腸間膜内のリンパ節（#12h, a, b, p, c）
　　総肝動脈幹リンパ節（#8a, p）
　　上膵頭後部リンパ節（#13a, b）
　　膵頭前部リンパ節（#17a, b）
　　腸間膜根部リンパ節（#14p, d）

（3）　M 分類[16]（規約 17 頁）

M0：遠隔転移なし

M1：遠隔転移あり

（4）　進行度分類（規約 18 頁：遠位胆管癌）[20]

Stage 0	Tis	N0	M0
Stage I A	T1	N0	M0
Stage I B	T2	N0	M0
Stage II A	T3a, T3b	N0	M0
Stage II B	T1, T2, T3a, T3b	N1	M0
Stage III	T4	Any N	M0
Stage IV	Any T	Any N	M1

	N0	N1	M1
Tis	0		
T1a, T1b	I A	II B	IV
T2	I B		
T3a, T3b	II A		
T4	III		

4) UICC/TNM 分類第 8 版—Ⅱ．遠位肝外胆管

　本分類は胆嚢管合流部より十二指腸側の肝外胆管癌に適用する。胆嚢管癌は胆嚢癌に含む。pT，pN カテゴリーは臨床 T，N カテゴリーに準ずる。pM については序論 6 頁参照。

（1）　T-原発腫瘍

　TX：原発腫瘍の評価が不可能

　T0：原発腫瘍を認めない

　Tis：上皮内癌

　T1：胆管壁に深さ 5 mm 未満で浸潤する腫瘍

　T2：胆管壁に深さ 5 mm から 12 mm までの間で浸潤する腫瘍

　T3：胆管壁に深さ 12 mm をこえて浸潤する腫瘍

　T4：腹腔動脈，上腸間膜動脈，および/または総肝動脈に浸潤する腫瘍

（2）　N-領域リンパ節[19]

　NX：領域リンパ節の評価が不可能

*19：UICC/TNM 分類第 8 版では，遠位肝外胆管の領域リンパ節は「総胆管，肝動脈から腹腔動脈幹までのリンパ節，膵十二指腸周囲のリンパ節，上腸間膜動脈のリンパ節」と記載されている。

*20：進行度分類：UICC/TNM 分類第 8 版（遠位肝外胆管癌）

	N0	N1	N2	M1
Tis	0			
T1	I	II A	III A	IV
T2	II A	II B		
T3	II B			
T4	III B			

7

胆道癌

4　病期分類　**133**

N0：領域リンパ節転移なし

N1：1〜3個の領域リンパ節転移

N2：4個以上の領域リンパ節転移

(3)　M-遠隔転移

M0：遠隔転移なし

M1：遠隔転移あり

(4)　病期分類

0 期	Tis	N0	M0
Ⅰ 期	T1	N0	M0
ⅡA 期	T1	N1	M0
	T2	N0	M0
ⅡB 期	T2	N1	M0
	T3	N0，N1	M0
ⅢA 期	T1，T2，T3	N2	M0
ⅢB 期	T4	N に関係なく	M0
Ⅳ期	T に関係なく	N に関係なく	M1

＊21：病理学的病期分類
癌取扱い規約と UICC/TNM 分類第 8 版の相違点
【胆嚢癌】
・T 分類は取扱い規約では T 分類で，T1，T3，T4 に亜分類を規定している。UICC 第 8 版では，T2 に亜分類を規定している。
・UICC 第 8 版では N 分類に個数による N1，N2 分類がある
・規約の領域リンパ節と UICC の領域リンパ節の範囲が異なる。巻末の UICC 第 8 版を参照。

＊22：胆嚢癌の局所進展度（T）
・組織学的な胆嚢壁各層の名称を以下のように表現する（規約 23 頁）。
粘膜層（M），固有筋層（MP），漿膜下層（SS），漿膜（S）
・Rokitansky-Ashoff sinus（RAS）内の上皮内癌は，それが胆嚢壁のどの層にあっても pTis（M）癌とする。この場合，RAS が MP にあれば pTis-RAS（MP）癌，SS にあれば pTis-RAS（SS）癌と表現してもよい。
・癌の深達度診断において，癌細胞が先進部でリンパ管，静脈内あるいは神経周囲にあった場合は T 因子として考慮しないこととするが，その旨は記載する。

＊23：UICC/TNM 分類第 8 版では，胆嚢の領域リンパ節は「肝門部（総胆管，肝動脈，門脈，胆嚢管に沿ったリンパ節を含む），腹腔動脈および上腸間膜動脈のリンパ節」と記載されている。

---

5) 癌取扱い規約第 6 版—Ⅲ．胆嚢癌 [21]

(1)　局所進展度 (T) [22]（規約 23 頁）

TX：腫瘍評価不能

T0：腫瘍が明らかでない

Tis：carcinoma in situ

T1a：粘膜固有層への浸潤

T1b：固有筋層への浸潤

T2：漿膜下層あるいは胆嚢床部筋層周囲の結合組織に浸潤

T3a：漿膜浸潤，肝実質浸潤，および/または一カ所の周囲臓器浸潤（胃，十二指腸，大腸，膵臓，大網）

T3b：肝外胆管浸潤

T4a：肝臓以外の二カ所以上の周囲臓器浸潤（肝外胆管，胃，十二指腸，大腸，膵臓，大網）

T4b：門脈本幹あるいは総肝動脈・固有肝動脈浸潤

(2)　N 分類（規約 24 頁）

Nx：評価不能

N0：領域リンパ節転移なし

N1：領域リンパ節転移あり

領域リンパ節は以下のリンパ節を指す（規約 24 頁，24 頁第 14 図参照）[14, 15, 23]。

　　肝十二指腸間膜内のリンパ節（#12h，a，b，p，c）

　　総肝動脈幹リンパ節（#8a，p）

上膵頭後部リンパ節（#13a）

(3) M分類[15]（規約25頁）

M0：遠隔転移なし

M1：遠隔転移あり

(4) 進行度分類（規約25頁：胆嚢癌）[24]

Stage 0	Tis	N0	M0
Stage I	T1	N0	M0
Stage II	T2	N0	M0
Stage IIIA	T3a, T3b	N0	M0
Stage IIIB	T1, T2, T3	N1	M0
Stage IVA	T4a, T4b	Any N	M0
Stage IVB	Any T	Any N	M1

	N0	N1	M1
Tis	0		
T1	I	IIIB	IVB
T2	II		
T3a, T3b	IIIA		
T4a, T4b	IVA		

*24：進行度分類：UICC/TNM分類第8版（胆嚢癌）

	N0	N1	N2	M1
Tis	0			
T1a	IA	IIIB	IVB	
T1b	IB			
T2a	IIA			
T2b	IIB			
T3	IIIA			
T4	IVA			

6) UICC/TNM分類第8版—III. 胆嚢

(1) T-原発腫瘍

本分類は胆嚢癌および胆嚢管癌にのみ適用する。pT，pNカテゴリーはT，Nカテゴリーに準ずる。pMについては序論6頁参照。

TX：原発腫瘍の評価が不可能

T0：原発腫瘍を認めない

Tis：上皮内癌

T1：粘膜固有層または筋層に浸潤する腫瘍

　T1a：粘膜固有層に浸潤する腫瘍

　T1b：筋層に浸潤する腫瘍

T2：筋層周囲の結合組織に浸潤するが，漿膜をこえた進展や肝臓への進展のない腫瘍

　T2a：腹腔側の筋層周囲の結合組織に浸潤するが，漿膜への進展のない腫瘍

　T2b：肝臓側の筋層周囲の結合組織に浸潤するが，肝臓への進展のない腫瘍

T3：漿膜（臓側腹膜）を貫通する腫瘍，および/または肝臓および/または他の1つの隣接臓器もしくは構造（胃，十二指腸，結腸，膵臓，大網，肝外胆管）に直接浸潤する腫瘍

T4：門脈本幹もしくは肝動脈に浸潤する腫瘍，または肝臓以外の2つ以上の肝外臓器もしくは構造に浸潤する腫瘍

4 病期分類 **135**

(2)　N-領域リンパ節[*21]

　　NX：領域リンパ節の評価が不可能

　　N0：領域リンパ節転移なし

　　N1：1〜3個の領域リンパ節転移

　　N2：4個以上の領域リンパ節転移

(3)　M-遠隔転移

　　M0：遠隔転移なし

　　M1：遠隔転移あり

(4)　病期分類

0 期	Tis	N0	M0
Ⅰ A 期	T1a	N0	M0
Ⅰ B 期	T1b	N0	M0
Ⅱ A 期	T2a	N0	M0
Ⅱ B 期	T2b	N0	M0
Ⅲ A 期	T3	N0	M0
Ⅲ B 期	T1，T2，T3	N1	M0
Ⅳ A 期	T4	N0，N1	M0
Ⅳ B 期	T に関係なく	N2	M0
	T に関係なく	N に関係なく	M1

[*25]：病理学的病期分類
癌取扱い規約と UICC 第 8 版の相違点
【乳頭部癌】
・T 分類は T3 以外は取扱い規約と UICC 第 8 版では分類が異なる。
・UICC TNM 第 8 版では N 分類に個数による N1，N2 分類がある。
・規約の領域リンパ節と UICC の領域リンパ節の範囲が異なる。巻末の UICC 第 8 版を参照。

[*26]：乳頭部癌の局所進展度（T）
・組織学的な乳頭部各層の名称を以下のように表現する。
粘膜層（M），Oddi 筋層（OD）（規約 29 頁）
・付属腺（G：gland）内の上皮内癌は Tis（M）癌とする。この場合，G が OD にあれば Tis（M）-G（OD）癌と表現してもよい。
・癌の深達度診断において，癌細胞が先進部でリンパ管，静脈内あるいは神経周囲にあった場合は T 因子として考慮しない。

[*27]：UICC/TNM 分類第 8 版では，Vater 膨大部の領域リンパ節は「総胆管，総肝動脈，門脈，幽門，幽門下，幽門背側，近位腸間膜，腹腔動脈，前後膵十二指腸の各血管に沿ったリンパ節，および上腸間膜静脈と上腸間膜動脈の右側壁に沿ったリンパ節」と記載されている。

7) 癌取扱い規約第 6 版—Ⅳ．乳頭部癌[*25]

(1)　局所進展度（T）[*26]（規約 29 頁）

　　Tx：腫瘍評価不能

　　T0：腫瘍が明らかでない

　　Tis：carcinoma in situ

　　T1a：乳頭部粘膜内にとどまる

　　T1b：Oddi 筋に達する

　　T2：十二指腸浸潤

　　T3a：5 mm 以内の膵実質浸潤

　　T3b：5 mm を越えた膵実質浸潤

　　T4：膵を越える浸潤あるいは周囲臓器浸潤

(2)　リンパ節転移（N）[*15, 27]（規約 30-31 頁）

　　Nx：評価不能

　　N0：領域リンパ節転移なし

　　N1：領域リンパ節転移あり

　　領域リンパ節は以下のリンパ節を指す（規約 30 頁，30 頁第 17 図参照）[*18]

　　　膵頭後部リンパ節（#13a，b）

　　　膵頭前部リンパ節（#17a，b）

上腸間膜動脈リンパ節（#14p, d）

総胆管に沿うリンパ節（#12b）

総肝動脈幹リンパ節（#8a, p）

幽門リンパ節（#5, 6）

(3)　M 分類[15]

M0：遠隔転移なし

M1：遠隔転移あり

(4)　進行度分類（規約 31 頁：乳頭部癌）[28]

Stage 0	Tis	N0	M0
Stage I A	T1a, T1b	N0	M0
Stage I B	T2	N0	M0
Stage II A	T3a, T3b	N0	M0
Stage II B	T1, T2, T3	N1	M0
Stage III	T4	Any N	M0
Stage IV	Any T	Any N	M1

	N0	N1	M1
Tis	0		
T1a, T1b	I A	II B	IV
T2	I B		
T3a, T3b	II A		
T4	III		

*28：進行度分類：UICC/TNM 分類第 8 版（Vater 膨大部癌）

	N0	N1	N2	M1
Tis	0			
T1a	I A	III A	III B	IV
T1b	I B			
T2				
T3a	II A			
T3b	II B			
T4	III B			

8) UICC/TNM 分類第 8 版—IV．Vater 膨大部

本分類は癌腫のみ適用する。

pT, pN カテゴリーは T, N カテゴリーに準する。pM については序論 6 頁参照。

(1)　T-原発腫瘍

TX：原発腫瘍の評価が不可能

T0：原発腫瘍を認めない

Tis：上皮内癌

T1a：Vater 膨大部または Oddi 括約筋に限局する腫瘍

T1b：Oddi 括約筋をこえて浸潤する（括約筋周囲に浸潤する），および/または十二指腸粘膜下層内に浸潤する腫瘍

T2：十二指腸の固有筋層に浸潤する腫瘍

T3：膵臓または膵周囲組織へ浸潤する腫瘍[29]

 T3a：膵臓に 0.5 mm 以下で浸潤する腫瘍

 T3b：膵臓に 0.5 mm をこえて浸潤する腫瘍，または膵臓周囲組織もしくは十二指腸漿膜に進展するが，腹腔動脈もしくは上腸間膜動脈への浸潤を伴わない腫瘍

T4：上腸間膜動脈または腹腔動脈または総肝動脈への浸潤を伴う腫瘍

*29：下線部は UICC 8th edition Errata May 25 2018 を反映している。

(2) N–領域リンパ節[*27]

NX：領域リンパ節の評価が不可能
N0：領域リンパ節転移なし
N1：1-3 個の領域リンパ節転移
N2：4 個以上の領域リンパ節転移

(3) M–遠隔転移

M0：遠隔転移なし
M1：遠隔転移あり

(4) 病期分類

0 期	Tis	N0	M0
ⅠA 期	T1a	N0	M0
ⅠB 期	T1b，T2	N0	M0
ⅡA 期	T3a	N0	M0
ⅡB 期	T3b	N0	M0
ⅢA 期	T1a，T1b，T2，T3	N1	M0
ⅢB 期	T に関係なく	N2	M0
	T4	N に関係なく	M0
Ⅳ期	T に関係なく	N に関係なく	M1

5 断端・遺残腫瘍分類

病理組織学的に断端が評価された場合には大文字の記号の前に接頭辞 p を付す。

1) 外科切除縁・血管における癌浸潤の評価

【胆管癌】（規約 19 頁，46 頁）

(1) 十二指腸側胆管断端

DMX：評価不能
DM0：断端陰性
DM1：肉眼的断端陰性かつ組織学的断端陽性
DM2：肉眼的かつ組織学的断端陽性

組織学的断端陽性例では，その局在を付記（上皮内（m），上皮外壁内（w），壁外（ex））。

138　胆道癌

(2) 肝側胆管断端

HMX：評価不能

HM0：断端陰性

HM1：肉眼的断端陰性かつ組織学的断端陽性

HM2：肉眼的かつ組織学的断端陽性

組織学的断端陽性例では，その局在を付記（上皮内（m），上皮外壁内（w），壁外（ex））。

(3) 剥離面

EMX：評価不能

EM0：断端陰性

EM1：肉眼的剥離面陰性かつ組織学的剥離面陽性

EM2：肉眼的かつ組織学的剥離面陽性

その局在を付記（門脈（PV），肝動脈（HA），十二指腸（D）など）。

(4) 血管浸潤の評価

PV：門脈系浸潤

PVX：評価不能

PV0：門脈系浸潤陰性

PV1：門脈系浸潤陽性

その浸潤部位と，組織学的浸潤陽性例での深達度（外膜（a），中膜（m），内膜（i））を付記。

A：動脈系浸潤

AX：評価不能

A0：動脈系浸潤陰性

A1：動脈系浸潤陽性

その浸潤部位と，組織学的浸潤陽性例での深達度（外膜（a），中膜（m），内膜（i））を付記。

【胆嚢癌】（規約 26 頁，47 頁）

A．胆管切除を施行した場合

(1) 十二指腸側胆管断端

DMX：評価不能

DM0：断端陰性

DM1：肉眼的断端陰性かつ組織学的断端陽性

DM2：肉眼的かつ組織学的断端陽性

組織学的断端陽性例では，その局在を付記（上皮内（m），上皮外壁内（w），壁外（ex））。

(2) 肝側胆管断端

HMX：評価不能

HM0：断端陰性

5 断端・遺残腫瘍分類　*139*

HM1：肉眼的断端陰性かつ組織学的断端陽性

HM2：肉眼的かつ組織学的断端陽性

組織学的断端陽性例では，その局在を付記（上皮内（m），上皮外壁内（w），壁外（ex））。

(3) 剥離面

EMX：評価不能

EM0：剥離面陰性

EM1：肉眼的剥離面陰性かつ組織学的剥離面陽性

EM2：肉眼的かつ組織学的剥離面陽性

その局在を付記（胆囊床（GBB），肝臓（Hep），門脈（PV），肝動脈（HA），十二指腸（D）など）。

B．胆管切除を施行しない場合

(1) 胆囊管断端

CMX：評価不能

CM0：断端陰性

CM1：肉眼的断端陰性かつ組織学的断端陽性

CM2：肉眼的かつ組織学的断端陽性

組織学的断端陽性例では，その局在を付記（上皮内（m），上皮外壁内（w），壁外（ex））。

(2) 剥離面

EMX：評価不能

EM0：剥離面陰性

EM1：肉眼的剥離面陰性かつ組織学的剥離面陽性

EM2：肉眼的かつ組織学的剥離面陽性

その局在を付記（胆囊床（GBB），肝臓（Hep），門脈（PV），肝動脈（HA），十二指腸（D）など）。

C．血管浸潤の評価（胆管切除を施行した場合，しない場合，いずれの場合にも記載する）

PV：門脈系浸潤

PVX：評価不能

PV0：門脈系浸潤陰性

PV1：門脈系浸潤陽性

その浸潤部位と，組織学的浸潤陽性例での深達度（外膜（a），中膜（m），内膜（i））を付記。

A：動脈系浸潤

AX：評価不能

A0：動脈系浸潤陰性

A1：動脈系浸潤陽性

その浸潤部位と，組織学的浸潤陽性例での深達度（外膜（a），中膜（m），内膜（i））を付記。

【乳頭部癌】（規約 32 頁，48 頁）

(1) 肝側胆管断端

HMX：評価不能

HM0：断端陰性

HM1：肉眼的断端陰性かつ組織学的断端陽性

HM2：肉眼的かつ組織学的断端陽性

組織学的断端陽性例では，その局在を付記（上皮内（m），上皮外壁内（w），壁外（ex））。

(2) 膵断端

PMX：評価不能

PM0：断端陰性

PM1：肉眼的断端陰性かつ組織学的断端陽性

PM2：肉眼的かつ組織学的断端陽性

組織学的断端陽性例では，その局在を付記（膵管内（d），膵実質内（p））。

(3) 剥離面

EMX：評価不能

EM0：剥離面陰性

EM1：肉眼的剥離面陰性かつ組織学的剥離面陽性

EM2：肉眼的かつ組織学的剥離面陽性

その局在を付記（門脈（PV），肝動脈（HA），十二指腸（D）など）。

(4) 血管浸潤の評価

PV：門脈系浸潤

　PVX：評価不能

　PV0：門脈系浸潤陰性

　PV1：門脈系浸潤陽性

その浸潤部位と，組織学的浸潤陽性例での深達度（外膜（a），中膜（m），内膜（i））を付記。

A：動脈系浸潤

　AX：評価不能

　A0：動脈系浸潤陰性

　A1：動脈系浸潤陽性

その浸潤部位と，組織学的浸潤陽性例での深達度（外膜（a），中膜（m），内膜（i））を付記。

2）切除術の根治度評価（規約 20 頁，27 頁，32 頁）

R0：癌の遺残なし

＊30：UICC/TNM 分類第 8 版における遺残腫瘍（R）分類に R1cis の扱いは無い。

R1：組織学的に癌の遺残を認める

　外科切除時に肉眼的癌遺残を認めないが，組織学的には外科切除断端が陽性の場合。ただし，上皮内進展にて組織学的癌遺残を認める場合は，R1cis と記載する＊30

R2：肉眼的に癌の遺残を認める

6　組織学的記載事項

1) リンパ管浸潤についての表現＊31（ly）（規約 44 頁）

＊31：リンパ管浸潤は陽性であるが，その程度を決定できないときは ly（＋）と記載する。

ly0：リンパ管浸潤が認められない
ly1：リンパ管浸潤が極めて軽微なもの
ly2：リンパ管浸潤が中等度のもの
ly3：リンパ管浸潤が高度のもの

2) 静脈浸潤についての表現＊32, 33（v）（規約 44 頁）

＊32：静脈浸潤は陽性であるが，その程度を決定できないときは v（＋）と記載する。

＊33：静脈浸潤の判定に弾性繊維染色を用いた場合，v(el)0，v(el)1 などと記載する

v0：静脈浸潤が認められないもの
v1：静脈浸潤が極めて軽微なもの
v2：静脈浸潤が中等度のもの
v3：静脈浸潤が高度なもの

3) 神経（周囲）浸潤についての表現＊34（ne）（規約 45 頁）

＊34：神経（周囲）浸潤は陽性であるが，その程度を決定できないときは ne（＋）と記載する。

ne0：神経（周囲）浸潤が認められないもの
ne1：神経（周囲）浸潤が極めて軽微なもの
ne2：神経（周囲）浸潤が中等度のもの
ne3：神経（周囲）浸潤が高度のもの

4) 癌の実質と間質との量比についての表現＊35（規約 44 頁）

＊35：癌組織中の間質結合織の多寡によって 3 つに分ける。

髄様型 medullary type（med）：間質結合織がとくに少ないもの
中間型 intermediate type（int）：間質結合織の量が髄様型とつぎに述べる硬性型の中間にあるもの
硬性型 scirrhous type（sci）：間質結合織がとくに多いもの

5) 癌の周囲組織に対する浸潤増殖様式による表現＊36（規約 44 頁）

＊36：病巣の辺縁部における最も優勢な浸潤増殖像をもって，3 つに分類する。

INFa：病巣が膨張性の発育を示し，周囲組織との間に一線が画されるもの
INFb：病巣の浸潤増殖状態が a と次に述べる c との中間にあるもの
INFc：病巣が浸潤性の増殖を示し，周囲組織との境界が不明瞭なもの

6) 腹腔洗浄細胞診（Pcy）（規約 14 頁，25 頁，31 頁）＊37, 38

＊37：腹腔洗浄細胞診が陽性の場合，Pcy 1 と記載するが，腹腔洗浄細胞診は予後に影響しない，という報告があり，現状では M1 としない。

＊38：規約では陰性の場合の表記法が明記されていない。

Pcy1：腹腔洗浄細胞診陽性

第 8 章

膵　癌

膵癌取扱い規約
第 7 版（2016 年 7 月）
日本膵臓学会　編　準拠

日本膵臓学会　膵癌取扱い規約検討委員会
委員長　　　　　伊佐地秀司
　〔外科〕　　　江川　新一　　岸和田昌之　　北川　裕久　　里井　壮平　　高折　恭一　　谷　　眞至
　　　　　　　　羽鳥　隆　　　藤井　努　　　村上　義昭　　山口　幸二　　吉富　秀幸
　〔内科〕　　　伊佐山浩通　　糸井　隆夫　　伊藤　鉄英　　奥坂　拓志
　〔病理〕
　　組織診・生検診　　　　　　福嶋　敬宜　　古川　徹　　　柳澤　昭夫
　　細胞診　　　　　　　　　　内藤　善哉　　中泉　明彦
　　組織学的治療効果判定　　　内田　克典　　眞杉　洋平
　〔画像〕　蒲田　敏文
　〔解剖〕　　　易　　勤
　〔日本膵臓学会膵癌登録〕
　　　　　水間　正道

（五十音順）

膵外神経叢ワーキンググループ委員
　　　　　　　　秋田　恵一　　易　　勤（委員長）　　　内田　克典　　岸和田昌之　　北川　裕久
　　　　　　　　永川　裕一　　藤井　努

（五十音順）

細胞診ガイドライン膵領域ワーキンググループ委員
専門医委員　　　清水　道生　　白石　泰三　　内藤　善哉　　中泉　明彦　　野田　裕　　　能登原憲司
　　　　　　　　広岡　保明　　三橋　智子　　南口早智子　　山雄　健次　　若狭　朋子
検査士委員　　　大久保文彦　　片山　博徳　　竹中　明美　　古旗　淳　　　丸川　活司

（五十音順）

領域横断的癌取扱い規約検討委員・補佐
　　　　　　　　石田　晶玄　　内田　克典　　大塚　隆生　　岸和田昌之　　福嶋　敬宜

（五十音順）

領域横断的がん取扱い規約　チェックリスト

膵癌

1 臨床情報

臨床診断					
切除方式	□生検	□手術	（術式）		
術前治療の有無	□なし	□あり	（内容）		
局所進展因子*	胆管浸潤	CH（X, 0, 1）		門脈系への浸潤	PV（X, 0, 1）
	十二指腸浸潤	DU（X, 0, 1）		動脈への浸潤	A（X, 0, 1）
	膵前方組織への浸潤	S（X, 0, 1）		膵外神経叢浸潤	PL（X, 0, 1）
	膵後方組織への浸潤	RP（X, 0, 1）		他臓器への浸潤	OO（X, 0, 1）
臨床病期分類	癌取扱い規約第 7 版	TNM		Stage	
	UICC/TNM 第 8 版	TNM		Stage	

*所見の診断時期により接頭辞（c, s, f）を使い分ける。多モダリティ治療の最中または後に病期分類が行われる場合には，TNM 各カテゴリーの前に接頭語 y を付記して区別する。

2 原発巣

□単発　□多発（　　個）				
主病巣の最大径：	TS（1, 2, 3, 4）	（　mm）	部位	肉眼型
（浸潤部の最大径）	i-TS（　mm）			

3 組織型

組織型		Grade

4 病理学的病期分類

癌取扱い規約第 7 版	pT	pN	□ pM1	Stage
UICC/TNM 第 8 版	pT	pN	□ pM1	Stage

5 断端・遺残腫瘍分類

膵臓断端	pPCM＿＿＿＿＿＿＿	（X, 0, 1e, 1i）
胆管断端	pBCM＿＿＿＿＿＿＿	（X, 0, 1e, 1i）
膵周囲剝離面断端	pDPM＿＿＿＿＿＿＿	（X, 0, 1）
剝離面までの距離	SMA margin	＿＿＿＿＿ mm
	Posterior Margin	＿＿＿＿＿ mm
	Portal vein groove margin	＿＿＿＿＿ mm
	Anterior surface	＿＿＿＿＿ mm

□RX：不明
□R0：遺残なし　　□遺残あり　　□（R1：顕微鏡的）　　□（R2：肉眼的）
　＊R0 の場合　断端から癌浸潤部までの最も近接する距離＿＿＿＿＿＿ mm

チェックリスト　**145**

6 組織学的記載事項

	癌取扱い規約 第 7 版	UICC/TNM 第 8 版	領域横断的 がん取扱い規約
脈管侵襲　リンパ管侵襲	ly（0, 1, 2, 3）	L（X, 0, 1）	Ly（X, 0, 1a, 1b, 1c）
静脈侵襲	v（0, 1, 2, 3）	V（X, 0, 1, 2）	V（X, 0, 1a, 1b, 1c, 2）
神経浸潤	ne（0, 1, 2, 3）	Pn（X, 0, 1）	Pn（X, 0, 1a, 1b, 1c）
浸潤増殖様式	INF（a, b, c）		
癌の間質量	（med, int, sci）		
主膵管内進展 mpd	mpd（0, 1, x）		
局所進展因子			
胆管浸潤（CH）[#]	pCH（X, 0, 1）		
十二指腸浸潤（DU）[#]	pDU（X, 0, 1）		
膵前方組織への浸潤（S）[#]	pS（X, 0, 1）		
膵後方組織への浸潤（RP）[#]	pRP（X, 0, 1）		
門脈系への浸潤（PV）[#]	pPV（X, 0, 1）		
動脈への浸潤（A）[#]	pA（X, 0, 1）		
膵外神経叢浸潤（PL）[#]	pPL（X, 0, 1）		
他臓器への浸潤（OO）[#]	pOO（X, 0, 1）		
腹膜転移（P）	P（0, 1）		
肝転移（H）	H（0, 1）		
腹腔洗浄細胞診（CY）	CY（X, 0, 1）		
リンパ節転移度[※]	n（　／　）		
治療効果判定	Grade（1a, 1b, 2, 3, 4）		
その他			

※転移陽性リンパ節総数／提出リンパ節総数（提出部位毎に評価）
#接頭辞（c, s, p, f）によって診断時期が区別される。多モダリティ治療の最中または後に病期分類が行われる場合には，TNM
　各カテゴリーの前に接頭語 y を付記して区別する。

Ⅰ 総　論

1) 対象 （規約 9 頁）

　本規約の[*1]主たる対象疾患は膵臓に原発した癌腫である。したがって膵内胆管，十二指腸あるいは十二指腸乳頭部に原発した癌腫は扱わないが，鑑別が困難な場合には本規約に準じて取り扱う。癌腫以外の腫瘍や転移性腫瘍についても本規約[*1]に準拠して記載することが望ましい。

2) 記載法の原則 （規約 9 頁）

(1) 所見を表す T （主腫瘍局所進展度），N （リンパ節転移），M （遠隔転移）などはすべて大文字で表記する。それらの程度は所見記号の後に大文字のアラビア数字で示し，不明の場合は X を用いる。

(2) 進行度分類 （Stage） は T，N，M の所見の組み合わせにより決定される。

(3) 診断時期による所見，すなわち臨床所見 （clinical findings），手術所見 （surgical findings），病理所見 （pathological findings） および総合所見 （final findings） は小文字の c，s，p，f を所見記号の前に付して表す[*2]。ただし final findings を示す小文字 f は省略することができる[*3]。

(4) TNM または pTNM 分類において特別な症例であることを示すために m，y，r，a の記号を用いてもよい[*4]。

Ⅱ 記載事項

1 臨床情報

　生検，手術の区別を明記する。
　手術の際はその術式あるいは切除した臓器の状態を記載する （例：膵頭十二指腸切除術，肝針生検同時施行，など）。

1) 膵切除術式の記載 （規約 54-55 頁）

(1) 切除術式の種類

膵頭切除　PHR：pancreatic head resection
　膵頭十二指腸切除　PD：pancreatoduodenectomy
　幽門輪温存膵頭十二指腸切除　PPPD：pylorus-preserving PD
　亜全胃温存膵頭十二指腸切除　SSPPD：subtotal stomach-preserving PD
　十二指腸温存膵頭切除　DPPHR：duodenum-preserving PHR
　膵頭十二指腸第Ⅱ部切除　PHRSD：pancreatic head resection with segmental duodenectomy
　その他の膵頭切除
尾側膵切除　DP：distal pancreatectomy
　膵尾部切除　DP （tail）
　膵体尾部切除　DP （body-tail）
　尾側膵亜全摘　DP （subtotal）[*5]

◆ UICC/TNM 分類第 8 版および WHO 腫瘍組織分類との対照
・UICC/TNM 分類第 8 版の病期分類 （組織に関しては WHO 腫瘍組織分類） に関係する （あるいは共通する） 記載は本文では青字，側注では青囲みを用いて表記している。

8 膵癌

*1：本章での 「規約」 は 「膵癌取扱い規約　第 7 版 （2016 年 7 月）」 を指す。

*2：臨床所見 （c）：身体所見，画像所見，内視鏡所見，生検・細胞診，生化学的・生物学的検査，その他 （遺伝子学的検査など）。手術所見 （s）：術中所見 （開腹），術中画像所見，細胞診，迅速組織診。病理所見 （p）：切除材料の病理所見。総合所見 （f）:臨床所見，手術所見，または病理所見を総合した所見。なお腹腔鏡検査の所見は臨床所見とするが，腹腔鏡下に切除を行って得られた所見は手術所見とする。

*3：UICC/TNM 分類総則では臨床所見を示す小文字 c を省略することができるとしている （規約との相違点）。

*4：規約 （10 頁） では UICC/TNM 分類の総則と同じように解説されている （本書序論-ⅢおよびⅣ参照）。

*5：亜全摘
亜全摘 （subtotal resection） とは，膵の 2 部 （portion） をこえた切除とする。
記載例：PD （subtotal），DP （subtotal）

1 膵切除術式の記載　**147**

脾温存膵体尾部切除　SPDP：spleen-preserving DP

腹腔動脈合併膵体尾部切除　DP-CAR：DP with en-bloc celiac axis resection

膵全摘　TP：total pancreatectomy

　膵全摘　TP：total pancreatectomy

　幽門輪温存膵全摘　PPTP：pylorus-preserving TP

　脾温存膵全摘　SPTP：spleen-preserving TP

　幽門輪温存脾温存膵全摘　PPSPTP：pylorus-preserving, spleen-preserving TP

　十二指腸温存膵全摘　DPTP：duodenum-preserving TP

　全膵十二指腸第Ⅱ部切除　TPSD：TP with segmental duodenectomy

膵中央切除　MP：middle pancreatectomy

中央区域温存膵切除術　MSPP：middle-segment preserving pancreatectomy

膵部分切除　PP：partial pancreatectomy

膵核出術　EN：enucleation

(2)　合併切除臓器

　十二指腸，胃，結腸，肝，脾，門脈系，動脈系などを合併切除した場合は，その臓器名を記載する。

(3)　再建術式の種類

　規約 55 頁参照。

2)　術前治療の有無

a．なし

b．あり（内容を記載：化学療法，分子標的治療，放射線療法，など）

2　原発巣

1)　原発巣の記載[*6]（規約 12 頁）

*6：多発例については数およびそれぞれの部位と最大径を記載する。

(1)　原発巣の数と大きさ

　個数ならびに病変の最大径（単位：mm）は必ず記載する。

　腫瘍の大きさ（TS：tumor size）に基づきさらに次のごとく表示する。

　TS1：20 mm 以下（TS1≦20 mm）

　TS2：20 mm をこえ 40 mm 以下（20 mm＜TS2≦40 mm）

　TS3：40 mm をこえ 60 mm 以下（40 mm＜TS3≦60 mm）

　TS4：60 mm をこえる（TS4＞60 mm）

　粘液性嚢胞腺癌では嚢胞の最大径を，膵管内乳頭粘液性腺癌や膵管内管状乳頭腺癌の場合（非浸潤性を含む。規約 64 頁参照）は主膵管内の最大進展距離（主膵管型），あるいは拡張膵管の大きさ（分枝型）を TS として記載する。また，浸潤部があるときは浸潤部の最大径を別に計測し浸潤部(i：invasive area)として記載する。

　例）膵管内乳頭粘液性腺癌の場合：TS2（35 mm），i-TS（15 mm）

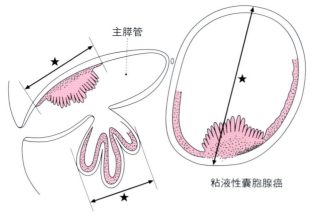

図1 粘液性嚢胞腺癌や膵管内乳頭粘液性腺癌などの大きさの計測
★を計る w。

(2) 部位（規約12頁）

膵臓を解剖学的に3つの部位（頭部 Ph，体部 Pb，尾部 Pt）に分ける[*7]。

病巣が隣接する2つの部位以上にまたがっている場合は，主な領域を先に書き，その次に浸潤が及んでいる部位を書き加える（例：Pb，/Phb，/Pbht）。

[*7]：膵頭部と体部の境界は上腸間膜静脈・門脈の左側縁とする。膵頸部（SMV・PV の前面）と鈎状突起は頭部に含める。膵体部と尾部の境界は大動脈の左側縁とする。

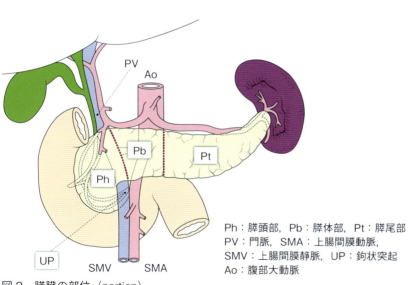

Ph：膵頭部，Pb：膵体部，Pt：膵尾部
PV：門脈，SMA：上腸間膜動脈，
SMV：上腸間膜静脈，UP：鈎状突起
Ao：腹部大動脈

図2 膵臓の部位（portion）

(3) 肉眼型（規約13頁）

腫瘍の肉眼型は以下のように分類する。

潜在型（masked type）　肉眼的に腫瘍の存在が明らかでないもの
結節型（nodular type）　境界明瞭な腫瘍
浸潤型（infiltrative type）　境界不明瞭な腫瘍で，周囲にび漫性に浸潤
嚢胞型（cystic type）　嚢胞腺癌のような腫瘍性嚢胞（充実性腫瘍の中心壊死によ

＊8：粘液性囊胞腫瘍
WHO 腫瘍組織分類 2010 との相違は以下の通りである。
・粘液性囊胞腺腫 Mucinous cystadenoma（MCA）は MCN with low- or intermediate-grade dysplasia と同義。
・粘液性囊胞腺癌，非浸潤性 Mucinous cystadenocarcinoma（MCC），noninvasive は MCN with high-grade dysplasia と同義。
・粘液性囊胞腺癌，浸潤性 Mucinous cystadenocarcinoma（MCC），invasive は MCN with an associated invasive carcinoma と同義。
・膵管内乳頭粘液性腺腫 Intraductal papillary mucinous adenoma（IPMA）は IPMN with low- or intermediate-grade dysplasia と同義。
・膵管内乳頭粘液性腺癌，非浸潤性 Intraductal papillary mucinous carcinoma（IPMC），noninvasive は IPMN with high-grade dysplasia と同義。
・膵管内乳頭粘液性腺癌，浸潤性 Intraductal papillary mucinous carcinoma（IPMC），invasive は IPMN with an associated invasive carcinoma と同義。
・低異型度膵上皮内腫瘍性病変 Low-grade PanIN は PanIN-1 or-2 と同義。
・高異型度膵上皮内腫瘍性病変 High-grade PanIN は PanIN-3 と同義。
・粘液癌 Mucinous carcinoma（muc）は colloid carcinoma と同義。
・退形成癌 Anaplastic carcinoma は undifferentiated carcinoma と同義。

＊9：浸潤性膵管癌（IDCs）においては，量的優勢な組織型を記載する。最も悪性度が高い組織型や腺腔形成の程度も付記することが望ましい。

＊10：規約では腺腔形成の程度（分化度）により高分化型（wel），中分化型（mod），低分化型（por）に分ける（規約 70 頁）。

＊11：WHO 腫瘍組織分類 2010 では，粘液産生の程度，核分裂像数，核所見を加味し Grade 1～3 に分類する 3 段階分類法が採用されている。

る二次性囊胞や，腫瘍に随伴した貯留囊胞，仮性囊胞は除く）

膵管拡張型（ductectatic type）　膵管拡張（粘液貯留などによる）が主体となる腫瘍

混合型（mixed type）　2 種類以上の肉眼型が混在するもの

分類不能（unclassifiable type）　上記のいずれにも分類できないもの

③ 組織型　　　　　　　　　　　　　　　　　　　　　　　　（規約 64 頁）

1) 組織型

A. 外分泌腫瘍 Exocrine neoplasms　　　　　　　　　　　　　　　ICD-O コード
1. 漿液性腫瘍 Serous neoplasms（SNs）
　　a）漿液性囊胞腺腫 Serous cystadenoma（SCA）　　　　　　　　　　　　8441/0
　　b）漿液性囊胞腺癌 Serous cystadenocarcinoma（SCC）　　　　　　　　8441/3
2. 粘液性囊胞腫瘍 Mucinous cystic neoplasms（MCNs）[8]
　　a）粘液性囊胞腺腫 Mucinous cystadenoma（MCA）　　　　　　　　　　8470/0
　　b）粘液性囊胞腺癌，非浸潤性 Mucinous cystadenocarcinoma（MCC），noninvasive　　　　　　　　　　　　　　　　　　　　　　　　　　　　8470/2
　　c）粘液性囊胞腺癌，浸潤性 Mucinous cystadenocarcinoma（MCC），invasive　　　　　　　　　　　　　　　　　　　　　　　　　　　　　　　8470/3
3. 膵管内腫瘍
　　a）膵管内乳頭粘液性腫瘍 Intraductal papillary mucinous neoplasms（IPMNs）
　　　　（1）膵管内乳頭粘液性腺腫 Intraductal papillary mucinous adenoma（IPMA）
　　　　　　　　　　　　　　　　　　　　　　　　　　　　　　　　　　　8453/0
　　　　（2）膵管内乳頭粘液性腺癌，非浸潤性 Intraductal papillary mucinous carcinoma（IPMC），noninvasive　　　　　　　　　　　　　　　　　8453/2
　　　　（3）膵管内乳頭粘液性腺癌，浸潤性 Intraductal papillary mucinous carcinoma（IPMC），invasive　　　　　　　　　　　　　　　　　　　8453/3
　　b）膵管内管状乳頭腫瘍 Intraductal tubulopapillary neoplasms（ITPNs）
　　　　（1）膵管内管状乳頭腺癌，非浸潤性 Intraductal tubulopapillary carcinoma, non-invasive　　　　　　　　　　　　　　　　　　　　　　8503/2
　　　　（2）膵管内管状乳頭腺癌，浸潤性 Intraductal tubulopapillary carcinoma, invasive　　　　　　　　　　　　　　　　　　　　　　　　　　8503/3
　　c）膵上皮内腫瘍性病変 Pancreatic intraepithelial neoplasia（PanIN）
　　　　（1）低異型度膵上皮内腫瘍性病変 Low-grade PanIN
　　　　（2）高異型度膵上皮内腫瘍性病変 High-grade PanIN　　　　　　　8148/2
4. 浸潤性膵管癌 Invasive ductal carcinomas（IDCs）[9]
　　a）腺癌 Adenocarcinoma[10, 11]
　　　i）高分化型 Well differentiated type　　　　　　　　　　　　　　8500/31
　　　ii）中分化型 Moderately differentiated type　　　　　　　　　　8500/32
　　　iii）低分化型 Poorly differentiated adenocarcinoma　　　　　　8500/33
　　b）腺扁平上皮癌 Adenosquamous carcinoma（asc）　　　　　　　　　8560/3
　　c）粘液癌 Mucinous carcinoma（muc）　　　　　　　　　　　　　　　8480/3

150　膵癌

d）退形成癌 Anaplastic carcinoma　　　　　　　　　　　　　　8020/3
　　i）多形細胞型退形成癌 Anaplastic carcinoma, pleomorphic type
　　ii）紡錘細胞型退形成癌 Anaplastic carcinoma, spindle cell type
　　iii）破骨型多核巨細胞を伴う退形成癌 Anaplastic carcinoma with osteoclast-
　　　　like giant cells　　　　　　　　　　　　　　　　　　　8035/3
5．腺房細胞腫瘍 Acinar cell neoplasms（ACNs）
　a）腺房細胞嚢胞腺腫 Acinar cell cystadenoma（ACA）　　　8551/0
　b）腺房細胞癌 Acinar cell carcinoma（ACC）　　　　　　　8550/3

B．神経内分泌腫瘍 Neuroendocrine neoplasms（NENs）[*12, 13]
1．神経内分泌腫瘍 Neuroendocrine tumors（NETs, G1, G2）（G1）　8240/3
　　　　　　　　　　　　　　　　　　　　　　　　　　（G2）　8249/3
　　　　　　　　　　　　　　　　　　（非機能性 G1, G2）　8150/3
2．神経内分泌癌 Neuroendocrine carcinoma（NEC）　　　　　8246/3

C．併存腫瘍 Combined neoplasms

D．分化方向の不明な上皮性腫瘍 Epithelial neoplasms of uncertain differentiation
1．充実性偽乳頭状腫瘍 Solid-pseudopapillary neoplasm（SPN）　8452/3
2．膵芽腫 Pancreatoblastoma　　　　　　　　　　　　　　　　8971/3

E．分類不能 Unclassifiable

F．その他 Miscellaneous

4　病期分類[*14]

1）癌取扱い規約

（1）Ｔ分類（規約 14 頁）
　　TX：膵局所進展度が評価できないもの
　　T0：原発腫瘍を認めない
　　Tis：非浸潤癌
　　T1：腫瘍が膵臓に限局しており，最大径が 20 mm 以下である
　　　T1a：最大径が 5 mm 以下の腫瘍
　　　T1b：最大径が 5 mm をこえるが 10 mm 以下の腫瘍
　　　T1c：最大径が 10 mm をこえるが 20 mm 以下の腫瘍
　　T2：腫瘍が膵臓に限局しており，最大径が 20 mm をこえている
　　T3：腫瘍の浸潤が膵をこえて進展するが，腹腔動脈（CA）もしくは上腸間膜動
　　　　脈（SMA）に及ばないもの
　　T4：腫瘍の浸潤が腹腔動脈（CA）もしくは上腸間膜動脈（SMA）に及ぶもの

8

膵癌

---

*12：神経内分泌腫瘍
規約では WHO 腫瘍組織分類
2010 を受けて神経内分泌腫瘍
のグレードは以下の分類法を採
用した。

	核分裂像*）	Ki-67 指数
NETG1	2 個未満	2％以下
NETG2	2〜20 個	3〜20％
NEC	20 個をこえる	20％をこえる

*）強拡大（0.2 mm²）10 視野中

*13：WHO 内分泌腫瘍組織
分類 2017
本規約より後に作成された
WHO 腫瘍組織分類 2017（内
分泌）で記載された膵臓神経
内分泌腫瘍の組織分類および
グレード分類と，規約との相
違点は以下の通りである。
・膵臓神経内分泌癌（neuro-
endocrine carcinoma）におい
て小細胞型（small cell type）
と大細胞型（large cell type）
が掲載された。
・神経内分泌腫瘍のグレード
分類は以下の分類法を用いる。

	Ki-67 index	核分裂像
G1	<3％	<2/10HPF*）
G2	3-20％	2-20/10HPF*）
G3	>20％	>20/10HPF*）

*）10HPF＝10 高倍視野（2 mm²）

*14：病理学的病期分類
膵癌取扱い規約第 7 版：T 分
類は UICC 7th に準拠してい
るが，取扱い規約と UICC
8th との相違点は以下の通りで
ある。
・UICC 8th では neuroendo-
crine tumor G1, G2 は別途
定められた TNM 分類，Stage
分類が適用された。
・膵癌取扱い規約第 7 版にお
ける T2 と T3 は膵外浸潤の

4　病期分類　**151**

有無で区別されるが，UICC 8th における T 分類は，T2，T3 は腫瘍の大きさを基準としている。

・膵癌取扱い規約第 7 版における T4 は腹腔動脈，上腸間膜動脈への浸潤の有無で区別されるが，UICC 8th における T4 は，腹腔動脈，上腸間膜動脈に加え，総肝動脈へ浸潤した腫瘍も含まれる。

・膵癌取扱い規約第 7 版における N1 は転移の数により N1a および N1b に分類されるが，UICC 8th における N 分類では転移の数により N1，N2 に分類される。

・膵癌取扱い規約第 7 版における Stage ⅡB のうち，T1 あるいは T2 あるいは T3 かつ N1b かつ M0 に該当した場合，UICC 8th では Stage Ⅲ に分類される。

*15：膵臓における領域リンパ節は，規約 7 版では腫瘍の占居部位に関わらず 5，6，7，8a，8p，9，10，11p，11d，12a，12b，12p，13a，13b，14p，14d，17a，17b，18 と定義されているが（規約 33-35 頁に説明あり），UICC/TNM 分類では膵頭頸部と，膵体部や膵尾部の領域リンパ節で異なっている。

*16：領域リンパ節をこえるリンパ節への転移は M1 とする。

*17：M1 のときはその部位を，アルファベット 3 文字を用いて表記するが（序論 6 頁参照），腹膜転移（P），肝転移（H）は本書 157 頁「6.組織学的記載事項」の 7）および 8）に従って記載する。

*18：Tis
Tis は「high-grade PanIN」も含む。

*19：領域リンパ節を郭清した標本を組織学的に検査すると，通常 12 個以上のリンパ節が含まれる。通常の検索個数を満たしていなくても，全てが転移陰性の場合は pN0 に分類する。

(2) リンパ節転移の程度（N）*15（規約 40 頁）

NX：領域リンパ節転移の有無が不明である
N0：領域リンパ節に転移を認めない
N1：領域リンパ節に転移を認める
　　N1a：領域リンパ節に 1～3 個の転移を認める
　　N1b：領域リンパ節に 4 個以上の転移を認める

(3) M 分類（規約 44 頁）

M0：遠隔転移を認めない
M1：遠隔転移を認める*16, 17

(4) Stage 分類（規約 45 頁）

Stage 0	Tis	N0	M0
Stage Ⅰ A	T1（T1a，T1b，T1c）	N0	M0
Stage Ⅰ B	T2	N0	M0
Stage Ⅱ A	T3	N0	M0
Stage Ⅱ B	T1（T1a，T1b，T1c），T2，T3	N1（N1a，N1b）	M0
Stage Ⅲ	T4	Any N	M0
Stage Ⅳ	Any T	Any N	M1

2) UICC/TNM 分類第 8 版（高分化型神経内分泌腫瘍を除く）

pT，pN カテゴリーは T，N カテゴリーに準する。pM については序論 6 頁参照。

(1) T-原発腫瘍

TX：原発腫瘍の評価が不可能
T0：原発腫瘍を認めない
Tis：上皮内癌*18
T1：最大径が 2 cm 以下の腫瘍
　　T1a：最大径が 0.5 cm 以下の腫瘍
　　T1b：最大径が 0.5 cm をこえるが 1 cm 以下の腫瘍
　　T1c：最大径が 1 cm をこえるが 2 cm 以下の腫瘍
T2：最大径が 2 cm をこえるが 4 cm 以下の腫瘍
T3：最大径が 4 cm をこえる腫瘍
T4：腹腔動脈，上腸間膜動脈，および/または総肝動脈に浸潤する腫瘍

(2) N-領域リンパ節*19

NX：領域リンパ節の評価が不可能
N0：領域リンパ節転移なし
N1：1～3 個の領域リンパ節転移
N2：4 個以上の領域リンパ節転移

（3） M–遠隔転移

M0：遠隔転移なし

M1：遠隔転移あり

（4） 病期

0 期	Tis		N0	M0
ⅠA 期	T1（T1a，T1b，T1c）		N0	M0
ⅠB 期	T2		N0	M0
ⅡA 期	T3		N0	M0
ⅡB 期	T1（T1a，T1b，T1c），T2，T3		N1	M0
Ⅲ期	T1（T1a，T1b，T1c），T2，T3		N2	M0
	T4		N に関係なく	M0
Ⅳ期	T に関係なく		N に関係なく	M1

3）UICC/TNM 分類第 8 版（高分化型神経内分泌腫瘍：膵臓 G1 および G2）[20]

本分類法は膵臓の高分化型神経内分泌腫瘍（カルチノイド腫瘍および非定型カルチノイド腫瘍）に適用する。

（1） T–原発腫瘍[21]

TX：原発腫瘍の評価が不可能

T0：原発腫瘍を認めない

T1：膵臓に限局し[22]，最大径が 2 cm 以下の腫瘍

T2：膵臓に限局し[22]，最大径が 2 cm をこえるが 4 cm 以下の腫瘍

T3：膵臓に限局し[22]，最大径が 4 cm をこえる腫瘍，または十二指腸もしくは胆管に浸潤する腫瘍

T4：隣接する臓器に浸潤する腫瘍（胃，脾臓，結腸，副腎），または大血管壁（腹腔動脈または上腸間膜動脈）に浸潤する腫瘍[23]

（2） N–領域リンパ節[24]

NX：領域リンパ節の評価が不可能

N0：領域リンパ節転移なし

N1：領域リンパ節転移あり

（3） M–遠隔転移

M0：遠隔転移なし

M1：遠隔転移あり

M1a：肝転移のみ

M1b：肝外転移のみ

M1c：肝転移および肝外転移

*20：高異型度の神経内分泌癌は対象外であり，膵臓癌の分類基準に従って分類する。

*21：T に関係なく，多発腫瘍には（m）を表記する。

*22：隣接する膵周囲脂肪組織への浸潤は含まれるが，隣接する臓器への浸潤は除外される。

*23：下線部は UICC 8th Edition Errata（25 May 2018）の内容を受けて変更。

*24：領域リンパ節の定義は，各部位の癌腫（膵癌）の項目に示されるものに準ずる（UICC/TNM 分類第 8 版）。

(4) 病期

Stage I	T1		N0	M0
Stage II	T2，T3		N0	M0
Stage III	T4		N0	M0
	Tに関係なく		N1	M0
Stage IV	Tに関係なく		Nに関係なく	M1

5 断端・遺残腫瘍分類

1) 断端（規約57頁）

(1) 膵切除断端（PCM：pancreatic cut end margin）

PCMX：癌浸潤が不明である

PCM0：癌浸潤を認めない

PCM1：癌浸潤を認める

PCM1e：上皮内癌のみを認める場合[25]

PCM1i：浸潤癌を認める場合[25, 26]

(2) 胆管切除断端（BCM：bile duct cut end margin）

BCMX：癌浸潤が不明である

BCM0：癌浸潤を認めない

BCM1：癌浸潤を認める

BCM1e：上皮内癌のみを認める場合[25]

BCM1i：浸潤癌を認める場合[25, 26]

(3) 膵周囲剥離面（DPM：dissected peripancreatic tissue margin）

DPMX：癌浸潤が不明である

DPM0：癌浸潤を認めない

DPM1：癌浸潤を認める

剥離面までの距離は，膵周囲浸潤の有無にかかわらず記載する。

SMA margin, posterior margin, portal vein groove margin, anterior surface までの距離計測[27]には inking が望ましい。

2) 遺残度（規約57頁）

原発巣を含めて切除が行われた場合，その組織学的，肉眼的な遺残腫瘍（residual tumor：R）の状態を以下のごとく分類する。

RX：不明

R0：遺残腫瘍を認めない[28]

R1：病理組織学的検索で，遺残腫瘍を認める

R2：肉眼的に遺残腫瘍を認める

---

*25：所見記号の後ろに続く接尾辞 e, i, はそれぞれ epithelium, invasive を意味する。

*26：上皮内癌と浸潤癌の両者を認める場合も含む。

*27：NCCN guideline（規約2015, 英語版2017）では DPM をさらに細分化しており, SMA margin, Posterior margin, Portal vein groove margin, Anterior surface とし, 断端までの距離を記載することを推奨している。これは最新の NCCN guideline（2019）も同様である。

*28：「R0の場合，断端から癌浸潤部までの最も近接する距離（mm）を記載することが望ましい」としている（規約57頁）。

154 膵癌

6 組織学的記載事項

1) 脈管侵襲

本規約ではリンパ管侵襲，静脈侵襲[*29]の程度を4段階に分類する．侵襲が不確実な場合，ly0，v0とする．

(1) リンパ管侵襲（ly）（規約66頁）
ly0：認められないもの
ly1：軽微なもの
ly2：中等度のもの
ly3：高度のもの
注）リンパ管侵襲が不確実な場合は，ly0にする．

(2) 静脈侵襲（v）（規約66頁）
v0：認められないもの
v1：軽微なもの
v2：中等度のもの
v3：高度のもの
注）静脈侵襲が不確実な場合は，v0にする．

2) 神経浸潤（ne）（規約66頁）

本規約では神経浸潤[*30]を4段階に分類する[*31]．
ne0：認められないもの
ne1：軽微なもの
ne2：中等度のもの
ne3：高度のもの

3) 浸潤増殖様式（INF）（規約66頁）

癌巣の辺縁部における最も優勢な浸潤様式を以下のように分類する．
INFa：癌巣が膨張圧排性の発育を示し，周囲組織との間に一線が画されるもの
INFb：INFaとINFcの間にあるもの
INFc：癌巣がバラバラに浸潤し，周囲組織との境界が不明瞭なもの

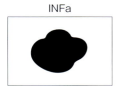 INFa
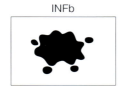 INFb
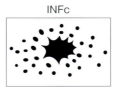 INFc

4) 癌の間質量（規約66頁）

癌組織中の間質結合織の量により以下のように分類する．
髄様型 medullary type（med）：間質量のきわめて少ないもの

[*29]：リンパ管侵襲，静脈侵襲
・UICC 8thではリンパ管侵襲を3段階，静脈侵襲を4段階に分類する．
（1）Lymphatic Invasion
　LX：Lymphatic invasion cannot be assessed
　L0：No lymphatic invasion
　L1：Lymphatic invasion
（2）Venous invasion
　VX：Venous invasion cannot be assessed
　V0：No venous invasion
　V1：Microscopic venous invasion
　V2：Macroscopic venous invasion
・リンパ管侵襲と静脈侵襲を一括にlymph-vascular invasion（LVI）として評価することもある．

[*30]：神経浸潤
・UICC 8thでは神経浸潤を3段階に分類する．
PnX：Perineural invasion cannot be assessed
Pn0：No perineural invasion
Pn1：Perineural invasion

[*31]：膵外神経叢浸潤
膵外神経叢（PL）浸潤の有無は，別に規定する．

中間型 intermediate type（int）：髄様型と硬性型の中間にあるもの
硬性型 scirrhous type（sci）：間質量の多いもの

5) 主膵管内進展（mpd）（規約 67 頁）

浸潤癌において，浸潤部の範囲をこえてみられる主膵管内の腫瘍の拡がりの有無を記載する。

mpdx：判定できない場合
mpd0：認められないもの
mpd1：認められるもの[*32]

＊32：主膵管内進展（mpd1）
主膵管内進展の距離を記載する（図3）。膵頭十二指腸切除または膵体尾部切除材料では，切除断端からの距離も記載する。なお膵管内腫瘍の進展は図1（本書149頁）を参考にして記載し，膵管内腫瘍由来の浸潤癌における主膵管内進展は図3に準じること。

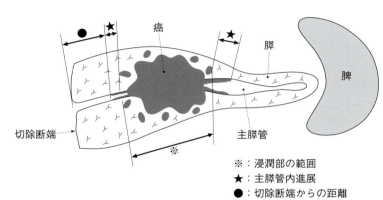

図3　主膵管内進展の計測
★●を計る。

※：浸潤部の範囲
★：主膵管内進展
●：切除断端からの距離

6) 局所進展因子

以下に示す（1）〜（8）の所見は TNM と同じように，診断時期によって，すなわち臨床所見（clinical findings），手術所見（surgical findings），病理所見（pathological findings）および総合所見（final findings）を，それぞれ接頭辞（小文字：c, s, p, f）を所見記号（大文字）の前につけて表す。あわせて，化学療法や放射線療法など，多モダリティ治療の最中または後に所見判定が行われる場合には，各カテゴリーの前に接頭辞 y を付記して区別する（規約 10-11 頁参照）。

(1)　胆管浸潤（CH）（規約 14 頁）
　　CHX：判定不能
　　CH0：なし
　　CH1：あり[*33]

＊33：胆管浸潤（CH1：あり）
組織学的には胆管線維筋層あるいはそれより胆管内腔側への浸潤をさす。

(2)　十二指腸浸潤（DU）（規約 14 頁）
　　DUX：判定不能
　　DU0：なし
　　DU1：あり[*34]

＊34：十二指腸浸潤（DU1：あり）
組織学的には十二指腸筋層あるいはそれより十二指腸内腔側への浸潤をさす。

(3)　膵前方組織への浸潤（S）（規約 14 頁）
　　SX：判定不能

S0：なし
S1：あり[*35]

(4) 膵後方組織への浸潤（RP）（規約 14 頁）
RPX：判定不能
RP0：なし
RP1：あり[*36]

(5) 門脈系への浸潤（PV）[*37]（規約 14 頁）
PVX：判定不能
PV0：なし
PV1：あり[*38]

(6) 動脈への浸潤（A）[*39]（規約 14 頁）
AX：判定不能
A0：なし
A1：あり[*40]

(7) 膵外神経叢浸潤（PL）[*41]（**図 4**）（規約 14 頁）
PLX：判定不能
PL0：なし
PL1：あり

(8) 他臓器への浸潤（OO）[*42]（規約 14 頁）
OOX：判定不能
OO0：なし
OO1：あり

7）腹膜転移（P）（規約 44 頁）[*43]
P0：腹膜転移を認めない
P1：腹膜転移を認める
UICC-TNM 表記では M1（PER）

8）肝転移（H）（規約 44 頁）[*43]
H0：肝転移を認めない
H1：肝転移を認める
UICC-TNM 表記では M1（HEP）

9）腹腔洗浄細胞診（CY）[*44]（規約 44 頁）
開腹直後に，腹水がある場合は腹水を，ない場合は生理食塩液 100 mL を静かに腹腔内に注入し，Douglas 窩より洗浄液を採取して検査を行う。
CYX：腹腔洗浄細胞診を行っていない

[*35]：膵前方組織への浸潤（S1：あり）
膵前方組織（線維結合組織，脂肪組織など）への浸潤。漿膜面に露出する浸潤を認める場合や膵に隣接する大網，小網，結腸間膜などが腫瘍の浸潤によって癒着している場合もS1とし，その由記載する。

[*36]：膵後方組織への浸潤（RP1：あり）
膵後方組織（線維結合組織，脂肪組織など）への浸潤をさす。SおよびRPは，膵をこえた腫瘍進展の有無を評価し癌取扱い規約のT3を規定する因子となる。S1かRP1か を決めがたい場合は，便宜的にRP1とする。

[*37]：門脈系
門脈系とは，門脈（PVp），上腸間膜静脈（PVsm），脾静脈（PVsp）とする。

[*38]：門脈系への浸潤（PV1：あり）
組織学的には外膜を含む静脈壁への浸潤をさす。

[*39]：動脈
動脈とは，上腸間膜動脈（Asm），腹腔動脈（Ace），総肝動脈（Ach），脾動脈（Asp）とする。

[*40]：動脈への浸潤（A1：あり）
組織学的には外膜を含む動脈壁への浸潤をさす。

[*41]：膵外神経叢
膵外神経叢を同定するのが困難な場合は判定不能とする。

[*42]：他臓器
他臓器とは副腎，胃，大腸，脾臓，腎静脈，腎，下大静脈，大動脈などで浸潤臓器を明記する。

[*43]：腹膜転移および肝転移は予後因子として重要であり，それ以外の遠隔転移とは別に扱ってきた伝統に配慮し，これらは別表記とした。M0は当然H0P0であるので，M0と記載するだけで十分である（規約 44 頁）。

[*44]：CY1は現規約ではM1にはせず今後の検討課題とする。

6 組織学的記載事項 **157**

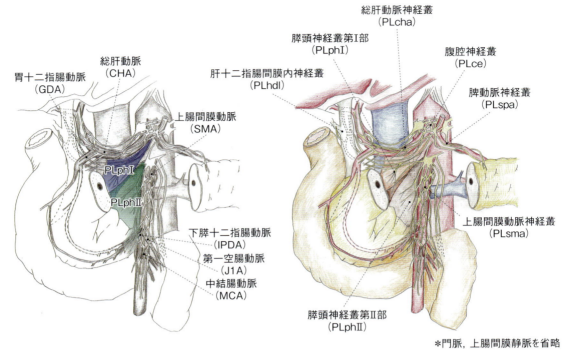

図4　膵外神経叢

CY0：腹腔洗浄細胞診で癌細胞を認めない
CY1：腹腔洗浄細胞診で癌細胞を認める

10) 治療効果判定[*45]　（規約111頁）

- 対象は術前治療後の手術症例における原発巣とする（生検検体は対象としない）。
- 効果判定は，生存し得ると判断される癌細胞の残存率を目安に行う。
- 治療効果は原則として浸潤巣のみの変化で判定する（治療後組織に上皮内成分のみが残存しているものは Grade 4 と判定される）。

Grade 1：軽度の効果あるいは無効（Poor or no response）：
　　治療による効果が乏しい（癌の推定残存率が50％以上）
　Grade 1a：癌の推定残存率が90％以上
　Grade 1b：癌の推定残存率が50％以上かつ90％未満
Grade 2：中等度の効果（Moderate response）：
　　生存し得ると判断される癌細胞が中等量認められる（癌の推定残存率が10％以上かつ50％未満）
Grade 3：高度の効果（Marked response）：
　　生存し得ると判断される癌細胞が少量しか認められない（癌の推定残存率が10％未満）
Grade 4：完全奏効（Complete response）：
　　生存し得ると判断される癌細胞を認めない

[*45]：膵癌に対する術前治療の組織学的効果判定について
臨床的意義のエビデンスが明確となっている Evans 分類ならびに CAP 分類（規約112頁参照）と比較可能である。

本分類の Evans 分類，CAP 分類との対応表

本分類	Evans 分類	CAP 分類
Grade 1a	Grade I	Grade 3
Grade 1b	Grade IIa	
Grade 2	Grade IIb	Grade 2
Grade 3	Grade III	Grade 1
Grade 4	Grade IV	Grade 0

第 9 章

肺　癌

臨床・病理　肺癌取扱い規約

第 8 版（2017 年 1 月）

日本肺癌学会　編　準拠

肺癌取扱い規約委員会（肺癌取扱い規約統括委員会）
　　委員長　　　淺村　尚生
　　副委員長　　中島　　淳
　　委　員　　　磯部　　宏　　大林　千穂　　近藤　晴彦　　坂井　修二　　佐藤　之俊　　鈴木　健司
　　　　　　　　樋田　豊明　　佐川　元保（肺がん検診委員会）

TNM 分類委員会（2014 年 11 月 17 日〜2016 年 12 月 21 日）
　　委員長　　　中島　　淳
　　副委員長　　伊豫田　明
　　委　員　　　今西　直子　　大久保憲一　　奥村明之進　　唐澤　克之　　國頭　英夫　　後藤　明輝
　　　　　　　　小林　国彦　　近藤　晴彦　　瀬戸　貴司
　　　（五十音順）

画像診断委員会（2014 年 11 月 17 日〜2016 年 12 月 21 日）
　　委員長　　　坂井　修二
　　副委員長　　足立　秀治
　　委　員　　　赤嶺　晋治　　芦澤　和人　　大野　　康　　小野　修一　　栗山　啓子　　児島　　章
　　　　　　　　小林　　健　　佐々木信一　　鈴木　健司　　関根　康雄　　原　　眞咲　　森　　清志
　　　（五十音順）

手術記載検討委員会（2014 年 11 月 17 日〜2016 年 12 月 21 日）
　　委員長　　　近藤　晴彦
　　副委員長　　永安　　武
　　委　員　　　遠藤　俊輔　　大出　泰久　　竹之山光広　　中島　　淳　　中田　昌男　　松村　輔二
　　　　　　　　南　　優子　　吉田　純司　　吉村　雅裕　　渡辺　俊一
　　　（五十音順）

病理診断委員会・ガイドライン病理小委員会合同委員会（2014 年 11 月 17 日〜2016 年 12 月 21 日）
肺癌取扱い規約−病理診断委員会
　　委員長　　　大林　千穂
　　副委員長　　谷田部　恭
　　委　員　　　武島　幸男　　蔦　　幸治　　鍋島　一樹　　仁木　利郎　　野口　雅之　　東山　聖彦
　　　　　　　　松野　吉宏　　元井　紀子　　吉澤　明彦

ガイドライン−病理小委員会
　　委員長　　　石川　雄一
　　副委員長　　石井源一郎
　　委　員　　　岡本　賢三　　河原　邦光　　酒井　康裕　　佐藤　之俊　　田口　健一　　中谷　行雄
　　　　　　　　林　雄一郎　　廣島　健三　　南　　優子
　　　（五十音順）

細胞診判定基準改訂委員会（2014 年 11 月 17 日〜2016 年 12 月 21 日）
　　委員長　　　佐藤　之俊
　　副委員長　　廣島　健三
　　委　員　　　伊豫田　明　　薄田　勝男　　大林　千穂　　河原　邦光　　斎藤　泰紀　　佐藤　雅美
　　　　　　　　武島　幸男　　蔦　　幸治　　羽場　礼次　　三浦　弘之　　吉澤　明彦
　　オブザーバー　宝来　　威
　　協力委員　　遠藤　千顕　　柿沼　廣邦　　竹中　明美　　三宅　真司

中皮腫細胞診評価ワーキンググループ（2013 年 2 月 19 日〜2014 年 11 月 16 日）
　　グループ長　亀井　敏昭

メンバー 　　青江　啓介　　秋田　弘俊　　大林　千穂　　岡　　輝明　　河合　俊明　　河原　邦光
　　　　　　 　　武島　幸男　　辻村　　亨　　鍋島　一樹　　畠　　　榮　　平野　　隆　　廣島　健三
　　　　　　 　　前田昭太郎　　松野　吉宏

（五十音順）

気管支鏡委員会（2014 年 11 月 17 日〜2016 年 12 月 21 日）
　委員長　　　　磯部　　宏
　副委員長　　　坂　　英雄
　委　　員　　　今村　文生　　大谷　圭志　　大野　　康　　鏑木　孝之　　栗本　典昭　　桜田　　晃
　　　　　　　　品川　尚文　　澁谷　　潔　　須甲　憲明　　立原　素子　　栂　　博久　　中島　崇裕
　　　　　　　　姫路　大輔　　別所　昭宏

（五十音順）

治療効果判定規準委員会（2014 年 11 月 17 日〜2016 年 12 月 21 日）
　委員長　　　　樋田　豊明
　副委員長　　　今村　文生
　委　　員　　　石川　暢久　　一木　昌郎　　海老　規之　　小栗　鉄也　　北川智余恵　　木下　一郎
　　　　　　　　上月　稔幸　　西條　康夫　　柴田　和彦　　菅原　俊一　　砂長　則明　　関　　順彦
　　　　　　　　中村　洋一　　原　　眞咲　　平島　智徳　　渡邉　裕一

（五十音順）

肺がん検診委員会（旧「集団検診委員会」）（2014 年 11 月 17 日〜2016 年 12 月 21 日）
　委員長　　　　佐川　元保
　副委員長　　　中山　富雄
　委　　員　　　芦澤　和人　　遠藤　千顕　　小林　　健　　佐藤　雅美　　澁谷　　潔　　祖父江友孝
　　　　　　　　西井　研治　　原田　眞雄　　前田寿美子　　丸山雄一郎　　三浦　弘之　　村田喜代史
（五十音順）

> 領域横断的がん取扱い規約　チェックリスト

肺癌

1 臨床情報

臨床診断	
切除方式	（術式）□肺葉切除術　□区域切除術　□部分（楔状）切除術　□その他
術前治療の有無	□なし　　　□あり　　　（治療法）

胸膜浸潤	PL（0, 1, 2, 3）	肺内転移	PM（0, 1, 2, 3）
胸膜播種	D（0, 1）	胸膜プラーク	Plq（0, 1）

臨床病期分類　　　　癌取扱い規約第 8 版
　　　　　　　　　　─────────── T　　　N　　　M　　　Stage
　　　　　　　　　　UICC/TNM 第 8 版

2 原発巣

□単発　□多発（　個）	
部位　　□右（R）　□左（L）　□上葉（U）　□中葉（M）　□下葉（L）	
気管支 B（　Ⅱ　Ⅲ　Ⅳ　Ⅴ　）　　　区域名 S	
病変全体径（肉眼）　　×　　×　　cm	
（顕微鏡的評価）　　×　　×　　cm　　　　　浸潤径　　　cm	

3 組織型およびグレード

組織型	Grade

4 病期分類

癌取扱い規約第 8 版
─────────── pT　　　pN　　　□cM0　□pM1　Stage
UICC/TNM 第 8 版

5 断端※・遺残腫瘍分類

気管支断端 Br（−, +）　br（−, +）　　肺動脈断端 PA（−, +）　pa（−, +）
肺静脈断端 PV（−, +）　pv（−, +）　　胸壁切除縁 CW（−, +）　cw（−, +）
その他の断端　　　　　　　　　　　　　　　　　　　※断端陰性の場合は断端からの距離を記載（mm）

□RX：遺残腫瘍の評価不能
□R0　遺残なし　　　　□遺残あり　　　□R1（顕微鏡的遺残）　　　□R2（肉眼的遺残）
□R0（un）　　　　　　□R1（is）　　　□R1（cy+）

6 組織学的記載事項

	癌取扱い規約第 8 版	UICC/TNM 第 8 版	領域横断的がん取扱い規約
脈管侵襲　リンパ管侵襲	Ly（X, 0, 1）	L（X, 0, 1）	Ly（X, 0, 1a, 1b, 1c）
血管浸潤	V（X, 0, 1, 2）	V（X, 0, 1, 2）	V（X, 0, 1a, 1b, 1c, 2）
神経周囲浸潤		Pn（X, 0, 1）	Pn（X, 0, 1a, 1b, 1c）
胸膜浸潤（pl）	pl（0, 1, 2, 3）		
肺内転移	pm（0, 1, 2, 3）		
胸水	E（0, 1）		
胸水細胞診（顕微鏡的検査）	E（−, ±, +, 不適, 未検）		
開胸時胸腔内洗浄細胞診	PLC-pre（−, ±, +, 不適, 未検）		
閉胸前胸腔内洗浄細胞診	PLC-post（−, ±, +, 不適, 未検）		
リンパ節転移度※	n（　/　）		
治療効果判定	Ef（0, 1a, 1b, 2, 3）		

※転移陽性リンパ節総数/提出リンパ節総数（提出部位毎に評価）

I　総　論

1) 対象

　ここでいう肺癌とは日本肺癌学会組織分類第8版（WHO腫瘍組織分類第4版に準ずる）に含まれる肺原発の悪性上皮性腫瘍を指し，本書ではそれらに対する手術検体の記載法について提示する[*1]。

2) 記載法の原則

(1) 国際分類である UICC/IASLC の TNM 病期分類，WHO 腫瘍組織分類に全面的に準拠する。（規約　第8版　序）

(2) 所見記号の前に使用する接頭辞は以下の通りとする。（規約10頁，他）

　　c記号：治療前の臨床的評価を元に行われた場合

　　p記号：病理学的組織検索の結果得られた所見を反映させた場合

　　y記号：なんらかの治療中あるいは治療後に評価した場合

　　r記号：無病期間の後に再発した腫瘍を分類する場合

　　a記号：分類を剖検によって行った場合

II　記載事項

1　臨床情報

1) 切除方法 （規約52-53頁）

　肺全摘術，肺葉切除術（二葉切除術），区域切除術，部分（楔状）切除術，残肺全摘術，残肺葉切除術（残肺二葉切除術），気管および気管支切除術

2) 合併切除

　切除臓器：胸膜，縦隔脂肪織，神経，胸壁，胸椎，心膜，横隔膜，など

3) 術前治療の有無

　a. なし

　b. あり（化学療法，放射線療法，化学放射線療法など）

2　原発巣

1) 占居部位 （規約53-54頁）

(1) 【側性】[*2] R（右側），L（左側）

　　【肺葉】[*2,3] U（上葉），M（中葉），L（下葉）

(2) 肺癌の浸潤している気管支名を記し，可能であれば次数を記載する[*4]。

　　　　例：B^3a（Ⅲ），B^2bi（Ⅳ）

(3) 肺癌の浸潤している区域名を記す。

　　　　例：S^3a，S^2b

(4) 肺癌の初発部位が明らかなときは各記号に下線を引く。

◆UICC/TNM分類第8版およびWHO腫瘍組織分類との対照
・UICC/TNM分類第8版の病期分類（組織に関してはWHO腫瘍組織分類）に関係する（あるいは共通する）記載は本文では青字，側注では青囲みを用いて表記している。

[*1]：以下，本章での「規約」は「肺癌取扱い規約第8版」（2017年1月）を指す。

[*2]：肺癌の浸潤が，接する2つの肺葉にまたがっている場合は主たる領域を先に書き，その次に浸潤の及んでいる肺葉を書き加える（例：RUM）。浸潤が3つの肺葉にまたがっている場合には，相隣れる肺葉のうち，より多く浸潤する方を先に記す（例：RULM，RUML）。

[*3]：分葉が不完全な場合は，葉気管支の支配域によってこれを分ける。

[*4]：気管はTr，右主幹はRMB，左主幹はLMB，上幹はBu，中間幹はBint，下幹はBl，中葉支はBm，上区支は$B^{1,2,3}$，舌区支は$B^{4,5}$と記す。区域気管支をⅡ次気管支とする（規約54頁）。

2　原発巣　**163**

例：RUM

$\underline{B^3a(Ⅲ)}$, $B^2b(Ⅲ)$, $B^1b(Ⅲ)$, $B^1a(Ⅲ)$

S^3a, S^2b, S^1b, S^1a

*5：単位は cm とし，数値が大きい順に記載する。
例1：4.6×3.6×2.7 cm，
例2：1.2×0.8×0.7 cm

2) 腫瘍の大きさ[*5]（規約 54 頁，117 頁）

原発巣の大きさを測れるものでは，長径，短径，およびそれらに直交する高さ（深さ）を記載する。原則として，術中あるいは切除直後の標本での測定サイズを記載する。含気の状況などに伴い切除標本での測定においては不正確となる場合には，HR-CT（高分解能 CT）などによる測定サイズを代用してよい。また，病理学的検索での大きさは別途病理報告に記載されるものとする。

［病理記載］

(1) 全体径は通常肉眼的に測定し，新鮮標本またはホルマリン固定標本に割を入れ，定規を用いて 3 方向（長径，短径，およびそれらに直交する高さ）を測定する。顕微鏡的観察後に炎症や線維化など，非腫瘍領域を含んでいた場合には再評価する。

(2) 迅速診断や新鮮検体採取による欠損が生じている場合，画像所見との乖離がある場合，肉眼的計測ができない場合には高分解能 CT 画像などによる臨床での測定値を参考にしてもよい。

(3) 浸潤径とは顕微鏡的に観察し，上皮内成分癌を除いた浸潤領域の最大径とする。これはすべての組織型において適用される。

(4) 腺癌においては置換性増殖領域を除いた浸潤領域を測定する。その際，線維化巣は辺縁の一部にのみ腫瘍が存在する場合を除き，測定値に含める。虚脱線維化は上皮内腺癌の範囲であることから，浸潤径には含まない。置換性増殖領域内に複数の浸潤領域が存在する場合には，最大のものを浸潤径とし，総和としない。

(5) 浸潤性粘液癌やコロイド腺癌の腫瘍径は置換性増殖領域や粘液のみの領域も含む。

*6：STAS（spread through air spaces）：主腫瘍の辺縁を越える肺実質肺胞腔（気腔）内への腫瘍細胞の広がりをさす（規約 86 頁参照）。

(6) 主腫瘍より外に存在するリンパ管・脈管侵襲，多発栗粒状の結節，STAS[*6]は腫瘍径に含まない。

(7) 標本の最大割面が複数のブロックにまたがる場合には肉眼や CT サイズを参考にする。

3) 腫瘍の性状（肉眼）

(1) **胸膜浸潤**（規約 54 頁）

PL0：癌組織が肉眼的に臓側胸膜に達していない

PL1：癌組織が肉眼的に臓側胸膜に達しているが明らかには露出していない

PL2：癌組織が肉眼的に臓側胸膜表面に明らかに露出している

*7：PL3 では浸潤臓器名を記載する。

*8：葉間 PL3 は「分葉の有無にかかわらず，癌組織が肉眼的に葉間を越えて隣接肺葉に及んでいる場合」と規定している（規約 55 頁）。

PL3：癌組織が肉眼的に壁側胸膜を越え，連続的に胸壁，横隔膜，縦隔臓器あるいは分葉の有無にかかわらず葉間を越えて隣接肺葉に及んでいる[*7,8]

(2) **胸膜播種**（規約 55 頁）

D0：なし

164 肺癌

D1：あり

(3) **肺内転移**[9, 10, 11] （規約 56 頁）

PM0：臨床的に肺内転移を認めない

PM1：臨床的に原発巣と同一肺葉のみに肺内転移を認める

PM2：臨床的に原発巣と同側の異なる肺葉に肺内転移を認める

PM3：臨床的に原発巣の対側肺に肺内転移を認める

(4) **胸膜プラーク** （規約 59 頁）

Plq0：胸膜プラークを認めない

Plq1：肉眼的に胸膜プラークを認める

3 組織型

1) 組織型 （規約 70 頁）　　　　　　　　　　　　　　　ICD-O コード

Ⅰ．上皮性腫瘍

A　腺癌　Adenocarcinoma　　　　　　　　　　　　　　　　8140/3

　a．浸潤性腺癌

　　　置換型腺癌　Lepidic adenocarcinoma　　　　　　　　　8250/3

　　　腺房型腺癌　Acinar adenocarcinoma　　　　　　　　　 8550/3

　　　乳頭型腺癌　Papillary adenocarcinoma　　　　　　　　 8260/3

　　　微小乳頭型腺癌　Micropapillary adenocarcinoma　　　　8265/3

　　　充実型腺癌　Solid adenocarcinoma　　　　　　　　　　8230/3

　b．特殊型腺癌

　　　浸潤性粘液性腺癌　Invasive mucinous adenocarcinoma　　8253/3

　　　粘液・非粘液混合腺癌　Mixed invasive mucinous and non-mucinous

　　　　adenocarcinoma　　　　　　　　　　　　　　　　　8254/3

　　　コロイド腺癌　Colloid adenocarcinoma　　　　　　　　8480/3

　　　胎児型腺癌　Fetal adenocarcinoma　　　　　　　　　　8333/3

　　　腸型腺癌　Enteric adenocarcinoma　　　　　　　　　　8144/3

　c．微少浸潤性腺癌

　　　微少浸潤性腺癌非粘液性　Minimally invasive adenocarcinoma, non-muci-

　　　　nous　　　　　　　　　　　　　　　　　　　　8256/3[12]

　　　微少浸潤性腺癌粘液性　Minimally invasive adenocarcinoma, mucinous

　　　　　　　　　　　　　　　　　　　　　　　　　　　8257/3

　d．前浸潤性病変

　　　異型腺腫様過形成　Atypical adenomatous hyperplasia　　8250/0

　　　上皮内腺癌　Adenocarcinoma *in situ*　　　　　　　　8140/2

　　　上皮内腺癌非粘液性　Adenocarcinoma *in situ*, non-mucinous　8140/2

　　　上皮内腺癌粘液性　Adenocarcinoma *in situ*, mucinous　8253/2

B　扁平上皮癌　Squamous cell carcinoma　　　　　　　　　　8070/3

　　　角化型扁平上皮癌　Keratinizing squamous cell carcinoma　8071/3

＊9：肺内副腫瘍結節で，臨床上（画像など）原発巣からの転移と考えられるものを肺内転移（pulmonary metastasis/metastases, PM）としている。

＊10：肺内転移が存在する場合は，肺葉名を記載する。記載例：PM2，RU

＊11：PM1〜3 は肺内転移の個数によらない。

＊12：2019 年 7 月 26 日にコードが変更された。詳しくは日本肺癌学会のホームページを参照のこと。

非角化型扁平上皮癌	Non-keratinizing squamous cell carcinoma	8072/3
類基底細胞型扁平上皮癌	Basaloid squamous cell carcinoma	8083/3

a. 前浸潤性病変

異形成	Dysplasia	8077/2
上皮内扁平上皮癌	Squamous cell carcinoma *in situ*	8070/2

C　神経内分泌腫瘍 Neuroendocrine tumours

小細胞癌	Small cell carcinoma	8041/3
混合型小細胞癌	Combined small cell carcinoma	8045/3
大細胞神経内分泌癌	Large cell neuroendocrine carcinoma	8013/3
混合型大細胞神経内分泌癌	Combined large cell neuroendocrine carcinoma	8013/3
カルチノイド腫瘍	Carcinoid tumours	
定型カルチノイド	Typical carcinoid	8240/3
異型カルチノイド	Atypical carcinoid	8249/3

a. 前浸潤性病変

びまん性特発性肺神経内分泌細胞過形成	Diffuse idiopathic pulmonary neuroendocrine cell hyperplasia	8040/0

D　大細胞癌	Large cell carcinoma	8012/3
E　腺扁平上皮癌	Adenosquamous carcinoma	8560/3
F　肉腫様癌	Sarcomatoid carcinoma	8033/3
多形癌	Pleomorphic carcinoma	8022/3
紡錘細胞癌	Spindle cell carcinoma	8032/3
巨細胞癌	Giant cell carcinoma	8031/3
癌肉腫	Carcinosarcoma	8980/3
肺芽腫	Pulmonary blastoma	8972/3
G　分類不能癌		
リンパ上皮腫様癌	Lymphoepithelioma-like carcinoma	8082/3
NUT 転座癌	NUT carcinoma	8023/3
H　唾液腺型腫瘍	Salivary gland-type tumours	
粘表皮癌	Mucoepidermoid carcinoma	8430/3
腺様囊胞癌	Adenoid cystic carcinoma	8200/3
上皮筋上皮癌	Epithelial-myoepithelial carcinoma	8562/3

I　その他[13]

*13：非上皮性腫瘍，リンパ腫など。規約 71, 72 頁参照。

2) 組織学的グレード分類 （規約 5 頁, 118 頁）

・G1 = 高分化型，G2 = 中分化型，G3 = 低分化型，G4 = 未分化型に相当する。

・小細胞癌，大細胞癌，肉腫様癌は G4 とする。

・浸潤性腺癌の場合，G1 は置換型腺癌，G3 は充実型腺癌および微小乳頭型腺癌，それ以外は G2 とする。

4 病期分類

1) 癌取扱い規約（UICC/TNM 分類第 8 版に準拠）

pT[14]，pN，pM 各分類は T，N，M 各分類に準ずる。ただし浸潤性増殖を示す部分の最大径を「充実成分径」に置き換えて分類を行う。

(1) T 分類（壁深達度）（規約 3-10 頁）

TX：原発腫瘍の存在が判定できない，あるいは喀痰または気管支洗浄液細胞診でのみ陽性で画像診断や気管支鏡では観察できない

T0：原発腫瘍を認めない

Tis：上皮内癌（carcinoma in situ）[15]：肺野型の場合は，充実成分径 0 cm かつ病変全体径≦3 cm

T1：腫瘍の充実成分径≦3 cm，肺または臓側胸膜に覆われている，葉気管支より中枢への浸潤が気管支鏡上認められない（すなわち主気管支に及んでいない）[16]

　T1mi：微少浸潤性腺癌[17]：部分充実型を示し，充実成分径≦0.5 cm かつ病変全体径≦3 cm

　T1a：充実成分径≦1 cm でかつ Tis・T1mi には相当しない

　T1b：充実成分径＞1 cm でかつ≦2 cm[16]

　T1c：充実成分径＞2 cm でかつ≦3 cm[16]

T2：充実成分径＞3 cm でかつ≦5 cm，または充実成分径≦3 cm でも以下のいずれかであるもの[18]

　・主気管支に及ぶが気管分岐部には及ばない

　・臓側胸膜に浸潤[19]

　・肺門まで連続する部分的または一側全体の無気肺か閉塞性肺炎がある

　T2a：充実成分径＞3 cm でかつ≦4 cm

　T2b：充実成分径＞4 cm でかつ≦5 cm

T3：充実成分径＞5 cm でかつ≦7 cm，または充実成分径≦5 cm でも以下のいずれかであるもの

　・壁側胸膜，胸壁（superior sulcus tumor を含む），横隔神経，心膜[20]のいずれかに直接浸潤[21]

　・同一葉内の不連続な副腫瘍結節[22]

T4：充実成分径＞7 cm，または大きさを問わず横隔膜，縦隔[23]，心臓[20]，大血管，気管，反回神経，食道，椎体，気管分岐部への浸潤，あるいは同側の異なった肺葉内の副腫瘍結節[22]

癌性リンパ管症：以下のように T 因子を判断する。（規約 9 頁）

・原発巣と非連続で同一葉内のみにみられる場合：T3

・同側の異なった肺葉にみられるもの：T4

・対側肺にみられるもの：M1a

---

*14：pT は腫瘍の浸潤径で評価する。

*15：Tis には腺癌と扁平上皮癌の上皮内癌が含まれる。

*16：大きさと無関係に腫瘍の浸潤が気管支内に限局している稀な表層浸潤型のものは，腫瘍が主気管支に及ぶものでも T1a とする。

*17：孤立性の腺癌（最大径 3 cm 以下）で，主に肺胞上皮置換性進展を示し，浸潤性増殖を示す部分の最大径が 5 mm 以下のもの。

*18：腫瘍直径以外に関する特徴を有する T2 腫瘍で，充実成分径が 4 cm 以下または充実成分径が特定できない場合は T2a に，充実成分径が 4 cm を超え 5 cm 以下の場合には T2b と分類する。（UICC/TNN 分類第 8 版の記載事項，規約と共通）

*19：PL（pl）1 は胸膜浸潤とみなされる。腫瘍径が 3 cm 以下であっても PL（pl）1 もしくは 2 の場合は（p）T2a に分類する（規約 8 頁）。

*20：心膜（線維性心膜および漿膜性心膜の壁側板）への直接浸潤は T3 とし，心外膜（漿膜性心膜の臓側板），心臓への浸潤は T4 に分類する（規約 9 頁）。

*21：臓側胸膜と壁側胸膜が線維性に癒着した部分に癌が浸潤している場合，どこまでが臓側胸膜あるいは壁側胸膜の領域かわからないことが多い。臓側胸膜と壁側胸膜が線維性に癒着した部分で弾性線維染色をしても pl の評価が困難な場合は pl1/3 と記載し pT3（adh）とする。このルールは本規約独自のものであり，今後予後の検討を行うものとする（規約 118 頁）。

＊22：同一の組織型であるなど転移と思われる副腫瘍結節（すなわち肺内転移）を認めた場合，その腫瘍が原発巣と同一葉にあれば T3（PM1）または pT3（pm1），同側他葉にあれば T4（PM2）または pT4（pm2），対側肺にあれば M1a（PM3）または pM1a（pm3）に分類する。組織型が異なる場合，同一組織型でも形態，免疫組織化学的，分子生物学的に異なる腫瘍と考えられる場合，扁平上皮癌の場合で一方が上皮内癌の場合などは，同時多発肺癌とする。この場合 TNM 分類はより進行したほうの癌の病期とする（記載例：pT2（m）あるいは pT2（5）など）。（規約 9 頁）

＊23：組織学的に肺門部気管支血管周囲の脂肪組織，結合織のみ，もしくは縦隔胸膜のみの浸潤は T4（縦隔浸潤）にはならない。部分組織だけでは pT4（縦隔，心膜，大血管など）の評価は難しいので執刀医と密な連絡が必要である（規約 119 頁）。

＊24：リンパ節の部位と名称の説明は規約 61 頁以降に掲載。原発部位と領域リンパ節群の対応表は規約 57 頁に掲載。

＊25：リンパ節への腫瘍の直接浸潤もリンパ節転移として分類する（規約 9 頁）。

＊26：ITC（isolated tumor cells）について
ITC については議論のあるところであり，肺癌に取り入れるには時期尚早と考えている病理医も多いが，UICC/TNM 分類第 8 版では以下のように取り決めがなされている（＝規約 9 頁，121 頁）
・リンパ節内に 0.2 mm 未満の ITC を認め，ほかのリンパ節に転移を認めない場合は，pN0 と評価し pN0（i+）と記載する。非形態学的検査で腫瘍細胞の存在が示唆されない，あるいはされた場合は pN0（mol−）あるいは pN0（mol+）とする。センチネルリンパ節において ITC がみられた場合は pN（i+）（sn）と記載する。他のリンパ節に 0.2 mm 以上の転移巣が確認された場合，ITC は考慮しない。

＊組織学的所見による分類
胸壁浸潤癌（pl3 胸壁）：その深達度を T 因子に付加して記載する。（規約 55 頁）
　　pT3a：壁側胸膜まで浸潤している
　　pT3b：胸内筋膜 endothoracic fascia まで浸潤している
　　pT3c：肋骨または胸壁軟部組織まで浸潤している

(2)　N 分類（リンパ節転移）[24, 25]（規約 4 頁）
　pN 分類は臨床 N カテゴリーに準ずる。

　　NX：領域リンパ節転移評価不可能
　　N0：領域リンパ節転移なし
　　N1：同側の気管支周囲かつ/または同側肺門，肺内リンパ節への転移で原発腫瘍の直接浸潤を含める
　　N2：同側縦隔かつ/または気管分岐下リンパ節への転移
　　N3：対側縦隔，対側肺門，同側あるいは対側の前斜角筋，鎖骨上窩リンパ節への転移

＊センチネルリンパ節（規約 121 頁）
　センチネルリンパ節が同定された場合，転移に応じて pN0（sn），pN1（sn），pN2（sn）と記載する。

＊組織学的所見による分類（規約 57 頁）
　n0，n1，n2，n3 のごとく小文字をもって示す。ただし pN0（n0）と判定するには肺門リンパ節（3 個または 3 箇所以上），縦隔リンパ節（#7 リンパ節を含む 3 個または 3 箇所以上），計 6 個または 6 箇所以上のリンパ節を組織学的に検索し，その部位を記載しておくことが望ましい。

＊リンパ流に沿ったリンパ節転移と確認できない腫瘍細胞からなる小結節（規約 121 頁）
　非連続的な腫瘍の進展，血管外進展を示す静脈浸潤，腫瘍細胞によって完全置換された転移リンパ節の可能性がある。病理医によって"腫瘍細胞によって完全置換された転移リンパ節"と判断された場合には，リンパ節として扱い，最終的な pN の決定に寄与する。この場合，通常はスムースな辺縁を示すことが多い。

＊微小転移（規約 121 頁）
　0.2〜2 mm までのリンパ節転移は微小転移とし，pN1（mi），pN2（mi）と記載する。

＊Isolated tumor cells（ITC）[26]（規約 9 頁，121 頁）
　リンパ節内の ITC は転移陽性としない。

(3)　M 分類（遠隔転移）（規約 4 頁）
　　M0：遠隔転移なし

M1：遠隔転移がある[*27]
　　M1a：対側肺内の副腫瘍結節[*22]，胸膜または心膜の結節，悪性胸水（同側・対側），悪性心嚢水[*28]
　　M1b：肺以外の一臓器への単発遠隔転移がある[*29, 30]
　　M1c：肺以外の一臓器または多臓器への多発遠隔転移がある[*29, 30]

pM分類（規約121頁）：転移巣が病理組織学的・細胞学的に評価された場合のみpMを記載する。
　　pM1a：胸腔内洗浄細胞診PLCではない胸水・心嚢水の多くはpM1aと分類する[*31]。同側の壁側もしくは臓側胸膜に生じた非連続性の結節（播種）はpM1aとする。
　　pM1b：遠隔転移が1カ所の場合[*32]
　　pM1c：遠隔転移が複数箇所の場合[*32]

*27：M1は転移臓器によってアルファベット3文字を使用し記載する（規約4頁，序論6頁）。

*28：肺癌におけるほとんどの胸水（心嚢水）は腫瘍によることが多い。しかしながら少数の患者では胸水・心嚢水が血性，滲出性でなく，複数回の細胞診が陰性のことがある。このように胸水・心嚢水が腫瘍に関連していないと判断される場合は，胸水・心嚢水を病期判定の要素から外してM0とする（規約9頁）。

*29：ここには領域外リンパ節への単発転移が含まれる（UICC/TNN分類第8版記載事項，規約と共通）。多発ならばM1cと判定する（規約122頁）。

*30：同側の壁側もしくは臓側胸膜に生じた非連続性の結節（播種）はpM1aとする（規約121頁）。

*31：胸腔内洗浄細胞診（PLC）が陽性であってもpM1aとはしない（規約121頁）。

*32：壁側胸膜外や横隔膜内の独立した腫瘍は個数に応じてpM1bまたはpM1cとする。例えば未分化癌が胸壁内の軟部組織に浸潤し，浸潤巣の近隣にある胸壁軟部組織内リンパ節1個が陽性であった場合にはその転移はpM1bと評価する（規約122頁）。

9
肺癌

4　病期分類　**169**

(4) Stage 分類（進行度）

病期（規約 6 頁）

病　期	T	N	M
潜伏癌	TX	N0	M0
0 期	Tis	N0	M0
ⅠA 期	T1	N0	M0
ⅠA 1 期	T1mi	N0	M0
	T1a	N0	M0
ⅠA 2 期	T1b	N0	M0
ⅠA 3 期	T1c	N0	M0
ⅠB 期	T2a	N0	M0
ⅡA 期	T2b	N0	M0
ⅡB 期	T1a	N1	M0
	T1b	N1	M0
	T1c	N1	M0
	T2a	N1	M0
	T2b	N1	M0
	T3	N0	M0
ⅢA 期	T1a	N2	M0
	T1b	N2	M0
	T1c	N2	M0
	T2a	N2	M0
	T2b	N2	M0
	T3	N1	M0
	T4	N0	M0
	T4	N1	M0
ⅢB 期	T1a	N3	M0
	T1b	N3	M0
	T1c	N3	M0
	T2a	N3	M0
	T2b	N3	M0
	T3	N2	M0
	T4	N2	M0
ⅢC 期	T3	N3	M0
	T4	N3	M0
Ⅳ 期	Any T	Any N	M1
ⅣA 期	Any T	Any N	M1a
	Any T	Any N	M1b
ⅣB 期	Any T	Any N	M1c

5　断端・遺残腫瘍分類

1　断端　（規約58頁）[*33]

(1)　気管支断端（Bronchus，Br/br）

　Br（−）：新鮮標本にて気管支断端部に肉眼的に癌浸潤を認めない。
　Br（＋）：同上を認める。
　br（−）：組織学的気管支断端陰性
　br（＋）：組織学的気管支断端陽性

(2)　肺動脈断端（Pulmonary artery，PA/pa）

　PA（−）：肉眼的肺動脈断端陰性
　PA（＋）：肉眼的肺動脈断端陽性
　pa（−）：組織学的肺動脈断端陰性
　pa（＋）：組織学的肺動脈断端陽性

(3)　肺静脈断端（Pulmonary vein，PV/pv）

　PV（−）：肉眼的肺静脈断端陰性
　PV（＋）：肉眼的肺静脈断端陽性
　pv（−）：組織学的肺静脈断端陰性
　pv（＋）：組織学的肺静脈断端陽性

(4)　胸壁切除縁（Chest wall，CW/cw）

　CW（−）：肉眼的胸壁切除縁陰性
　CW（＋）：肉眼的胸壁切除縁陽性
　cw（−）：組織学的胸壁切除縁陰性
　cw（＋）：組織学的胸壁切除縁陽性

(5)　その他の断端

壁側胸膜（PP/pp），縦隔胸膜（MedP/medp），縦隔脂肪織（MedFT/medft），椎体（Ver/ver），横隔膜（Dia/dia），心膜（Per/per），左心房（LA/la），右心房（RA/ra），上大静脈（SVC/svc），気管（Tr/tr），大動脈（Ao/ao），食道（Es/es），肝（Li/li），鎖骨下動静脈（SCA/SCV，sca/scv），腕神経叢（BP/bp），胸腔内末梢神経（PhrN/VagN/RecN，phrn/vagn/recn）

2　残存病変　（R分類–治療後の遺残腫瘍の有無）（規約5頁，59頁，120頁）

　RX：遺残腫瘍の評価不能
　R0：遺残腫瘍なし
　R1：顕微鏡的遺残腫瘍

　　　①断端陽性，②郭清リンパ節に節外浸潤を認めた場合，③（洗浄ではない）胸水・心嚢水が陽性

[*33]：肉眼的癌浸潤の有無の判定はアルファベット大文字を，組織学的に検索した結果はアルファベット小文字を用いて記載する。陰性の場合は断端からの距離（mm）を記載する。

R2：肉眼的遺残腫瘍：
　　　① 断端陽性，② 郭清リンパ節の切離縁において被膜外に浸潤を認めた場合，
　　　③ 転移陽性リンパ節が切除されなかった場合，④ 胸膜や心嚢結節の存在

完全切除（R0）と規定するには不確定な以下の場合，R0 および R1 とは区別して記載する。

R1（is）：R0 の要件を満たしてはいるが，気管支断端や部分切除の肺実質断端などに扁平上皮癌や腺癌の上皮内癌成分が残っていた場合

R1（cy＋）：R0 の要件を満たしてはいるが，洗浄胸水陽性であった場合（判定困難，悪性疑いはこれに含めない）

R0（un）：肉眼的にも，顕微鏡的にも残存腫瘍は残っていないが，① 推奨された個数のリンパ節郭清[34]が行われていない，② 最も遠位の縦隔リンパ節が陽性の場合

6　組織学的記載事項

1）脈管侵襲

(1)　リンパ管侵襲[35]（Ly）（規約 119 頁）

LyX：リンパ管侵襲が評価できない

Ly0：リンパ管侵襲を認めない

Ly1：リンパ管侵襲を認める

(2)　血管浸潤[36]（V）（規約 119 頁）

VX：血管浸潤が評価できない

V0：血管浸潤を認めない

V1：組織学的に血管浸潤を認める。

V2：肉眼的に血管浸潤を認める。

2）胸膜浸潤（pl）　[21,37]（規約 54 頁）

pl0：癌組織が組織学的に臓側胸膜外弾力膜を越えていない

pl1：癌組織が組織学的に臓側胸膜外弾力膜を越えているが，臓側胸膜表面に達していない

pl2：癌組織が組織学的に臓側胸膜表面に明らかに露出している

pl3：癌組織が組織学的にさらに胸壁，横隔膜，縦隔臓器あるいは葉間を越えて隣接肺葉に及んでいる[38]

3）肺内転移[39]（pm）（規約 56 頁）

pm0：組織学的に肺内転移を認めない

pm1：組織学的に原発巣と同一肺葉内のみに肺内転移を認める

pm2：組織学的に原発巣と同側の異なる肺葉に肺内転移を認める

pm3：組織学的に原発巣の対側肺に肺内転移を認める

＊34：推奨された個数のリンパ節郭清とは，少なくとも 6 個以上のリンパ節が郭清されており，そのうち 3 つが #7 リンパ節を含む縦隔で，残りが 1 群リンパ節から採取されていなければならない。

＊35：Podoplanin（D2-40）免疫染色標本での評価は（D2-40）を付記。弾性線維染色での評価は（染色方法）を付記。
例：Ly0(D2-40)，V1(EVG)

＊36：V は本来静脈浸潤を指すが，肺では静脈・動脈の浸潤を指す。

＊37：腫瘍浸潤が胸膜外弾力膜を越えているか否かが通常の組織学的検査で明らかでない場合には，弾性線維染色を行うことを推奨する（規約 54 頁）。

＊38：pl3 では浸潤臓器名を記載する。
なお葉間 pl3 は「分葉の有無にかかわらず，癌組織が組織学的に葉間を越えて隣接肺葉に及んでいる場合」と規定しているが（規約 55 頁），隣接する肺葉への浸潤が認められた場合，胸膜の有無にかかわらず pl3 とし，腫瘍径が 3 cm 以下の場合，特例として pTa とする（規約 119 頁）。

＊39：副腫瘍結節で病理組織学的に原発巣からの転移と考えられるものを，肺内転移（pm）とする。

4) 胸水細胞診[40] (規約 55 頁)

E0：胸水なし

E1：胸水あり

E（−）：胸水細胞診陰性

E（±）：胸水細胞診疑陽性（悪性疑い）

E（＋）：胸水細胞診陽性（pM1a に相当する）

E（不適）：胸水細胞検体不適正

E（未検）：胸水細胞診未施行

*40：肺内胸水の量，性状を記載する。
例：E1（＋）・200 ml・血性，E1（未検）・50 ml・漿液性

5) 胸腔内洗浄細胞診[31,41] (PLC：pleural lavage cytology)（規約 56 頁，121 頁）

(1) 開胸時胸腔内洗浄細胞診（PLC-pre）

PLC-pre（−）：細胞診陰性

PLC-pre（±）：細胞診疑陽性（悪性疑い）

PLC-pre（＋）：細胞診陽性（残存病変ありに分類する＝R1）

PLC-pre（不適）：細胞診検体不適正

PLC-pre（未検）：PLC-pre 未施行患者

(2) 閉胸前胸腔内洗浄細胞診（PLC-post）

PLC-post（−）：細胞診陰性

PLC-post（±）：細胞診疑陽性（悪性疑い）

PLC-post（＋）：細胞診陽性（残存病変ありに分類する＝R1）

PLC-post（不適）：細胞診検体不適正

PLC-post（未検）：PLC-post 未施行患者

*41：TNM 分類には反映されておらず，施行方法（タイミング，洗浄の量など）についてコンセンサスはないが，重要な予後因子であることが報告されている（規約 56 頁）。

6) 治療効果の組織学的判定基準 (規約 184 頁，185 頁)

肺癌の手術例および剖検例について効果判定を行う[42]。原則として腫瘍の中心を通る最大割面について検索する。

Ef. 0（無効）：癌組織に治療による変性，壊死等の形態学的変化を認めない場合

Ef. 1：

    a.（ごく軽度の効果）：癌組織の2/3以上が生存し得ると判断される癌細胞で占められている場合

    b.（軽度の効果）：癌組織の1/3以上2/3未満に生存し得ると判断される癌細胞が認められる場合

Ef. 2（中等度の効果）：癌組織の1/3未満に生存し得ると判断される癌細胞が認められる場合

Ef. 3（著効）：癌細胞が全く認められないか，残存していても生存し得ないと判断される場合

*42：Ef による治療効果判定の記載に関しては，10％をカットオフ値として設定することが妥当である，との報告もある。そのため，癌組織に対して生存し得ると判断される癌細胞が占める割合を併記する。
例：Ef.1b，40％

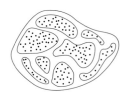 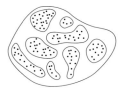 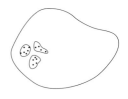 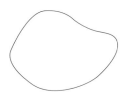

　　　Ef.1a, 80%　　　　Ef.1b, 50%　　　　Ef.2, 10%　　　　Ef.3, 0%

図1　効果判定の例

第10章

乳　癌

臨床・病理　乳癌取扱い規約
第18版（2018年5月）
日本乳癌学会　編　準拠

日本乳癌学会規約委員会（2016 年〜2018 年）
　委員長　　　　増田しのぶ
　副委員長　　　山本　　豊
　委　員　　　　青儀健二郎　堀井　理絵　森谷　卓也　向井　博文　杉江　知治　武井　寛幸
　　　　　　　　山内智香子
　顧　問　　　　秋山　　太　岩田　広治

病理小委員会（2018 年 5 月）
　委員長　　　　増田しのぶ
　委　員　　　　秋山　　太　堀井　理絵　市原　　周　黒住　昌史　森谷　卓也　津田　　均

悪性度問題検討小委員会（2004 年 6 月）
　委員長　　　　津田　　均
　副委員長　　　坂元　吾偉
　委　員　　　　秋山　　太　本間　慶一　市原　　周　黒住　昌史　大住　省三　豊島　里志

規約委員会病理編担当委員（2012 年 5 月）
　　　　　　　　増田しのぶ　秋山　　太　土屋　眞一

組織学的治療効果の判定基準検討小委員会（2018 年 5 月）
　委員長　　　　向井　博文
　委　員　　　　堀井　理絵　増田　慎三　津田　　均　山口　　雄　山本　　豊

日本乳癌学会規約委員会（2014 年〜2016 年）
　委員長　　　　岩田　広治
　副委員長　　　増田しのぶ
　委　員　　　　明石　定子　杉江　知治　堀井　理絵　向井　博文　山内智香子　山本　　豊
　顧　問　　　　秋山　　太

日本乳癌学会規約委員会（2018 年〜現在）
　委員長　　　　津田　　均
　副委員長　　　津川浩一郎
　委　員　　　　高野　利実　武井　寛幸　中山　貴寛　堀井　理絵　宮城　由美　森谷　卓也
　　　　　　　　山内智香子　山下　年成

領域横断的がん取扱い規約　チェックリスト

乳癌

1 臨床情報

臨床診断	
切除方式	【術式】
リンパ節の切除範囲	□なし　　□あり　　□ Ax（I）　　□ Ax（II）　　□ Ax（III）　　□ SN　　□ SN（Im）
再建の有無	□なし　　□あり　　□ TE　　□ IMP　　□ LD　　□ TRAM　　□ OTH（　　）
術前治療の有無	□なし　　□あり（治療内容：　　　　　　　　　　　　　　　）
臨床病期分類	癌取扱い規約第 18 版　　　　　　TNM　　　　　　　　Stage
	（UICC/TNM 第 8 版と同じ）

2 原発巣

□単発　　　　□多発（　　　個）
部位：□右　□左　浸潤径：　mm
□浸潤癌　　　　　　浸潤径＋乳管内進展巣：　mm
□非浸潤癌　　　　　非浸潤癌の最大径：　mm

3 組織型

組織型

4 病期分類

癌取扱い規約第 18 版	pT　　　　pN　　　　□pM1　　　　Stage
UICC/TNM 第 8 版	

5 断端

□陰性　　　　□陽性　　　断端までの距離/部位：＿＿＿＿mm, ＿＿＿＿
（□乳管内進展　　□間質浸潤）部位：＿＿＿＿

チェックリスト　177

6 組織学的記載事項

	癌取扱い規約 第18版	UICC/TNM 第8版	領域横断的 がん取扱い規約
脈管侵襲　リンパ管侵襲	Ly（X, 0, 1）	L（X, 0, 1）	Ly（X, 0, 1a, 1b, 1c）
静脈侵襲	V（X, 0, 1）	V（X, 0, 1, 2）	V（X, 0, 1a, 1b, 1c, 2）
神経周囲浸潤		Pn（X, 0, 1）	Pn（X, 0, 1a, 1b, 1c）

浸潤癌の組織学的波及度　　□ g（乳腺内）　　　□ f（乳腺外脂肪）　　□ s（皮膚）
　　　　　　　　　　　　　□ p（筋肉・大胸筋）　□ w（胸壁）

病理学的グレード
　核グレード分類　　　　　□ Grade 1　　　□ Grade 2　　　□ Grade 3
　　1）核異型スコア　　　（□ 1点　　□ 2点　　□ 3点）
　　2）核分裂像スコア　　（□ 1点　　□ 2点　　□ 3点）
　組織学的グレード分類　　□ Grade Ⅰ　　□ Grade Ⅱ　　□ Grade Ⅲ
　　1）腺管形成スコア　　（□ 1点　　□ 2点　　□ 3点）
　　2）核異型スコア　　　（□ 1点　　□ 2点　　□ 3点）
　　3）核分裂像スコア　　（□ 1点　　□ 2点　　□ 3点）

薬物療法を行う上で必要とされる情報
　ホルモン受容体
　　J-Score（ER）　　　　Score（0, 1, 2, 3a, 3b）
　　　　　　（PgR）　　　Score（0, 1, 2, 3a, 3b）
　　Allred score（ER）
　　　　　　　（PgR）　　＿＿＿＿＿＿＿＿＿＿＿
　HER2　IHC法　　　　　Score（0, 1, 2, 3）
　HER2　ISH法　　　　　□ 施行せず
　　　　　　　　　　　　□ 施行あり（判定：　　）　□ FISH　　□ CISH　　□ DISH
　Ki67　　　　　　　　　%
リンパ節転移度　　　　　　n（　/　）
組織学的治療効果判定
　乳房内病変の治療効果判定　Grade（0, 1a, 1b, 2a, 2b, 3）
　腋窩病変の治療効果判定　　本文参照
　病理学的完全奏効　　　　　本文参照

178　乳癌

Ⅰ　総　　論

　本章の記載は 2018 年 5 月に刊行された「乳癌取扱い規約第 18 版」をベースに記載されている（以下，規約）。本規約は日本乳癌学会が積み重ねてきた実臨床の枠組みに加え，国内外の分類体系との整合性が図られ，国際的コミュニティにおける読み替え可能性に配慮された内容になっている。具体的には「WHO 腫瘍組織分類第 4 版（乳腺，2012 年）」，「UICC/TNM 分類第 8 版（2017 年）」および本領域横断的取扱い規約との整合性が図られている。

◆UICC/TNM 分類第 8 版および WHO 腫瘍組織分類との対照
・UICC/TNM 分類第 8 版（組織に関しては WHO 腫瘍組織分類）に関係する記載は本文では青字，側注では青囲みを用いて表記している。

Ⅱ　記載事項

1　臨床情報

1）切除方式（規約 7 頁）

　手術は（1）乳房（皮膚・乳頭）の術式，（2）リンパ節の切除範囲，（3）再建の有無を組み合わせることで，手術全体を表記することとする。筋肉を合併切除した場合には，その旨併記する。術式を記載する際には，下記の略号を用いて表記することが望ましい。

(1)　乳房（皮膚・乳頭）の術式（規約 7 頁）

乳房（皮膚・乳頭）の術式	英語表記	略号
腫瘍摘出術[注1]	tumorectomy	Tm
乳房部分切除術[注2]	partial mastectomy/lumpectomy	Bp
乳房全切除術[注3]	total mastectomy	Bt
乳管腺葉区域切除術[注4]	microdochectomy	Md
皮膚温存乳房全切除術[注5]	skin sparing mastectomy	Bt（SSM）
乳頭温存乳房全切除術[注6]	nipple sparing mastectomy	Bt（NSM）

注 1：診断のために摘出生検を行った結果，乳癌で，何らかの理由で追加切除がされていないケースや，高齢者が合併症により局所麻酔で腫瘍のみ摘出したようなケースが該当する。
注 2：癌の進展範囲と考えられる部位から一定の正常組織をつけて切除した場合。
注 3：大胸筋（Mj），小胸筋（Mn）を合併切除した際には Bt＋Mn＋Mj のように記載する。
注 4：乳頭分泌を認める場合に，乳管と腺葉を含めて切除する術式。
注 5：乳頭・乳輪は切除するが皮膚は温存する術式で，同時再建が原則の手術である。
　　　腫瘍直上の皮膚を含めて紡錘状に切除する Bt とは異なる。
注 6：皮下乳腺全切除術と同じ。

(2)　リンパ節の切除範囲（規約 7 頁）

切除範囲	略号
腋窩郭清（レベルⅠまで），（Ⅱまで），（Ⅲまで）	Ax（Ⅰ），Ax（Ⅱ），Ax（Ⅲ）
センチネルリンパ節（腋窩）	SN
センチネルリンパ節（内胸リンパ節）	SN（Im）

1　臨床情報　**179**

(3) 再建の有無（規約7頁）

再建方法	略号
組織拡張器（tissue expander）	TE
インプラント	IMP
広背筋皮弁	LD
腹直筋皮弁	TRAM
その他	OTH（　　）

[具体的な術式の記載法]（規約8頁）

例① 乳房部分切除術＋センチネルリンパ節生検を施行して転移陰性であった：Bp＋SN

例② 乳房全切除術＋センチネルリンパ節生検を施行して転移陽性であったため，レベルⅠ，Ⅱまで腋窩郭清を施行した：Bt＋SN→Ax（Ⅱ）

例③ 皮膚温存乳房全切除術＋センチネルリンパ節生検を施行して転移陰性で，組織拡張器（tissue expander）を挿入した：Bt（SSM）＋SN＋TE

(4) 術前治療の有無

a. なし
b. あり（治療内容：　　　　　）

2 原発巣

1) 原発巣の記載

(1) 原発巣の大きさの測定方法，記載（規約68-69頁）

① 切除標本では縦，横，高さの3次元で表し，最後の数字を高さ（厚さ）とする。
② 病理学的腫瘍径の記載にあたっては浸潤径と乳管内進展巣を含めた径を記載する[*1]。記載例および浸潤巣の大きさの測定方法（図1）を示す。

[記載例[*2]]
・浸潤径：5 mm
・浸潤径＋乳管内進展巣：15 mm

*1：単位はmmで統一。

*2：浸潤癌/非浸潤癌
浸潤癌は浸潤部の最大径および乳管内進展を含む最大径は必須，他の計測は随意項目とする。
非浸潤癌は非浸潤癌の最大径を必須とし，他は随意とする。

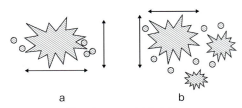

図1 浸潤巣の大きさの測定方法
浸潤巣の最大径とそれに直交する径をmm単位で記載する（a）。複数の浸潤巣が存在する場合はその旨を記載し，最大浸潤巣の大きさを測定する（b）。

（2）　腫瘍占居部位（規約2頁）

① 　右側，左側の別

② 　乳房内局在*3

　　乳房を下記のように区分する（ICD コード）。

　　　　A：内上部（C50.2）

　　　　B：内下部（C50.3）

　　　　C：外上部（C50.4）

　　　　D：外下部（C50.5）

　　　　C'：腋窩部（C50.6）

　　　　E：乳輪部（C50.1）

　　　　E'：乳頭部（C50.0）

腫瘍が各区域内のみに存するものは相当する略号をもって表し，2つ以上の区域に
わたるものは，より多く占める区域から順に記載する。

*3：異所性乳腺より発生し
たものは別に記載する。

10
乳癌

3　組織型

1）乳腺腫瘍の組織学的分類 （規約 24 頁，25 頁）

乳腺腫瘍の組織学的分類	Histological Classification of Breast Tumors	
Ⅰ．上皮性腫瘍	Ⅰ．EPITHELIAL TUMORS	ICD-O コード
A．良性腫瘍	A．Benign tumors	
1．乳管内乳頭腫	1．Intraductal papilloma	8503/0
2．乳管腺腫	2．Ductal adenoma	
3．乳頭部腺腫	3．Nipple adenoma	8506/0
4．腺　腫	4．Adenoma	8140/0
a．管状腺腫	a．Tubular adenoma	8211/0
b．授乳性腺腫	b．Lactating adenoma	8204/0
5．腺筋上皮腫	5．Adenomyoepithelioma	8983/0
6．その他	6．Others	
B．悪性腫瘍	B．Malignant tumors（Carcinomas）	
1．非浸潤癌	1．Noninvasive carcinoma	
a．非浸潤性乳管癌	a．Ductal carcinoma in situ	8500/2
b．非浸潤性小葉癌	b．Lobular carcinoma in situ	8520/2
2．微小浸潤癌	2．Microinvasive carcinoma	
3．浸潤癌	3．Invasive carcinoma	
a．浸潤性乳管癌	a．Invasive ductal carcinoma	8500/3
（1）腺管形成型	（1）Tubule forming type	
（2）充実型	（2）Solid type	
（3）硬性型	（3）Scirrhous type	
（4）その他	（4）Other type	
b．特殊型	b．Special types	
（1）浸潤性小葉癌	（1）Invasive lobular carcinoma	8520/3

3　組織型　**181**

（2）管状癌　　　　　　　　　　（2）Tubular carcinoma　　　　　　　8211/3

（3）篩状癌　　　　　　　　　　（3）Invasive cribriform carcinoma　　8201/3

（4）粘液癌　　　　　　　　　　（4）Mucinous carcinoma　　　　　　8480/3

（5）髄様癌　　　　　　　　　　（5）Medullary carcinoma　　　　　　8510/3

（6）アポクリン癌　　　　　　　（6）Apocrine carcinoma　　　　　　8401/3

（7）化生癌　　　　　　　　　　（7）Metaplastic carcinoma　　　　　8575/3

　（ⅰ）扁平上皮癌　　　　　　　（ⅰ）Squamous cell carcinoma　　　8070/3

　（ⅱ）間葉系分化を伴う癌　　　（ⅱ）Carcinoma with mesenchymal differentiation

　　①紡錘細胞癌　　　　　　　　①Spindle cell carcinoma　　　　8032/3

　　②骨・軟骨化生を伴う癌　　　②Carcinoma with osseous/cartilaginous differentiation

　　　　　　　　　　　　　　　　　　　　　　　　　　　　　　　　8571/3

　　③基質産生癌　　　　　　　　③Matrix-producing carcinoma　　8575/3

　　④その他　　　　　　　　　　④Others

　（ⅲ）混合型　　　　　　　　　（ⅲ）Mixed type

（8）浸潤性微小乳頭癌　　　　　（8）Invasive micropapillary carcinoma

（9）分泌癌　　　　　　　　　　（9）Secretory carcinoma　　　　　　8502/3

（10）腺様嚢胞癌　　　　　　　　（10）Adenoid cystic carcinoma　　　8200/3

（11）その他　　　　　　　　　　（11）Others

　4．Paget 病　　　　　　　　　　4．Paget's disease　　　　　　　　8540/3

Ⅱ．結合織性および上皮性混合腫瘍　　Ⅱ．MIXED CONNECTIVE TISSUE AND EPITHELIAL TUMORS

A．線維腺腫　　　　　　　　　A．Fibroadenoma　　　　　　　　9010/0

B．葉状腫瘍　　　　　　　　　B．Phyllodes tumor　　　　　　9020/0，1，3

C．その他　　　　　　　　　　C．Others

Ⅲ．非上皮性腫瘍　　　　　　　Ⅲ．NONEPITHELIAL TUMORS

A．間質肉腫　　　　　　　　　A．Stromal sarcoma

B．軟部腫瘍　　　　　　　　　B．Soft tissue tumors

C．リンパ腫および造血器腫瘍　　C．Lymphomas and hematopoietic tumors

D．その他　　　　　　　　　　D．Others

Ⅳ．その他　　　　　　　　　　Ⅳ．OTHERS

A．いわゆる乳腺症　　　　　　A．So called mastopathy（Fibrocystic disease）

B．過誤腫　　　　　　　　　　B．Hamartoma

C．炎症性病変　　　　　　　　C．Inflammatory lesion

D．乳腺線維症　　　　　　　　D．Fibrous disease

E．女性化乳房症　　　　　　　E．Gynecomastia

F．副　乳　　　　　　　　　　F．Accessory mammary gland

G．転移性腫瘍　　　　　　　　G．Metastatic tumor

H．その他　　　　　　　　　　H．Others

4 病期分類

1 臨床病期分類

(1) T因子：原発巣[注1]*4

*4：UICC/TNM第8版では「同時性両側乳癌はそれぞれ別に分類し組織型分類を行う」としている。

a. 臨床T因子（規約4頁）

	大きさ（mm）	胸壁固定[注2]	皮膚の浮腫，潰瘍 衛星皮膚結節	
TX	評価不可能			
Tis	非浸潤癌あるいはPaget病[注3]			
T0	原発巣を認めず[注4)5)]			
T1[注6]	≦20	−	−	
T2	20< ≦50	−	−	
T3	50<	−	−	
T4	a	大きさを問わず	+	−
	b		−	+
	c		+	+
	d	炎症性乳癌[注7]		

注1：Tの大きさは原発巣の最大浸潤径を想定しており，視触診，画像診断を用いて総合的に判定する。乳管内成分を多く含む癌で，触診径と画像による浸潤径との間に乖離がみられる場合は画像による浸潤径を優先する。乳腺内に多発する腫瘍の場合は最も大きいTを用いて評価する。
注2：胸壁とは，肋骨，肋間筋および前鋸筋を指し，胸筋は含まない。
注3：浸潤を伴わない場合。
注4：視触診，画像診断にて原発巣を確認できない場合。
注5：異常乳頭分泌例，マンモグラフィの石灰化例などはT0とはせず判定を保留し，最終病理診断によってTis，T1miなどに確定分類する。
注6：mi（≦1mm），a（1mm< ≦5mm），b（5mm< ≦10mm），c（10mm< ≦20mm）に亜分類する。
注7：炎症性乳癌は通常腫瘤を認めず，皮膚のびまん性発赤，浮腫，硬結を示すものを指す。腫瘤の増大，進展に伴う局所的な皮膚の発赤や浮腫を示す場合はこれに含めない。

b. 病理学的T因子（規約69-70頁）

病理学的T因子は，臨床T因子に準じているが，pTis，pT1mi，pT4d/pTXに関する記載内容が異なっている。

pTX：原発腫瘍の評価が不可能
pT0：原発腫瘍を認めない
pTis：非浸潤癌
　pTis（DCIS）：非浸潤性乳管癌
　pTis（LCIS）：非浸潤性小葉癌（AJCCでは除外）
　pTis（Paget）：乳腺実質中の浸潤癌および/または非浸潤癌（DCISおよび/またはLCIS）とは関係のない乳頭のPaget病
pT1：最大径が20mm以下の腫瘍
　pT1mi：最大径が1mm以下の微小浸潤[注1]

> pT1a：最大径が 1 mm をこえるが 5 mm 以下
>
> pT1b：最大径が 5 mm をこえるが 10 mm 以下
>
> pT1c：最大径が 10 mm をこえるが 20 mm 以下
>
> pT2：最大径が 20 mm をこえるが 50 mm 以下
>
> pT3：最大径が 50 mm をこえる腫瘍
>
> pT4：腫瘍の大きさに関係なく，胸壁および/または皮膚への直接浸潤（潰瘍または皮膚結節）[注2]
>
> pT4a：胸壁への浸潤（胸筋浸潤のみは含まれない）
>
> pT4b：潰瘍形成，同側乳房の衛星皮膚結節，または皮膚の浮腫（橙皮状皮膚 peau d'orange を含む）
>
> pT4c：上記の 4a と 4b の両方
>
> pT4d：炎症性乳癌[注3]

注1：多発する微小浸潤がある場合には，最大径により判断する。個々の浸潤径を加算しないが，多発している旨を記載する。

注2：真皮への浸潤のみでは pT4 としない。胸壁とは，肋骨，肋間筋，前鋸筋であり，胸筋を含まない。

注3：炎症性乳癌は通常腫瘤を認めず，皮膚のびまん性発赤，浮腫，硬結を示すものを指す。臨床的に炎症性乳癌で，皮膚生検で癌細胞が認められない場合には pTX とする。

（2） N 因子：領域リンパ節[注1]

a. 臨床 N 因子 （規約 5 頁）

	同側腋窩リンパ節 レベルⅠ，Ⅱ		内胸 リンパ節	同側腋窩 リンパ節 レベルⅢ[注2]	同側鎖骨上 リンパ節
	可動	周囲組織への 固定あるいは リンパ節癒合			
NX	評価不可能				
N0	－	－	－	－	－
N1	＋	－	－	－	－
N2 a	－	＋	－	－	－
b	－	－	＋	－	－
N3 a	＋/－	＋/－	＋/－	＋	－
b	＋ または	＋	＋	－	－
c	＋/－	＋/－	＋/－	＋/－	＋

注1：リンパ節転移の診断は触診と画像診断などによる。
注2：UICC/TNM 分類第 8 版でいう鎖骨下リンパ節を含む[*5]。

> ＊5：UICC/TNM 分類第8版では同側鎖骨下リンパ節はレベルⅢに含まれない（規約との相違点）が，N3 の評価自体は規約も UICC も同じになる（規約3頁）。

b. リンパ節転移の測定法，記載法 （規約 70 頁）

　郭清リンパ節あるいはセンチネルリンパ節のリンパ節転移につき，部位別に転移個数/検索リンパ節個数を記載する。**図 2** にリンパ節転移巣の大きさの測定方法を示す。

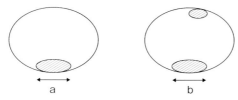

図2 リンパ節転移巣の大きさの測定方法
転移巣の最大径を mm 単位で記載する(a)。複数の転移巣が存在する場合はその旨を記載し、最大転移巣の大きさを測定する (b)。

　センチネルリンパ節については（sn）を付記する。記載例を「d. センチネルリンパ節に関する記載法」（次頁）に示す。
　0.2 mm 以下のものは遊離腫瘍細胞（isolated tumor cell clusters；ITC）と称し（i）を付記する。記載例を「d. センチネルリンパ節に関する記載法」（次頁）に示す。

c. 病理学的 N 因子 （規約 70 頁）

pNX：領域リンパ節の評価が不可能（すでに摘出済み、または組織学的検索用検体の提出なし）

pN0：領域リンパ節転移を認めない

　*遊離腫瘍細胞（isolated tumor cell；ITC）とは通常の HE 染色または免疫組織化学で検出できる単一の腫瘍細胞群、または小さな細胞集塊群で、最大径 0.2 mm 以下である。1つの組織学的最大割面に 200 個未満の細胞群を含むとする新たな基準も提案されている。ITC のみを含むリンパ節は、N 分類の陽性リンパ節個数に含めず、評価リンパ節全個数には含めるべきである。

pN1：微小転移、または 1〜3 個の同側腋窩リンパ節転移、および/または臨床的に検出されないが、センチネルリンパ節生検により検出された内胸リンパ節転移

　pN1mi：微小転移（最大径が 0.2 mm をこえる、および/または細胞数 200 個を超えるが 2.0 mm 以下）

　pN1a：1〜3 個の腋窩リンパ節転移で、最大径が 2 mm をこえるものを少なくとも 1 つ含む

　pN1b：内胸リンパ節転移

　pN1c：1〜3 個の腋窩リンパ節転移および内胸リンパ節転移

pN2：4〜9 個の同側腋窩リンパ節転移、または腋窩リンパ節転移を伴わず臨床的に検出された同側内胸リンパ節転移

　pN2a：4〜9 個の腋窩リンパ節転移で、2 mm をこえるものを少なくとも 1 個含む

　pN2b：腋窩リンパ節転移を伴わず臨床的に検出された内胸リンパ節転移

pN3：

　pN3a：10 個以上の同側腋窩リンパ節転移（少なくとも 1 個は 2 mm をこえる）、または鎖骨下リンパ節転移

　pN3b：転移陽性の腋窩リンパ節転移が存在し臨床的に検出された同側内胸リンパ節転移、または臨床的に検出されないが、センチネルリンパ節生検

により検出された顕微鏡的もしくは肉眼的転移がみられる内胸リンパ
節転移を伴う 4 個以上の腋窩リンパ節転移

pN3c：同側鎖骨上リンパ節転移

d. センチネルリンパ節に関する記載法[*6]（規約 71 頁）

センチネルリンパ節を組織学的所見[注1]により診断した場合には，後ろに（sn）を付記する。組織学的所見ならびに非形態学的所見[注2)3)]により診断した場合には，後ろに（mol）を付記する。非形態学的所見のみの検索の場合には，後ろに（0mol）を付記する。

> pNX（sn）：センチネルリンパ節の評価が不可能
> pN0（sn）：組織学的にセンチネルリンパ節転移なし
> pN0（mol）（sn）：組織学的ならびに非形態学的検索にてセンチネルリンパ節転移なし
> pN0（0mol）（sn）：非形態学的検索のみ行いセンチネルリンパ節転移なし
> pN1（sn）：組織学的にセンチネルリンパ節転移あり
> pN1（mol）（sn）：組織学的ならびに非形態学的検索にてセンチネルリンパ節転移あり
> pN1（0mol）（sn）：非形態学的検索のみ行いセンチネルリンパ節転移あり

ITC が見つかった場合には，後ろに（i+）を付記する。

注1：組織学的所見とは，ヘマトキシリン・エオジン染色や免疫組織化学法を用いた評価を指す。
注2：非形態学的所見とは，遺伝子発現解析（例：One-Step Nucleic Acid Amplification）などによる評価を指す。
注3：遺伝子発現解析によるセンチネルリンパ節の転移診断のカットオフ値（マクロ転移，微小転移，ITC の判定）は，検査キットの基準に従う。

e. リンパ節の分類（レベル区分）と名称（規約 10 頁）
図 3 を参照。

（3）　M 因子：遠隔転移

a. 臨床 M 因子（規約 5 頁）
M0：遠隔転移なし
M1：遠隔転移あり[*7]

b. 病理学的 M 因子[注1)2)]（規約 72 頁）
pM1：遠隔転移あり[*7]

注1：病理学的遠隔転移の検索を全身に行うこと，ならびに遠隔転移が病理学的に存在しないことを証明することは実際には困難であり，pMX および pM0 の表記は用いない。

---

*6：センチネルリンパ節に関する記載方法は UICC/TNM 分類第 8 版と若干異なる。

*7：遠隔転移を認めた臓器は UICC/TNM 分類に準じて 3 文字コードで別個に記載する（規約 5 頁，72 頁および本書序論 6 頁参照）。

186　乳癌

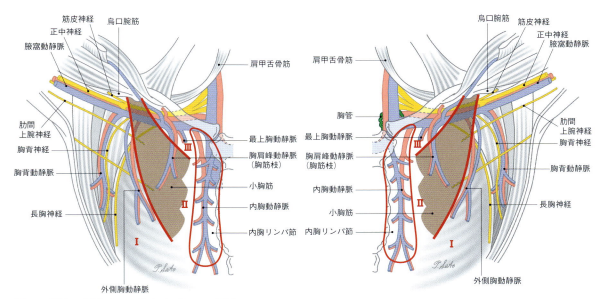

図3 乳腺の領域リンパ節およびレベル区分
(佐藤達夫原図,日本癌治療学会編:日本癌治療学会リンパ節規約.金原出版.2002より一部改変)

注2:骨髄にITCが指摘された場合には(i+)を付記する.記載例を以下に示す.
M0 (i+):ITCの形態学的所見を認める
M0 (mol+):ITCの非形態学的所見を認める

(4) 病期 (stage)[*8]

T,N,Mは原則,治療開始前に決定する臨床病期分類であり,臨床T因子,臨床N因子,臨床M因子を用いるが,場合によってはTの場合病理学的T因子,Mの場合病理学的M因子の情報を加味してステージングを行うこともあり得る.

[*8]:病期分類
UICC/TNM分類第8版を採用.

Stage 分類表 (規約6頁)

Stage 0	Tis	N0	M0
Stage ⅠA	T1[*]	N0	M0
Stage ⅠB	T0, T1	N1mi	M0
Stage ⅡA	T0, T1	N1	M0
	T2	N0	M0
Stage ⅡB	T2	N1	M0
	T3	N0	M0
Stage ⅢA	T0, T1, T2	N2	M0
	T3	N1, N2	M0
Stage ⅢB	T4	N0, N1, N2	M0
Stage ⅢC	Any T	N3	M0
Stage Ⅳ	Any T	Any N	M1

[*]T1はT1miを含む.

臨床病期分類表（規約 6 頁）

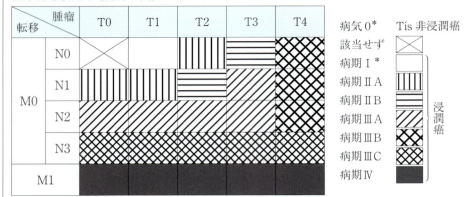

*：わが国では早期乳癌と定義づけられる。

*9：本規約では遺残腫瘍分類に関する取り決めはない。

5 断端[*9]（規約 72 頁）

　乳房部分切除術では，切離面からの距離と組織学的所見（乳管内進展，間質浸潤など）を記載すること。乳房全切除術検体では，癌が切離面に近接している場合に，乳房部分切除術検体と同様に記載すること。
例：皮膚温存乳房全切除術の場合には，皮膚切離面との距離
　　乳頭温存乳房全切除術の場合には，乳頭切離面との距離など

6 組織学的記載事項

1) 脈管侵襲

(1)　リンパ管侵襲（Ly）（規約 72 頁）
　LyX：リンパ管侵襲の評価が不可能
　Ly：リンパ管侵襲
　　Ly0：リンパ管侵襲なし
　　Ly1：リンパ管侵襲あり

(2)　静脈侵襲（V）（規約 72 頁）
　VX：静脈侵襲の評価が不可能
　V：静脈侵襲
　　V0：静脈侵襲なし
　　V1：顕微鏡的静脈侵襲あり

2) 浸潤癌の組織学的波及度（規約 73 頁）

以下の略号によって表現する。
　　乳腺組織内にとどまるもの　　　g（f, s, p, w がない場合）
　　乳腺外脂肪に及ぶもの　　　　　f
　　皮膚に及ぶもの　　　　　　　　s
　　筋肉（大胸筋）に及ぶもの　　　p

胸壁に及ぶもの　　　　　　　　　　w

　例：癌が乳腺間質，脂肪組織および皮膚に浸潤している場合には，波及度は "fs" と表記される。癌が，乳腺内にとどまり，乳腺外脂肪への浸潤がない場合には，波及度は "g" と表記される。

3) 病理学的グレード分類（規約 73-75 頁）

　グレード分類は，主として浸潤性乳管癌の浸潤部を対象とし，ヘマトキシリン・エオジン染色標本を用いて判定する。判定方法としては，核グレード分類（nuclear grading）と組織学的グレード分類（histological grading）がよく用いられている。わが国で推奨されてきた核グレード分類とともに組織学的グレード分類を例示する。非浸潤癌のグレード分類については，現在コンセンサスが得られている分類がないため，各施設で判断する。

a. 核グレード分類（nuclear grading）

　核グレード（nuclear grade）の判定：核異型スコア＋核分裂像スコアの合計
　Grade 1：2，3点
　Grade 2：4点
　Grade 3：5，6点

① 核異型（nuclear atypia）スコア
　1点：核の大きさ，形態が一様で，クロマチンは目立たない
　2点：1と3の中間
　3点：核の大小不同，形態不整が目立つ。クロマチンの増量，不均等分布が目立ち，大型の核小体を有することがある

② 核分裂像（mitotic counts）スコア
　低～中倍で分裂像の目立つ部分を選んだ後，高倍で観察する。接眼レンズ視野数20，高倍（対物 40×）の場合，次の通りとなる。
　1点：10 視野で 5 個未満
　2点：10 視野で 5～10 個
　3点：10 視野で 11 個以上

b. 組織学的グレード分類（histological grading）[*10]

　組織学的グレード（histological grade）の判定：腺管形成スコア＋核異型スコア＋核分裂像スコアの合計
　Grade I：3，4，5点
　Grade II：6，7点
　Grade III：8，9点

① 腺管形成（tubule formation）スコア
　1点：腫瘍の 75％超に明らかな腺管形成がみられる
　2点：腫瘍の 10～75％に腺管形成がみられる

*10：UICC/TNM 分類第 8 版では Nottingham Histological Score の名称を用い，病理学的グレード分類として推奨している。

3点：腺管形成は腫瘍の 10％未満である

② 核異型（nuclear atypia）スコア
1点：核の大きさ，形態，クロマチンが均一
2点：1と3の中間
3点：核の大小不同，形態不整が目立つ，クロマチンの増量，不均等分布が目立ち，大型の核小体を有することがある

③ 核分裂像（mitotic counts）スコア
顕微鏡の視野数により異なる。注を参照
注：各顕微鏡接眼レンズの特性に基づく核分裂像算定基準の補正は以下の表のように行う。

表1 核グレード分類，組織学的グレード分類における顕微鏡接眼レンズの特性に基づく核分裂像算定基準の補正
（対物レンズ 40×）

接眼レンズの視野数	視野径（mm）	核グレード			組織学的グレード			接眼レンズ
		高倍（対物 40×）10 視野あたりの核分裂像の数（個）			高倍（対物 40×）10 視野あたりの核分裂像の数（個）			
		Score 1	Score 2	Score 3	Score 1	Score 2	Score 3	
20	0.5	0〜4	5〜10	11 以上	≦7	8〜14	≧15	視野数 20：WHK 10×
21	0.53	0〜5	6〜11	12 以上	≦8	9〜16	≧17	視野数 21：CFW 10×，CFWN 10×
22	0.55	0〜5	6〜12	13 以上	≦8	9〜17	≧18	視野数 22：CFI 10×，WH 10×
25	0.63	0〜7	8〜15	16 以上	≦11	12〜22	≧23	視野数 25：CFIUW 10×
26.5	0.66	0〜8	9〜17	18 以上	≦12	13〜24	≧25	視野数 26.5：SWH 10×，SWHK 10×
27	0.68	0〜9	10〜18	19 以上	≦13	14〜26	≧27	視野数 27：CFUWN 10×

4) 薬物療法を行う上で必要とされる情報

(1) ホルモン受容体（estrogen receptor；ER，progesterone receptor；PgR）

（規約 88 頁）

a. 判定部位

評価は浸潤部に限定せずに行う。非浸潤部と浸潤部で明らかに所見が異なる場合は付記すること。

注1：細胞質内の陽性所見は判定対象外とする。

b. 判定基準

本規約においては，わが国の現状において施設間差異が最も少なく簡便な判定基準である J-score と，海外で提唱されている Allred score を示す。その他，陽性細胞割合表記（％）や，染色強度別の陽性細胞割合の総計（H-score）などとの併用を妨げるものではない。

① J-score

判定スコア	陽性細胞数
Score 0	陰性
Score 1	陽性細胞占有率　1%未満
Score 2	陽性細胞占有率　1%以上　10%未満
Score 3a	陽性細胞占有率　10%以上　50%未満
Score 3b	陽性細胞占有率　50%以上

② Allred score

陽性細胞の割合（proportion score：PS）と染色強度（intensity score：IS）を判定し，両者を加算して TS（total score）を算定する（TS＝PS＋IS）。

陽性細胞の割合	proportion score（PS）
0	0
↓	1
1/100	
↓	2
1/10	
↓	3
1/3	
↓	4
2/3	
↓	5
1	

陽性細胞の染色強度	intensity score（IS）
陰性	0
弱陽性	1
中等度陽性	2
強陽性	3

Total score（TS）＝PS＋IS（range 0, 2-8）

(2) HER2（human epidermal growth factor receptor-2，c-erbB-2）（規約 90 頁）

a. 判定部位

評価は浸潤部で行う。非浸潤部と浸潤部で明らかに所見が異なる場合は付記すること。

b. 判定基準（免疫染色）

本規約においては，判定スコアの施設間差異がより少なくなる ASCO/CAP ガイドライン（2013）に準じた判定基準を示す。

6　組織学的記載事項　*191*

スコア	染色所見[注1]	評価
0	陽性所見がみられない	陰性
1	弱い不完全な細胞膜の陽性所見が観察される	陰性
2	弱～中等度の完全な細胞膜の陽性所見が10%以上の癌細胞に観察される または，強い完全な細胞膜の陽性所見が10%以下の癌細胞に観察される	保留[注2] （equivocal）
3	強い完全な細胞膜の陽性所見が10%を超える癌細胞に観察される	陽性

注1：細胞質内の陽性所見は判定対象外とする。
注2：リフレックステスト（ISH 法を用いて同じ検体で）または新たな検査（免疫組織化学法または ISH 法を用いて，可能であれば新たな検体で）を実施しなければならない。

c. 判定基準〔in situ hybridization（ISH）法〕

ISH 法は標識物質の種類などにより，fluorescent in situ hybridization（FISH）法，chromogenic in situ hybridization（CISH）法，dual color in situ hybridization（DISH）法として実施される。本規約においては ASCO/CAP ガイドライン（2013）に準じた判定基準を示す。

HER2/CEP17 比	平均 HER2 遺伝子コピー数/細胞[注1]	評価
2.0 未満	4.0 未満	陰性
	4.0 以上 6.0 未満	保留（equivocal）[注3]
	6.0 以上	陽性
2.0 以上	4.0 未満[注2]	陽性
	4.0 以上	陽性

注1：均質な，近接する浸潤細胞集団で判断する。
注2：Ch17 モノソミーの可能性がある。
注3：リフレックステスト（IHC 法を用いて同じ検体で），代替 Ch17 プローブを用いた ISH 法，または新たな検査（IHC または ISH 法を用いて可能ならば新たな検体で）を実施しなければならない。

(3) Ki67 （規約 92 頁）

日常診療において簡便に検索できる細胞増殖マーカーとして有用である。浸潤癌成分における陽性率をラベリングインデックスとして表す。標準化された染色法や判定法が確立されていないため，各施設における平均的な数値を把握し，それよりも明らかに多い，あるいは少ない数値（平均と10%以上の差がある場合など）をカットオフ値として評価することが勧められる。

注1：浸潤癌細胞のみを計測する。
注2：核に発色が得られた細胞すべてを陽性と判定する。
注3：測定部位（hot spot，平均的部位など），評価細胞数を施設ごとに一定にすることが推奨される。
注4：画像解析装置や画像解析ソフトの利用，あるいは半定量法を用いることも可能である。

5) 治療効果判定（規約 94-95 頁）

　乳癌に対して薬物療法（化学療法，内分泌療法，分子標的治療など）あるいは放射線療法を行った場合に，癌の治療感受性，薬物の種類，投与量，投与方法，放射線の質，線量，照射方法などと，治療期間，最終治療から癌切除までの期間に応じて，癌組織にさまざまな程度の変化がみられる。乳房内，腋窩病変それぞれの治療効果判定基準を下記のように定める。

(1) 乳房内病変の治療効果判定

　癌組織の変化の面積，変化の程度を組み合わせて，組織学的治療効果を判定する。
　治療前には必ず生検による組織診断を行い，効果判定に際しては，治療前と治療後の組織像の比較を行う必要がある。判定基準は原則として，乳房内の浸潤巣の変化のみに適応し，癌の乳管内成分についてはその有無のみを記載する。したがって，乳管内成分が残存していても Grade 3 と判定する。判定に苦慮する場合には効果の低いほうを選択する。

判定基準分類
Grade 0　無効
　浸潤癌組織に治療による変化がほとんど認められない場合
Grade 1　やや有効
　1a）軽度の効果
　　　　浸潤癌組織に軽度の変化のみが認められる場合
　　　　約 1/3 未満の浸潤癌組織に高度の変化が認められる場合
　1b）中等度の効果
　　　　約 1/3 以上 2/3 未満の浸潤癌組織に高度の変化が認められる場合
Grade 2　かなり有効
　2a）高度の効果
　　　　約 2/3 以上の浸潤癌組織に高度の変化が認められる場合。ただし，浸潤癌の残存は明らかである。
　2b）極めて高度の効果
　　　　完全奏効（Grade 3）に非常に近い効果があるが，ごく少量の浸潤癌細胞が残存している
Grade 3　完全奏効
　　　　すべての浸潤癌細胞が壊死に陥っているか，または消失した場合。組織に高度の変化が認められ，浸潤癌細胞が残存していない場合。

　注1：軽度の変化とは，癌組織に癌細胞の密度の減少はみられず，残存している癌細胞の変性も生存し得ると判断される程度のものをいう。生存し得ると判断される程度の変性には，細胞質が好酸性で空胞形成があり，核の膨化像などが認められるものも含まれる。
　注2：高度の変化とは，癌細胞に高度の変性所見を認めるもので，ほとんど生存し得ない程度の崩壊に傾いた変化（核濃縮，核崩壊，核融解）を指し，癌細胞の消失も含む。

6　組織学的記載事項　193

注3：変化の面積比は，術前療法前の画像検査などによる腫瘍の大きさや癌細胞が消失した跡と推測される線維化や肉芽腫様組織の範囲を考慮して算定する。残存した癌細胞量からは算定しない。

注4：治療後の生検材料（針生検，病巣の部分切除）では最終的な効果判定は行わず，個々の材料についての組織学的所見を記載するにとどめる。

注5：Grade 3 と判定する場合には多数切片での検索が望ましい。

浸潤癌成分の変化に基づいた効果判定基準（Grade 1，2）を図式化すると下表のようになる。

変化の程度 / 変化の面積比	軽度の変化	高度の変化
1/3 未満	1a	1a
1/3 以上，2/3 未満	1a	1b
2/3 以上	1a	2a，2b※

※完全に浸潤癌成分が壊死に陥るか消失した場合は Grade 3 となる。

(2) 腋窩病変の治療効果判定

残存したリンパ節転移の有無については，接頭語 "y" を付記して記載する。リンパ節転移が消失したと思われる所見のある場合にはその事実を記述することが望ましい。

(3) 病理学的完全奏効（pathological complete response；pCR）について

pCR の定義については，研究グループにより異なった基準が用いられている。以前は「乳房内の浸潤巣が完全に消失したものであり，乳管内成分の有無については問わない，腋窩リンパ節転移の状況も問わない」という基準が広く用いられていた。しかし近年，術前薬物療法後の腋窩病変の有無は重要な予後因子であることが明らかになってきており，予後予測の観点からは上記の乳房内浸潤巣とともに腋窩リンパ節にも転移巣がないことを pCR とすることが一般的である。乳房腫瘍の「乳管内成分」の完全消失まで pCR に含むべきかどうかは，世界的にも統一されていない。

以上より，pCR については研究目的あるいは個々の臨床試験で定めた基準に従って評価する。

第 11 章

甲状腺癌

甲状腺癌取扱い規約
第 7 版（2015 年 11 月）
日本甲状腺外科学会　編　準拠

日本内分泌外科学会

日本甲状腺外科学会
甲状腺癌取扱い規約委員会
　委員長　　　　岡本　高宏
　副委員長　　　杉谷　巌
　委　員　　　　伊藤　康弘　　今井　常夫　　加藤　良平　　菅間　博　　鈴木　眞一　　日比　八束
　　　　　　　　廣川　満良
病理委員会（病理分類改訂ワーキンググループ）
　委員長　　　　加藤　良平
　副委員長　　　廣川　満良
　委　員　　　　菅間　博　　越川　卓　　近藤　哲夫　　長沼　廣
　顧　問　　　　坂本　穆彦

（五十音順）

領域横断的がん取扱い規約　チェックリスト

甲状腺癌

1 臨床情報

臨床診断	
年齢	歳
手術療法	（術式）
合併切除	□なし　　□あり（部位・再建術の術式　　　　　　　　　）
Ex 分類（臨床/手術時）	Ex（X, 0, 1, 2)/sEx（X, 0, 1, 2)
術前治療の有無	□なし　　□あり（内容：　　　　　　　　）
手術以外の治療	□TSH 抑制療法 □放射線ヨウ素内用療法 　［□30 mCi（アブレーション）　□100 mCi（アブレーション，または転移治療)] □放射線外照射治療　□分子標的薬治療　□化学療法　□その他
発見動機による分類	□臨床癌　□偶発癌　□オカルト癌　□ラテント癌

癌取扱い規約第7版	術前	T	N	M	Stage
	手術	sT	sN	M	Stage
UICC/TNM 第8版		T	N	M	Stage

2 原発巣

部位	□右葉　　□左葉　　□峡部（錐体葉を含める）　　□上　　□中　　□下
病巣数	□単発　　□多発（　　個）
主病巣サイズ	（最大長径)×(直角に交わる径)　　cm
腫瘍割面	□限局型（□囊胞型　□充実型）　□浸潤型

3 組織型およびグレード

組織型：

□乳頭癌　□濾胞癌　□髄様癌　□未分化癌

4 病期分類

癌取扱い規約第7版	pT	pN	M	Stage
UICC/TNM 第8版	pT	pN	□pM1	Stage

5 断端・遺残腫瘍分類

□RX：遺残が評価できない
□R0：遺残なし　　□遺残あり　□(R1：顕微鏡的)　□(R2：肉眼的)

6 組織学的記載事項

	癌取扱い規約第7版	UICC/TNM 第8版	領域横断的がん取扱い規約
脈管侵襲　リンパ管侵襲		L（X, 0, 1）	L（X, 0, 1a, 1b, 1c）
静脈侵襲		V（X, 0, 1, 2）	V（X, 0, 1a, 1b, 1c, 2）
神経周囲浸潤		Pn（X, 0, 1）	Pn（X, 0, 1a, 1b, 1c）
腺外浸潤	pEx（X, 0, 1, 2）		
リンパ節転移度※	n（　/　）		
濾胞癌　被膜浸潤	（−, ＋）		
脈管浸潤	（−, ＋）		

※転移陽性リンパ節総数/提出リンパ節総数（提出部位毎に評価）

Ⅰ 総 論

(規約1頁，他)

(1) 本章は，甲状腺の原発性悪性腫瘍であることが確認された症例について記載するためのものである[*1]。

(2) ただし以下は，「Ⅱ　記録する事項」の対象とはしない。

 a. 再発治療例

 b. リンパ腫例

 c. 他臓器に原発した癌の甲状腺転移例

 d. 剖検発見例

(3) 甲状腺癌の TNM 分類にあたり，以下を原則とする。

 a. TNM は術前に判定する。

 b. 確実ではない所見があり進展度を判定しがたい場合には，進展度の低い分類とする。

 c. ただし甲状腺癌においては術直後の検査によって癌と判明したり，その進行度が判明することがある。こうした例では遡って分類することが妥当である[*2]。

 d. 接頭辞について，手術時の腫瘍分類（肉眼分類）は s，組織学的所見では p を使用する。術前の腫瘍分類では接頭辞は使用されない。

Ⅱ 記載事項

1 臨床情報

1) 手術療法[*3]（規約8頁）

(1) 全　摘

(2) 準全摘

(3) 亜全摘

(4) 葉切除

(5) 葉部分切除

(6) 峡部切除

(7) 核　出

(8) その他

2) 合併切除（規約9頁）

 a. 合併切除なし

 b. 合併切除あり（合併切除した組織・臓器名，再建術の術式）

3) Ex 分類[*4]（規約5頁）

ExX：甲状腺腫瘍の腺外浸潤が不明

Ex0：甲状腺腫瘍の腺外浸潤なし

Ex1：甲状腺腫瘍の腺外浸潤が胸骨甲状筋あるいは脂肪組織にとどまる

Ex2：甲状腺腫瘍の腺外浸潤が上記以外の組織あるいは臓器に及んでいる

◆ UICC/TNM 分類第8版および WHO 腫瘍組織分類 UICC/TNM 分類第8版の病期分類（組織に関しては WHO 腫瘍組織分類）に関する（あるいは共通する）記載は本文では青字，脚注では青囲みを用いて表記している。

[*1]：以下，本章での「規約」は甲状腺癌取扱い規約第7版（2015年11月）を指す。

[*2]：以下の場合は遡って分類することが妥当である。
・濾胞性腫瘍の術前診断で手術を施行し，術後に濾胞癌と診断した
・広汎浸潤型濾胞癌で，術後に放射線ヨウ素シンチグラフィを行ったところ骨転移と診断した
・乳頭癌で甲状腺全摘後に放射線ヨウ素シンチグラフィを行なったところ，肺に明らかな異常集積を認めた

[*3]：甲状腺切除範囲により以下のように分類される。
(1) 甲状腺を全て切除する
(2) 副甲状腺を温存するため，これに接する甲状腺組織をわずかに残す（1g 以下）
(3) 甲状腺のおよそ2/3以上を切除する　甲状腺組織の残存した部位を明記する
(4) 片葉を切除する（峡部を併せて切除する場合も含む）
(5) 片葉で，一部を残す
(6) 峡部を切除する（錘体葉を併せて切除する場合も含む）
(7) 腫瘍のみを摘出する
(8) 上記（1）から（7）に含まれない手術（診断目的の生検は除く）

[*4]：甲状腺腫瘍の腺外浸潤の程度をアルファベット Ex を示す表記法である。所見診断時の状況は接頭辞を用いて表す。

1　臨床情報　**199**

4) 術前治療の有無

  a.　なし

  b.　あり（内容：　　　　　　）

5) 手術以外の治療（規約 11 頁）

（1）TSH 抑制療法

（2）放射線ヨウ素内用療法

  a.　30 mCi（アブレーション）

  b.　100 mCi（アブレーション，または転移治療）

（3）放射線外照射治療

（4）分子標的薬治療

（5）化学療法

（6）その他

6) 発見動機による甲状腺癌の分類[5]（規約 2 頁）

（1）臨床癌 clinical carcinoma

（2）偶発癌 incidental carcinoma

（3）オカルト癌 occult carcinoma

（4）ラテント癌[6] latent carcinoma

2　原発巣

1) 占居部位[7]（規約 3 頁）

（1）右葉

（2）左葉

（3）峡部（錐体葉を含める）

  （さらに一葉を 3 等分し，上，中，下に分ける）

2) 原発巣の数および大きさ（規約 3 頁，7 頁）

（1）病巣数（単発，多発：2 か所，3 か所以上）

（2）病変の最大長径とそれに直角に交わる径（cm で記載）[8]

3) 腫瘤および甲状腺の割面（規約 7 頁）

（1）腫瘤の割面

  a.　限局型　　　① 充実型　② 嚢胞型

  b.　浸潤型

（2）石灰沈着，緻密な線維性間質形成，出血，壊死などについて付記

---

*5：発見動機による甲状腺癌の分類（解説）
（1）臨床的に甲状腺癌と診断され，組織診断でも確認された甲状腺癌
（2）切除あるいは摘出された甲状腺組織の病理学的検索により初めて発見された甲状腺癌
（3）諸臓器転移による臨床症状が先行して発見され，その後に原発巣として発見された甲状腺癌
（4）生前臨床的に甲状腺癌の徴候が認められず，死後解剖により存在を確認した甲状腺癌

*6：本規約の記載の対象とはしない。

*7：2 つ以上の領域にわたるものは，より多く占める領域から順に記載する。腫瘍が多発している場合にはおのおのについて記載する。

*8：National Clinical Database（NCD）への症例登録では，腫瘍の大きさの単位は mm である。腫瘍が左右両葉にびまん性に浸潤している場合には，各葉の縦，横の長さを記載する。

3 組織型

1) 組織型（規約 15 頁）　　　　　　　　　　　　　　ICD-O コード

1. 良性腫瘍 Benign tumors
   a. 濾胞腺腫 Follicular adenoma　　　　　　　　　　　　　　8330/0
   　特殊型 Variants
   　1）好酸性細胞型濾胞腺腫 Follicular adenoma, oxyphilic cell（oncocytic）variant
   　2）明細胞型濾胞腺腫 Follicular adenoma, clear cell variant
   　3）異型腺腫 Atypical adenoma　　　　　　　　　　　　　　8330/1
2. 悪性腫瘍 Malignant tumors
   a. 乳頭癌 Papillary carcinoma　　　　　　　　　　　　　　8260/3
   　特殊型 Variants
   　1）濾胞型乳頭癌 Papillary carcinoma, follicular variant　　　8340/3
   　2）大濾胞型乳頭癌 Papillary carcinoma, macrofollicular variant　8340/3
   　3）好酸性細胞型乳頭癌 Papillary carcinoma, oxyphilic cell（oncocytic）variant
   　　　　　　　　　　　　　　　　　　　　　　　　　　8342/3
   　4）びまん性硬化型乳頭癌 Papillary carcinoma, diffuse sclerosing variant
   　　　　　　　　　　　　　　　　　　　　　　　　　　8350/3
   　5）高細胞型乳頭癌 Papillary carcinoma, tall cell variant　　　8344/3
   　6）充実型乳頭癌 Papillary carcinoma, solid variant
   　7）篩型乳頭癌 Papillary carcinoma, cribriform variant　　　8260/3
   　8）その他の亜型 Other variants
   b. 濾胞癌 Follicular carcinoma　　　　　　　　　　　　　　8330/3
   　浸潤様式からみた分類
   　1）微少浸潤型濾胞癌 Follicular carcinoma, minimally invasive　8335/3
   　2）広汎浸潤型濾胞癌 Follicular carcinoma, widely invasive　　8330/3
   　特殊型 Variants
   　1）好酸性細胞型濾胞癌 Follicular carcinoma, oxyphilic cell（oncocytic）variant
   　　　　　　　　　　　　　　　　　　　　　　　　　　8290/3
   　2）明細胞型濾胞癌 Follicular carcinoma, clear cell variant　　8330/3
   c. 低分化癌 Poorly differentiated carcinoma　　　　　　　　　8337/3
   d. 未分化癌 Undifferentiated（anaplastic）carcinoma　　　　　8020/3
   e. 髄様癌 Medullary carcinoma　　　　　　　　　　　　　　8345/3
   　付）混合性髄様・濾胞細胞癌 Mixed medullary and follicular cell carcinoma
   　　　　　　　　　　　　　　　　　　　　　　　　　　8346/3
   f. リンパ腫 Lymphoma　　　　　　　　　　　　　　　　　9590/3
3. その他の腫瘍 Other tumors
   a. 硝子化索状腫瘍 Hyalinizing trabecular tumor　　　　　　　8336/1
   b. 円柱細胞癌 Columnar cell carcinoma　　　　　　　　　　　8344/3
   c. 粘液癌 Mucinous carcinoma　　　　　　　　　　　　　　8480/3
   d. 粘表皮癌 Mucoepidermoid carcinoma　　　　　　　　　　　8430/3
   e. 胸腺様分化を示す癌 Carcinoma showing thymus-like differentiation

（CASTLE）	8589/3

   f．胸腺様分化を伴う紡錘形細胞腫瘍 Spindle cell tumor with thymus-like differentiation （SETTLE）   8588/3

   g．扁平上皮癌 Squamous cell carcinoma   8070/3

   h．肉腫 Sarcomas   8800/3

   i．その他

   j．続発性（転移性）腫瘍 Secondary （metastatic） tumors

4．分類不能腫瘍 Unclassified tumors

5．腫瘍様病変 Tumor-like lesions

   a．腺腫様甲状腺腫 Adenomatous goiter

   b．アミロイド甲状腺腫 Amyloid goiter

   c．嚢胞 Cyst

4 病期分類

1) 甲状腺癌取扱い規約第 7 版

(1) T 分類[*9]（規約 4 頁）

TX：原発腫瘍の評価が不可能

T0：原発腫瘍を認めない

T1：甲状腺に限局し最大径が 2 cm 以下の腫瘍（最大径≦2 cm）

  T1 を次の 2 つに細分する

    T1a：甲状腺に限局し最大径が 1 cm 以下の腫瘍（最大径≦1 cm）

    T1b：甲状腺に限局し最大径が 1 cm をこえ 2 cm 以下の腫瘍（1 cm＜最大径≦2 cm）

    T2：甲状腺に限局し最大径が 2 cm をこえ 4 cm 以下の腫瘍（2 cm＜最大径≦4 cm）

    T3[*10]：甲状腺に限局し最大径が 4 cm をこえる腫瘍（4 cm＜最大径），もしくは大きさを問わず甲状腺外に微少進展（胸骨甲状筋あるいは甲状腺周囲脂肪組織に進展）する腫瘍（Ex1 に相当する）

    T4：大きさを問わず甲状腺の被膜をこえて上記（胸骨甲状筋あるいは甲状腺周囲脂肪組織）以外の組織あるいは臓器に進展する腫瘍（Ex2 に相当する）

    T4 を次の 2 つに細分する

      T4a：下記の進展を伴わない腫瘍

      T4b：椎骨前筋群の筋膜，縦隔の大血管に浸潤するあるいは頸動脈を取り囲む腫瘍

(2) N 分類[*11]（規約 5 頁）

NX：所属リンパ節の評価が不可能

N0：所属リンパ節転移なし

N1：所属リンパ節転移あり

  N1 を次の 2 つに細分する

＊9：甲状腺癌 T 分類の際の注意点

・多発性腫瘍では最も大きい腫瘍の T に（m）を付記する（UICC/TNM 分類第 8 版と共通）。

・全ての未分化癌は T4 と分類し，甲状腺に限局するものを T4a，甲状腺外に進展するものを T4b と細分類する。

・大きさを問わず T3 とする甲状腺被膜外微少進展とは Ex1 に相当するものであり，T4 は Ex2 に相当する腫瘍である。

＊10：UICC/TNM 分類第 8 版では T3 を T3a，T3b に細分類し，T4a の一部が T3b に移動した（規約との相違点）。
T3a：甲状腺に限局し，最大径が 4 cm をこえる
T3b：大きさに関係なく，前頸筋群（胸骨舌骨筋，胸骨甲状筋，または肩甲舌骨筋）に浸潤する

＊11：所属リンパ節の名称（規約 5 頁図 2 参照）
I　喉頭前
II　気管前
III　気管傍
IV　甲状腺周囲
V　上内深頸
VI　下内深頸
VII　外深頸
VIII　顎下
IX　オトガイ下
X　浅頸
XI　上縦隔

N1a：頸部中央区域リンパ節（Ⅰ，Ⅱ，Ⅲ，Ⅳ）に転移あり

N1b：一側，両側もしくは対側の頸部外側区域リンパ節（Ⅴa，Ⅴb，Ⅵ，Ⅶ，Ⅷ，Ⅸ）あるいは上縦隔リンパ節[*12]（Ⅺ）に転移あり

[*12：UICC/TNM 分類第 8 版では，上縦隔リンパ節（Ⅺ）は N1a に変更されている（規約との相違点）]

(3) M 分類（遠隔臓器転移）

MX：遠隔転移の評価が不可能

M0：遠隔転移なし

M1：遠隔転移あり（転移部位を記載する）

(4) 病期分類（Stage）（規約 12 頁）

乳頭癌または濾胞癌（45 歳未満）[*13]

Ⅰ期	T に関係なく	N に関係なく	M0
Ⅱ期	T に関係なく	N に関係なく	M1

[*13：UICC/TNM 分類第 8 版は 55 歳未満]

乳頭癌または濾胞癌（45 歳以上）[*14]

Ⅰ期[*15]	T1a, T1b	N0	M0
Ⅱ期[*15]	T2	N0	M0
Ⅲ期[*15]	T3 T1, T2, T3	N0 N1a	M0 M0
ⅣA 期[*15]	T1, T2, T3 T4a	N1b N0, N1	M0 M0
ⅣB 期[*15]	T4b	N に関係なく	M0
ⅣC 期[*15]	T に関係なく	N に関係なく	M1

[*14：UICC/TNM 分類第 8 版は 55 歳以上]

[*15：UICC/TNM 分類第 8 版では，年齢の境界が変更になると共に，TNM から病期への変換も変更されている（下記参照）。]

髄様癌

Ⅰ期	T1a, T1b	N0	M0
Ⅱ期	T2, T3	N0	M0
Ⅲ期	T1, T2, T3	N1a	M0
ⅣA 期	T1, T2, T3 T4a	N1b N に関係なく	M0 M0
ⅣB 期	T4b	N に関係なく	M0
ⅣC 期	T に関係なく	N に関係なく	M1

未分化癌（全例をⅣ期とする）[*16]

ⅣA 期	T4a	N に関係なく	M0
ⅣB 期	T4b	N に関係なく	M0
ⅣC 期	T に関係なく	N に関係なく	M1

[*16：UICC/TNM 第 8 版では未分化癌の T 分類は他の組織型と同じ T 分類を適用する（下記参照）。]

癌取扱い規約（UICC/TNM 分類第 7 版に準拠）

乳頭癌または濾胞癌（45 歳未満）

	N に関係なく	
	M0	M1
T に関係なく	I	II

乳頭癌または濾胞癌（45 歳以上）

	N0	N1a	N1b	M1
T1a, T1b	I	III	IVA	IVC
T2	II	III	IVA	IVC
T3	III	III	IVA	IVC
T4a	IVA	IVA	IVA	IVC
T4b	IVB	IVB	IVB	IVC

髄様癌

	N0	N1a	N1b	M1
T1a, T1b	I	III	IVA	IVC
T2	II	III	IVA	IVC
T3	II	III	IVA	IVC
T4a	IVA	IVA	IVA	IVC
T4b	IVB	IVB	IVB	IVC

未分化癌（すべて T4 とする）

	N0	N1a	N1b	M1
T4a	IVA	IVA	IVA	IVC
T4b	IVB	IVB	IVB	IVC

UICC/TNM 分類第 8 版

乳頭癌または濾胞癌（55 歳未満）

	N に関係なく	
	M0	M1
T に関係なく	I	II

乳頭癌または濾胞癌（55 歳以上）

	N0	N1a	N1b	M1
T1a, T1b	I	II	II	IVB
T2	I	II	II	IVB
T3	II	II	II	IVB
T4a	III	III	III	IVB
T4b	IVA	IVA	IVA	IVB

髄様癌

	N0	N1a	N1b	M1
T1a, T1b	I	III	IVA	IVC
T2	II	III	IVA	IVC
T3	II	III	IVA	IVC
T4a	IVA	IVA	IVA	IVC
T4b	IVB	IVB	IVB	IVC

未分化癌

	N0	N1	M1
T1	IVA	IVB	IVC
T2	IVA	IVB	IVC
T3a	IVA	IVB	IVC
T3b	IVB	IVB	IVC
T4a	IVB	IVB	IVC
T4b	IVB	IVB	IVC

2）UICC/TNM 分類第 8 版

　T，N カテゴリーにおいては病理学的分類の場合には接頭辞 p を置く。M カテゴリーについては顕微鏡的に遠隔転移が確認された場合のみ pM1 と表記する。

（1）T–原発腫瘍[17]

*17：乳頭癌および濾胞癌，低分化癌，Hürthle 細胞癌，未分化癌を含む（規約との相違点）。

　TX：原発腫瘍の評価が不可能
　T0：原発腫瘍を認めない
　T1：甲状腺に限局し最大径が 2 cm 以下の腫瘍
　　T1a：甲状腺に限局し最大径が 1 cm 以下の腫瘍
　　T1b：甲状腺に限局し最大径が 1 cm をこえるが 2 cm 以下の腫瘍
　T2：甲状腺に限局し最大径が 2 cm をこえるが 4 cm 以下の腫瘍

T3：甲状腺に限局し最大径が4 cmをこえる腫瘍，または前頸筋群（胸骨舌骨筋，胸骨甲状筋，もしくは肩甲舌骨筋）にのみ浸潤する甲状腺外進展を認める腫瘍

T3a：甲状腺に限局し，最大径が4 cmをこえる腫瘍

T3b：大きさに関係なく，前頸筋群（胸骨舌骨筋，胸骨甲状筋，または肩甲舌骨筋）に浸潤する腫瘍

T4a：甲状腺の被膜をこえて進展し，皮下軟部組織，喉頭，気管，食道，反回神経のいずれかに浸潤する腫瘍

T4b：椎前筋膜，縦隔内の血管に浸潤する腫瘍，または頸動脈を全周性に取り囲む腫瘍

（2）N–領域リンパ節[*18]

NX：領域リンパ節の評価が不可能

N0：領域リンパ節転移なし

N1：領域リンパ節転移あり

N1a：レベルⅥ（気管前および気管傍リンパ節，喉頭前/Delphianリンパ節），または上縦隔リンパ節への転移

N1b：その他の同側頸部リンパ節，両側もしくは対側の頸部リンパ節（レベルⅠ，Ⅱ，Ⅲ，Ⅳ，Ⅴ）または咽頭後リンパ節への転移

pN0：選択的頸部郭清により得られた標本を組織学的に検査すると，通常，6個以上のリンパ節が含まれる。通常の検索個数を満たしていなくても，全てが転移陰性の場合はpN0に分類する。

> [*18]：UICC/TNM分類第8版にて明記されている領域リンパ節は，頸部リンパ節および上縦隔/前縦隔リンパ節である。

（3）M–遠隔転移

M0：遠隔転移なし

M1：遠隔転移あり

（4）病期

乳頭癌および濾胞癌（分化型），髄様癌，および未分化癌では異なる病期分類を用いることが推奨される。

55歳未満の乳頭癌および濾胞癌[*19]

Ⅰ期	Tに関係なく	Nに関係なく	M0
Ⅱ期	Tに関係なく	Nに関係なく	M1

> [*19]：乳頭癌および濾胞癌，低分化癌，Hürthle細胞癌を含む。

55歳以上の乳頭癌および濾胞癌

Ⅰ期	T1a, T1b, T2	N0	M0
Ⅱ期	T3 T1, T2, T3	N0 N1	M0 M0
Ⅲ期	T4a	Nに関係なく	M0
ⅣA期	T4b	Nに関係なく	M0
ⅣB期	Tに関係なく	Nに関係なく	M1

髄様癌

Ⅰ期	T1a, T1b	N0	M0
Ⅱ期	T2, T3	N0	M0
Ⅲ期	T1, T2, T3	N1a	M0
ⅣA期	T1, T2, T3 T4a	N1b Nに関係なく	M0 M0
ⅣB期	T4b	Nに関係なく	M0
ⅣC期	Tに関係なく	Nに関係なく	M1

未分化癌

ⅣA期	T1, T2, T3a	N0	M0
ⅣB期	T1, T2, T3a T3b, T4a, T4b	N1 N0, N1	M0 M0
ⅣC期	Tに関係なく	Nに関係なく	M1

5 断端・遺残腫瘍分類

1) 腫瘍の遺残（R分類）（規約9頁）

RX：遺残不明

R0：癌の遺残がない

R1：癌の顕微鏡的遺残が疑われる

R2：癌の肉眼的遺残がある

6 組織学的記載事項

1) 腺外浸潤（pEx）（規約10頁）

pExX：甲状腺腫瘍の腺外浸潤が不明

pEx0：甲状腺腫瘍の腺外浸潤なし

pEx1：甲状腺腫瘍の腺外浸潤が胸骨甲状筋あるいは脂肪組織にとどまる

pEx2：甲状腺腫瘍の腺外浸潤が上記以外の組織あるいは臓器に及んでいる

2) 濾胞癌,被膜浸潤像（規約19頁）

腫瘍組織が被膜を完全に突き破って周囲の被膜の位置よりも突出している状態を被膜浸潤像とする。

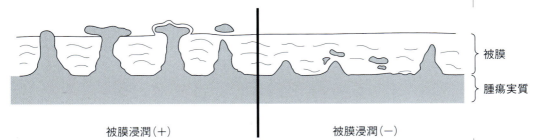

図1　濾胞癌,被膜浸潤像の模式図

腫瘍組織が被膜を貫通するものを被膜浸潤像とし，被膜内にとどまる場合は被膜浸潤像と判定しない。

3) 濾胞癌,脈管浸潤像（規約19頁）

被膜内や被膜近傍の血管内に腫瘍組織が侵入する所見を脈管浸潤像とする[20]。

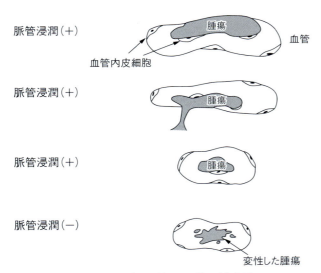

図2　濾胞癌,脈管浸潤像の模式図

被膜内や被膜近傍の血管内に腫瘍組織が侵入する所見を脈管浸潤像とする。侵入部位の腫瘍組織表面には内皮細胞をみる。変性した腫瘍細胞が血管腔内に浮いている場合は脈管浸潤像としない。

[20]：判定に関して：
・判定は被膜内もしくは被膜近くの非腫瘍部の血管を観察して行う。
・内皮細胞で覆われている管腔のみを対象血管とし，その管腔内に存在する腫瘍細胞集塊に内皮細胞が付着している場合と血栓が付着している場合に脈管浸潤像と断定する。
・被膜の壁内に毛細血管，腫瘍細胞，リンパ球などが混在してみられる像は脈管浸潤と断定しない。

6　組織学的記載事項　207

第12章

悪性骨腫瘍

整形外科・病理

悪性骨腫瘍取扱い規約

第4版（2015年11月）

日本整形外科学会・日本病理学会　編　準拠

日本整形外科学会　骨・軟部腫瘍委員会
悪性骨腫瘍取扱い規約 第4版作成委員会
　委員長　　　　土谷　一晃

日本整形外科学会
　　　　　　　荒木　信人　　石井　　猛　　石黒　直樹　　大塚　隆信　　大野　貴敏　　生越　　章
　　　　　　　尾﨑　敏文　　川井　　章　　佐藤　啓二　　下瀬　省二　　高橋　　満　　田仲　和宏
　　　　　　　土谷　一晃　　土屋　弘行　　戸口田淳也　　西田　佳弘　　播广谷勝三　　平賀　博明
　　　　　　　麩谷　博之　　別府　保男　　松本　誠一　　森岡　秀夫　　山本　哲司
日本病理学会
　　　　　　　石田　　剛　　中嶋　安彬　　野島　孝之

領域横断的がん取扱い規約　チェックリスト

悪性骨腫瘍

1 臨床情報

臨床診断	
原発巣に対する治療	□切・離断術（上肢/下肢/分節状切断）　　□患肢温存手術　　□その他
手術の時期	□初回手術　　□追加手術　　□再発腫瘍手術材料
切除縁評価法	□治癒的（広範）切除縁　□広範切除縁　□腫瘍辺縁部切除縁　□腫瘍内切除縁
罹患期間	
増大のスピード	
術前治療の有無	□なし　　□あり　（内容：　　　　　　　）
合併病変	□なし　　□あり　（疾患名：　　　　　　　）
	腫瘍症候群　□なし　□あり　（　　　　　　　　　）
臨床病期分類	取扱い規約第 4 版
	UICC/TNM 第 8 版　　　　　　TNM

2 原発巣

病巣数	□単発　　　　　□多発（　個）
部位	
大きさ	最大径　　　　cm　　　　　重量（周辺組織含む）　　　　g
肉眼的表面・割面の性状	□色　□変性の程度　□壊死の有無　□硬さ　□石灰化　□骨形成の有無
腫瘍の占拠部位	□皮質骨の破壊　　　□軟部組織への進展　　　□関節組織への進展

3 組織型およびグレード

組織型	Grade

4 病期分類

癌取扱い規約第 4 版	
UICC/TNM 第 8 版	Stage

5 断端・遺残腫瘍分類

切除縁　腫瘍	□なし　□あり　（部位：　　　　　　　） なしの場合；断端までの距離　　　　mm

□RX：遺残腫瘍が評価できない　□R0：遺残腫瘍なし　□遺残腫瘍あり　□（R1：顕微鏡的）　□（R2：肉眼的）

6 組織学的記載事項

		癌取扱い規約 第 4 版	UICC/TNM 第 8 版	領域横断的 がん取扱い規約
脈管侵襲	リンパ管侵襲		L（X, 0, 1）	Ly（X, 0, 1a, 1b, 1c）
	静脈侵襲		V（X, 0, 1, 2）	V（X, 0, 1a, 1b, 1c, 2）
神経周囲浸潤			Pn（X, 0, 1）	Pn（X, 0, 1a, 1b, 1c）
分子病理学的検索	ISH 法			
	PCR 関連			
	その他			
組織学的治療効果判定		Grade（1, 2, 3, 4）		

チェックリスト　**211**

I 総論

(1) 本章は「悪性骨腫瘍取扱い規約」[*1]に準拠し，おもに外科的材料を対象とした骨悪性腫瘍の記載に関する事項を取り扱う。なお骨原発良性腫瘍や良・悪性の中間型に属する腫瘍について，本章の記載を参照することは妨げない。

(2) 転移性骨腫瘍，あるいはリンパ腫・多発性骨髄腫ら造血器腫瘍は，本章の対象とはしない。

(3) 病期分類（staging）[*2]および悪性度分類（grading）は基本的には悪性腫瘍に対する分類である。

II 記載事項

1 臨床情報

1) 原発巣に対する治療 （規約 40 頁）

(1) 切・離断術 　　　　　　　ablation＝amputation and disarticulation
　　上肢/下肢/分節状切断
(2) 患肢温存手術

2) 手術の時期 （規約 47 頁）

(1) 初回手術
(2) 追加手術
(3) 再発腫瘍あるいはスキップ転移（リンパ節転移も暫定的に同様に扱う），静脈浸潤を認める手術

3) 切除縁評価法 （規約 45-46 頁）

(1) 治癒的（広範）切除縁 　curative wide margin, curative margin
(2) 広範切除縁 　　　　　　wide margin
(3) 腫瘍辺縁部切除縁 　　　marginal margin
(4) 腫瘍内切除縁 　　　　　intralesional margin

4) 罹患期間[*3]

5) 増大のスピード[*3]

6) 術前治療の有無

a. なし
b. あり
ありの場合：① 化学療法　　chemotherapy 　（規約 52 頁）
　　　　　　② 放射線療法　radiation therapy 　（規約 56 頁）
　　　　　　③ その他　　　others

◆ UICC/TNM 分類第 8 版および WHO 腫瘍組織分類との対照
・UICC/TNM 分類第 8 版の病期分類（組織に関しては WHO 腫瘍組織分類）に関係する（あるいは共通する）記載は本文では青字，側注では青囲みを用いて表記している。

[*1]：以下，本章での「規約」は「悪性骨腫瘍取扱い規約第 4 版」（2015 年 11 月）をさす。

[*2]：UICC/TNM 分類第 8 版では「悪性リンパ腫，多発性骨髄腫，表在性/傍骨製骨肉腫，傍骨性軟骨肉腫を除くすべての原発性骨腫瘍に適用する」とある。

[*3]：これらは「軟部腫瘍診療ガイドライン 2012」内，「病理組織標本提出書の書き方」に掲載・推奨されている情報である。

212　悪性骨腫瘍

7) 合併病変

a．なし

b．あり（　　　　　　　　　　　　）

8) 腫瘍症候群（規約 6 頁，218 頁）

a．なし

b．あり（規約 218 頁，「腫瘍症候群」参照）

2 原発巣

1) 解剖学的部位[3]

2) 病変数

（1）単発

（2）多発（病変数を記載）

3) 大きさ（規約 76 頁）

（1）重量（周囲組織を含め）（　　　　）g

（2）大きさ：多発の場合は，その内で最大なものを記載する。

　　腫瘍：最大径（cm）

4) 肉眼的表面・割面の性状

色・変性の程度，壊死の有無，硬さ，石灰化や骨形成の有無，など

5) 皮質骨の破壊

6) 軟部組織への進展

7) 関節組織への進展

3 組織型

1) 組織型　　　　　　　　　　　　　　　　　ICD-O コード

ここでは WHO 腫瘍組織分類（2013）を掲載する。

(1) CHONDROGENIC TUMOURS

Benign

Osteochondroma　　　　　　　　　　　　　　　9210/0

Chondroma　　　　　　　　　　　　　　　　　9220/0

　　Enchondroma　　　　　　　　　　　　　　9220/0

　　Periosteal chondroma　　　　　　　　　　9221/0

Osteochondromyxoma　　　　　　　　　　　　9211/0

12

悪性骨腫瘍

*3：腫瘍と骨・関節・軟部との関係から以下のように分類する方法もある。
(1) 骨端または骨突起　Epiphysis or apophysis
(2) 骨幹端　Metaphysis
(3) 骨幹　Diaphysis
(4) 皮質　Cortex
(5) 骨髄腔　Medullary cavity
(6) 関節への進展　Tumor involves joint
(7) 軟部への進展　Tumor extension into soft tissue
(8) 不明　Cannnot be determined

Subungual exoxtosis	9213/0
Bizarre parosteal osteochondromatous proliferation	9212/0
Synovial chondromatosis	9220/0

Intermediate（locally aggressive）
Chondromyxoid fibroma	9241/0
Atypical cartilaginous tumour/chondrosarcoma grade I	9222/1

Intermediate（rarely metastasizing）
Chondroblastoma	9230/1

Malignant
Chondromsarcoma	
Grade Ⅱ, Ⅲ	9220/3
Dedifferentiated chondrosarcoma	9243/3
Mesenchymal chondrosarcoma	9240/3
Clear cell chondrosarcoma	9242/3

(2) OSTEOGENIC TUMOURS
Benign
Osteoma	9180/0
Osteoid osteoma	9191/0

Intermediate（locally aggressive）
Osteoblastoma	9200/0

Malignant
Low-grade central osteosarcoma	9187/3
Conventional osteosarcoma	9180/3
Chondroblastic osteosarcoma	9181/3
Fibroblastic osteosarcoma	9182/3
Osteoblastic osteosarcoma	9180/3
Telangiectatic osteosarcoma	9183/3
Small cell osteosarcoma	9185/3
Secondary osteosarcoma	9184/3
Parosteal osteosarcoma	9192/3
Periosteal osteosarcoma	9193/3
High-grade surface osteosarcoma	9194/3

(3) FIBROGENIC TUMOURS
Intermediate（locally aggressive）
Desmopoastic fibroma of bone	8823/1

Malignant
Fibrosarcoma of bone   8810/3

(4) FIBROHISTIOCYTIC TUMOURS
Benign fibrous histiocytoma/Non-ossifying fibroma   8830/0

(5) HAEMATOPOIETIC MEOPLASMS
Malignant
Plasma cell myeloma   9732/3
Solitary plasmacytoma of bone   9731/3
Primary non-Hodgkin lymphoma of bone   9591/3

(6) OSTEOCLASTIC GIANT CELL RICH TUMOURS
Benign
Giant cell lesion of the small bones

Intermediate（locally aggressive, rarely metastasizing）
Giant cell tumour of bone   9250/1

Malignant
Malignancy in giant cell tumour of bone   9250/3

(7) NOTOCHORDAL TUMOURS
Benign
Benign notochordal cell tumour   9370/0

Malignant
Chordoma   9370/3

(8) VASCULAR TUMOURS
Benign
Haemangioma   9120/0

Intermediate（locally aggressive, rarely metastasizing）
Epithelioid haemangioma   9125/0

Malignant
Epithelioid haemangioendothelioma   9133/3
Angiosarcoma   9120/3

3　組織型　*215*

(9) MYOGENIC TUMOURS

Benign
Leiomyoma of bone   8890/0

Malignant
Leiomyosarcoma of bone   8890/3

(10) LIPOGENIC TUMOURS

Benign
Lipoma of bone   8850/0

Malignant
Liposarcoma of bone   8850/3

(11) TUMOURS OF UNDEFINED NEOPLATIC NATURE

Benign
Simple bone cyst
Fibrous dysplasia   8818/0
Osteofibrous dysplasia
Chondromesenchymal hamartoma
Rosai-Dorfman disease

Intermediate （locally aggressive）
Aneurysmal bone cyst   9260/0
Langerhans cell histiocytosis
    Monostotic   9751/1
    Polystotic   9751/1
Erdheim-Chester disease   9750/1

(12) MISCELLANEOUS TUMOURS
Ewing sarcoma   9364/3
Adamantinoma   9261/3
Undifferentiated high-grade pleomorphic sarcoma of bone   8830/3

2) グレード（規約81頁一部抜粋）

高分化，中分化，低分化の三分類として grade 1〜3 とし，発生母地が不明な程に未分化な組織像を grade 4 とした American Joint Comittee on Cancer（AJCC）の grading[3]が最近ではより一般的になってきている*4。TNM に grading を加え，TNMG により staging を行う AJCC の記載は悪性腫瘍取り扱いの国際的な基準であるので，本書でも基本的にはこの考え方に沿うこととした。

定義からも明らかなように，この grading system は悪性腫瘍を対象とするもので，良悪性を含めた腫瘍性病変全体の grading ではない。Enneking[4]の staging でも腫瘍の grading が考慮されているが，含まれている腫瘍の種類や分類については一般的なものとはやや異なる。

*4：AJCC の骨腫瘍グレードは，第7版では Grade X, 1, 2, 3, 4,（4分類法）であったが，第8版では Grade X, 1, 2, 3（3分類法）が採用されている。

表　Broders grading と AJCC grading との対応

Broders grading による未分化度	AJCC による grading
grade 1　0〜25%	well differentiated
grade 2　25〜50%	moderately differentiated
grade 3　50〜75%	poorly differentiated
grade 4　75〜100%	undifferentiated

文献

1) Fletcher CDM, Bridge JA, Hogendoorn PCW, et al, eds：Pathology and Genetics of Tumours of Soft Tissue and Bone（in Bosman FT, Jaffe funs, Lakhani SR, et al, eds. World Health Organization Classification of Tumours）. Lyon, IARC Press, 2013.
2) Fritz A, Percy C, Jack A, et al, eds（2000）：International classification of diseases for oncology（ICD-O）Third edition. World Health Organization：Geneva, 2000（with 2011 Updates to ICD-O-3. International Agency for Research on Cancer（ICDO3@iarc.fr）and World Health Organization（whofic@who. int）September 2011）.
3) Edge S, Byrd DR, Compton CC, et al, eds：AJCC Cancer Staging Manual 7th ed, 2010.
4) Wolf RE, Enneking WF：The staging and surgery of musculoskeletal neoplasms. Orthop Clin North Am 27：473-481, 1996.

【参考】
UICC/TNM 分類第8版：病理組織学的分化度（悪性度）分類

=3段階法
低悪性度：悪性度1
高悪性度：悪性度2および3

4　病期分類

1) TNM 分類（UICC/TNM 分類第8版）

本分類は悪性リンパ腫，多発性骨髄腫，表在性/傍骨性骨肉腫，傍骨性軟骨肉腫を除くすべての原発性骨腫瘍に適用する。

pT, pN カテゴリーは T, N カテゴリーに準ずる。pM については，pMX, pM0 カテゴリーは用いない。

(1)　T-原発腫瘍

TX：原発腫瘍の評価が不可能

T0：原発腫瘍を認めない

四肢骨・躯幹骨・頭蓋骨・顔面骨

T1：最大径が 8 cm 以下の腫瘍

T2：最大径が 8 cm をこえる腫瘍

T3：原発巣と同一骨内の非連続性腫瘍

脊椎

T1：単一の脊椎区域または隣接する 2 つの脊椎区域に限局する腫瘍

T2：隣接する 3 つの脊椎区域に限局する腫瘍

T3：隣接する 4 つの脊椎区域に限局する腫瘍

T4a：脊柱管に浸潤する腫瘍

T4b：隣接血管に浸潤する腫瘍または隣接血管内の腫瘍血栓

注）脊椎の 5 区域とは：

右椎弓根部

右椎体部

左椎体部

左椎弓根部

後方部分

骨盤

T1a：大きさが 8 cm 以下で単一の骨盤区域に限局し骨外進展のない腫瘍

T1b：大きさが 8 cm をこえ単一の骨盤区域に限局し骨外進展のない腫瘍

T2a：大きさが 8 cm 以下で単一の骨盤区域に限局し骨外進展がある，または 2 個の骨盤区域に限局し骨外進展のない腫瘍

T2b：大きさが 8 cm をこえ単一の骨盤区域に限局し骨外進展がある，または 2 個の骨盤区域に限局し骨外進展のない腫瘍

T3a：大きさが 8 cm 以下で 2 個の骨盤区域に限局し骨外進展がある腫瘍

T3b：大きさが 8 cm をこえ 2 個の骨盤区域に限局し骨外進展がある腫瘍

T4a：隣接する 3 つの骨盤区域に進展する，または仙腸関節をこえて仙骨神経孔に至る腫瘍

T4b：外腸骨血管を囲む腫瘍または主要な骨盤血管の肉眼的腫瘍血栓

注）骨盤の 4 区域とは：

仙骨孔より外側の仙骨

腸骨翼

臼蓋/臼蓋周囲

恥骨，恥骨結合，坐骨

(2)　N-領域リンパ節[5]

NX：領域リンパ節の評価が不可能

N0：領域リンパ節転移なし

N1：領域リンパ節転移あり

*5：領域リンパ節は原発腫瘍の部位によって規定される。領域リンパ節への転移は稀であり，リンパ節病変が臨床的にも病理学的にも評価されていない症例は，NX または pNX ではなく N0 と考えて良い。

（3） M－遠隔転移

M0：遠隔転移なし

M1：遠隔転移あり

　M1a：肺

　M1b：肺以外の遠隔転移

2) 病期分類

四肢骨・躯幹骨・頭蓋骨・顔面骨

ⅠA 期	T1	N0	M0	G1, GX, 低悪性度
ⅠB 期	T2, T3	N0	M0	G1, GX, 低悪性度
ⅡA 期	T1	N0	M0	G2, G3, 高悪性度
ⅡB 期	T2	N0	M0	G2, G3, 高悪性度
Ⅲ期	T3	N0	M0	G2, G3, 高悪性度
ⅣA 期	T に関係なく	N0	M1a	G に関係なく
ⅣB 期	T に関係なく	N1	M に関係なく	G に関係なく
ⅣB 期	T に関係なく	N0	M1b	G に関係なく

脊椎および骨盤の骨の肉腫に病期はない。

3) Surgical staging system（Enneking）

病期	組織学的悪性度	腫瘍局在	転移
ⅠA	低悪性度（G1）	コンパートメント内（T1）	転移なし（M0）
ⅠB	低悪性度（G1）	コンパートメント外（T2）	転移なし（M0）
ⅡA	高悪性度（G2）	コンパートメント内（T1）	転移なし（M0）
ⅡB	高悪性度（G2）	コンパートメント外（T2）	転移なし（M0）
ⅢA	G1～G2	T1～T2	転移あり（M1）
ⅢB	G1～G2	T1～T2	転移あり（M1）

M1 とは局所的なスキップ転移もしくは遠隔転移を意味する。

5 断端・遺残腫瘍分類

1) 切除縁（断端）

断端部腫瘍

（1）なし

（2）あり

なしの場合：切除縁までの最短距離　　　mm（部位：　　　）

・健常組織の厚さ

・Barrier 組織[6]の有無（厚い barrier，薄い barrier）（規約 46 頁）

2) 遺残腫瘍（R）分類（UICC/TNM 分類第 8 版）

RX：遺残腫瘍の存在が評価できない

R0：遺残腫瘍なし

*6：Barrier とは筋膜，関節包，腱・腱鞘，骨膜，軟骨，腹膜，胸膜，血管外膜，神経上膜などを指す（ただし膝十字靱帯や円靱帯などを縦方向に評価する場合は含まれない）。

厚い barrier とは下部組織が透見できない白い光沢を有する機械的に強い種々の厚さの膜様組織をいい，強靱な例として腸脛靱帯，関節包，小児骨膜などがある。

薄い barrier とは下部組織が透見できるような薄さの膜組織をいい，固有の筋膜，成人の骨膜，血管外膜，神経上膜などがある。

R1：顕微鏡的遺残腫瘍あり

R2：肉眼的遺残腫瘍あり

6 組織学的記載事項

1) 脈管侵襲[*7]

(1) リンパ管侵襲

(2) 静脈浸潤

(3) 神経周囲浸潤

*7：規約内に記載の取り決めがない。

2) 分子病理学的検索

(1) なし

(2) あり

  a. ISH 法（FISH, CISH, DISH）

  b. PCR 関連

  c. その他

3) 組織学的治療効果判定 （規約 60 頁）

対象の標本について[*8]，「生きている腫瘍細胞」の残存割合で判定する。判定の際は以下のマッピングを推奨する。

Grade 1：viable tumor cell が 50％を超えるもの。

Grade 2：viable tumor cell が 10％を超え 50％以下。

Grade 3：viable tumor cell が 10％以下。

Grade 4：viable tumor cell を全く認めない。

*8：組織学的効果判定は，治療後に切除または切断された材料の最大割面で判定する。切除した骨を処理骨として骨再建に用いた場合は最大割面が得られないため，従来と同様の方法での組織学的効果判定は不能である。その場合は，どのように評価する標本を作成するか，臨床試験においては試験毎に，日常診療においては施設毎に事前に取り決める必要がある。

注1) 核に核濃縮 pyknosis，核崩壊 karyorrhexis，核融解 karyolysis のうちいずれかの所見を認める場合，non-viable cell と判定する。細胞質が好酸性，空胞変性，核の膨化を認める場合は，viable tumor cell とする。

注2) マッピングの際，化学療法により細胞密度 cellularity が極端に減少し，viable tumor cell がまだらに存在する範囲については，その面積に 1/10 あるいは 1/20 を適宜乗じた値を viable tumor cell の残存する面積として，他の viable tumor cell の残存面積に加えて計算する。

注3) 本取扱い規約の第 3 版では，Grade 0 から Grade 3 までの 4 段階評価を用いていたが，国際的に Grade 0 を規定している基準はなく，第 4 版では Grade 1 から Grade 4 までの 4 段階とした。また，第 3 版では viable tumor cell の残存割合を目安として併記していたが，第 4 版では定義として明記した。

220　悪性骨腫瘍

第 13 章

悪性軟部腫瘍

整形外科・病理

悪性軟部腫瘍取扱い規約

第 3 版（2002 年 7 月）

日本整形外科学会　骨・軟部腫瘍委員会　編　準拠

日本整形外科学会　骨・軟部腫瘍委員会
悪性軟部腫瘍取扱い規約作成委員会
　委員長　　　　佐藤　啓二
　委　員　　　　岩崎　　宏　　江原　　茂　　鎌田　　正　　楠崎　克之（骨軟部腫瘍委員会・委員）
　　　　　　　　佐藤　啓二（骨軟部腫瘍委員会・委員長）　　杉田　　孝　　瀧　淳一
　　　　　　　　土屋　弘行（骨軟部腫瘍委員会・委員）　　恒吉　正澄　　野島　孝之　　橋本　　洋
　　　　　　　　羽鳥　正仁（骨軟部腫瘍委員会・委員）　　広瀬　隆則　　福田　国彦
　　　　　　　　別府　保男（骨軟部腫瘍委員会・アドバイザー）
　　　　　　　　松本　誠一（骨軟部腫瘍委員会・前委員）　　真鍋　　淳

領域横断的がん取扱い規約　チェックリスト

悪性軟部腫瘍

1 臨床情報

臨床診断			
手術術式の種類	□腫瘍内切除術	□腫瘍辺縁切除（摘出）術	□広範囲切除術
手術の時期	□初回手術	□追加手術	□再発腫瘍手術材料
罹患期間			
増大のスピード			
術前治療の有無	□なし	□あり（内容：　　　　　　　　　）	
合併病変	□なし	□あり（内容：　　　　　　　　　）	
臨床病期分類	取扱い規約第 3 版		
	UICC/TNM 第 8 版　　　　TNM		

2 原発巣

病巣数	□単発	□多発（　個）		
部位		□浅層（皮下）	□深層（筋内）	
大きさ		最大径　　　cm		
肉眼的表面・割面の性状		□壊死の有無	□出血の有無　□色調　□硬度	
周囲正常組織との関係				
被膜・周囲組織への浸潤の有無				

3 組織型およびグレード

組織型	Grade

4 病期分類

癌取扱い規約第 3 版	
UICC/TNM 第 8 版	Stage

5 断端・遺残腫瘍分類

切除縁　腫瘍	□なし　□あり（部位：　　　　　　　）
	なしの場合；断端までの距離　　　mm

□RX：遺残腫瘍が評価できない　　□R0：遺残腫瘍なし　　□遺残腫瘍あり　　□（R1：顕微鏡的）　　□（R2：肉眼的）

6 組織学的記載事項

		癌取扱い規約 第 3 版	UICC/TNM 第 8 版	領域横断的 がん取扱い規約
脈管侵襲	リンパ管侵襲		L （X, 0, 1)	Ly （X, 0, 1a, 1b, 1c)
	静脈侵襲		V （X, 0, 1, 2)	V （X, 0, 1a, 1b, 1c, 2)
神経周囲浸潤			Pn （X, 0, 1)	Pn （X, 0, 1a, 1b, 1c)
浸潤様式	限局性/浸潤性			
分子病理学的検索	FISH 等	_____		
	PCR 関連	_____		
	その他			

◆UICC/TNM 分類第 8 版および WHO 腫瘍組織分類との対照
・UICC/TNM 分類第 8 版の病期分類（組織に関しては WHO 腫瘍組織分類）に関係する（あるいは共通する）記載は本文では青字，側注では青囲みを用いて表記している。

＊1：以下，本章での「規約」は「悪性軟部腫瘍取扱い規約第 3 版」（2002 年 7 月）をさす。

＊2：一部の記載は日本整形外科学会監修「軟部腫瘍ガイドライン 2012」を参照した（https://minds.jcqhc.or.jp/n/med/4/med0035/G0000421/0001）。

＊3：UICC/TNM 分類第 8 版では以下の組織型の腫瘍は含まないとしている。
・カポジ肉腫
・皮膚線維肉腫（隆起性）
・線維腫症（類腱腫）＝デスモイド腫瘍
・硬膜または脳から発生した腫瘍
・血管肉腫

＊4：これらは「軟部腫瘍診療ガイドライン 2012」内，「病理組織標本提出書の書き方は」に掲載・推奨されている情報である。

＊5：アドリアマイシン，イソファミドなど

＊6：BCG 療法，サイトカイン（インターフェロン，インターロイキン），抗体療法，ワクチン療法，免疫遺伝子療法など

＊7：外部照射法，密封小線源照射法，重粒子線，陽子線など

I　総　　論

(1) 本章は「悪性軟部腫瘍取扱い規約」[1, 2, 3]に準拠し，軟部組織に発生した原発性悪性腫瘍の，おもに外科的材料の記載に関する事項を取り扱う。なお良性腫瘍や良・悪性の中間型に属する腫瘍について，本章の記載を参照することは妨げない。

(2) 転移性腫瘍は本章では対象とはしない。

II　記載事項

1　臨床情報

1) 手術術式の種類（規約 82 頁）
(1) 腫瘍内切除術　intralesional excision, debulking, piecemeal removal
(2) 腫瘍辺縁切除（摘出）術　marginal excision, simple excision, shell out, extirpation
(3) 広範囲切除術　wide excision

2) 手術の時期（規約 82 頁）
(1) 初回手術
(2) 追加広範切除術
(3) 再発手術

3) 罹患期間[4]

4) 増大のスピード[4]

5) 術前治療の有無
a. なし
b. あり
　ありの場合：
　① 化学療法[5]　neoadjuvant chemotherapy（規約 86 頁）
　② 免疫療法[6]　immunotherapy（規約 98 頁）
　③ 放射線療法[7]　radiation therapy（規約 90 頁）

6) 合併病変
a. なし
b. あり（合併病変を記載）

224　悪性軟部腫瘍

2 原発巣

1) 解剖学的部位[*8]
(1) a. 皮下組織，結合組織，その他の軟部組織（C49），末梢神経（C47）
　　b. 後腹膜（C48.0）
　　c. 縦隔：前縦隔（C38.1），後縦隔（C38.2），縦隔，分類不能（NOS）（C38.3）
(2) 浅層（皮下）または深層（筋内など）[*4]

2) 病巣数
(1) 単発
(2) 多発

3) 大きさ（規約59頁）
(1) 重量（周囲組織を含め）（　　　　）g
(2) 大きさ：多発の場合は，その内で最大なものを記載する。
　　腫瘍：最大径（cm）/　検体：最大径（cm）

4) 肉眼的表面・割面の性状
壊死・出血の有無，色調，硬度，ほか

5) 周囲正常組織との関係

6) 被膜・周囲組織への浸潤の有無

3 組織型

1) 組織型
ICD-O コード

ここでは WHO 腫瘍組織分類（2013）を掲載する。

(1) ADIPOCYTIC TUMOURS

Benign

Lipoma	8850/0
Lipomatosis	
Lipomatosis of nerve	
Lipoblastoma	8881/0
Angiolipoma	8861/0
Myolipoma of soft tissue	8890/0
Chondroid lipoma	8862/0
Spindle cell/pleomorphic lipoma	8857/0[*9]
	8854/0[*10]
Hibernoma	8880/0

*8：UICC/TNM 第8版，「軟部組織」の「解剖学的部位」（ICD-O 局在コードと対応）より抜粋

*9：for Spindle cell lipoma

*10：for Pleomorphic lipoma

13 悪性軟部腫瘍

3 組織型 **225**

Intermediate（locally aggressive）

Atypical lipomatous tumour/well differentiated liposarcoma	8850/1[*11]
	8850/3[*12]

[*11] : for atypical lipoma-
tous tumour

[*12] : for well differentiated
liposarcoma

Malignant

Dedifferentiated liposarcoma	8858/3
Myxoid liposarcoma	8852/3
Pleomorphic liposarcoma	8854/3
Liposarcoma, not otherwise specified	8850/3

(2) FIBROBLASTIC/MYOFIBROBLASTIC TUMOURS

Benign

Nodular fasciitis	8828/0
Proliferative fasciitis	8828/0
Proliferative myositis	8828/0
Myositis ossificans	no ICD-O code
Fibro-osseous pseudotumour of digits	no ICD-O code
Ischaemic fasciitis	no ICD-O code
Elastofibroma	8820/0
Fibrous hamartoma of infancy	no ICD-O code
Fibromatosis colli	no ICD-O code
Juvenile hyaline fibromatosis	no ICD-O code
Inclusion body fibromatosis	no ICD-O code
Fibroma of tendon sheath	8813/0
Desmoplastic fibroblastoma	8810/0
Mammary-type myofibroblastoma	8825/0
Calcifying aponeurotic fibroma	8816/0
Angiomyofibroblastoma	8826/0
Cellular angiofibroma	9160/0
Nuchal-type fibroma	8810/0
Gardner fibroma	8810/0
Calcifying fibrous tumour	8817/0

Intermediate（locally aggressive）

Palmar/plantar fibromatosis	8813/1
Desmoid-type fibromatosis	8821/1
Lipofibromatosis	8851/1
Giant cell fibroblastoma	8834/1

Intermediate（rarely metastasizing）

Dermatofibrosarcoma protuberans	8832/1

Fibrosarcomatous dermatofibrosarcoma protuberans	8832/3
Pigmented dermatofibrosarcoma protuberans	8833/1
Solitary fibrous tumour	8815/1
Solitary fibrous tumour, malignant	8815/3
Inflammatory myofibroblastic tumour	8825/1
Low-grade myofibroblastic sarcoma	8825/3
Myxoinflammatory myofibroblastic tumour/atypical mxoinflammatory fibroblastic tumour	8811/1
Infantile fibrosarcoma	8814/3

Malignant

Adult fibrosarcoma	8810/3
Myxofibrosarcoma	8811/3
Low-grade fibromyxoid sarcoma	8840/3
Sclerosing epithelioid fibrosarcoma	8840/3

(3) SO-CALLED FIBROHISTIOCYTIC TUMOURS

Benign

Tenosynovial giant cell tumour	
localized type	9252/0
diffuse type	9252/1
malignant	9252/3
Deep benign fibrous histiocytoma	8831/0

Intermediate (rarely metastasizing)

Plexiform fibrohistiocytic tumour	8835/1
Giant cell tumour of soft tissues	9251/1

(4) SMOOTH MUSCLE TUMOURS

Benign

Deep leiomyoma	8890/0

Malignant

Leiomyosarcoma (excluding skin)	8890/3

(5) PERICYTIC (PERIVASCULAR) TUMOURS

Glomus tumour (and variants)	8711/0
Glomangiomatosis	8711/1
Malignant glomus tumour	8711/3

3 組織型 **227**

Myopericytoma	8824/0
Myofibroma	8824/0
Myofibromatosis	8824/1
Angioleiomyoma	8894/0

(6) SKELETAL MUSCLE TUMOURS

Bengin

Rhabdomyoma	8900/0
Adult type	8904/0
Fetal type	8903/0
Genital type	8905/0

Malignant

Embryonal rhabdomyosarcoma	
(including botryoid, anaplastic)	8910/3
Alveolar rhabdomyosarcoma	
(including solid, anaplastic)	8920/3
Pleomorphic rhabdomyosarcoma	8901/3
Spindle cell/sclerosing rhabdomyosarcoma	8912/3

(7) VASCULAR TUMOURS OF SOFT TISSUE

Benign

Haemangioma	9120/0
Synovial	
Venous	9122/0
Arteriovenous haemangima/malformation	9123/0
Intramuscular	9132/0
Epithelioid haemangioma	9125/0
Angiomatosis	
Lymphangioma	9170/0

Intermediate（locally aggressive）

Kaposiform haemangioendothelioma	9130/1

Intermediate（rarely metastasizing）

Retiform hamenagioendothelioma	9136/1
Papillary intralymphatic angioendothelioma	9135/1
Composite haemangioendothelioma	9136/1
Pseudomyogenic (epithelioid sarcoma-like) haemangioendothelioma	9138/1
Kaposi sarcoma	9140/3

Malignant

Epithelioid haemangioendothelioma	9133/3
Angiosarcoma of soft tissue	9120/3

(8) CHONDRO-OSSEOUS TUMOURS

Soft tissue chondroma	9220/0
Extraskeletal mesenchymal chondrosarcoma	9240/3
Extraskeletal osteosarcoma	9180/3

(9) GASTROINTESTINAL STROMAL TUMOURS

Benign gastrointestinal stromal tumour	8936/0
Gastrointestinal stromal tumour, uncertain malignant potential	8936/1
Gastrointestinal stromal tumour, malignant	8936/3

(10) NERVE SHEATH TUMOURS

Benign

Schwannoma (including variants)	9560/0
Melanotic schwannoma	9560/1
Neurofibroma (incl. variants)	9540/0
Plexiform neurofibroma	9550/0
Perineurioma	9571/0
Malignant perineurioma	9571/3
Granular cell tumour	9580/0
Dermal nerve sheath myxoma	9562/0
Solitary circumscribed neuroma	9570/0
Ectopic menigioma	9530/0
Nasal glial heterotopia	
Benign Triton tumour	
Hybrid nerve sheath tumour	9563/0

Malignant

Malignant peripheral nerve sheath tumour	9540/3
Epithelioid malignant peripheral nerve sheath tumour	9542/3
Malignant Triton tumour	9561/3
Malignant granular cell tumour	9580/3
Ectomesenchymoma	8921/3

13

悪性軟部腫瘍

3 組織型 *229*

(11) TUMOURS OF UNCERTAIN DIFFERENTIATION

Benign

Acral fibromyxoma	8811/0
Intramusclar myxoma (including cellular variant)	8840/0
Juxta-articular myxoma	8840/0
Deep ("aggressive") angiomyxoma	8841/0
Pleomorphic hyalinizing angiectatic tumour of soft parts	8802/1
Ectopic hamartomatous thymoma	8587/0

Intermediate (locally aggressive)

Haematosiderotic fibrolipomatous tumour	8811/1

Intermediate (rarely metastasizing)

Atypical fibroxanthoma	8830/1
Angiomatoid fibrous histiocytoma	8836/1
Ossifying fibromyxoid tumour	8842/0
Ossifying fibromyxoid tumour, malignant	8842/3
Mixed tumour NOS	8940/0
Mixed tumour NOS, malignant	8940/3
Myoepithelioma	8982/0
Myoepithelial carcinoma	8982/3
Phosphaturic mesenchymal tumour, benign	8990/0
Phosphaturic mesenchymal tumour, malignant	8990/3

Malignant

Synovial sarcoma NOS	9040/3
Synovial sarcoma, spindle cell	9041/3
Synovial sarcoma, biphasic	9043/3
Epithelioid sarcoma	8804/3
Alveolar soft-part sarcoma	9581/3
Clear cell sarcoma of soft tissue	9044/3
Extraskeletal myxoid chondrosarcoma	9231/3
Extraskeletal Ewing sarcoma	9364/3
Desmoplastic small round cell tumour	8806/3
Extra-renal rhabdoid tumour	8963/3
Neoplasms with perivascular epithlieoid cell differentiation (PEComa)	
PEComa NOS, bengin	8714/0
PEComa NOS, malignant	8714/3
Intimal sarcoma	9137/3

（12）UNDIFFERENTIATED/UNCLASSIFIED SARCOMA

Undifferentiated spindle cell sarcoma	8801/3
Undifferentiated pleomorphic sarcoma	8802/3
Undifferentiated round cell sarcoma	8803/3
Undifferentiated epithelioid sarcoma	8804/3
Undifferentiated sarcoma NOS	8805/3

2) グレード

（1）FNCLCC grading system (French Fédération Nationale des Centres de Lutte Contre Le Cancer system) [13]

a. 腫瘍分化度　1点：正常成人間質組織に非常に類似した肉腫
　　　　　　　　2点：組織由来が明確な肉腫
　　　　　　　　3点：胎児性または未分化な肉腫，由来不明の肉腫，滑膜肉腫

b. 核分裂数　　1点：高倍率 10 視野中 0-9 個
　　　　　　　　2点：高倍率 10 視野中 10-19 個
　　　　　　　　3点：高倍率 10 視野中 20 個以上

c. 腫瘍壊死　　0点：壊死なし
　　　　　　　　1点：壊死巣が 50％未満
　　　　　　　　2点：壊死巣が 50％以上

組織グレード

Grade 1：合計スコア 2，3 点
Grade 2：合計スコア 4，5 点
Grade 3：合計スコア 6，7，8 点

[13]：規約内に記載のない分類であるが，軟部腫瘍においてこの FNCLCC grading system が現在では最も広く使用されている印象にあるため，本項の先頭には WHO 腫瘍組織分類第 4 版（2013）の説明を参考にしながら FNCLCC を掲載した。

4 病期分類

1) TNM 分類 [14]（UICC/TNM 分類第 8 版）

pT，pN カテゴリーは T，N カテゴリーに準ずる。pM については，pMX，pM0 カテゴリーは用いない。

（1）T−原発腫瘍

TX：原発腫瘍の評価が不可能
T0：原発腫瘍を認めない

四肢あるいは躯幹浅部

T1：最大径が 5 cm 以下の腫瘍
T2：最大径が 5 cm をこえるが 10 cm 以下の腫瘍
T3：最大径が 10 cm をこえるが 15 cm 以下の腫瘍
T4：最大径が 15 cm をこえる腫瘍

後腹膜

T1：最大径が 5 cm 以下の腫瘍

[14]：UICC/TNM 分類第 8 版では「消化管間質腫瘍（GIST）」の病期分類を別に設けている。すなわち GIST に「軟部組織」の病期分類は適用しない。

T2：最大径が 5 cm をこえるが 10 cm 以下の腫瘍

T3：最大径が 10 cm をこえるが 15 cm 以下の腫瘍

T4：最大径が 15 cm をこえる腫瘍

頭頸部

T1：最大径が 2 cm 以下の腫瘍

T2：最大径が 2 cm をこえるが 4 cm 以下の腫瘍

T3：最大径が 4 cm をこえる腫瘍

T4a：眼窩，頭蓋底または硬膜，正中臓器，顔面骨格または翼状筋に浸潤する腫瘍

T4b：脳実質に浸潤する腫瘍，頸動脈を包み込む腫瘍，椎前筋に浸潤する腫瘍，または神経周囲進展により中枢神経系に浸潤する腫瘍

胸部および腹部臓器

T1：単一の臓器に限局する腫瘍

T2a：漿膜または臓側腹膜に浸潤する腫瘍

T2b：漿膜をこえる顕微鏡的な進展を伴う腫瘍

T3：2 つの臓器に浸潤する腫瘍，または漿膜をこえる肉眼的な進展を伴う腫瘍

T4a：単一の臓器内で 2 部位以下に浸潤する多病巣性腫瘍

T4b：2 部位をこえるが 5 部位以下に浸潤する多病巣性腫瘍

T4c：5 部位をこえて浸潤する多病巣性腫瘍

*15：領域リンパ節は原発腫瘍の部位によって規定される。領域リンパ節への転移は稀であり，リンパ節病変が臨床的にも病理学的にも評価されていない症例は，NX または pNX ではなく N0 と考えて良い。

（2）N–領域リンパ節[*15]

NX：領域リンパ節の評価が不可能

N0：領域リンパ節転移なし

N1：領域リンパ節転移あり

（3）M–遠隔転移

M0：遠隔転移なし

M1：遠隔転移あり

2）病期分類

四肢および躯幹浅部，および後腹膜

I A 期	T1	N0	M0	G1, GX, 低悪性度
I B 期	T2, T3, T4	N0	M0	G1, GX, 低悪性度
II 期	T1	N0	M0	G2, G3, 高悪性度
III A 期	T2	N0	M0	G2, G3, 高悪性度
III B 期	T3, T4	N0	M0	G2, G3, 高悪性度
III B 期	T に関係なく	N1[注]	M0	G に関係なく
IV 期	T に関係なく	N に関係なく	M1	G に関係なく

注）AJCC は四肢および躯幹浅部においては N1 を IV 期に分類している。

頭頸部および胸部および腹部臓器の軟部肉腫に病期はない。

232　悪性軟部腫瘍

3) Surgical Staging System（Enneking）（表）

表　Surgical Staging System（Enneking）

病期	組織学的悪性度	腫瘍局在	転移
ⅠA	低悪性度（G1）	コンパートメント内（T1）	転移なし（M0）
ⅠB	低悪性度（G1）	コンパートメント外（T2）	転移なし（M0）
ⅡA	高悪性度（G2）	コンパートメント内（T1）	転移なし（M0）
ⅡB	高悪性度（G2）	コンパートメント外（T2）	転移なし（M0）
ⅢA	G1〜G2	T1〜T2	転移あり（M1）
ⅢB	G1〜G2	T1〜T2	転移あり（M1）

M1とは局所的なスキップ転移もしくは遠隔転移を意味する。

5 断端・遺残腫瘍分類

1) 切除縁（断端）

断端部腫瘍

　a. なし

　b. あり

　なしの場合：切除縁までの最短距離　　　　mm（部位：　　　）

　　　　　　　　　　・健常組織の厚さ　（規約82頁）

　　　　　　　　　　・Barrier組織

2) 遺残腫瘍（R）分類（UICC/TNM分類第8版）

RX：遺残腫瘍の存在が評価できない

R0：遺残腫瘍なし

R1：顕微鏡的遺残腫瘍あり

R2：肉眼的遺残腫瘍あり

6 組織学的記載事項

1) 脈管侵襲[16]

（1）リンパ管侵襲

（2）静脈浸潤

（3）神経周囲浸潤

2) 浸潤様式（組織学的）

（1）限局性

（2）浸潤性

3) 分子病理学的検索

（1）ISH法（FISH, CISH, DISH）

（2）PCR関連

（3）その他

*16：規約61頁では「軟部肉腫では年齢，部位，深さ，腫瘍径や臨床病期，核分裂像，核異型度，腫瘍壊死や脈管侵襲の有無などが検討されているが，軟部肉腫全体を評価する悪性度分類は未だ確立されていない」と記載されている。

6　組織学的記載事項　**233**

第14章

子宮頸癌

子宮頸癌取扱い規約　病理編
第4版（2017年7月）
日本産科婦人科学会・日本病理学会　編　準拠

子宮頸癌取扱い規約（病理編）
第4版委員会

日本産科婦人科学会婦人科腫瘍委員会（平成27〜28年度）
　　委員長　　　　片渕　秀隆
　　副委員長　　　榎本　隆之
　　委　員　　　　井箟　一彦　　牛嶋　公生　　齋藤　俊章　　杉山　　徹　　鈴木　　直　　田代　浩徳
　　　　　　　　　永瀬　　智　　万代　昌紀　　三上　幹男　　宮本　新吾

婦人科がん取扱い規約改訂小委員会（平成27〜28年度）
　　委員長　　　　杉山　　徹
　　委　員　　　　榎本　隆之　　岡本　愛光　　田代　浩徳　　馬場　　長

子宮頸癌取扱い規約改訂小委員会
婦人科系
　　委員長　　　　片渕　秀隆
　　副委員長　　　榎本　隆之
　　小委員長　　　杉山　　徹
　　委　員　　　　青木　大輔　　岡本　愛光　　加来　恒壽　　小西　郁生　　齋藤　　豪　　三上　幹男
　　　　　　　　　八重樫伸生
病理系
　　委員長　　　　三上　芳喜
　　委　員　　　　大石　善丈　　清川　貴子　　長坂　徹郎　　森谷　鈴子　　安田　政実
　　幹　事　　　　田代　浩徳　　馬場　　長*　　（*は主幹事）

日本産科婦人科学会婦人科腫瘍委員会（平成29〜30年度）
　　委員長　　　　榎本　隆之
　　副委員長　　　八重樫伸生
　　委　員　　　　井箟　一彦　　牛嶋　公生　　生水真紀夫　　田代　浩徳　　永瀬　　智　　万代　昌紀
　　　　　　　　　三上　幹男　　宮本　新吾　　森重健一郎　　吉田　好雄
　　　　　　　　　　　　　　　　　　　　　　　　　　　　　　（50音順）

領域横断的がん取扱い規約　チェックリスト

子宮頸癌（子宮全摘，頸部摘出など）

1 臨床情報

臨床診断

切除方式	□手術 　　　　　（術式）
術前治療の有無	□なし　　　□あり　　　（治療法：　　　　　）
臨床病期分類	臨床進行期分類（日産婦 2011, FIGO2008）　　　　期
	UICC/TNM 分類第 8 版　　　　　TNM　　　　Stage

2 原発巣

病巣数	□単発　　　　　□多発（　個）
腫瘍径（水平×垂直）：	×　　mm　外観　外向発育/ポリープ様，平坦，潰瘍，全周性/バレル型，その他
部位：左上 1/4（12～3 時），左下 1/4（3～6 時），右下 1/4（6～9 時），右上 1/4（9 時～12 時），その他

3 組織型

組織型	組織学的異型度（Grade）

4 病期分類

癌取扱い規約第 4 版

日産婦 2011, FIGO2008	期（本書 239 頁および 244 頁参照）
UICC/TNM 分類第 8 版　　pT　　　pN　　□pM1　　Stage

5 断端・遺残腫瘍分類

切除断端	□陰性（断端までの最短距離　　mm）
	□陽性（陽性部位：　　　　　）　　□浸潤癌　　□非浸潤癌（上皮内病変）

6 組織学的記載事項

	癌取扱い規約第 4 版	UICC/TNM 第 8 版	領域横断的がん取扱い規約
脈管侵襲	□なし　　□あり	L（X, 0, 1） V（X, 0, 1, 2）	Ly（X, 0, 1a, 1b, 1c） V（X, 0, 1a, 1b, 1c, 2）
神経周囲浸潤		Pn（X, 0, 1）	Pn（X, 0, 1a, 1b, 1c）
間質浸潤	深達度　　mm　　浸潤部の頸部壁の厚さ　　mm		
腟壁浸潤	なし，あり		
子宮傍組織浸潤	なし，あり		
その他の臓器への浸潤	子宮体下部，子宮内膜，子宮体部筋層，卵巣（右，左），卵管（右，左），膀胱，直腸，骨盤壁（右，左），その他		
リンパ節転移度※	n（　/　）		
その他の所見	LSIL, HSIL, AIS, SMILE　コイロサイトーシス，炎症，その他		

※転移陽性リンパ節総数/提出リンパ節総数（提出部位毎に評価）

領域横断的がん取扱い規約　チェックリスト

子宮頸癌（円錐切除術など）

1 臨床情報

臨床診断	
切除方法	□円錐切除術　□LEEP
術前治療の有無	□なし　　□あり　（治療法：　　　　　）
臨床病期分類	臨床進行期分類（日産婦 2011, FIGO2008）　　　　期
	UICC/TNM 分類第 8 版　　　　TNM　　　　Stage

2 原発巣

病巣数	□単発　　　□多発（　個）
腫瘍径（水平×垂直）：	×　　mm
部位：左上 1/4（12～3 時），左下 1/4（3～6 時），右下 1/4（6～9 時），右上 1/4（9 時～12 時），その他	

3 組織型

組織型	

5 断端・遺残腫瘍分類

切除断端	体部側断端	□陰性（断端までの距離　　mm）	□陽性（部位：　　　　　）
	腟側断端	□陰性（断端までの距離　　mm）	□陽性（部位：　　　　　）
	深部断端	□陰性（断端までの距離　　mm）	□陽性（部位：　　　　　）

6 組織学的記載事項

	癌取扱い規約第 4 版	UICC/TNM 第 8 版	領域横断的がん取扱い規約
脈管侵襲	□なし　□あり	L（X, 0, 1） V（X, 0, 1, 2）	Ly（X, 0, 1a, 1b, 1c） V（X, 0, 1a, 1b, 1c, 2）
神経周囲浸潤		Pn（X, 0, 1）	Pn（X, 0, 1a, 1b, 1c）
間質浸潤（該当症例）	深達度　　mm　　水平方向の広がり　　mm		
その他の所見	LSIL, HSIL, AIS, SMILE, コイロサイトーシス, 炎症, その他		

Ⅰ　総　　論

(1) 本章では「子宮頸癌取扱い規約第4版 病理編」（2017年7月）[*1]に準拠し，子宮頸癌の進行期分類や病理組織学的記載事項について，特に手術検体と円錐切除術検体に関する記載について提示する[*2]。

(2) 日本産科婦人科学会では，進行期分類としてFIGO[*3]による臨床進行期分類とUICCによるTNM分類を採用している。本規約はFIGO 2008，UICC第8版の内容を反映している。

(3) UICC/TNM分類第8版において，子宮頸癌の病期分類は癌腫のみに適用され，その適用に当たっては病変の組織学的確定診断がなされているべきとされている。

(4) 以下，FIGO臨床進行期分類の決定に関する原則である。
　・原則として治療開始前に決定し，以後これを変更してはならない[*4]。
　・進行期分類の決定に迷う場合には軽いほうの進行期に分類する。
　・進行期決定の際に行われる臨床検査は，全身理学的所見，視診，双合診，コルポスコピー，組織生検，頸管内掻爬，子宮鏡，肺および骨のX線検査[*5]とされ，子宮頸部円錐切除術は臨床検査とみなされる。

(5) 画像診断の所見の扱い方について

　従来の進行期分類（日産婦1995，FIGO1994）では「CTやMRIなどによる検査結果は治療計画決定に使用するのは構わないが，進行期決定に際しては，これらの結果に影響されてはならない」とされていたが，「子宮頸癌取扱い規約第3版」（2012年）ではFIGOに準じて「CTやMRIなどによる画像診断を腫瘍の進展度合いや腫瘍サイズの評価に用いても構わない」とした。ここでいう進展度合いとは，子宮傍組織浸潤，腟浸潤，膀胱・直腸浸潤，骨盤リンパ節転移のことである。

　子宮頸癌の臨床進行期分類（日産婦2011）診断の画像診断の使用については2013年3月に以下の追記がなされたことに留意する[1]。「CTやMRIなどによる画像診断を腫瘍サイズや腫瘍の進展度合いの評価に用いて構わないが，臨床進行期決定は従来からの診断方法により行う。画像診断の結果は婦人科腫瘍登録時に報告し，将来の進行期決定に役立てる。」

　さらに2017年4月に画像診断の所見の扱い方について，次の踏み込んだ考え方が示された[2]。「実質臓器転移（肺，肝臓，脳など）の評価は画像診断（CT，MRI，胸部X線写真など）で行う。画像診断で実質臓器転移があればⅣB期とする。リンパ節転移の診断には画像を用いない。」なお，画像を用いたリンパ節転移の診断は，進行期分類ではなく，TNM分類として取り扱い，婦人科腫瘍登録に報告する〔規約13頁（4）参照〕[3]。

　以下，2017年4月に日本産科婦人科学会より示された「子宮頸癌臨床進行期分類の考え方・腫瘍登録について」をここに再掲する。

◆UICC/TNM分類第8版およびWHO腫瘍組織分類との対照
・UICC/TNM分類第8版の病期分類（組織に関してはWHO腫瘍組織分類）に関係する（あるいは共通する）記載は本文では青字，側注では青囲みを用いて表記している。

[*1]：以下，本章での「規約」は「子宮頸癌取扱い規約第4版 病理編」を指す。

[*2]：規約2-3頁では米国病理学会（CAP）ならびにInternational Collaboration on Cancer Reporting（ICCR）のガイドラインを参考とした「病理診断報告書の報告様式」が掲載されている。

[*3]：国際産婦人科連合（International Federation of Gynecology and Obstetrics）のこと。

[*4]：術前に非癌，上皮内癌，またはⅠA期と判断して手術を行い，摘出子宮にⅠA期，ⅠB期の癌を認めた場合は，この規定にかかわらず，それぞれⅠA期，ⅠB期とする（本書244頁側注[*13]-（2）参照）。

[*5]：2012年「子宮頸癌取扱い規約第3版」よりCT，MRIなどによる画像診断を腫瘍の進展度合いや腫瘍サイズの評価に用いても構わないこととなった。CT，MRIなどによる腫瘍の進展度合いや腫瘍サイズについては別途記載する（規約11頁）。なお膀胱鏡，直腸鏡，排泄性尿路造影は必須の項目ではない。

チェックリスト　**239**

「子宮頸癌臨床進行期分類の考え方・腫瘍登録について」

会員へのお知らせ

「子宮頸癌臨床進行期分類の考え方・腫瘍登録について」

子宮頸癌の臨床進行期の決定の際には「CT や MRI などによる画像診断」の所見は腫瘍の進展度合いや腫瘍のサイズに限定されています。しかしながら，画像のみで傍大動脈リンパ節転移陽性のものが FIGO IVB 期に約 25% に含まれていること（日本産婦人科腫瘍学会ガイドライン検証委員会）が判明し，婦人科腫瘍委員会では子宮頸癌の臨床進行期決定に際して画像診断の所見をどのように扱うべきかを議論しました。その結果，臨床進行期決定を下記のようにいたしましたので，今後進行期の決定および 2018 年治療開始症例の腫瘍登録には以下に準じて対応していただくようにお願い申し上げます。

○考え方

1. FIGO 分類は基本的に内診・直腸診の所見による進行期診断

主に理学的所見による分類である。実質臓器転移（肺，肝臓，脳など）の評価は画像診断（CT，MRI，胸部 X 線など）で行う。画像診断で実質臓器転移があれば IVB 期とする。リンパ節転移の診断には画像を用いない。

例）触診で明らかな頸部リンパ節腫大がある場合は IVB 期とする。

例）CT による傍大動脈リンパ節腫大のみでは IVB 期としない。

2. TNM 分類は内診・直腸診＋画像所見による進行期診断

TNM 分類では，画像診断（CT，MRI など）を腫瘍の進展度合いやサイズの評価，実質臓器転移（肺，肝臓，脳など），リンパ節転移の評価に用い，内診・直腸診による局所所見に画像所見を加味して総合的に判断する。リンパ節転移の診断は短径 10 mm 以上をもって腫大とする（子宮頸癌取扱い規約第 3 版21 頁）。PET-CT によるリンパ節転移の評価については，現時点では SUV 値などに関するコンセンサスが得られていないため，集積の強弱に関係なく前述の取扱い規約第 3 版の基準に従う。

○腫瘍登録（例）

例）内診・直腸診で腫瘍が子宮頸部に限局し腫瘍径が 4 cm を超える，子宮傍組織に異常を認めない。MRI で腫瘍径は 5 cm で，CT で骨盤および傍大動脈リンパ節の腫大を認める。

臨床進行期（FIGO 分類）IB2 期，TNM 分類（T1B2N1MA）

例）内診・直腸診で腫瘍は子宮頸部に限局し腫瘍径は 4 cm を超えない。子宮傍組織に異常を認めない。MRI で腫瘍径は 5 cm で，CT で骨盤および傍大動脈リンパ節の腫大を認める。

臨床進行期（FIGO 分類）IB1 期　TNM 分類（T1B2N1MA）

例）内診・直腸診で腫瘍は骨盤壁まで達しており，画像上骨盤および縦隔リンパ節の腫大を認め転移が疑われる。

臨床進行期（FIGO 分類）ⅢB 期，TNM 分類（T3N1M1）

注意）UICC 第 7・8 版では MA（傍大動脈リンパ節転移）が削除されているが，婦人科腫瘍登録においては従来どおり MA として登録する。

【参考文献】

1) 小西郁生，青木陽一．子宮頸癌の新進行期（日産婦 2011）診断への画像診断の使用に関して．日産婦誌 2013；65：1227.
2) 藤井知行，片渕秀隆，三上幹男．子宮頸癌臨床進行期分類の考え方・腫瘍登録について．日産婦誌 2017；69：1361.

3）藤井知行, 片渕秀隆, 田代浩徳. 子宮頸癌取扱い規約, 子宮体癌取扱い規約の臨床に関わる改訂点について. 日産婦誌 2017；69：1419-1420.

Ⅱ 記載事項

1 臨床情報

1）切除方法（規約 2-3 頁）

（1） 手術治療

子宮頸部切断術, 単純子宮全摘出術, 準広汎子宮全摘出術, 広汎子宮全摘出術, 広汎子宮頸部摘出術, 超広汎子宮全摘出術, など

（2） 子宮頸部切除

子宮頸部円錐切除術, loop electronic excision procedure（LEEP）, large loop excision of the transformation zone（LLETZ）など

（3） リンパ節[6]（規約 3 頁, 14-18 頁）
　①検索部位
　　a. 骨盤領域（骨盤リンパ節）
　　b. 傍大動脈領域（傍大動脈リンパ節）
　②検索方法
　　a. 検索せず
　　b. 生検
　　c. 郭清
　　d. センチネル生検

2）術前治療の有無

　a. なし
　b. あり（円錐切除, 化学療法, 放射線治療, 化学放射線療法など）

2 原発巣

1）腫瘍径[7,8]（規約 4 頁）

水平方向の腫瘍径は 2 方向で計測して記録し, 深達度はこれとは別個に記載する（mm）。

2）腫瘍の外観（規約 3 頁）

外向発育/ポリープ様, 平坦, 潰瘍, 全周性/バレル型, その他

3）腫瘍の部位（規約 2-3 頁）

左上 1/4（12〜3 時）, 左下 1/4（3〜6 時）, 右下 1/4（6〜9 時）, 右上 1/4（9 時〜12 時）, その他

[6]：リンパ節検索に必要なリンパ節摘出個数は規定しない（規約 14 頁）。
・リンパ節生検：転移が疑わしいリンパ節を切除する, または肉眼的に認識できるリンパ節を切除すること
・リンパ節郭清：ある領域のリンパ節をすべて切除することである。
・センチネル生検：センチネルリンパ節生検にとどめ, 陰性あるいは陽性いずれの場合にも郭清を行わなかった場合

[7]：子宮摘出検体では肉眼観察で計測した腫瘍径は概ね正確だが, 顕微鏡による観察で肉眼的腫瘍径をこえる範囲で腫瘍が浸潤していることが判明する場合があるため, 組織学的評価に基づいて適宜修正する。

[8]：子宮頸部円錐切除組織で認められた微小な浸潤癌では肉眼観察による腫瘍径の評価は困難であるため, 通常は組織学的評価で腫瘍径が確定される。

3 組織型およびグレード

1) 組織型[*9] （規約 21 頁）　　　　　　　　　　　　　　ICD-O コード

I　上皮性腫瘍　Epithelial tumors

A. 扁平上皮病変および前駆病変　Squamous cell tumors and precursors

1. 扁平上皮内病変　Squamous intraepithelial lesions（SIL）/子宮頸部上皮内腫瘍
Cervical intraepithelial neoplasia（CIN）
   a. 軽度扁平上皮内病変　Low-grade SIL（LSIL）/CIN 1　　　　　　　8077/0
   b. 高度扁平上皮内病変　High-grade SIL（HSIL）/CIN 2　　　　　　8077/2
   c. 高度扁平上皮内病変　High-grade SIL（HSIL）/CIN 3　　　　　　8077/2

2. 扁平上皮癌　Squamous cell carcinoma　　　　　　　　　　　　　　　8070/3
   a. 角化型扁平上皮癌　Squamous cell carcinoma, keratinizing type　　8071/3
   b. 非角化型扁平上皮癌　Squamous cell carcinoma, non-keratinizing type
                                                    8072/3
   c. 乳頭状扁平上皮癌　Papillary squamous cell carcinoma　　　　　　8052/3
   d. 類基底細胞癌　Basaloid carcinoma　　　　　　　　　　　　　　8083/3
   e. コンジローマ様癌　Condylomatous（warty）carcinoma　　　　　8054/3
   f. 疣（いぼ）状癌　Verrucous carcinoma　　　　　　　　　　　　8051/3
   g. 扁平移行上皮癌　Squamotransitional carcinoma
   h. リンパ上皮腫様癌　Lymphoepithelioma-like carcinoma　　　　　8082/3

B. 腺腫瘍および前駆病変　Glandular tumors and precursors[*10]

1. 上皮内腺癌　Adenocarcinoma in situ（AIS）　　　　　　　　　　　　8140/2
2. 腺癌　Adenocarcinoma　　　　　　　　　　　　　　　　　　　　　8140/3
   a. 通常型内頸部腺癌　Endocervical adenocarcinoma, usual type　　　8140/3
   b. 粘液性癌　Mucinous carcinoma　　　　　　　　　　　　　　　8480/3
    （1）胃型粘液性癌　Mucinous carcinoma, gastric type　　　　　　8482/3
        最小偏倚腺癌　Minimal deviation adenocarcinoma
    （2）腸型粘液性癌　Mucinous carcinoma, intestinal type　　　　　8144/3
    （3）印環細胞型粘液性癌　Mucinous carcinoma, signet-ring cell type　8490/3
   c. 絨毛腺管癌　Villoglandular carcinoma　　　　　　　　　　　　8263/3
   d. 類内膜癌　Endometrioid carcinoma　　　　　　　　　　　　　8380/3
   e. 明細胞癌　Clear cell carcinoma　　　　　　　　　　　　　　　8310/3
   f. 漿液性癌　Serous carcinoma　　　　　　　　　　　　　　　　8441/3
   g. 中腎癌　Mesonephric carcinoma　　　　　　　　　　　　　　9110/3
   h. 神経内分泌癌を伴う腺癌　Adenocarcinoma admixed with neuroendocrine
     carcinoma　　　　　　　　　　　　　　　　　　　　　　　8574/3

C. その他の上皮性腫瘍　Other epithelial tumors

1. 腺扁平上皮癌　Adenosquamous carcinoma　　　　　　　　　　　　8560/3
   すりガラス細胞癌　Glassy cell carcinoma　　　　　　　　　　　8015/3
2. 腺様基底細胞癌　Adenoid basal carcinoma　　　　　　　　　　　　8098/3

[*9]：良性扁平上皮病変，良性腺腫瘍および腫瘍類似病変，間葉性腫瘍および腫瘍類似病変，メラノサイト腫瘍，胚細胞腫瘍，リンパ性および骨髄性腫瘍，二次性腫瘍については規約 21 頁を参照のこと。

[*10]：本欄には含まれていない重層性粘液産生上皮内病変 Stratified mucin-producing intraepithelial lesion（SMILE）は上皮内腺癌の亜型との注釈と共に規約に掲載され（規約 70 頁），病理報告様式内では「その他の所見」の中で報告するよう示されている（規約 2-3 頁）。

3. 腺様嚢胞癌　Adenoid cystic carcinoma　8200/3
4. 未分化癌　Undifferentiated carcinoma　8020/3

D. 神経内分泌腫瘍　Neuroendocrine tumors
1. 低異型度神経内分泌腫瘍　Low-grade neuroendocrine tumor（NET）
   a. カルチノイド腫瘍　Carcinoid tumor　8240/3
   b. 非定型的カルチノイド腫瘍　Atypical carcinoid tumor　8249/3
2. 高異型度神経内分泌癌　High-grade neuroendocrine carcinoma（NEC）
   a. 小細胞神経内分泌癌　Small cell neuroendocrine carcinoma（SCNEC）

     8041/3

   b. 大細胞神経内分泌癌　Large cell neuroendocrine carcinoma（LCNEC）

     8013/3

II　上皮性・間葉性混合腫瘍　Mixed epithelial and mesenchymal tumors
A. 腺筋腫　Adenomyoma　8932/0
B. 腺肉腫　Adenosarcoma　8933/3
C. 癌肉腫　Carcinosarcoma　8980/3

III　その他

2）組織学的異型度（Grade）（規約 20 頁）

(1)　扁平上皮癌

　角化の程度に基づく Broders 分類に準拠した分化度分類（modified Broders 分類）の他，浸潤様式，細胞異型なども考慮に入れた異型度分類が存在する。しかしこれらが必ずしも予後とは相関しないことが示されており[4][11]，国際的に広く使用されている評価基準は存在しない。

(2)　腺癌

　管状および乳頭状増殖と充実性増殖の割合，核異型の程度によって G1〜G3 に分けるという判定基準が予後と相関することが知られている[5]。胃型粘液性癌，漿液性癌，明細胞癌はすべて高異型度であるため，異型度評価の対象外と考えられている。
通常型腺癌の場合[6]
　G1：充実性成分が 10％以下で，かつ核異型が軽度から中等度である場合
　G2：充実性成分が 11〜50％を占め，異型の程度が両者の中間である場合
　G3：充実性成分が 50％をこえ，かつ核異型が高度である場合

(3)　未分化癌

　G4 と表記されることがある。

(4)　中腎癌

　異型度判定の基準が確立されていない。

*11：Gynecologic Oncology Group（GOG）による I B 期症例を対象とした検討。文献 4）参照のこと。

＊12：FIGO 分類と UICC 第8版の T 分類は基本的に同じものであるが，FIGO 分類ではリンパ節転移所見が進行期の決定において考慮されない。

＊13：臨床進行期分類を行う上での注意点（規約 11-12 頁）
(1) FIGO 2008 分類では，上皮内癌（CIS）0 期は除外された。
(2) 術前に非癌，上皮内癌，または I A 期と判断して手術を行い，摘出子宮に I A 期，I B 期の癌を認めた場合は "治療前に決定された臨床進行期分類は変更してはならない" という規定にかかわらず，それぞれ I A 期，I B 期とする（本章 I 総論を参照）。
(3) 実質臓器転移（肺，肝臓，脳など）の評価は画像診断（CT，MRI，胸部 X 線など）で行う。画像診断で実質臓器転移があれば IVB 期とする。
(4) リンパ節転移の診断は進行期分類ではなく TNM 分類として取り扱い婦人科腫瘍登録に報告する。
(5) I A1 期と I A2 期の診断は，摘出組織の顕微鏡検査により行われるので，円錐切除標本により診断することが望ましい。I A 期の浸潤の深さは，浸潤が起こってきた表層上皮の基底膜から計測して 5 mm をこえないものとする。
(6) 静脈であれリンパ管であれ，脈管侵襲があっても進行期は変更しない。
(7) 進行期分類に際しては子宮頸癌の体部浸潤の有無は考慮しない。
(8) IIIB 期とする症例は子宮傍組織が結節状となって骨盤壁に及ぶか原発腫瘍そのものが骨盤壁に達した場合であり，骨盤壁に固着した腫瘍があっても子宮頸部との間に間隙があれば IIIB 期としない。
(9) 膀胱または直腸浸潤が疑われるときは，生検により組織学的に確かめなければならない。膀胱内洗浄液中への癌細胞の出現，あるいは胞状浮腫の存在だけでは IVA 期に入れてはならない。膀胱鏡所見上，隆起と裂溝が認められ，かつ，これが触診によって腫瘍と固く結びついている場合，組織診をしなくても IVA 期に入れてよい。

【参考文献】

4) Zaino R, Ward S, Delgado G, et al. Histopathologic predictors of the behavior of surgically treated stage I B squamous cell carcinoma of the cervix. A Gynecologic Oncology Group study. Cancer 1992；69：1750-1758.
5) Baalbergen A, Ewing-Graham PC, Hop WC, et al. Prognostic factors in adenocarcinoma of the uterine cervix. Gynecol Oncol 2004；92：262-267.
6) Association of Directors of Anatomic and Surgical Pathology. Recommendations for the reporting of surgical specimens containing uterine cervical neoplasms. Mod Pathol 2000；13：1029-1033.

4 病期分類

1) 癌取扱い規約

A. 臨床進行期分類（日産婦 2011，FIGO 2008）[＊12, 13]（規約 10 頁）

I 期：癌が子宮頸部に限局するもの（体部浸潤の有無は考慮しない）
　I A 期：組織学的にのみ診断できる浸潤癌
　　　　　肉眼的に明らかな病巣は，たとえ表層浸潤であっても I B 期とする。浸潤は，計測による間質浸潤の深さが 5 mm 以内で，縦軸方向の広がりが 7 mm をこえないものとする。浸潤の深さは，浸潤がみられる表層上皮の基底膜より計測して 5 mm をこえないものとする。脈管（静脈またはリンパ管）侵襲があっても進行期は変更しない。
　　I A1 期：間質浸潤の深さが 3 mm 以内で，広がりが 7 mm をこえないもの
　　I A2 期：間質浸潤の深さが 3 mm をこえるが 5 mm 以内で，広がりが 7 mm をこえないもの
　I B 期：臨床的に明らかな病巣が子宮頸部に限局するもの，または臨床的に明らかではないが I A 期をこえるもの
　　I B1 期：病巣が 4 cm 以下のもの
　　I B2 期：病巣が 4 cm をこえるもの
II 期：癌が子宮頸部をこえて広がっているが，骨盤壁または腟壁下 1/3 には達していないもの
　II A 期：腟壁浸潤が認められるが，子宮傍組織浸潤は認められないもの
　　II A1 期：病巣が 4 cm 以下のもの
　　II A2 期：病巣が 4 cm をこえるもの
　II B 期：子宮傍組織浸潤の認められるもの
III 期：癌浸潤が骨盤壁にまで達するもので，腫瘍塊と骨盤壁との間に cancer free space を残さない，または腟壁浸潤が下 1/3 に達するもの
　III A 期：腟壁浸潤は下 1/3 に達するが，子宮傍組織浸潤は骨盤壁にまでは達していないもの
　III B 期：子宮傍組織浸潤が骨盤壁にまで達しているもの，または明らかな水腎症や無機能腎を認めるもの
IV 期：癌が小骨盤腔をこえて広がるか，膀胱，直腸粘膜を侵すもの
　IV A 期：膀胱，直腸粘膜への浸潤があるもの
　IV B 期：小骨盤腔をこえて広がるもの

《参照》子宮頸癌進行期分類（FIGO 2018）についてのお知らせ

2019年1月に日本産科婦人科学会よりFIGO2018に関する通達がなされた。

「子宮頸癌進行期分類（FIGO 2018）についてのお知らせ」

日本産科婦人科学会会員　各位

2018年10月FIGOのOncology Committeeは，機関誌のInternational Journal of Gynecology & ObstetricsにFIGO Cancer Report 2018：Cancer of the cervix uteri（doi：10.1002/ijgo.12611.）を掲載し，新しい子宮頸癌進行期分類FIGO 2018を示しました。新分類では画像診断や病理所見も進行期決定に加味されます。下記に新FIGO分類を原文のまま示します。

日本産科婦人科学会では今後，FIGO 2018進行期分類に対する本邦の対応について協議してまいります。したがいまして今回は情報提供に留め，婦人科腫瘍登録など，本会としては，新たにお知らせをするまでは現行の臨床進行期分類（日産婦2011）を採用します。

Table 1 FIGO staging of cancer of the cervix uteri（2018）

Stage	Description
I	The carcinoma is strictly confined to the cervix（extension to the uterine corpus should be disregarded）
I A	Invasive carcinoma that can be diagnosed only by microscopy, with maximum depth of invasion ＜5 mm[a]
I A1	Measured stromal invasion ＜3 mm in depth
I A2	Measured stromal invasion ≥3 mm and ＜5 mm in depth
I B	Invasive carcinoma with measured deepest inasion ≥5 mm（greater than Stage IA）, lesion limited to the cervix uteri[b]
I B1	Invasive carcinoma ≥5 mm depth of stromal invasion, and ＜2 cm in greatest dimension
I B2	Invasive carcinoma ≥2 cm and ＜4 cm in greatest dimension
I B3	Invasive carcinoma ≥4 cm in greatest dimension
II	The carcinoma invades beyond the uterus, but has not extended onto the lower third of the vagina or to the pelvic wall
II A	Involvement limited to the upper two-thirds of the vagina without parametrial involvement
II A1	Invasive carcinoma ＜4 cm in greatest dimension
II A2	Invasive carcinoma ≥4 cm in greatest dimension
II B	With parametrial involvement but not up to the pelvic wall
III	The carcinoma involves the lower third of the vagina and/or extends to the pelvic wall and/or causes hydronephrosis or nonfunctioning kidney and/or involves pelvic and/or para-aortic lymph nodes[c]
III A	The carcinoma involves the lower third of the vagina, with no extension to the pelvic wall
III B	Extension to the pelvic wall and/or hydronephrosis or nonfunctioning kidney（unless known to be due to another cause）
III C	Involvement of pelvic and/or para-aortic lymph nodes, irrespective of tumor size and extent（with r and p notations）[c]
III C1	Pelvic lymph node metastasis only
III C2	Para-aortic lymph node metastasis
IV	The carcinoma has extended beyond the true pelvis or has involved（biopsy proven）the mucosa of the bladder or rectum.（A bullous edema, as such, does not permit a case to be allotted to stage IV）
IV A	Spread to adjacent pelvic organs
IV B	Spread to distant organs

When in doubt, the lower staging should be assigned.
[a] Imaging and pathology can be used, where available, to supplement clinical findings with respect to tumor size and extent, in all stages.
[b] The involvement of vascular/lymphatic spaces does not change the staging. The lateral extent of the lesion is no longer considered.
[c] Adding notation of r（imaging）and p（pathology）to indicate the findings that are used to allocate the case to Stage IIIC. Example：If imaging indicates pelvic lymph node metastasis, the stage allocation would be Stage IIIC1r, and if confirmed by pathologic findings, it would be Stage IIIC1p. The type of imaging modality or pathology technique used should always be documented.

＊14：TNM 分類を行う上での注意点（規約 13 頁）
(1) 組織診のないものは区別して記載する。
(2) TNM 分類は一度決めたら変更してはならない。
(3) 判定に迷う場合は進行度の低いほうの分類に入れる。
(4) TNM 分類では，画像診断（CT，MRI など）を腫瘍の進展度合いやサイズの評価，実質臓器転移（肺，肝臓，脳など），リンパ節転移の評価に用い，内診・直腸診による局所所見に画像所見を加味して総合的に判断する。リンパ節転移の診断は短径 10 mm 以上をもって腫大とする（『子宮頸癌取扱い規約 第 3 版』）。PET-CT によるリンパ節転移の評価については，現時点では SUV 値などに関するコンセンサスが得られていないため，集積の強弱に関係なく前述の取扱い規約 第 3 版（2012 年）の基準に従う。

B. TNM 分類 （UICC/TNM 分類第 8 版に準じる）＊14（規約 12 頁）

(1) T-原発腫瘍の進展度

（T 分類は FIGO 2008 の臨床進行期分類に適合するように定義されている）

TX：原発腫瘍が評価できないもの

T0：原発腫瘍を認めない

Tis：上皮内癌（浸潤前癌）

T1：癌が子宮頸部に限局するもの（体部への進展は考慮に入れない）

　T1a：組織学的にのみ診断できる浸潤癌

　　　肉眼的に明らかな病巣は，たとえ表層浸潤であっても T1b とする。浸潤は，計測による間質浸潤の深さが 5 mm 以内で，縦軸方向の広がりが 7 mm をこえないものとする。浸潤の深さは，浸潤がみられる表層上皮の基底膜より計測して 5 mm をこえないものとする。脈管（静脈またはリンパ管）侵襲があっても進行期は変更しない

　　T1a1：間質浸潤の深さが 3 mm 以内で，広がりが 7 mm をこえないもの

　　T1a2：間質浸潤の深さが 3 mm をこえるが 5 mm 以内で，広がりが 7 mm をこえないもの

　T1b：臨床的に明らかな病巣が子宮頸部に限局するもの，または臨床的に明らかではないが T1a をこえるもの

　　T1b1：病巣が 4 cm 以下のもの

　　T1b2：病巣が 4 cm をこえるもの

T2：癌が子宮頸部をこえて広がっているが，骨盤壁または腟壁下 1/3 には達していないもの

　T2a：腟壁浸潤が認められるが，子宮傍組織浸潤は認められないもの

　　T2a1：病巣が 4 cm 以下のもの

　　T2a2：病巣が 4 cm をこえるもの

　T2b：子宮傍組織浸潤の認められるもの

T3：癌浸潤が骨盤壁にまで達するもので，腫瘍塊と骨盤壁との間に cancer free space を残さない，または腟壁浸潤が下 1/3 に達するもの

　T3a：腟壁浸潤は下 1/3 に達するが，子宮傍組織浸潤は骨盤壁にまでは達していないもの

　T3b：子宮傍組織浸潤が骨盤壁にまで達しているもの，または明らかな水腎症や無機能腎を認めるもの

T4：癌が小骨盤腔をこえて広がるか，膀胱，直腸粘膜を侵すもの

(2)　N−所属リンパ節（規約 17 頁）

　子宮頸癌の所属リンパ節[15]は基靱帯リンパ節，閉鎖リンパ節，外腸骨リンパ節，鼠径上リンパ節，内腸骨リンパ節，総腸骨リンパ節，仙骨リンパ節である[3,7]。

　注1)　傍大動脈リンパ節転移は M 分類に入れる[16]。（規約 17 頁）

　注2)　「子宮頸癌取扱い規約第 3 版（2012 年）」において，鼠径上リンパ節を所属リンパ節に含めないこととした。しかし，TNM 分類で M（遠隔転移）とされるリンパ節転移は鎖骨上リンパ節，縦隔リンパ節，傍大動脈リンパ節，鼠径リンパ節であるので，「子宮頸癌取扱い規約　病理編　第 4 版」(2017 年)以降は，小骨盤腔内にある鼠径上リンパ節を所属リンパ節に含めることとし，鼠径上リンパ節転移を M 分類には入れず，N1 とする。これまで，鼠径上リンパ節に関する規定が，子宮頸癌，子宮体癌，卵巣腫瘍・卵管癌・腹膜癌のそれぞれの取扱い規約で異なっていたが，今回の改訂で，これらの 3 つの取扱い規約に共通させ，いずれにおいてもこれを所属リンパ節とすることとなった[3]。

NX：所属リンパ節を判定するために最低必要な検索が行われなかったとき
N0：所属リンパ節に転移を認めない
N1：所属リンパ節に転移を認める

①傍大動脈リンパ節（腹部大動脈周囲リンパ節）para-aortic nodes
腹部大動脈および下大静脈に沿うもの。

①-1　高位傍大動脈リンパ節：
　下腸間膜動脈根部より頭側で，横隔膜脚部までの大動脈周囲にあるリンパ節。この領域の下大静脈周辺のリンパ節も含む[3]。

①-2　低位傍大動脈リンパ節：
　下腸間膜動脈根部から大動脈分岐部の高さまでの大動脈および下大静脈周辺のリンパ節を指し，下腸間膜動脈根部の高さに接するリンパ節も含まれる。

　大動脈左側から下大静脈右側までのリンパ節を便宜上傍大動脈リンパ節とよぶが，細区分が必要な場合には，大動脈前面から左側にかけてのリンパ節を傍大動脈リンパ節，大動脈と下大静脈の間に存在するリンパ節を大動静脈間リンパ節，下大静脈前面から右側にかけてのリンパ節を下大静脈周囲リンパ節と記載する。

　これまでの子宮頸癌取扱い規約では高位傍大動脈リンパ節を「左腎静脈下縁から下腸間膜動脈根部上縁までの領域」と規定していたが，『卵巣腫瘍・卵管癌・腹膜癌取扱い規約　臨床編　第 1 版』(2015 年)で，左腎静脈より頭側のリンパ節も含まれるようになった。以後，下腸間膜動脈根部より尾側を「低位傍大動脈リンパ節」とし，下腸間膜動脈根部より頭側で，横隔膜脚部までを「高位傍大動脈リンパ節」として分類されることになった[3]。

②総腸骨リンパ節　common iliac nodes
　総腸骨動静脈に沿うリンパ節。浅外側総腸骨リンパ節，深外側総腸骨リンパ節，内側総腸骨リンパ節に細区分される。

＊15：Errata UICC/TNM 8th edition（2018 年 5 月 25 日）の内容を受け，UICC/TNM 分類第 8 版では傍大動脈リンパ節が所属リンパ節に加えられた。AJCC 第 8 版も傍大動脈リンパ節は所属リンパ節とされている。

＊16：UICC/TNM 分類に MA（傍大動脈リンパ節転移）の記載はないが，婦人科腫瘍登録においては従来どおり MA として登録する。
記載例）傍大動脈リンパ節転移を認めた場合：MA

4　病期分類　**247**

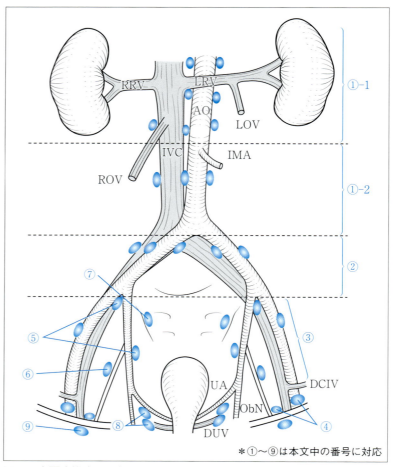

図　子宮頸癌治療に関係するリンパ節の名称と解剖学的指標
AO：腹部大動脈（abdominal aorta）
IVC：下大静脈（inferior vena cava）
IMA：下腸間膜動脈（inferior mesenteric artery）
DCIV：深腸骨回旋静脈（deep circumflex iliac vein）
ObN：閉鎖神経（obturator nerve）
UA：子宮動脈（uterine artery）
DUV：深子宮静脈（deep uterine vein）
RRV：右腎静脈（right renal vein）
LRV：左腎静脈（left renal vein）

③外腸骨リンパ節　external iliac nodes
　外腸骨血管分岐部より足方で，外腸骨血管の外側あるいは動静脈間にあるもの．

④鼠径上リンパ節　suprainguinal nodes（**大腿上リンパ節**　suprafemoral nodes）
　外腸骨血管が鼠径靱帯下に入る直前にあるもの．
　血管の外側にあって，外腸骨リンパ節に連絡し，深腸骨回旋静脈よりも末梢にあるものを外鼠径上リンパ節といい，血管の内側にあり，閉鎖リンパ節に連絡するものを内鼠径上リンパ節という．

⑤内腸骨リンパ節　internal iliac nodes

　内腸骨血管と外腸骨血管とによって作られるいわゆる血管三角部および内腸骨動静脈に沿うもの。

⑥閉鎖リンパ節　obturator nodes

　外腸骨血管の背側で閉鎖孔および閉鎖神経，閉鎖動静脈周囲にあるもの。

⑦仙骨リンパ節　sacral nodes

　内腸骨血管より内側で仙骨前面と Waldeyer 筋膜の間にあるもの。正中仙骨動静脈に沿うものを正中仙骨リンパ節，外側仙骨動静脈に沿うものを外側仙骨リンパ節という。

⑧基靱帯リンパ節　parametrial nodes

　基靱帯およびその周辺に存在するもの。子宮傍組織リンパ節，尿管リンパ節などと称せられた表在性のもの（頸部傍組織リンパ節 paracervical nodes），および基靱帯基部近くに存在する深在性のものすべてを含める。

⑨鼠径リンパ節　inguinal nodes

　鼠径靱帯より足方にあるもの。

【参考文献】
3）藤井知行，片渕秀隆，田代浩徳．子宮頸癌取扱い規約，子宮体癌取扱い規約の臨床に関わる改訂点について．日産婦誌 2017；69：1419-1420.
7）UICC. TNM Classification of Malignant Tumours 8th ed. Brierly J. Gospadarowicz M, Witekind C eds. John Wiley & Sons. West Sussex, 2017, 166-180.

(3)　M-遠隔転移

M0：遠隔転移を認めない
M1：遠隔転移を認める

(注)　pTNM 術後分類（規約 14 頁）

　手術所見や摘出材料の病理組織学的検索により TNM 分類を補足修正したもので，pT，pN，pM として表す。その内容については接頭辞の使用法も含め UICC/TNM 分類第 8 版に準じる[17]。

1. 子宮頸部円錐切除術は臨床検査とみなし，これによる組織検査の結果は原則として TNM 分類に入れ，pTNM 分類には入れない。ただし，臨床検査（狙い組織診，円錐切除診を含む）によって術前に確認された癌が，摘出子宮の組織学的検索では認められない場合，あるいは術前のものより軽度の癌しか認められない場合には，pT の入力は術前検査で確認された組織診断によることとする。
2. 摘出物の組織学的な癌の広がりを検索しないときは X とする。
3. 不完全手術または試験開腹に終わり，その際バイオプシー程度の組織検査で癌の広がりを検索した結果，癌が小骨盤腔をこえていない場合は pTX とし，癌が小骨盤腔をこえて認められた場合は pT4 として報告する。

*17：例として：
・接頭辞 y：手術前に放射線治療，化学療法などが行われている場合（ypT2a，など）
・接頭辞 r：再発腫瘍
・pM0，pMX カテゴリーは用いない。

*18：UICC/TNM 第8版では「骨盤リンパ節を郭清した標本を組織学的に検査すると，通常，10個以上のリンパ節が含まれる。通常の検索個数を満たしていなくとも，すべてが転移陰性の場合はpN0に分類する」とある。

*19：孤立した腫瘍細胞，または小さな細胞集簇（最大径0.2 mm以下）のこと。本書序論8頁参照のこと。

表：日産婦・FIGO と UICC/TNM 分類との関係

UICC/TNM 分類 第8版	日産婦 2011 FIGO 2008
TX	—
T0	—
Tis	—
T1	I
T1a	I A
T1a1	I A1
T1a2	I A2
T1b	I B
T1b1	I B1
T1b2	I B2
T2	II
T2a	II A
T2a1	II A1
T2a2	II A2
T2b	II B
T3	III
T3a	III A
T3b	III B
T4	IV A

4. pNの報告[*18]に際して，リンパ節の組織学的検索を施行しなかった場合と施行した場合に分けて報告する。本章[1]-1)-(3) 参照のこと。

5. 子宮頸癌における遊離腫瘍細胞（ITC）[*19]の記載に関するコンセンサスはなく，またITCを検出するための各種追加検索，非形態学的検査を駆使した検索法も含め，実地臨床におけるこのような"ultrastaging"は必須ではないと一般的には考えられている（規約5頁）。

(4) 病期

0期	Tis	N0	M0
I 期	T1	N0	M0
I A 期	T1a	N0	M0
I A1 期	T1a1	N0	M0
I A2 期	T1a2	N0	M0
I B 期	T1b	N0	M0
I B1 期	T1b1	N0	M0
I B2 期	T1b2	N0	M0
II 期	T2	N0	M0
II A 期	T2a	N0	M0
II A1 期	T2a1	N0	M0
II A2 期	T2a2	N0	M0
II B 期	T2b	N0	M0
III 期	T3	N0	M0
III A 期	T3a	N0	M0
III B 期	T3b	N に関係なく	M0
	T1,T2,T3	N1	M0
IV A 期	T4	N に関係なく	M0
IV B 期	T に関係なく	N に関係なく	M1

5 断端・遺残腫瘍分類

1) 断端

【子宮頸部摘出標本の切除断端】（規約3頁）

(1) 切除断端

陰性（断端までの最短距離　mm）

陽性（浸潤癌・非浸潤癌，陽性部位：　　　　）

【子宮頸部円錐切除標本の切除断端】（規約2頁）

(1) 体部側断端

陰性（断端までの最短距離　mm）

陽性（浸潤癌・非浸潤癌）

(2) 腟側断端

陰性（断端までの最短距離　mm）

250　子宮頸癌

陽性（浸潤癌・非浸潤癌）

(3)　深部断端
　　陰性（断端までの最短距離　　mm）
　　陽性（浸潤癌・非浸潤癌）

2) **癌遺残度**[20]（R：residual tumor）（UICC/TNM 分類第 8 版）
　記載なし

6　組織学的記載事項

1) **脈管侵襲**[21]（規約 1 頁）
　なし
　あり

2) **間質浸潤**[22]
　深達度：　　mm
　浸潤部の頸部壁の厚さ：　　　mm

3) **腟壁浸潤**
　腟壁浸潤なし
　腟壁浸潤あり

4) **子宮傍組織浸潤**
　子宮傍組織浸潤なし
　子宮傍組織浸潤あり

5) **その他の臓器への浸潤・転移**
　なし
　あり（子宮体下部，子宮内膜，子宮体部筋層，卵巣，卵管，膀胱，直腸，骨盤壁，その他）

6) **活動効果判定**
　規約 4 頁参照

＊20：規約には遺残腫瘍分類は記載されていない。

＊21：規約には脈管侵襲所見を示す略号の使用は示されていない。領域横断的がん取扱い規約では以下の略記法を推奨している。
(1) リンパ管侵襲（Ly）
　　Ly0：リンパ管侵襲を認めない
　　Ly1：リンパ管侵襲を認める
(2) 静脈侵襲（V）
　　V0：静脈侵襲を認めない
　　V1：静脈侵襲を認める
　　V2：肉眼的に静脈侵襲を認める
(3) 神経周囲浸潤（Pn）
　　Pn0：神経周囲浸潤をみとめない
　　Pn1：神経周囲浸潤をみとめる

＊22：浸潤の深さと水平方向の広がりはいずれも組織標本上での計測によりミリ（mm）単位で記載する。浸潤の深さと水平方向の広がりは直交関係にある（規約 32 頁・図9）。浸潤の深さは最深部の数値とする。水平方向の広がりは浸潤巣の最大の幅を計測する（規約 31 頁）。
・複数の浸潤病巣が存在する場合は，最も深い浸潤部の深達度をもって当該症例の値とし，水平方向の広がりは複数の浸潤病巣の値を合算せず，最大の値を記載する（規約 33 頁・図 10 参照のこと）。

第 15 章
子宮体癌

子宮体癌取扱い規約　病理編

第 4 版（2017 年 7 月）

日本産科婦人科学会・日本病理学会　編　準拠

子宮体癌取扱い規約（病理編）
第4版委員会

日本産科婦人科学会婦人科腫瘍委員会（平成27～28年度）
委員長	片渕　秀隆					
副委員長	榎本　隆之					
委　　員	井箟　一彦	牛嶋　公生	齋藤　俊章	杉山　　徹	鈴木　　直	田代　浩徳
	永瀬　　智	万代　昌紀	三上　幹男	宮本　新吾		

婦人科がん取扱い規約改訂小委員会（平成27～28年度）
委員長	杉山　　徹			
委　　員	榎本　隆之	岡本　愛光	田代　浩徳	馬場　　長

子宮体癌取扱い規約改訂小委員会
婦人科系
委員長	片渕　秀隆					
副委員長	榎本　隆之					
小委員長	杉山　　徹					
委　　員	青木　大輔	岡本　愛光	加未　恒壽	小西　郁生	齋藤　　豪	三上　幹男
	八重樫伸生					

病理系
委員長	安田　政実				
委　　員	笹島ゆう子	津田　　均	名方　保夫	三上　芳喜	柳井　広之
幹　　事	田代　浩徳*	馬場　　長	（*は主幹事）		

日本産科婦人科学会婦人科腫瘍委員会（平成29～30年度）
委員長	榎本　隆之					
副委員長	八重樫伸生					
委　　員	井箟　一彦	牛嶋　公生	生水真紀夫	田代　浩徳	永瀬　　智	万代　昌紀
	三上　幹男	宮本　新吾	森重健一郎	吉田　好雄		

（50音順）

領域横断的がん取扱い規約　チェックリスト

子宮体癌

1 臨床情報

臨床診断	
手術	□単純子宮全摘出術　□準広汎子宮全摘出術　□広汎子宮全摘出術 □その他（　　　　　　　　　）
リンパ節	□骨盤リンパ節郭清　□傍大動脈リンパ節郭清　　　　□リンパ節生検（部位：　　）
術前治療の有無	□なし　□あり　（治療内容：　　　　　　　）
手術進行期分類	（日産婦 2011, FIGO2008）　　　　期
	UICC/TNM 分類第 8 版　　　　TNM　　Stage

2 原発巣

最大径	
腫瘍の部位	□体部前壁　□体部後壁　□体部左壁　□体部右壁　□体部全体　□底部　□体下部〜頸部
肉眼分類	局在（□限局型　□びまん型）　発育方向（□外向型　□内向型）

3 組織型

組織型	Grade

4 病期分類

癌取扱い規約第 4 版 日産婦 2011, FIGO2008　　　　期
UICC/TNM 分類第 8 版　　pT　　pN　　□pM1　　Stage

5 断端・遺残腫瘍分類

記載なし

6 組織学的記載事項

	癌取扱い規約 第 4 版	UICC/TNM 第 8 版	領域横断的がん取扱い規約
脈管侵襲	□なし　□あり	L（X, 0, 1） V（X, 0, 1, 2）	Ly（X, 0, 1a, 1b, 1c） V（X, 0, 1a, 1b, 1c, 2）
神経周囲浸潤		Pn（X, 0, 1）	Pn（X, 0, 1a, 1b, 1c）
体部筋層浸潤	□なし　□あり		
	深達度　mm/筋層の厚さ　mm	水平方向広がり　mm	
体部外進展	□頸部　□傍組織　□左卵巣　□右卵巣　□左卵管　□右卵管 □腟　□膀胱　□直腸　□大網　□腹膜　□その他		
腹水細胞診（腹水洗浄細胞診）	□不明　□未施行　□陰性　□疑陽性　□陽性		
リンパ節転移度※	n（　/　）		

※転移陽性リンパ節総数/提出リンパ節総数（提出部位毎に評価）

◆ UICC/TNM 分類第 8 版および WHO 腫瘍組織分類との対照
・UICC/TNM 分類第 8 版の病期分類（組織に関しては WHO 腫瘍組織分類）に関係する（あるいは共通する）記載は本文では青字，側注では青囲みを用いて表記している。

＊1：以下，本章での「規約」は「子宮体癌取扱い規約第 4 版 病理編」を指す。

＊2：規約 1 頁にて，米国病理学会（CAP）のガイドラインを参考とした報告様式が掲載されている。そこには検体（臓器）名，術式，腫瘍の部位と大きさ，肉眼分類，組織型・グレード，体部筋層浸潤の程度，脈管侵襲の有無，断端露出の有無，体部外進展，リンパ節転移の有無，進行期などが提示されている。

＊3：国際産婦人科連合（International Federation of Gynecology and Obstetrics）のこと。

＊4：日本産科婦人科学会婦人科腫瘍委員会への子宮体癌治療例の登録は，1994 年までは術前の臨床進行期分類（日産婦 1983，FIGO1982），1995 年以降は手術進行期分類（日産婦 1995，FIGO 1988）が用いられている。2012 年の症例からは手術進行期分類（日産婦 2011，FIGO 2008）に基づいて行われている。

＊5：肉腫では腫瘍の最大径を記載する。

＊6：肉眼分類が単一型で表現できないときは，優位な型をとる。

Ⅰ　総　論

(1) 本章では「子宮体癌取扱い規約第 4 版 病理編」（2017 年 7 月）[1]に準拠し，子宮体癌の進行期分類や病理組織学的記載事項について，特に手術検体に関する記載について提示する[2]。

(2) 日本産科婦人科学会では，進行期分類として FIGO[3]による国際臨床進行期分類と UICC による TNM 分類を，術後分類として FIGO による手術進行期分類と UICC の pTNM 分類とを採用している[4]。

(3) 子宮体癌は子宮内膜癌と子宮体部肉腫の 2 つに大別され，腫瘍の組織型によってどの病期分類を適用するかが決まる。子宮体部肉腫ではさらに 2 種類の病期分類が存在する（平滑筋肉腫/子宮内膜間質肉腫と腺肉腫）。癌肉腫には子宮内膜癌の病期分類が適用される。

Ⅱ　記載事項

1　臨床情報

1) 切除方法 （規約 1 頁）
手術治療
単純子宮全摘出術，準広汎子宮全摘出術，広汎子宮全摘出術，その他

2) リンパ節
骨盤リンパ節郭清，傍大動脈リンパ節郭清，リンパ節生検（部位）

3) 術前治療の有無
a. なし
b. あり（ホルモン療法，化学療法，放射線療法，化学放射線療法など）

2　原発巣

1) 腫瘍の数・大きさ[5]
体癌では深達度が大切であり，内膜癌では以下のように記載する（本章 6 -2）参照）。
深達度（　　mm/筋層の厚さ　　mm），水平方向の広がり（　　mm）

2) 腫瘍の部位 （規約 1 頁）
体部前壁，体部後壁，体部左壁，体部右壁，体部全体，底部，体下部〜頸部，その他

3) 肉眼分類[6] （規約 2，3 頁）
(1) 局在（a. 限局型，b. びまん型）
(2) 発育方向（a. 外向型，b. 内向型）

256　子宮体癌

3 組織型

1) 組織型 （規約 22 頁）

ICD-O コード

I 上皮性腫瘍および前駆病変 Epithelial tumors and precursors
A. 前駆病変 Precursors
1. 子宮内膜増殖症 Endometrial hyperplasia without atypia
2. 子宮内膜異型増殖症[7]/類内膜上皮内腫瘍 Atypical endometrial hyperplasia/Endometrioid intraepithelial neoplasia （EIN） 8380/2

B. 子宮内膜癌 Endometrial carcinomas[8]
1. 類内膜癌 Endometrioid carcinoma 8380/3
 a. 扁平上皮への分化を伴う類内膜癌 Endometrioid carcinoma with squamous differentiation 8570/3
 b. 絨毛腺管型類内膜癌 Endometrioid carcinoma with villoglandular variant 8263/3
 c. 分泌型類内膜癌 Endometrioid carcinoma with secretory variant 8382/3
2. 粘液性癌 Mucinous carcinoma 8480/3
3. 漿液性子宮内膜上皮内癌 Serous endometrial intraepithelial carcinoma 8441/2
4. 漿液性癌 Serous carcinoma 8441/3
5. 明細胞癌 Clear cell carcinoma 8310/3
6. 神経内分泌腫瘍 Neuroendocrine tumors
 a. 低異型度神経内分泌腫瘍 Low-grade neuroendocrine tumor （NET）
  （1） カルチノイド腫瘍 Carcinoid tumor 8240/3
 b. 高異型度神経内分泌癌 High-grade neuroendocrine carcinoma （NEC）
  （1） 小細胞神経内分泌癌 Small cell neuroendocrine carcinoma （SCNEC） 8041/3
  （2） 大細胞神経内分泌癌 Large cell neuroendocrine carcinoma （LCNEC） 8013/3
7. 混合癌 Mixed cell carcinoma 8323/3
8. 未分化癌 Undifferentiated carcinoma 8020/3
 脱分化癌 Dedifferentiated carcinoma

II 間葉性腫瘍 Mesenchymal tumors
A. 平滑筋肉腫 Leiomyosarcoma 8890/3
1. 類上皮平滑筋肉腫 Epithelioid leiomyosarcoma 8891/3
2. 類粘液平滑筋肉腫 Myxoid leiomyosarcoma 8896/3

B. 子宮内膜間質腫瘍と関連病変 Endometrial stromal and related tumors
1. 低異型度子宮内膜間質肉腫 Low-grade endometrial stromal sarcoma 8931/3
2. 高異型度子宮内膜間質肉腫 High-grade endometrial stromal sarcoma

---

[7]：子宮内膜異型増殖症は，日産婦 1995 分類より 0 期として登録されてきたが，FIGO 2008 分類では 0 期のカテゴリーが削除され，子宮内膜異型増殖症は日本産科婦人科学会婦人科腫瘍委員会への登録は別に行われる（規約 10 頁）。

[8]： I 型（エストロゲン依存性）と II 型（エストロゲン非依存性）からなる混合癌では，漿液性癌や明細胞癌などの成分（5％以上みられる）が異型度の評価および予後予測に強く関わるため，病理診断報告書に明記することが求められる（規約 21 頁）。

3 組織型 257

＊9：非上皮性腫瘍，リンパ腫など。規約22-24頁参照。

＊10：生検組織でも異型度の評価が推奨される。高度の異型（多形性），壊死，充実性成分が優勢な場合に"高異型度内膜癌 high-grade endometrial carcinoma"として記載してもよい（規約21頁）。

＊11：扁平上皮への分化を伴う場合のGradeは腺癌成分の分化度/異型度によって判定する（規約21頁）。

＊12：漿液性癌，明細胞癌，癌肉腫は基本的に高異型度であり，これらに対する普遍的な異型度分類はない（規約21頁）。

＊13：子宮内膜癌　日産婦2011，FIGO 2008 手術進行期分類を行う上での注意点（規約10頁）
(1) 病期は手術後に決定される。
(2) 初回治療として手術がなされなかった症例（放射線や化学療法など）の進行期は，MRI，CTなどの画像診断で日産婦2011進行期分類を用いて推定する。
(3) 本分類は手術後分類であるから，従来Ⅰ期とⅡ期の区別に用いられてきた部位別掻爬などの所見は考慮しない。
(4) 子宮筋層の厚さは腫瘍浸潤の部位において測定することが望ましい。
(5) 腹水（洗浄）細胞診陽性は進行期決定には採用しないが，別に記録する。

＊14：頸管腺浸潤のみはⅡ期ではなくⅠ期とする（規約9頁）。

＊15：ここでいう所属リンパ節は骨盤リンパ節（基靱帯リンパ節，仙骨リンパ節，閉鎖リンパ節，外腸骨リンパ節，鼠径上リンパ節，内腸骨リンパ節，総腸骨リンパ節）と傍大動脈リンパ節である（規約10頁，19頁）。規約16-19頁に各所属リンパ節の説明がある。

---

3. 未分化子宮肉腫　Undifferentiated uterine sarcoma　8805/3

4. 卵巣性索腫瘍に類似した子宮腫瘍　Uterine tumor resembling ovarian sex cord tumor （UTROSCT）　8590/1

Ⅲ　上皮性・間葉性混合腫瘍　Mixed epithelial and mesenchymal tumors
A. 腺肉腫　Adenosarcoma　8933/3
B. 癌肉腫　Carcinosarcoma　8980/3

Ⅳ　その他＊9

② **組織学的異型度**＊10（規約21頁，28頁）
(1) 類内膜癌＊11，粘液性癌
G1：高分化（Grade 1）
明瞭な腺管構造が大半を占め，充実性胞巣からなる領域が5％以下。
G2：中分化（Grade 2）
充実性胞巣からなる領域が5％をこえるが50％以下。ただし充実性成分が5％以下でも核異型が強い場合。
G3：低分化（Grade 3）
充実性胞巣からなる領域が50％をこえる。ただし充実性成分が50％以下でも核異型が強い場合。

(2) 漿液性癌，明細胞癌，癌肉腫
異型度分類なし＊12

4 病期分類

① **子宮内膜癌/癌肉腫**
A. 癌取扱い規約
(1) 手術進行期分類（日産婦2011，FIGO 2008）＊13（規約9頁）
Ⅰ期：癌が子宮体部に限局するもの
ⅠA期：癌が子宮筋層1/2未満のもの
ⅠB期：癌が子宮筋層1/2以上のもの
Ⅱ期：癌が頸部間質に浸潤するが，子宮をこえていないもの＊14
Ⅲ期：癌が子宮外に広がるが，小骨盤腔をこえていないもの，または所属リンパ節＊15へ広がるもの
ⅢA期：子宮漿膜ならびに/あるいは付属器を侵すもの
ⅢB期：腟ならびに/あるいは子宮傍組織へ広がるもの
ⅢC期：骨盤リンパ節ならびに/あるいは傍大動脈リンパ節転移のあるもの
ⅢC1期：骨盤リンパ節転移陽性のもの
ⅢC2期：骨盤リンパ節への転移の有無にかかわらず，傍大動脈リンパ節転移陽性のもの

8930/3

IV期：癌が小骨盤腔をこえているか，明らかに膀胱ならびに/あるいは腸粘膜を
　　　侵すもの，ならびに/あるいは遠隔転移のあるもの
　IVA期：膀胱ならびに/あるいは腸粘膜浸潤のあるもの
　IVB期：腹腔内ならびに/あるいは鼠径リンパ節転移を含む[16]遠隔転移のある
　　　　もの

B．TNM分類（UICC/TNM分類第8版）[17]

pT，pNカテゴリーはT，Nカテゴリーに準ずる。pMについては序論6頁を参照。

(1) T-原発腫瘍

TX：原発腫瘍の評価が不可能

T0：原発腫瘍を認めない

T1：子宮体部に限局する腫瘍[18]

　T1a：子宮内膜に限局する，または子宮筋層の1/2未満に浸潤する腫瘍

　T1b：子宮筋層の1/2以上に浸潤する腫瘍

T2：子宮頸部間質に浸潤するが，子宮をこえて進展しない腫瘍

T3：下記に特定する局所，および/または所属リンパ節への広がり

　T3a：子宮体部の漿膜または付属器に浸潤する腫瘍（直接浸潤または転移）

　T3b：腟または子宮傍組織に浸潤（直接進展または転移）

T4：膀胱粘膜，および/または腸管粘膜に浸潤する腫瘍[19]

(2) N-所属リンパ節[20]

NX：所属リンパ節の評価が不可能

N0：所属リンパ節に転移を認めない

N1：骨盤リンパ節への転移あり

N2：骨盤リンパ節への転移の有無に関係なく，傍大動脈リンパ節への転移あり

注：pN0：骨盤リンパ節を郭清した標本を組織学的に検査すると，通常，10個以
　　　上のリンパ節が含まれる。通常の検索個数を満たしていなくても，すべてが
　　　転移陰性の場合はpN0に分類する。

(3-1) M-遠隔転移

M0：遠隔転移を認めない

M1：遠隔転移あり（腟，骨盤漿膜，付属器への転移は除外し，鼠径リンパ節への
　　　転移と，傍大動脈リンパ節と骨盤リンパ節以外の腹腔内リンパ節への転移
　　　を含む）

(3-2) pM-遠隔転移

pM1：遠隔転移が顕微鏡的に確認される

(4) 病期

進行期分類（病期分類）[21]：日産婦2011，FIGO 2008との関係は**表1（側注）**に示
した。

---

*16：子宮内膜癌では，鼠径靱帯より足方にある鼠径リンパ節への転移は遠隔転移とされ，IVB期となる（規約19頁）。

*17：子宮内膜癌TNM分類の注意点（規約11-12頁）：
(1) 初回治療として手術がなされなかった症例（放射線や化学療法など）の進行期は，臨床的な検索および画像診断で進行期分類を用いて推定する。
(2) T，N，M判定のための最低必要な検査が行われていない場合にはTX，NX，MXの記号で示す。
(3) これらカテゴリーが病理学的検索により決定される場合はpTNMが用いられる。
(4) 手術前に他の治療法が行われている例では接頭辞yをつけて区別する（例：ypT2bpN1M0）。
(5) 再発腫瘍では接頭辞rをつけて区別する（例：rM1）。

*18：日産婦2011，FIGO 2008同様，頸管腺浸潤のみはI期とする。

*19：胞状奇腫のみでT4へ分類しない（規約と共通）。生検で確認すべきである（規約11頁）。

*20：ここでいう所属リンパ節は骨盤リンパ節である下腹リンパ節（閉鎖リンパ節，内腸骨リンパ節），総腸骨リンパ節，外腸骨リンパ節，基靱帯リンパ節，仙骨リンパ節）と傍大動脈リンパ節である。規約での鼠径上リンパ節はUICC/TNM分類第8版における外腸骨リンパ節に含まれる。上記事項は子宮体部肉腫と共通である。

*21：現在FIGO 0期は設定されていない。

表1：日産婦・FIGO と UICC/TNM 分類との関係（子宮内膜癌）

UICC/TNM分類 第8版	日産婦2011 FIGO2008
TX	—
T0	—
T1	I
T1a	I A
T1b	I B
T2	II
T3	III
T3a	IIIA
T3b	IIIB
N1, N2	IIIC
N1	IIIC1
N2	IIIC2
T4	IV

I A 期	T1a	N0	M0
I B 期	T1b	N0	M0
II 期	T2	N0	M0
IIIA 期	T3a	N0	M0
IIIB 期	T3b	N0	M0
IIIC1 期	T1, T2, T3	N1	M0
IIIC2 期	T1, T2, T3	N2	M0
IVA 期	T4	N に関係なく	M0
IVB 期	T に関係なく	N に関係なく	M1

*22：子宮体部肉腫分類にあたっての注意事項（規約13-15頁）

(1) 平滑筋肉腫/子宮内膜間質肉腫と腺肉腫は T1 の分類が異なる。
(2) 初回治療として手術がなされなかった症例（放射線や化学療法など）の進行期は，画像診断で進行期分類を用いて推定する。
(3) 子宮内膜間質肉腫および腺肉腫については，子宮体部腫瘍と卵巣・骨盤内子宮内膜症を伴う卵巣・骨盤内腫瘍が同時に存在する場合，それぞれ独立した腫瘍として取り扱うことに注意する（UICC/TNM 分類第8版と共通）。
(4) 腫瘍が骨盤外の腹腔臓器に浸潤するものを III 期とし，単に骨盤内から腹腔に突出しているものは除く。
(5) 他臓器への進展は組織学的検索が望ましい。
(6) リンパ節郭清の未施行例では，触診，視診，画像診断を参考にして転移の有無を判断する。

*23：ここでいう骨盤リンパ節は，基靱帯リンパ節，仙骨リンパ節，閉鎖リンパ節，外腸骨リンパ節，鼠径上リンパ節，内腸骨リンパ節，総腸骨リンパ節である（規約10，19頁）。規約16-19頁に各リンパ節の説明がある。

2) 子宮体部肉腫 *22

A. 平滑筋肉腫/子宮内膜間質肉腫（規約13頁）

(1) 手術進行期分類（日産婦2014，FIGO 2008）

I 期　腫瘍が子宮に限局するもの
　　　I A 期　腫瘍サイズが5cm 以下のもの
　　　I B 期　腫瘍サイズが5cm をこえるもの
II 期　腫瘍が骨盤腔に及ぶもの
　　　II A 期　付属器浸潤のあるもの
　　　II B 期　その他の骨盤内組織へ浸潤するもの
III 期　腫瘍が骨盤外に進展するもの
　　　IIIA 期　1部位のもの
　　　IIIB 期　2部位以上のもの
　　　IIIC 期　骨盤リンパ節 *23ならびに/あるいは傍大動脈リンパ節転移のあるもの
IVA 期　膀胱粘膜ならびに/あるいは直腸粘膜に浸潤のあるもの
IVB 期　遠隔転移のあるもの

(2) TNM 分類（UICC/TNM 分類第8版）*24

pT, pN カテゴリーは T, N カテゴリーに準ずる。pM については序論6頁参照。

a. T-原発腫瘍

T1：子宮に限局する腫瘍
　　T1a：最大径が5cm 以下の腫瘍
　　T1b：最大径が5cm をこえる腫瘍
T2：子宮外に進展するが，骨盤内にとどまる腫瘍
　　T2a：付属器に浸潤する腫瘍
　　T2b：他の骨盤組織に浸潤する腫瘍
T3：腹部組織に進展する腫瘍
　　T3a：1部位
　　T3b：2部位以上
T4：膀胱または直腸への浸潤

b. N-所属リンパ節 *25

NX：所属リンパ節の評価が不可能

N0：所属リンパ節転移なし

N1：所属リンパ節転移あり

c．M–遠隔転移

M0：遠隔転移なし

M1：遠隔転移あり（付属器，骨盤組織，腹部組織への転移は除外）

B．腺肉腫（規約14頁）

(1) 手術進行期分類（日産婦2011，FIGO 2008）

Ⅰ期：腫瘍が子宮に限局するもの

　ⅠA期：子宮体部内膜，頸部内膜に限局するもの（筋層浸潤なし）

　ⅠB期：筋層浸潤が1/2以内のもの

　ⅠC期：筋層浸潤が1/2をこえるもの

Ⅱ期：腫瘍が骨盤腔に及ぶもの

　ⅡA期：付属器浸潤のあるもの

　ⅡB期：その他の骨盤内組織へ浸潤するもの

Ⅲ期：腫瘍が骨盤外に進展するもの

　ⅢA期：1部位のもの

　ⅢB期：2部位以上のもの

　ⅢC期：骨盤リンパ節ならびに/あるいは傍大動脈リンパ節転移のあるもの

ⅣA期：膀胱粘膜ならびに/あるいは直腸粘膜に浸潤のあるもの

ⅣB期：遠隔転移のあるもの

(2) TNM分類（UICC/TNM分類第8版）

a．T–原発腫瘍

T1：子宮に限局する腫瘍

　T1a：子宮内膜/子宮頸部内膜に限局する腫瘍

　T1b：子宮筋層の1/2未満に浸潤する腫瘍

　T1c：子宮筋層の1/2以上に浸潤する腫瘍

T2：子宮外に進展するが，骨盤内にとどまる腫瘍

　T2a：付属器に浸潤する腫瘍

　T2b：他の骨盤組織に浸潤する腫瘍

T3：腹部組織に進展する腫瘍

　T3a：1部位

　T3b：2部位以上

T4：膀胱または直腸への浸潤

b．N–所属リンパ節[25]（平滑筋肉腫/子宮内膜間質肉腫と腺肉腫で共通）

c．M–遠隔転移（平滑筋肉腫/子宮内膜間質肉腫と腺肉腫で共通）

(3) 病期

進行期分類（病期分類）：日産婦2011，FIGO 2008との関係は表2，3（側注）に示した。

＊24：子宮体部肉腫，TNM分類の注意点（規約15頁）

(1) 初回治療として手術がなされなかった症例（放射線や化学療法など）の進行期は，MRIやCTなどの画像診断で進行期分類を用いて推定する。

(2) T，N，M判定のための最低必要な検査が行われていない場合にはTX，NX，MXの記号で示す。

(3) これらカテゴリーが病理学的検索により決定される場合はpTNMが用いられる。

(4) 手術前に他の治療法が行われている例では接頭辞yをつけて区別する（例：ypT2bpN1M0）。

(5) 再発腫瘍では接頭辞rをつけて区別する（例：rM1）。

＊25：ここでいう所属リンパ節は骨盤リンパ節である下腹（閉鎖リンパ節，内腸骨リンパ節），総腸骨リンパ節，外腸骨リンパ節，基靱帯リンパ節，仙骨リンパ節）と傍大動脈リンパ節である。規約での鼠径上リンパ節はUICC/TNM分類第8版における外腸骨リンパ節に含まれる。上記事項は子宮内膜癌と共通である。

表2：日産婦・FIGOとUICC/TNM分類との関係（平滑筋肉腫，子宮内膜間質肉腫）

UICC/TNM分類 第8版	日産婦2011 FIGO2008
T1	Ⅰ
T1a	ⅠA
T1b	ⅠB
T2	Ⅱ
T2a	ⅡA
T2b	ⅡB
T3	Ⅲ
T3a	ⅢA
T3b	ⅢB
N1	ⅢC
T4	ⅣA
M1	ⅣB

表3：日産婦・FIGO と UICC/TNM
分類との関係（腺肉腫）

UICC/TNM分類 第8版	日産婦2011 FIGO2008
T1	I
T1a	I A
T1b	I B
T1c	I C
T2	II
T2a	II A
T2b	II B
T3	III
T3a	III A
T3b	III B
N1	III C
T4	IV A
M1	IV B

I 期	T1	N0	M0
I A 期	T1a	N0	M0
I B 期	T1b	N0	M0
I C 期	T1c	N0	M0
II 期	T2	N0	M0
II A 期	T2a	N0	M0
II B 期	T2b	N0	M0
III A 期	T3a	N0	M0
III B 期	T3b	N0	M0
III C 期	T1, T2, T3	N1	M0
IV A 期	T4	N に関係なく	M0
IV B 期	T に関係なく	N に関係なく	M1

5 断端・遺残腫瘍分類

規約には遺残腫瘍分類は記載されていない。

6 組織学的記載事項

1) 脈管侵襲[26]（規約1頁）

なし
あり

2) 体部筋層浸潤（規約1頁）

深達度（　　　mm/筋層の厚さ　　　mm）
水平方向の広がり（　　　mm）

3) 体部外進展（規約1頁）

頸部，傍組織，左卵巣，右卵巣，左卵管，右卵管，腟，膀胱，直腸，大網，腹膜
その他（　　　　　　）

4) 腹水（洗浄）細胞診[27]

不明，未施行，陰性，疑陽性，陽性[28]

5) 治療効果判定

［参考］類内膜癌 Grade1 相当に対して施行されるホルモン療法（medroxyprogester-one acetate；MPA療法）の影響に関する組織学的評価（規約2頁）[29]
①細胞質が好酸性を帯びて広くなり核・細胞質（N/C）比が小さくなる
②核は円形化して形状不整や大小不同の度合いが低下する
③腺上皮が高度に萎縮し扁平化する
④核分裂が減少またはみられなくなる
⑤構造的な複雑性が失われる

*26：規約には脈管侵襲所見を示す略号の使用は示されていない。領域横断的癌取扱い規約では以下の略記法を推奨している。
（1）リンパ管侵襲（Ly）
　Ly0：リンパ管侵襲を認めない
　Ly1：リンパ管侵襲を認める
（2）静脈侵襲（V）
　V0：静脈侵襲を認めない
　V1：静脈侵襲を認める
　V2：肉眼的に静脈侵襲を認める

*27：陽性所見は進行期決定には採用しないが，別に記録する（規約9-10頁）。

*28：ここでの記載様式は，「子宮体癌登録実施要項」に準拠している。http://plaza.umin.ac.jp/~jsog-go/youkou/youkouEM_2018.pdf より転載した。

*29：治療効果はこれらの所見を総合的に加味し，病変が残存する場合には異型の有無程度に基づいて，異型のない子宮内膜症，子宮内膜異型増殖症，癌に相当するかなどの判定を行う。

⑥アリアス−ステラ反応類似の変化が起こる
⑦間質にも脱落膜様変化（偽脱落膜化）や浮腫が生じることがある

第 16 章

卵巣腫瘍・卵管癌・腹膜癌

卵巣腫瘍・卵管癌・腹膜癌取扱い規約　臨床編
第 1 版（2015 年 8 月）

卵巣腫瘍・卵管癌・腹膜癌取扱い規約　病理編
第 1 版（2016 年 7 月）

日本産科婦人科学会・日本病理学会　編　準拠

（臨床編）卵巣腫瘍・卵管癌・腹膜癌取扱い規約　第1版委員会
日本産科婦人科学会婦人科腫瘍委員会
　　委員長　　　　青木　大輔
　　副委員長　　　片渕　秀隆
　　委　員　　　　加藤　秀則　　齋藤　俊章　　鈴木　　直　　蜂須賀　徹

本邦における卵巣腫瘍の登録のあり方検討小委員会
　　委員長　　　　杉山　徹
　　委　員　　　　岡本　愛光　　紀川　純三　　齋藤　　豪　　長谷川清志

卵巣腫瘍取扱い規約改訂小委員会
　　委員長　　　　杉山　徹
　　婦人科系委員　青木　大輔　　牛嶋　公生　　岡本　愛光　　加来　恒壽　　片渕　秀隆　　紀川　純三
　　　　　　　　　小林　裕明　　小林　　浩　　齋藤　　豪　　齋藤　俊章　　田代　浩徳　　蜂須賀　徹
　　　　　　　　　馬場　　長　　深澤　一雄　　万代　昌紀　　三上　幹男　　八重樫伸生　　山上　　亘
　　病理系委員　　清川　貴子　　笹島ゆう子　　津田　　均　　福永　眞治　　三上　芳喜　　安田　政実
　　実務委員　　　小島　淳美

（病理編）卵巣腫瘍・卵管癌・腹膜癌取扱い規約　第1版委員会
日本産科婦人科学会婦人科腫瘍委員会（平成25〜26年度）
　　委員長　　　　青木　大輔
　　副委員長　　　片渕　秀隆
　　委　員　　　　加藤　秀則　　齋藤　俊章　　鈴木　　直　　蜂須賀　徹
日本産科婦人科学会婦人科腫瘍委員会（平成27〜28年度）
　　委員長　　　　片渕　秀隆
　　副委員長　　　榎本　隆之
　　委　員　　　　井箆　一彦　　牛嶋　公生　　齋藤　俊章　　杉山　徹　　　鈴木　　直　　田代　浩徳
　　　　　　　　　永瀬　　智　　万代　昌紀　　三上　幹男　　宮本　新吾

本邦における卵巣腫瘍の登録のあり方検討小委員会（平成25〜26年度）
　　委員長　　　　杉山　徹
　　委　員　　　　岡本　愛光　　紀川　純三　　齋藤　　豪　　長谷川清志
婦人科がん取扱い規約改訂小委員会（平成27〜28年度）
　　委員長　　　　杉山　徹
　　委　員　　　　榎本　隆之　　岡本　愛光　　田代　浩徳　　馬場　　長

卵巣腫瘍取扱い規約改訂小委員会
　　委員長　　　　杉山　徹
　　婦人科系委員　青木　大輔　　牛嶋　公生　　岡本　愛光　　加来　恒壽　　片渕　秀隆　　紀川　純三
　　　　　　　　　小林　裕明　　小林　　浩　　齋藤　　豪　　齋藤　俊章　　蜂須賀　徹　　深澤　一雄
　　　　　　　　　万代　昌紀　　三上　幹男　　八重樫伸生　　山上　　亘
　　病理系委員　　清川　貴子　　笹島ゆう子　　津田　　均　　福永　眞治　　三上　芳喜　　安田　政実
　　幹　事　　　　田代　浩徳　　馬場　　長
　　実務委員　　　小島　淳美

日本産科婦人科学会婦人科腫瘍委員会（平成29〜30年度）
　　委員長　　　　榎本　隆之
　　副委員長　　　八重樫伸生
　　委　員　　　　井箆　一彦　　牛嶋　公生　　生水真紀夫　　田代　浩徳　　永瀬　　智　　万代　昌紀
　　　　　　　　　三上　幹男　　宮本　新吾　　森重健一郎　　吉田　好雄

（50音順）

領域横断的がん取扱い規約　チェックリスト

卵巣腫瘍・卵管癌・腹膜癌

1 臨床情報

臨床診断	
術式	☐ Staging laparotomy　☐ 試験開腹術　　☐ Debulking surgery　☐ PDS ☐ IDS　　　　　　　　　☐ SDS
切除方法	☐卵巣摘出　　　　　☐卵管・卵巣摘出　☐卵巣部分切除　　☐子宮全摘出 ☐大網切除　　　　　☐腹膜生検　　　　☐その他（　　　　　　）
リンパ節	☐骨盤リンパ節郭清　☐傍大動脈リンパ節郭清　☐リンパ節生検（部位：　　　）
臨床病歴	遺伝性乳癌卵巣癌（*BRCA1/2* 異常）　☐未確認　☐遺伝子変異なし　☐遺伝子変異あり Lynch 症候群　　　　　　　　　　　☐未確認　☐遺伝子変異なし　☐遺伝子変異あり その他（　　　　　　　　　　　　　）
術前治療の有無	☐なし　　☐あり　　（内容：　　　　　　）
臨床病期分類	日産婦 2014/FIGO2014　　　　　　　期 UICC/TNM 分類第 8 版　　　　TNM　　　　Stage

2 原発巣

主病巣サイズ	（長径×短径×厚さ）：　　　×　　　×　　　cm
部位	☐右卵巣　☐左卵巣　☐右卵管　☐左卵管　☐腹膜
腫瘍の広がり	☐右卵巣　☐左卵巣　☐右卵管　☐左卵管　☐子宮　☐腹膜　☐大網　☐後腹膜リンパ節 ☐その他
被膜破綻	☐なし　　☐あり
表面露出	☐なし　　☐あり
播種巣 （腹腔内所見）	☐腹膜　　☐横隔膜腹膜（☐左/☐右）　☐肝臓表面　☐脾臓 ☐大網　　☐小網　☐ダグラス窩　☐腸骨窩（☐左/☐右） ☐虫垂　　☐その他（　）

3 組織型

組織型　　　　　　　　規約　Grade	(GX, G1, G2, G3) (Low/High)

4 病期分類

癌取扱い規約第 1 版 日産婦 2014, FIGO2014　　　　　　期
UICC/TNM 分類第 8 版　　pT　　　pN　　　☐ pM1　　　Stage

5 断端・遺残腫瘍分類

手術完遂度	☐初回　☐2 回目 ☐ Complete surgery　☐ Optimal surgery　☐ Suboptimal surgery　☐試験開腹

チェックリスト　267

6 組織学的記載事項

	癌取扱い規約第 1 版	UICC/TNM 第 8 版	領域横断的がん取扱い規約
脈管侵襲　リンパ管侵襲		L（X, 0, 1）	Ly（X, 0, 1a, 1b, 1c）
静脈侵襲		V（X, 0, 1, 2）	V（X, 0, 1a, 1b, 1c, 2）
神経周囲浸潤		Pn（X, 0, 1）	Pn（X, 0, 1a, 1b, 1c）
発育様式　（粘液性癌の場合）	□拡大性（圧排性）　□侵入性		
漿液性卵管上皮内癌	□なし　□あり		
腹膜インプラント（漿液性および漿液 粘液性境界悪性腫瘍の場合）	□非浸潤性（□上皮型　□線維形成型）　□浸潤性		
合併病変	子宮内膜症　□なし　□あり		
	その他（　　　　　）		
補助的診断法	（　　　　　　　）		
腹水・腹腔洗浄細胞診	□腹水　□腹腔洗浄　□施行せず		
悪性細胞	□なし　□あり		
リンパ節転移度※	n（　/　）		
組織学的治療効果	スコア（1, 2, 3）		

※転移陽性リンパ節総数/提出リンパ節総数（提出部位毎に評価）

I　総　論

(1) 本章では，卵巣腫瘍，卵管癌，腹膜癌，を包括した手術的・病理学的な進行期分類についての記載法を掲載する。具体的には，卵巣（または卵管，腹膜）に原発した悪性腫瘍または境界悪性腫瘍で，組織学的に確認されたものを対象とする*1（臨床編 31 頁）*2。

(2) 卵巣（または卵管，腹膜）と子宮内膜などに同時に癌が認められ，原発部位を決定できない場合は，それぞれの部位の病期分類法に従い記載する（臨床編 31 頁）。

(3) 今までの婦人科癌取扱い規約の改訂は，FIGO 分類と WHO 分類のそれぞれの改定が必ずしも時期的に呼応するものではなく両者に時間的な差異がみられることから，取扱い規約の出版が必ずしも最新そして最善の時期でなかった。このことを鑑み，卵巣腫瘍・卵管癌・腹膜癌取扱い規約第 1 版の発刊について，FIGO 2014 分類を採用した「臨床編」を 2015 年 8 月に，WHO 2014 分類を採用して「病理編」として 2016 年 7 月に，それぞれ「臨床編」「病理編」とわけて発刊した。また現在は同様の趣旨により，子宮頸癌取扱い規約第 4 版（病理編）子宮体癌取扱い規約第 4 版（病理編）がすでに 2017 年 7 月に改定発刊されている。今後 FIGO 分類と WHO 分類に対応して「臨床編」「病理編」として取扱い規約を改定していくことにしている。

II　記載事項

1　臨床情報

1) 術式（臨床編 23 頁）

切除のタイミングにより以下のように分類する。

表1　悪性卵巣腫瘍の術式

staging laparotomy	両側付属器摘出術＋子宮全摘出術＋大網切除術に加え，進行期の確定に必要な手技〔腹腔細胞診，腹腔内各所の生検，骨盤・傍大動脈リンパ節郭清（生検）など〕を含む手術
exploratory laparotomy（試験開腹術）	原発腫瘍の摘出が困難で生検と最小限の進行期確認にとどめる手術
debulking surgery	可及的に最大限の腫瘍減量を行う手術
primary debulking surgery（PDS）	初回治療として可及的に最大限の腫瘍減量を行う手術
interval debulking surgery（IDS）	初回化学療法中に可及的に最大限の腫瘍減量を行う手術
secondary debulking surgery（SDS）	再発腫瘍に対して可及的に最大限の腫瘍減量を行う手術（初回化学療法終了後に認められる残存腫瘍に対する手術も含む）

◆ UICC/TNM 分類第 8 版および WHO 腫瘍組織分類との対照
・UICC/TNM 分類第 8 版の病期分類（組織に関しては WHO 腫瘍組織分類）に関係する（あるいは共通する）記載は本文では青字，側注では青囲みを用いて表記している。

*1：UICC/TNM 分類第 8 版では「境界悪性・低悪性度腫瘍を含む上皮性，間質性，両方の悪性卵巣新生物，ならびに卵管癌，腹膜癌（ミュラー管起源）に適用し，その際には病変の組織学的確定診断と組織型による分類がなされているべき」と記載されている。

*2：日本産科婦人科学会・日本病理学会より刊行されている「卵巣腫瘍・卵管癌・腹膜癌取扱い規約・臨床編」（2015 年 8 月）同「病理編」（2016 年 7 月）のうち，臨床編の頁数を引用する場合は「臨床編 xx 頁」，病理編の場合は「病理編 xx 頁」とする。

16

卵巣腫瘍・卵管癌・腹膜癌

2) **切除方法**（臨床編 19 頁・病理編 1 頁）

卵巣摘出　　卵管・卵巣摘出　　卵巣部分切除　　子宮全摘出

大網切除　　腹膜生検　　その他（　　　　　　）

3) **リンパ節生検，郭清の有無，範囲**

　a．骨盤リンパ節郭清

　b．傍大動脈リンパ節郭清

　c．リンパ節生検（部位）

4) **臨床病歴**（臨床編 19 頁・病理編 1 頁）

（1）遺伝性乳癌卵巣癌（*BRCA 1/2* の異常に関連する家族歴）

　a．未確認　b．変異なし　c．変異あり

（2）Lynch 症候群

　a．未確認　b．変異なし　c．変異あり

（3）その他　（　　　　　　　　　　　　）

5) **術前治療の有無**

　a．なし

　b．あり（化学療法，その他）

2　原発巣（臨床編 19 頁・病理編 1 頁）

1) **腫瘍の大きさ**

最大長径（cm）とそれに直行する径を記載する。

2) **原発巣の部位**

　a．右卵巣　b．左卵巣　c．右卵管　d．左卵管　e．腹膜

3) **腫瘍の広がり（肉眼的・組織学的）**

　a．右卵巣　b．左卵巣　c．右卵管　d．左卵管　e．腹膜　f．大網　g．その他

4) **肉眼所見**

（1）被膜破綻の有無　a．なし　　　b．あり（自然破綻，術中破綻）

（2）表面露出の有無　a．なし　　　b．あり

5) **播種巣（腹腔内所見）**

最大径を測定し記載する（mm or cm）

　a．腹膜播種　　　　b．横隔膜腹膜（右，左）

　c．肝臓表面　　　　d．脾臓

　e．大網　　　　　　f．小網

　g．ダグラス窩　　　h．腸骨窩（右，左）

　i．虫垂　　　　　　j．その他（　　　　　　）

3 組織型

1) 組織学的分類 （病理編 22-27 頁）

(1) 卵巣腫瘍　Ovarian tumors

I　上皮性腫瘍　Epithelial tumors　　　　　　　　　　　　　ICD-O コード

A. 漿液性腫瘍　Serous tumors

  1. 良性　Benign

    a. 漿液性囊胞腺腫　Serous cystadenoma　　　　　　　8441/0

    b. 漿液性腺線維腫　Serous adenofibroma　　　　　　9014/0

    c. 漿液性表在性乳頭腫　Serous surface papilloma　　8461/0

  2. 境界悪性　Borderline

    a. 漿液性境界悪性腫瘍　Serous borderline tumor/Atypical proliferative serous tumor　　　　　　　　　　　　　　　　　　　8442/1

    b. 微小乳頭状パターンを伴う漿液性境界悪性腫瘍/非浸潤性低異型度漿液性癌　Serous borderline tumor, micropapillary variant/Non-invasive low-grade serous carcinoma　　　　　　　　　　　　　　　8460/2

  3. 悪性　Malignant

    a. 低異型度漿液性癌　Low-grade serous carcinoma　8460/3

    b. 高異型度漿液性癌　High-grade serous carcinoma　8461/3

B. 粘液性腫瘍　Mucinous tumors

  1. 良性　Benign

    a. 粘液性囊胞腺腫　Mucinous cystadenoma　　　　　8470/0

    b. 粘液性腺線維腫　Mucinous adenofibroma　　　　　9015/0

  2. 境界悪性　Borderline

    a. 粘液性境界悪性腫瘍　Mucinous borderline tumor/Atypical proliferative mucinous tumor　　　　　　　　　　　　　　　　　8472/1

  3. 悪性　Malignant

    a. 粘液性癌　Mucinous carcinoma　　　　　　　　　8480/3

C. 類内膜腫瘍　Endometrioid tumors

  1. 良性　Benign

    a. 子宮内膜症性囊胞　Endometriotic cyst

    b. 類内膜囊胞腺腫　Endometrioid cystadenoma　　　8380/0

    c. 類内膜腺線維腫　Endometrioid adenofibroma　　　8381/0

  2. 境界悪性　Borderline

    a. 類内膜境界悪性腫瘍　Endometrioid borderline tumor/Atypical proliferative endometrioid tumor　　　　　　　　　　　　　　8380/1

  3. 悪性　Malignant

    a. 類内膜癌　Endometrioid carcinoma　　　　　　　8380/3

D. 明細胞腫瘍　Clear cell tumors

  1. 良性　Benign

    a. 明細胞囊胞腺腫　Clear cell cystadenoma　　　　　8443/0

    b. 明細胞腺線維腫　Clear cell adenofibroma　　　　　8313/0

2. 境界悪性　Borderline
 a. 明細胞境界悪性腫瘍　Clear cell borderline tumor/Atypical proliferative clear cell tumor　8313/1
3. 悪性　Malignant
 a. 明細胞癌　Clear cell carcinoma　8310/3

E.　ブレンナー腫瘍　Brenner tumors
1. 良性　Benign
 a. ブレンナー腫瘍　Brenner tumor　9000/0
2. 境界悪性　Borderline
 a. 境界悪性ブレンナー腫瘍　Borderline Brenner tumor/Atypical proliferative Brenner tumor　9000/1
3. 悪性　Malignant
 a. 悪性ブレンナー腫瘍　Malignant Brenner tumor　9000/3

F.　漿液粘液性腫瘍　Seromucinous tumors
1. 良性　Benign
 a. 漿液粘液性嚢胞腺腫　Seromucinous cystadenoma　8474/0
 b. 漿液粘液性腺線維腫　Seromucinous adenofibroma　9014/0
2. 境界悪性　Borderline
 a. 漿液粘液性境界悪性腫瘍　Seromucinous borderline tumor/Atypical proliferative seromucinous tumor　8474/1
3. 悪性　Malignant
 a. 漿液粘液性癌　Seromucinous carcinoma　8474/3

G.　未分化癌　Undifferentiated carcinoma　8020/3

Ⅱ　間葉系腫瘍　Mesenchymal tumors
A.　低異型度類内膜間質肉腫　Low-grade endometrioid stromal sarcoma　8931/3
B.　高異型度類内膜間質肉腫　High-grade endometrioid stromal sarcoma　8930/3

Ⅲ　混合型上皮性間葉系腫瘍　Mixed epithelial and mesenchymal tumors
A.　腺肉腫　Adenosarcoma　8933/3
B.　癌肉腫　Carcinosarcoma　8980/3

Ⅳ　性索間質性腫瘍　Sex cord-stromal tumors
A.　純粋型間質性腫瘍　Pure stromal tumors
1. 線維腫　Fibroma　8810/0
2. 富細胞性線維腫　Cellular fibroma　8810/1
3. 莢膜細胞腫　Thecoma　8600/0
4. 硬化性腹膜炎を伴う黄体化莢膜細胞腫　Luteinized thecoma associated with sclerosing peritonitis　8601/0
5. 線維肉腫　Fibrosarcoma　8810/3
6. 硬化性間質性腫瘍　Sclerosing stromal tumor　8602/0
7. 印環細胞間質性腫瘍　Signet-ring stromal tumor　8590/0

8. 微小囊胞間質性腫瘍　Microcystic stromal tumor　8590/0

9. ライディッヒ細胞腫　Leydig cell tumor　8650/0

10. ステロイド細胞腫瘍　Steroid cell tumor　8670/0

11. 悪性ステロイド細胞腫瘍　Steroid cell tumor, malignant　8670/3

B. 純粋型性索腫瘍　Pure sex cord tumors

1. 成人型顆粒膜細胞腫　Adult granulosa cell tumor　8620/3

2. 若年型顆粒膜細胞腫　Juvenile granulosa cell tumor　8622/1

3. セルトリ細胞腫　Sertoli cell tumor　8640/1

4. 輪状細管を伴う性索腫瘍　Sex cord tumor with annular tubules　8623/1

Ⅴ　混合型性索間質性腫瘍　Mixed sex cord-stromal tumors

A. セルトリ・ライディッヒ細胞腫　Sertoli-Leydig cell tumors

1. 高分化型セルトリ・ライディッヒ細胞腫　Sertoli-Leydig cell tumor, well differentiated　8631/0

2. 中分化型セルトリ・ライディッヒ細胞腫　Sertoli-Leydig cell tumor, moderately differentiated　8631/1

3. 低分化型セルトリ・ライディッヒ細胞腫　Sertoli-Leydig cell tumor, poorly differentiated　8631/3

4. 網状型セルトリ・ライディッヒ細胞腫　Sertoli-Leydig cell tumor, retiform　8633/1

B. その他の性索間質性腫瘍　Sex cord-stromal tumors, NOS　8590/1

Ⅵ　胚細胞腫瘍　Germ cell tumors

A. 未分化胚細胞腫/ディスジャーミノーマ　Dysgerminoma　9060/3

B. 卵黄嚢腫瘍　Yolk sac tumor　9071/3

C. 胎芽性癌　Embryonal carcinoma　9070/3

D. 非妊娠性絨毛癌　Non-gestational choriocarcinoma　9100/3

E. 成熟奇形腫　Mature teratoma　9080/0

F. 未熟奇形腫　Immature teratoma　9080/3

G. 混合型胚細胞腫瘍　Mixed germ cell tumor　9085/3

Ⅶ　単胚葉性奇形腫および皮様嚢腫に伴う体細胞型腫瘍　Monodermal teratoma and somatic-type tumors arising from dermoid cyst

A. 良性卵巣甲状腺腫　Struma ovarii, benign　9090/0

B. 悪性卵巣甲状腺腫　Struma ovarii, malignant　9090/3

C. カルチノイド腫瘍　Carcinoid tumor　8240/3

1. 甲状腺腫性カルチノイド　Strumal carcinoid　9091/1

2. 粘液性カルチノイド　Mucinous carcinoid　8243/3

D. 神経外胚葉性腫瘍　Neuroectodermal-type tumors

E. 脂腺腫瘍　Sebaceous tumors

F. 他の単胚葉性奇形腫　Other rare monodermal teratomas

G. 癌　Carcinomas

  1. 扁平上皮癌　Squamous cell carcinoma　　　　　　　　　　　　　　8070/3

  2. その他　Others

Ⅷ　胚細胞・性索間質性腫瘍　Germ cell-sex cord-stromal tumors

A. 性腺芽腫（悪性胚細胞腫瘍を伴う性腺芽腫を含む）Gonadoblastoma, including gonadoblastoma with malignant germ cell tumor　　　　　　　9073/1

B. 分類不能な混合型胚細胞・性索間質性腫瘍　Mixed germ cell-sex cord-stromal tumor, unclassified　　　　　　　　　　　　　　　　　　8594/1

Ⅸ　その他の腫瘍　Miscellaneous tumors

A. 卵巣網の腫瘍　Tumors of the rete ovarii

B. ウォルフ管腫瘍　Wolffian tumor〔ウォルフ管遺残を起源とする可能性がある女性付属器腫瘍 Female adnexal tumor with probable Wolffian origin（FATWO）〕　　　　　　　　　　　　　　　　　　　　　　　9110/1

C. 小細胞癌　Small cell carcinoma

  1. 高カルシウム血症型　Hypercalcemic type　　　　　　　　　　　8044/3

  2. 肺型　Pulmonary type　　　　　　　　　　　　　　　　　　8041/3

D. ウィルムス腫瘍　Wilms tumor（腎芽腫 Nephroblastoma）　　　　　8960/3

E. 傍神経節腫　Paraganglioma　　　　　　　　　　　　　　　　　8693/1

F. 充実性偽乳頭状腫瘍　Solid pseudopapillary neoplasm　　　　　　8452/1

Ⅹ　中皮腫瘍　Mesothelial tumors

Ⅺ　軟部腫瘍　Soft tissue tumors

Ⅻ　腫瘍様病変　Tumor-like lesions

A. 卵胞嚢胞　Follicle cyst

B. 黄体嚢胞　Corpus luteum cyst

C. 大型孤在性黄体化卵胞嚢胞　Large solitary luteinized follicle cyst

D. 黄体化過剰反応　Hyperreactio luteinalis

E. 妊娠黄体腫　Pregnancy luteoma

F. 間質過形成　Stromal hyperplasia

G. 間質莢膜細胞過形成　Stromal hyperthecosis

H. 線維腫症　Fibromatosis

I. 広汎性浮腫　Massive edema

J. ライディッヒ細胞過形成　Leydig cell hyperplasia（門細胞過形成 Hilar cell hyperplasia）

K. その他　Others

XⅢ　リンパ性・骨髄性腫瘍　Lymphoid and myeloid tumors
　A.　悪性リンパ腫　Malignant lymphoma
　B.　形質細胞腫　Plasmacytoma　9734/3
　C.　骨髄性腫瘍　Myeloid neoplasms

XⅣ　二次性腫瘍　Secondary tumors（**転移性腫瘍** Metastatic tumors）

（2）**卵管腫瘍**　Tubal tumors
（3）**腹膜腫瘍**　Peritoneal tumors
Ⅰ　上皮性腫瘍　Epithelial tumors
　1.　漿液性腺線維腫　Serous adenofibroma　9014/0
　2.　漿液性卵管上皮内癌　Serous tubal intraepithelial carcinoma（STIC）8441/2
　3.　漿液性境界悪性腫瘍　Serous borderline tumor　8442/1
　4.　低異型度漿液性癌　Low-grade serous carcinoma　8460/3
　5.　高異型度漿液性癌　High-grade serous carcinoma　8461/3
　6.　その他の上皮性腫瘍　Other epithelial tumors

Ⅱ　中皮腫瘍　Mesothelial tumors
　1.　アデノマトイド腫瘍　Adenomatoid tumor　9054/0
　2.　高分化型乳頭状中皮腫　Well-differentiated papillary mesothelioma
　3.　悪性中皮腫　Malignant mesothelioma

Ⅲ　平滑筋腫瘍　Smooth muscle tumors
　1.　播種性腹膜平滑筋腫症　Leiomyomatosis peritonealis disseminate（**びまん性
　　　腹膜平滑筋腫症** Diffuse peritoneal leiomyomatosis）　8890/1

Ⅳ　起源不明の腫瘍　Tumors of uncertain origin
　1.　線維形成性小型円形細胞腫瘍 Desmoplastic small round cell tumor　8806/3

Ⅴ　その他の原発腫瘍　Miscellaneous primary tumors
　1.　孤立性線維性腫瘍　Solitary fibrous tumor　8815/1
　2.　悪性孤立性線維性腫瘍　Malignant solitary fibrous tumor　8815/3
　3.　骨盤線維腫症　Pelvic fibromatosis（**デスモイド腫瘍** Desmoid tumor）8822/1
　4.　炎症性筋線維芽細胞腫瘍　Inflammatory myofibroblastic tumor　8825/1
　5.　石灰化線維性腫瘍　Calcifying fibrous tumor　8817/0
　6.　消化管外間質腫瘍　Extra-gastrointestinal stromal tumor　8936/3
　7.　類内膜間質腫瘍　Endometrioid stromal tumors

Ⅵ　二次性腫瘍　Secondary tumors
　1.　低異型度粘液性腫瘍による腹膜偽粘液腫　Low-grade mucinous neoplasm
　　　associated with pseudomyxoma peritonei
　2.　膠腫症　Gliomatosis

＊3：UICC/TNM 分類第8版総則による組織学的異型度は以下のようになっている。
　GX：分化度の評価が不可能
　G1：高分化
　G2：中分化
　G3：低分化

＊4：Grade 1 と Grade 2 で細胞異型が高度の場合は Grade を 1 段階上げる。

＊5：卵巣外の播種巣，リンパ節転移も卵巣とは別に組織学的異型度の評価を行う。この Grade は未熟な神経上皮成分の量的なものを示すものであり，未熟奇形腫は本質的にはすべて悪性であると考えることができる。なお成熟した神経膠組織のみからなる腹膜播種巣はいわゆる Grade 0 に相当し，腹膜神経膠腫症と呼ばれる。

②）組織学的異型度（Grade）＊3（病理編 17-18 頁）

漿液性癌　二分法
　低異型度　（low-grade）
　高異型度　（high-grade）

類内膜癌＊4
　Grade 1（高分化）：充実性増殖の占める割合が 5％以下
　Grade 2（中分化）：充実性増殖の占める割合が 6〜50％
　Grade 3（低分化）：充実性増殖の占める割合が 50％をこえる

未熟奇形腫：異型度分類（Grading）＊5（病理編 18，49-50 頁）

> Grade 1：未熟な神経上皮成分を最も多く含む標本において，同成分の合計面積が，低倍率（対物×4）で 1 視野の範囲に収まる。
> Grade 2：未熟な神経上皮成分を最も多く含む標本において，同成分の合計面積が，低倍率（対物×4）で 3 視野をこえない範囲に収まる。
> Grade 3：未熟な神経上皮成分を最も多く含む標本において，同成分の合計面積が，低倍率（対物×4）で 3 視野をこえる範囲を占める。

④　病期分類

①）手術進行期分類（日産婦 2014，FIGO 2014）（臨床編 4 頁，病理編 8 頁）

Ⅰ期：卵巣あるいは卵管内限局発育
　ⅠA 期：腫瘍が一側の卵巣（被膜破綻がない）あるいは卵管に限局し，被膜表面への浸潤が認められないもの。腹水または洗浄液の細胞診にて悪性細胞の認められないもの
　ⅠB 期：腫瘍が両側の卵巣（被膜破綻がない）あるいは卵管に限局し，被膜表面への浸潤が認められないもの。腹水または洗浄液の細胞診にて悪性細胞の認められないもの
　ⅠC 期：腫瘍が一側または両側の卵巣あるいは卵管に限局するが，以下のいずれかが認められるもの
　　ⅠC1 期：手術操作による被膜破綻
　　ⅠC2 期：自然被膜破綻あるいは被膜表面への浸潤
　　ⅠC3 期：腹水または腹腔洗浄細胞診に悪性細胞が認められるもの

Ⅱ期：腫瘍が一側または両側の卵巣あるいは卵管に存在し，さらに骨盤内（小骨盤腔）への進展を認めるもの，あるいは原発性腹膜癌
　ⅡA 期：進展ならびに／あるいは転移が子宮ならびに／あるいは卵管ならびに／あるいは卵巣に及ぶもの
　ⅡB 期：他の骨盤部腹腔内臓器に進展するもの

Ⅲ期：腫瘍が一側または両側の卵巣あるいは卵管に存在し，あるいは原発性腹膜癌
　　　で，細胞学的あるいは組織学的に確認された骨盤外の腹膜播種ならびに／あ
　　　るいは後腹膜リンパ節転移を認めるもの
　　ⅢA1 期：後腹膜リンパ節転移陽性のみを認めるもの（細胞学的あるいは組織学
　　　　　　　的に確認）
　　　ⅢA1（i）期：転移巣最大径 10 mm 以下
　　　ⅢA1（ii）期：転移巣最大径 10 mm をこえる
　　ⅢA2 期：後腹膜リンパ節転移の有無にかかわらず，骨盤外に顕微鏡的播種を認
　　　　　　　めるもの
　　ⅢB 期：後腹膜リンパ節転移の有無にかかわらず，最大径 2 cm 以下の腹腔内播
　　　　　　種を認めるもの
　　ⅢC 期：後腹膜リンパ節転移の有無にかかわらず，最大径 2 cm をこえる腹腔内
　　　　　　播種を認めるもの（実質転移を伴わない肝および脾の被膜への進展を含
　　　　　　む）

Ⅳ期：腹膜播種を除く遠隔転移
　　ⅣA 期：胸水中に悪性細胞を認める
　　ⅣB 期：実質転移ならびに腹腔外臓器（鼠径リンパ節ならびに腹腔外リンパ節を
　　　　　　含む）に転移を認めるもの

[分類にあたっての注意事項]
　従来の卵巣癌の進行期から，卵巣癌・卵管癌・腹膜癌のカテゴリーとしてまとめ
られた。それに伴い，進行期の捉え方が変更になった。
(1) 手術進行期分類とともに組織型や組織学的異型度を記録する。
(2) 卵巣内に限局した状態であったⅠ期では，卵巣あるいは卵管内限局発育と定義
　　され，ⅠC 期では，細分類された。
　　ⅠC1 期：手術操作による被膜破綻
　　ⅠC2 期：自然被膜破綻あるいは被膜表面への浸潤
　　ⅠC3 期：腹水または腹腔洗浄細胞診に悪性細胞が認められるものであり，卵巣
　　　　　　　被膜破綻は，腫瘍細胞の腹膜腔への露出をもって診断する。
(3) 原発性腹膜癌にはⅠ期が存在しない。
(4) 腫瘍が両側の卵巣あるいは卵管に限局して存在している場合であっても，一方
　　の卵巣あるいは卵管が原発巣で，対側の卵巣あるいは卵管の病巣が播種巣ある
　　いは転移巣と判断される場合には，ⅠB 期ではなくⅡA 期とする。
(5) 手術操作による被膜破綻はⅠC1 期に分類するが，組織学的に証明された腫瘍
　　細胞の露出を伴う強固な癒着はⅡ期とする。
(6) S 状結腸は骨盤部腹腔内臓器に分類される。
(7) 骨盤内（小骨盤腔）へ進展するⅡ期に原発性腹膜癌が含まれたため，Ⅱc 期（腫
　　瘍発育がⅡa またはⅡb で被膜表面への浸潤や被膜破綻が認められたり，腹水
　　または洗浄液の細胞診にて悪性細胞の認められるもの）が削除された。
(8) Ⅲ期では，骨盤外の腹膜播種や後腹膜リンパ節転移について，細胞学的あるい
　　は組織学的に確認する必要がある。

リンパ節腫大のみでは転移と判定しない。転移巣最大径による細分類が追加された。

ⅢA1（i）期：転移巣最大径 10 mm 以下

ⅢA1（ii）期：転移巣最大径 10 mm をこえる

ⅢA2 期：後腹膜リンパ節転移の有無にかかわらず，骨盤外に顕微鏡的播種を認めるもの

(9) 遠隔転移を有する例をⅣ期としたが，胸水中に悪性細胞を認めるのみの例をⅣA 期とする。

(10) 腸管の貫壁性浸潤，臍転移，肝や脾への実質転移は肺転移や骨転移同様にⅣB 期とする。ただし，大網から肝や脾への腫瘍の進展はⅣB 期とせず，ⅢC 期とする。

2）UICC/TNM 分類第 8 版

・pT，pN カテゴリーは T，N カテゴリーに準ずる。pM については，pMX pM0 というカテゴリーは用いない。

・（　）内に FIGO 進行期（2014）を付記する。

(1) T-原発腫瘍

TX：原発腫瘍の評価が不可能

T0：原発腫瘍を認めない

T1（Ⅰ）：卵巣（一側もしくは両側）または卵管に限局する腫瘍

　T1a（ⅠA）：一側の卵巣または卵管に限局する腫瘍：被膜破綻なく，卵巣表面や卵管表面に腫瘍なし；腹水または腹腔洗浄液の細胞診にて悪性細胞なし

　T1b（ⅠB）：両側の卵巣または卵管に限局する腫瘍；被膜破綻なく卵巣表面や卵管表面に腫瘍なし；腹水または腹腔洗浄液の細胞診にて悪性細胞なし

　T1c（ⅠC）：一側もしくは両側の卵巣または卵管に限局する腫瘍で，以下のいずれかを伴う：

　　T1c1：手術操作による被膜破綻

　　T1c2：術前の被膜破綻，または卵巣表面もしくは卵管表面の腫瘍

　　T1c3：腹水または腹腔洗浄液の細胞診にて悪性細胞が認められるもの

T2（Ⅱ）：一側もしくは両側の卵巣もしくは卵管に浸潤する腫瘍で，骨盤内（骨盤縁より下）への進展を伴う，または原発性腹膜癌

　T2a（ⅡA）：子宮および/または卵管および/または卵巣に，進展および/または播種する腫瘍

　T2b（ⅡB）：腸を含む他の骨盤内組織への進展

T3（Ⅲ*6）：一側もしくは両側の卵巣もしくは卵管に浸潤する腫瘍または原発性腹膜癌で，骨盤外の腹膜への広がりが細胞学的もしくは組織学的に確認されたもの

　T3a（ⅢA2）：骨盤外（骨盤縁より上）の顕微鏡的腹膜転移。腸への浸潤を含む。

*6：肝被膜転移は T3/Ⅲ期である。

T3b（ⅢB）：骨盤縁をこえる肉眼的腹膜転移で，最大径が 2.0 cm 以下。骨盤外の腸への浸潤を含む

　T3c N に関係なく（ⅢC）：骨盤縁をこえる腹膜転移で，最大径が 2.0 cm をこえる。（肝と脾臓の被膜への腫瘍の進展を含むが，どちらの臓器も実質進展なし）

（2）N-所属リンパ節[*7]

　NX：所属リンパ節転移の評価が不可能

　N0：所属リンパ節転移なし

　N1：所属リンパ節転移あり

　　N1：後腹膜リンパ節転移のみ

　　N1a：最大径が 10 mm 以下のリンパ節転移

　　N1b：最大径が 10 mm をこえるリンパ節転移

　pN0：骨盤リンパ節を郭清した標本を組織学的に検査すると，通常，10 個以上のリンパ節が含まれる。通常の検索個数を満たしていなくても，すべてが転移陰性の場合は pN0 に分類する。

（3）M-遠隔転移

　M0：遠隔転移なし

　M1：遠隔転移あり

　　M1a：細胞診陽性の胸水

　　M1b：実質転移および腹腔外臓器への転移（鼠径リンパ節と腹腔外リンパ節を含む）

（4）病期

病期	T	N	M
Ⅰ期	T1	N0	M0
ⅠA 期	T1a	N0	M0
ⅠB 期	T1b	N0	M0
ⅠC 期	T1c	N0	M0
Ⅱ期	T2	N0	M0
ⅡA 期	T2a	N0	M0
ⅡB 期	T2b	N0	M0
ⅢA1 期	T1/2	N1	M0
ⅢA2 期	T3a	N0，N1	M0
ⅢB 期	T3b	N0，N1	M0
ⅢC 期	T3c	N0，N1	M0
Ⅳ期	T に関係なく	N に関係なく	M1
ⅣA 期	T に関係なく	N に関係なく	M1a
ⅣB 期	T に関係なく	N に関係なく	M1b

＊7：TNM/UICC 第 8 版での「所属リンパ節」は以下のリンパ節と記載されている。
・下腹リンパ節（閉鎖リンパ節）
・総腸骨リンパ節
・外腸骨リンパ節
・外側仙骨リンパ節
・傍大動脈および後腹膜リンパ節（大網リンパ節[#]などの腹腔内リンパ節を含む）：
　#：UICC/TNM 分類第 8 版正誤表（UICC 8th Edition Errata）の内容を反映

「卵巣腫瘍・卵管癌・腹膜癌取扱い規約」（臨床編 9 頁・病理編 13 頁）において「所属リンパ節の定義」が解説されており，そこでは「骨盤リンパ節（基靱帯リンパ節，仙骨リンパ節，閉鎖リンパ節，内腸骨リンパ節，鼠径上リンパ節，外腸骨リンパ節，総腸骨リンパ節）と傍大動脈リンパ節」が所属リンパ節とされている。

TNM 分類（第 8 版）と FIGO 進行期（2014）の対応（臨床編 10 頁・病理編 14 頁）

FIGO 分類	TNM 分類		
ⅠA 期	T1a	N0	M0
ⅠB 期	T1b	N0	M0
ⅠC1 期	T1c1	N0	M0
ⅠC2 期	T1c2	N0	M0
ⅠC3 期	T1c3	N0	M0
Ⅱ期	T2	N0	M0
ⅡA 期	T2a	N0	M0
ⅡB 期	T2b	N0	M0
ⅢA1(i)期	T1-2	N1a	M0
ⅢA1(ii)期	T1-2	N1b	M0
ⅢA2 期	T3a	N0/N1	M0
ⅢB 期	T3b	N0/N1	M0
ⅢC 期	T3c	N0/N1	M0
ⅣA 期	T1-3	N0/N1	M1a
ⅣB 期	T1-3	N0/N1	M1b

5 断端・遺残腫瘍分類

*8：手術完遂度：これら術時の診断は予後に関する重要な情報である。

1) 手術完遂度*8（臨床編 38 頁）
初回手術の完遂度
2 回目（再発時の手術はこれに含まない）の手術の完遂度
    a. 肉眼的に腫瘍が完全摘出された場合（complete surgery）
    b. 残存腫瘍径が 1 cm 未満の場合（optimal surgery）
    c. 残存腫瘍径が 1 cm 以上の場合（suboptimal surgery）
    d. 試験開腹

*9：規約には遺残腫瘍分類は記載されていない。

2) 遺残腫瘍分類（R：residual tumour）（UICC 第 8 版）*9
記載なし

6 組織学的記載事項

*10：規約には脈管侵襲所見を示す略号の使用は示されていない。領域横断的癌取扱い規約では以下の略記法を推奨している。
(1) リンパ管侵襲（Ly）
  Ly0：リンパ管侵襲を認めない
  Ly1：リンパ管侵襲を認める
(2) 静脈侵襲（V）
  V0：静脈侵襲を認めない
  V1：静脈侵襲を認める
  V2：肉眼的に静脈侵襲を認める

1) 脈管侵襲*10（臨床編 19 頁，病理編 1 頁）
    a. なし
    b. あり

2) 浸潤様式（粘液性癌の場合）（臨床編 19 頁，病理編 1 頁）
    a. 拡大性（圧排性）   b. 侵入性

3) 漿液性卵管上皮内癌　（臨床編 19 頁，病理編 1 頁）
高異型度漿液性癌で卵管が検索された場合に評価する。
    a. なし   b. あり

*11：腫瘍細胞が乳頭状または管状構造をとり，線維脂肪織に接着または脂肪織小葉間に沿って分け入るような像が観察され，ときに間質反応を伴うもの，また単個に観察される好酸性の細胞質をもつ腫瘍細胞も非浸潤性として扱われる。

4) 腹膜インプラント　（漿液性および漿液粘液性境界悪性腫瘍の場合）
（臨床編 19 頁，病理編 1 頁）
非浸潤性インプラント*11
    a. なし
    b. あり（上皮型，線維形成型）
浸潤性インプラント*12
    a. なし
    b. あり

*12：腫瘍細胞が充実性，微小乳頭状あるいは篩状構造を示し，線維性間質を伴って破壊性に浸潤増殖する場合。

5) 合併病変　（臨床編 19 頁，病理編 1 頁）
  (1) 子宮内膜症性嚢胞の有無
  (2) その他（　　　　　　　）

6) 補助的診断法の併用　（臨床編 19 頁，病理編 1 頁）
  (1) 免疫組織化学染色（　　　　　　　　　　　　　　　　　）
  (2) 遺伝子検索（ISH 法，PCR，など）

（3）その他　（　　　　　　　　　　　　　　　　　　）

7）腹水・腹腔洗浄細胞診　（臨床編 19 頁，病理編 1 頁）

A．検体

  a．腹水細胞診　b．腹腔洗浄細胞診　c．施行せず

B．悪性細胞（境界悪性腫瘍由来の細胞も含む）の有無（臨床編 17 頁）

  a．なし　b．あり

8）組織学的治療効果判定　（病理編 3 頁）

化学療法反応性スコア（Chemotherapy Response Score）（Böhm, et al）[1]

スコア	判定基準	腫瘍縮小グレード
1	主として viable な腫瘍細胞の集塊が残存しており，退縮に伴う線維炎症性変化が少数の病巣でわずかに認められるに過ぎない。	治療効果なし，あるいは，ごく軽度の治療効果（No or minimal tumor response）
2	治療により病巣は広範に退縮しているが，多数の残存病巣が同定できる状態：多数の病巣で退縮に伴う線維炎症性変化が認められるとともに，viable な腫瘍細胞もびまん性シート状，線状，あるいは結節状に残存している。	部分的な治療効果（Partial tumor response）
3	大部分は退縮し，腫瘍細胞が孤在性，散在性，あるいは小集塊（最大でも径 2 mm 未満）を形成しているに過ぎないか，残存腫瘍が認められない。	完全，あるいは，ほぼ完全な治療効果（Complete or near-complete tumor response）

【参考文献】

1）Böhm S, Faruqi A, Said I, et al. Chemotherapy response score : development and validation of a system to quantify histopathologic response to neoadjuvant chemotherapy in tubo-ovarian high-grade serous carcinoma. J Clin Oncol 2015 : 33 : 2457-2463.（組織学的治療効果判定）

第17章

腎　癌

泌尿器科・病理・放射線科

腎癌取扱い規約

第4版（2011年4月）

日本泌尿器科学会・日本病理学会・日本医学放射線学会　編　準拠

腎癌取扱い規約作成委員会（第4版）

日本泌尿器科学会

理事長	内藤　誠二					
委員長	大園誠一郎					
副委員長	大家　基嗣					
委　員	赤座　英之	五十嵐辰男	植村　天受	江藤　正俊	筧　善行	斎藤　誠一
	篠原　信雄	杉山　貴之	高山　達也	冨田　善彦		

日本病理学会

委員長	松嵜　理	
委　員	黒田　直人	長嶋　洋治

日本医学放射線学会

委員長	山下　康行
委　員	陣崎　雅弘

「領域横断的がん取扱い規約」―腎癌―　作成

今田憲二郎　　猪口　淳一　　江藤　正俊

領域横断的がん取扱い規約　チェックリスト

腎癌

1 臨床情報

臨床診断	
切除方式	□手術（術式）　　　　　　□生検（□原発巣　□転移巣　）
術前治療の有無	□なし　　　　□あり（内容：　　　　　　　　　　　）
合併腎実質病変	□透析腎　　□先天性嚢胞腎　　□ von Hippel-Lindau 病 □その他（　　　　　　　　　　　　　　）

臨床病期分類	癌取扱い規約第 4 版	TNM	Stage
	UICC/TNM 第 8 版	TNM	Stage

2 原発巣

主病巣サイズ	（長径）×（短径）×（厚さ）cm
□単発　　　□多発（　　　個）	
部位	(1) □右　□左　□両側　(2) □上　□中　□下　□全腎 (3) □前面　□後面　　(4) □内面　□外面　(5) □皮質　□髄質　□両方
手術所見	腎被膜内（□限局　□こえる） Gerota 筋膜内（□限局　□こえる） 隣接臓器への浸潤（□なし　□あり：臓器名　　　　　） 腎静脈浸潤（□なし　□あり：浸潤範囲　　　　　） 下大静脈浸潤（□なし　□あり：浸潤範囲　　　　　） 領域リンパ節へ転移（腎門部右，腎門部左，傍下大静脈，大動静脈間，傍大動脈） 遠隔転移（□なし　□あり：転移臓器　　　　　）
肉眼型	□突出型　　□内包型 偽被膜（□あり　□なし） 色調（□帯黄白色　□灰白色　□その他） 出血（□あり　□なし）　　壊死（□あり　□なし） 石灰沈着（□あり　□なし）　　発育様式（□膨張型　□浸潤型）
合併腎病変	□透析腎　□嚢胞腎　□馬蹄腎　□単純嚢胞　□その他

3 組織型およびグレード

組織型	規約 Grade	（GX, G1, G2, G3）
	Fuhrman Grade	（Grade 1, 2, 3, 4）

4 病期分類

癌取扱い規約第 4 版	pT　，　pN　（　　），□pM1	Stage
UICC/TNM 第 8 版	pT　，　pN　（　　），□pM1	Stage

5 断端・遺残腫瘍分類

□RX：遺残腫瘍が評価できない
□R0：遺残腫瘍なし　□遺残腫瘍あり（□R1：顕微鏡的　□R2：肉眼的）

⑥ 組織学的記載事項

		癌取扱い規約 第 4 版	UICC/TNM 第 8 版	領域横断的 がん取扱い規約
脈管侵襲	リンパ管浸潤	ly（0, 1, x）	L（X, 0, 1）	Ly（X, 0, 1a, 1b, 1c）
	静脈浸潤	v（0, 1, x）	V（X, 0, 1, 2）	V（X, 0, 1a, 1b, 1c, 2）
神経周囲浸潤			Pn（X, 0, 1）	Pn（X, 0, 1a, 1b, 1c）
浸潤増殖様式		INF（a, b, c）		
発育様式		（eg, ig）		
腫瘍被膜（偽被膜）形成		fc（0, 1）		
腎内転移		im（0, 1）		
腎線維性被膜浸潤		rc-inf（0, 1）		
腎盂浸潤		rp-inf（0, 1）		
腎洞脂肪組織浸潤		s-inf（0, 1）		
リンパ節転移度※		n（　／　）		

※転移陽性リンパ節総数／提出リンパ節総数（提出部位毎に評価）

Ⅰ 総 論

腎癌取扱い規約（以下，「規約」）の対象は，原発性腎腫瘍のうち腎癌（腎実質の上皮性腫瘍，WHO腫瘍組織分類のうち1. Epithelial Tumors of Renal Parenchymaに相当）である。

Ⅱ 記載事項

1 臨床情報

1) 検索材料の由来 （規約48頁，57頁）

A. 手術

（1）根治的腎摘除術　radical nephrectomy[*1]

付）患側副腎に対する手術[*2]

  a. 施行せず

  b. 施行

（2）単純腎摘除術　simple nephrectomy

（3）腎部分切除術　partial nephrectomy

（4）核出術　enucleation

（5）リンパ節に対する手術　（図1）[*3]

  a. 施行せず

  b. 生検のみ

  c. 患側腎門部リンパ節郭清

  d. 患側の領域リンパ節郭清

  e. 完全郭清：領域リンパ節をすべて摘出した場合

（6）転移巣に対する手術

  骨，リンパ節，肺，その他

B. 生検

（1）原発巣　biopsy-primary site

（2）転移巣　biopsy-metastatic site

C. 剖検

2) 術前治療の有無 （規約57頁）

  a. なし

  b. あり

（1）薬物療法　medical therapy

  a. サイトカイン療法　cytokine therapy

  b. 分子標的薬療法　molecular targeted drug therapy

  c. 化学療法　chemotherapy

◆UICC/TNM分類第8版およびWHO腫瘍組織分類との対照

・UICC/TNM分類第8版の病期分類（組織に関してはWHO腫瘍組織分類）に関係する（あるいは共通する）記載は本文では青字，側注では青囲みを用いて表記している。

*1：根治的とは，古典的には腎門部の血管をまず結紮し，Gerota筋膜内の脂肪組織，副腎を一塊にして摘除するものとされてきた。しかし，近年の多くの報告から画像診断や術中所見で副腎腫瘍を認めない場合，副腎を温存しても予後に影響しないことが示されており，本規約では副腎を温存したものも根治的手術とする。

*2：根治的の定義の変更に伴い，患側副腎に対する手術に関する記載を追加する。

*3：解剖学的領域リンパ節
1）高さの区分は，消化器癌で腰リンパ節に対し用いられているものと共通の表記を用いる。すなわち，16を左腎静脈下縁の高さで上部16aと下部16bの2群に分ける。左腎静脈下縁に接するものは16aとする。さらに16aを大動脈裂孔部（横隔膜の内側脚のとりまく4〜5cm幅）の16a1と，腹腔動脈根部上縁から左腎静脈下縁の高さの16a2とに分ける。また，16bを，左腎静脈下縁から下腸間膜動脈根部上縁までの16b1と，下腸間膜動脈根部上縁から大動脈分岐部の高さまでの16b2とに分ける。
2）横の区分は，後腹膜リンパ節郭清術時のテンプレートを意識し，下大静脈の中央，大動脈の中央に境界を設け，大動脈の左側A，下大静脈と大動脈の間I，下大静脈の右側Vの3群に分ける。
3）したがって，各領域のリンパ節の表記は横，高さの順に記載し，例えばA16a2，I16b1のように表す。すなわち，腎の領域リンパ節は，図1のように区分される。

1　臨床情報　**287**

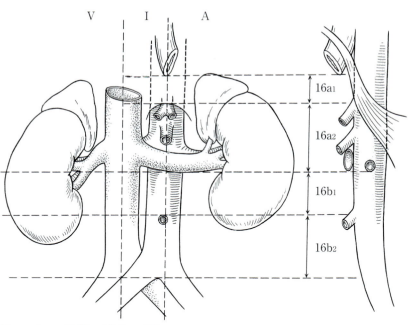

図1 リンパ節[*3]（規約50頁）
左腎門部リンパ節：A16a2，A16b1
右腎門部リンパ節：V16a2，V16b1，I16a2，
傍大動脈リンパ節：A16b2
大動静脈間リンパ節：I16b1，I16b2，
傍下大静脈リンパ節：V16a2，

*4：「免疫チェックポイント阻害薬」は抗体療法に包含される。

  d. ワクチン療法   vaccine therapy
  e. 抗体療法   antibody therapy[*4]
 (2) **放射線療法**   radiation therapy
 (3) **動脈塞栓法**   arterial embolization
 (4) **局所療法**   local therapy
  a. 焼灼療法   ablation therapy
  b. 凍結療法   cryoablation therapy
 (5) **その他**   other therapies

3) 合併腎実質病変（規約58頁）
(1) **透析腎**   dialyzed kidney
 （後天性嚢胞腎：acquired cystic disease of the kidney；ACDK）
(2) **先天性多嚢胞腎**   congenital polycystic kidney
(3) **von Hippel-Lindau 病**（VHL 病）
(4) **その他**   other associated lesions

2 原発巣

1) 主たる占拠部位 （規約51頁，59頁）
(1) ① 右腎　② 左腎　③ 両側
(2) ① 上　　② 中　　③ 下　　④ 全腎[*5]
(3) ① 前面　② 後面
(4) ① 内面　② 外面
(5) ① 皮質　② 髄質　③ 両方

2) 大きさ
(1) 重量＿＿g （腎および周囲組織を含め）[*6]
(2) 大きさ
　（ア）多発の場合はその内で最大なものを記載する
　（イ）腫瘍　　長径×短径×厚さ
　（ウ）腎　　　長径×短径×厚さ

3) 数 （規約52頁，59頁）
(1) 単発
(2) 多発（実数記入＿＿個）[*7,8]
(3) なし

4) 手術所見 （規約50頁）
(1) 腎被膜内　　　　　　　　　a. 限局　　　　　　b. こえる
(2) Gerota 筋膜　　　　　　　a. 限局　　　　　　b. こえる
(3) 隣接臓器への浸潤　　　　　a. なし　　　　　　b. あり
(4) 腎静脈浸潤　　　　　　　　a. なし　　　　　　b. あり（浸潤範囲：　　　　　）
(5) 下大静脈浸潤　　　　　　　a. なし　　　　　　b. あり（浸潤範囲：　　　　　）
(6) 領域リンパ節転移　　　　　a. なし　　　　　　b. あり（転移個数/摘出個数）
　　腎門部リンパ節右（　/　），腎門部リンパ節左（　/　），
　　傍下大静脈リンパ節（　/　），大動静脈間リンパ節（　/　），
　　傍大動脈リンパ節（　/　）
(7) 遠隔転移　　　　　　　　　a. なし　　　　　　b. あり（転移臓器：　　　　　　）

5) 肉眼型
(1) 外観 （規約51頁）　　　　a. 突出型　　　　　b. 内包型
(2) 偽被膜 （規約52頁）　　　a. なし[*9]　　　　b. あり
(3) 色調 （規約52頁）　　　　a. 帯黄白色　　　　b. 灰白色　　　　c. その他
(4) 出血 （規約52頁）　　　　a. なし　　　　　　b. あり
(5) 壊死 （規約52頁）　　　　a. なし　　　　　　b. あり
(6) 石灰沈着 （規約52頁）　　a. なし　　　　　　b. あり
(7) 発育様式 （規約62頁）[*10]　a. 膨脹型 expansive type[*11]
　　　　　　　　　　　　　　　b. 浸潤型 infiltrating type[*12]

---

*5：腫瘍が巨大または多発で，腎の大部分を占める場合，全腎と記載する。

*6：周囲組織を含めない重量が測定されている場合は，（　）内に併記することが望ましい。例＿＿g（　　）

*7：Satellite tumor（daughter nodule）を含め多発性のときは，その実数を記入する。明らかに原発か転移かを判定しにくいときも，これに準ずる。明らかに複数原発巣ありと認定した場合には，それぞれ別個に記載する（規約59頁）。

*8：組織学的腎内転移については「組織学的浸潤増殖様式」の腎内転移（im）に記載をする（規約59頁）。

*9：部分的に欠損している場合は，偽被膜（pseudocapsule）は「なし」とみなす。

*10：発育様式の組織学的所見は小文字 eg，ig を用いて記載する（本書294頁，規約73頁）。

*11：腫瘍が膨張性に発育し非癌部と明確に境されているもの。通常は腫瘍被膜（偽被膜）が形成されている。軽度の浸潤が疑われる場合はこの型に含まれる。

*12：腫瘍がその発育先端部において，非癌組織との間に腫瘍被膜（偽被膜）がほとんどなく明確な境界を欠き，浸潤増殖しているもの。ときに腫瘍組織内に残存腎実質が認められる。

3 組織型およびグレード

1) 組織型 （WHO 第 3 版 2004 年に準拠）*13 （規約 2-3 頁, 63 頁）　ICD-O コード

*13：WHO 腫瘍組織分類第4版 2016 年における変更はここには反映できていない。

(1) 腎実質の上皮性腫瘍

a. 淡明細胞型腎細胞癌　Clear cell renal cell carcinoma　　8310/3

b. 多房嚢胞性腎細胞癌

　　Multilocular clear cell renal cell carcinoma　　8310/3

c. 乳頭状腎細胞癌　Papillary renal cell carcinoma　　8260/3

d. 嫌色素性腎細胞癌　Chromophobe renal cell carcinoma　　8317/3

e. 集合管癌（Bellini 管癌）

　　Carcinoma of the collecting ducts of Bellini　　8319/3

f. 腎髄質癌　Renal medullary carcinoma　　8319/3

g. Xp11.2 転座型腎細胞癌　Xp11.2 translocation carcinomas

h. 神経芽腫随伴腎細胞癌　Carcinoma associated with neuroblastoma

i. 粘液管状紡錘細胞癌　Mucinous tubular and spindle cell carcinoma　　8480/3

j. 腎細胞癌, 分類不能型　Renal cell carcinoma, unclassified　　8312/3

k. 乳頭状腺腫　Papillary adenoma　　8260/0

l. オンコサイトーマ　Oncocytoma　　8290/0

Appendix（付記）

a. 透析関連腎腫瘍　Dialysis-related renal tumors

b. 後腎性腺腫　Metanephric adenoma　　8325/0

c. 紡錘細胞型腎細胞癌　Spindle cell renal cell carcinoma　　8032/3

2) 病理組織学的異型度

(1) 3 段階方式 （癌取扱い規約）*14,15 （規約 71 頁）

*14：細胞および構造異型は核の異型度と関連を示すが核の異型度に比し規定が難しいので日本規約では対象としない。

a. 異型度Ⅰ（G1）

　　核は正常尿細管上皮のそれより小さいもの。

b. 異型度Ⅱ（G2）

　　核は正常尿細管上皮のそれと同等の大きさのもの。

c. 異型度Ⅲ（G3）

　　核は正常尿細管上皮のそれより大きく, ときに多形性や奇怪な形状を示す。

*15：同一腫瘍内に 2 つ以上の異なった異型度を示す組織像が混在する場合, みられる異型度をすべて列記し, かつ優勢度を＞, ≫, ＝の記号で示す。
例　G2≫G3, G2＞G1＝G3

d. 異型度判定不能（GX）

　　核の異型度の評価が不明なとき。

(2) 4 段階方式 （Fuhrman 分類[1]）（規約 72 頁）

a. Grade 1

　　核小体が目立たないか認められない。小さく丸い一個の核（直径約 10 μm）を有する細胞で構成される。

b. Grade 2

　　より大きな核（直径約 15 μm）を有し, 核縁は不整で, 核小体は強拡大（400倍）で認識し得る。

c. Grade 3

さらに大きな核（直径約 20 μm）を有し，核縁は明らかに不整で，大きな核小体が低倍率（100 倍）で認識される。

d. Grade 4

Grade 3 の所見に加え，奇怪核やしばしば分葉状を呈する核と粗大なクロマチンを有し，しばしば肉腫様細胞領域がある。

【参考文献】

1) Fuhrman SA, Lasky LC & Limas C：Prognostic significance of morphologic parameters in renal cell carcinoma. Am J Surg Pathol 6：655-663, 1982.
国際比較をする場合には Fuhrman の 4 段階分類を用いることが一般的である。

4 病期分類

1) 腎癌取扱い規約 TNM 分類 （第 4 版）[16] （規約 40 頁，75 頁）

(1) T-原発腫瘍

TX：原発腫瘍の評価が不可能

T0：原発腫瘍を認めない

T1：最大径が 7 cm 以下で，腎に限局する腫瘍

　　T1a：最大径が 4 cm 以下

　　T1b：最大径が 4 cm をこえるが 7 cm 以下

T2：最大径が 7 cm をこえ，腎に限局する腫瘍

　　T2a：最大径が 7 cm をこえるが 10 cm 以下

　　T2b：最大径が 10 cm をこえ，腎に限局する腫瘍

T3：主静脈または腎周囲組織に進展するが，同側の副腎への進展がなく Gerota 筋膜をこえない腫瘍

　　T3a：肉眼的に腎静脈やその他区域静脈（壁に筋組織を有する）に進展する腫瘍，または腎周囲および/または腎洞（腎盂周囲）脂肪組織に浸潤するが，Gerota 筋膜をこえない腫瘍

　　T3b：肉眼的に横隔膜下の大静脈内に進展する腫瘍

　　T3c：肉眼的に横隔膜上の大静脈内に進展，または大静脈壁に浸潤する腫瘍

T4：Gerota 筋膜をこえて浸潤する腫瘍（同側副腎への連続的進展を含む）

(2) N-領域リンパ節[17]

NX：領域リンパ節転移の評価が不可能

N0：領域リンパ節転移なし

N1：1 個の領域リンパ節転移[18]

N2：2 個以上の領域リンパ節転移[18]

(3) M-遠隔転移

M0：遠隔転移なし

M1：遠隔転移あり

*16：本規約の TNM 分類は UICC/TNM 分類第 7 版に準じている。

*17：腎の領域リンパ節とは，腎門部リンパ節，腹部傍大静脈リンパ節，腹部大動静脈間リンパ節，および腹部傍大動脈リンパ節である。同側か対側かは N 分類には影響しない。遠隔リンパ節転移は pM1 に含める（規約 41 頁）。

*18：UICC/TNM 分類第 8 版では N1 と N2 の区別がなくなり，病期分類の一部にも規約との間に相違点がみられる。

転移部位記載コード：

肺（PUL），骨（OSS），肝（HEP），脳（BRA），リンパ節（LYM），骨髄（MAR），胸膜（PLE），腹膜（PER），副腎（ADR），皮膚（SKI），他（OTH）

（4）病期分類（Ⅰ，Ⅱ，Ⅲ，Ⅳ）

本規約では病理学的所見に基づく病期分類を原則とする（規約41頁）。

Ⅰ期	T1	N0	M0
Ⅱ期	T2	N0	M0
Ⅲ期	T1	N1	M0
	T2	N1	M0
	T3a	N0, N1	M0
	T3b	N0, N1	M0
	T3c	N0, N1	M0
Ⅳ期	T4	Nに関係なく	M0
	Tに関係なく	N2	M0
	Tに関係なく	Nに関係なく	M1

2) UICC/TNM分類第8版

pT, pNカテゴリーはT, Nカテゴリーに準ずる。pMについては序論6頁を参照。

（1）T-原発腫瘍

TX：原発腫瘍の評価が不可能

T0：原発腫瘍を認めない

T1：最大径が7cm以下で，腎に限局する腫瘍

　　T1a：最大径が4cm以下

　　T1b：最大径が4cmをこえるが7cm以下

T2：最大径が7cmをこえ，腎に限局する腫瘍

　　T2a：最大径が7cmをこえるが10cm以下

　　T2b：最大径が10cmをこえ，腎に限局する

T3：主静脈または腎周囲組織に進展するが，同側の副腎への進展がなくGerota筋膜をこえない腫瘍

　　T3a：腎静脈やその区域静脈に進展する腫瘍，または腎盂腎杯システムに浸潤する腫瘍[19]，または腎周囲および/または腎洞（腎盂周囲）脂肪組織に浸潤するが，Gerota筋膜をこえない腫瘍

*19：UICC/TNM分類第8版ではT3aに「腎盂腎杯システム」への浸潤が加わった（規約との相違点）。

　　T3b：横隔膜下の大静脈内に進展する腫瘍

　　T3c：横隔膜上の大静脈内に進展，または大静脈壁に浸潤する腫瘍

T4：Gerota筋膜をこえて浸潤する腫瘍（同側副腎への連続的進展を含む）

（2）N-領域リンパ節[20]

*20：領域リンパ節は腎門リンパ節，腹部傍大動脈リンパ節および傍大静脈リンパ節である。同側か対側かはNカテゴリーに影響しない。

NX：領域リンパ節転移の評価が不可能

N0：領域リンパ節転移なし

N1：領域リンパ節転移あり

（3）M-遠隔転移

M0：遠隔転移なし

M1：遠隔転移あり

（4）病期

Ⅰ期	T1	N0	M0
Ⅱ期	T2	N0	M0
Ⅲ期	T3	N0	M0
	T1, T2, T3	N1	M0
Ⅳ期	T4	N に関係なく	M0
	T に関係なく	N に関係なく	M1

5 断端・遺残腫瘍分類

1）癌遺残度（R：residual tumor）（UICC/TNM 分類第 8 版）

RX：遺残腫瘍の存在が評価できない

R0：遺残腫瘍なし

R1：顕微鏡的遺残腫瘍あり

R2：肉眼的遺残腫瘍あり

6 組織学的記載事項

1）脈管侵襲（ly, v）

腫瘍の腎内（腎洞を含む）の静脈内およびリンパ管浸潤を記載する。

（1）**リンパ管浸潤**（ly）（規約 73 頁）

lyx：リンパ管浸潤を判定しえない

ly0：リンパ管浸潤を認めない

ly1：リンパ管浸潤を認める

（2）**静脈浸潤**（v）（規約 73 頁）

vx：血管浸潤を判定しえない

v0：血管浸潤を認めない

v1：血管浸潤を認める

腎外への腫瘍塞栓の形成は TNM 分類に従って記載する。

2）組織学的浸潤増殖様式（INF）（規約 73 頁）

腫瘍の腎内での浸潤増殖様式を次の 3 つに分類する。

INFa：癌巣が膨張性の発育を示し，非癌周囲組織との間が明確に境されるもの

INFb：癌巣の発育進展状態が a 型と次の c 型の中間にあたるもので，癌巣は中小の胞巣状の細胞集団として周囲組織に進展しているもの

INFc：癌巣がその発育先進部において，細胞単位で，あるいは微小胞巣状に浸潤

増殖しているもの

3) 発育様式 （規約 73 頁）

膨張性発育 （eg）：腫瘍が膨張性に発育し，非癌部と明確に境されている
浸潤性発育 （ig）：偽被膜形成なく，周囲腎組織に浸潤増殖している

4) 腫瘍被膜（偽被膜）形成 （fc） （規約 73 頁）

fc0：腫瘍周囲に明らかな結合織性被膜形成を認めない
fc1：腫瘍周囲に明らかな結合織性被膜形成を認める

5) 腎内転移 （im） （規約 73 頁）

個数，部位を付記する。

im0：腎内転移を認めない
im1：腎内転移を認める

6) 腎線維性被膜浸潤 （rc-inf） （規約 74 頁）

rc-inf0：腎線維性被膜浸潤を認めない
rc-inf1：腎線維性被膜浸潤を認める

7) 腎盂浸潤 （rp-inf） （規約 74 頁）

rp-inf0：腎盂内への腫瘍の浸潤を認めない
rp-inf1：腎盂内への腫瘍の浸潤を認める

8) 腎洞脂肪組織浸潤 （s-inf） （規約 74 頁）

s-inf0：腎洞脂肪組織への浸潤を認めない
s-inf1：腎洞脂肪組織への浸潤を認める

第 18 章

副腎腫瘍

副腎腫瘍取扱い規約

第 3 版（2015 年 3 月）

日本泌尿器科学会・日本病理学会・日本医学放射線学会・

日本内分泌学会・日本内分泌外科学会　編　準拠

副腎腫瘍取扱い規約作成委員会（第 3 版）
日本泌尿器科学会
　理事長　　　　　内藤　誠二
　前理事長　　　　本間　之夫
　委員長　　　　　並木　幹夫
　委　　員　　　　松田　公志　　荒井　陽一　　田中　正利　　藤澤　正人　　三股　浩光　　市川　智彦
　　　　　　　　　前田　雄司

日本病理学会
　委　　員　　　　笹野　公伸　　渡邉　みか　　中村　保宏

日本医学放射線学会
　委　　員　　　　楫　　靖　　高橋　　哲　　高瀬　　圭　　井上登美夫

日本内分泌学会
　委　　員　　　　沖　　隆　　武田　仁勇　　田辺　晶代

日本内分泌外科学会
　委　　員　　　　今井　常夫

「領域横断的がん取扱い規約」―副腎腫瘍―　作成
　　　　　　　　　今田憲二郎　　猪口　淳一　　江藤　正俊

> 領域横断的がん取扱い規約 チェックリスト

副腎腫瘍（副腎癌）

1 臨床情報

臨床診断	
病歴・主症状	
一般臨床検査	
内分泌検査	
遺伝学的検査	
画像検査	
組織学的検索	□なし　　　□あり 　ありの場合：□生検　　□手術（術式：　　　　　　　　　　　　　　）
術前治療の有無	□なし　　　□あり（内容：　　　　　　　　　　　　　　）
臨床病期分類	UICC/TNM 第 8 版　　TNM　　　　　　Stage

2 原発巣

□単発　　　□多発（　　個）	
部位：	□右　□左　□両側
検体サイズ：	（縦）×（横）×（幅）cm　　重量　　　g
腫瘍最大径：	cm

3 組織型

組織型

副腎皮質　（Weiss の基準）（3 項目以上陽性であれば副腎皮質癌）
- □ 核異型度
- □ 核分裂像（6 以上/50 hpf）
- □ 異型核分裂像
- □ 好酸性細胞質（75%以上）
- □ 無構造領域（＞1/3）
- □ 凝固壊死
- □ 被膜浸潤あり
- □ sinusoid（毛細血管）への浸潤あり
- □ 静脈侵襲あり

4 病期分類

UICC/TNM 第 8 版　　　　pTNM　　　　　　Stage

5 断端・遺残腫瘍分類

切除状態	RX：判定不能 R0：治癒切除　R1：組織学的に切除断端陽性　R2：肉眼的に遺残あり
UICC 第 8 版	□RX：遺残腫瘍が評価できない □R0：遺残腫瘍なし　□遺残腫瘍あり（□R1：顕微鏡的　□R2：肉眼的）

6 組織学的記載事項

	癌取扱い規約第 3 版	UICC/TNM 第 8 版	領域横断的がん取扱い規約
脈管侵襲　リンパ管侵襲		L（X, 0, 1）	L（X, 0, 1a, 1b, 1c）
静脈侵襲		V（X, 0, 1, 2）	V（X, 0, 1a, 1b, 1c, 2）
神経周囲浸潤		Pn（X, 0, 1）	Pn（X, 0, 1a, 1b, 1c）

◆ UICC/TNM 分類第 8 版
および WHO 腫瘍組織分類
との対照
・UICC/TNM 分類第 8 版
の病期分類（組織に関して
は WHO 腫瘍組織分類）に
関係する（あるいは共通す
る）記載は本文では青字，
側注では青囲みを用いて表
記している。

＊1：本章での「規約」は「副
腎腫瘍取扱い規約第 3 版
（2015 年 3 月）」（以下，規
約）を指す。副腎皮質癌の記
載法の詳細な解説については
規約 51-60 頁を参照。

Ⅰ　総　　論

本章では，副腎皮質癌の記載に関する情報を掲載する[1]。

Ⅱ　記載事項

1　臨床情報

1) 病歴，主症状
2) 一般臨床検査，内分泌検査，遺伝学的検査
3) 画像検査（CT，MRI，核医学）
4) 組織学的検査
(1) 手術（規約 24-25 頁）
　（副腎摘除術，副腎部分切除術，腫瘍核出術，転移巣切除術，局所再発巣切除術，
　その他）
(2) 生検（部位，手法など）
(3) その他

5) 術前治療の有無
　a. なし
　b. あり

2　原発巣

1) 占居部位
(1) 右
(2) 左
(3) 両側

2) 原発巣の数および大きさ
(1) 病巣数（単発，多発：2 か所，3 か所以上）
(2) 計測
　a. 検体重量
　b. 最大径を含む縦，横，幅の計測（cm）
(3) 割面の性状
　a. 色調，出血，壊死，囊胞形成，線維化，石灰化など
　b. 本来の副腎皮質と腫瘍/結節の連続の有無
　c. 被膜の有無
　d. 腫瘍最大径の計測[2]

＊2：腫瘍・結節が複数の場
合は各々の最大径を計測する
ことが望ましい。

298　副腎腫瘍

3 組織型

1) 組織型（副腎皮質腫瘍）[*3,4]

	ICD-O コード
(1) 機能性腺腫　Functioning adenoma	8370/0
(2) 非機能性副腎皮質腺腫 　　Non-functioning adrenal cortical adenoma	8370/0
(3) 副腎皮質好酸性腺腫　Adrenal cortical oncocytoma[*5]	8370/0
(4) 副腎皮質過形成　Adrenocortical hyperplasia	
(5) 骨髄脂肪腫　Myelopilioma	8870/0
(6) 副腎皮質癌　Adrenal cortical carcinoma	8370/3

4 病期分類

1) 副腎皮質癌の病期分類[*6]（規約56頁）

Stage	UICC/WHO	ENSAT[*7]
I	T1, N0, M0	T1, N0, M0
II	T2, N0, M0	T2, N0, M0
III	T3, N0, M0 T1-2, N1, M0	T3-4, N0, M0 T1-4, N1, M0
IV	T3, N1, M0 T4, N0-1, M0 Any M1	Any M1

T1：tumor≤5 cm

T2：tumor＞5 cm

T3：tumor infiltration in surrounding tissue

T4：tumor invasion in adjacent organs（ENSAT-also venous tumor thrombus in vena cava or renal vein）

N0：no positive lymph nodes

N1：positive lymph nodes

M0：no distant metastases

M1：presence of distant metastasis

2) 副腎皮質癌（UICC/TNM 分類第8版）

副腎髄質腫瘍や肉腫に関しては適用しない。

A．TNM 病期分類第8版

pT, pN カテゴリーは T, N カテゴリーに準ずる。pM については序論6頁を参照。

(1) T-原発腫瘍

TX：原発腫瘍の評価が不可能

T0：原発腫瘍を認めない

T1：最大径が5 cm 以下の腫瘍で副腎外浸潤なし

---

*3：副腎皮質腺腫と癌の鑑別に Weiss の基準が用いられている。
（9項目中3項目以上の所見が陽性であること）
① 核異型度
② 核分裂像の亢進（6以上/50hpf）
③ 異型核分裂像
④ 好酸性の緻密な細胞質（腫瘍細胞全体の75%以上）
⑤ 無構造腫瘍細胞増殖領域（腫瘍全体の1/3を超える）
⑥ 凝固壊死
⑦ 被膜浸潤
⑧ 毛細血管（sinusoid）への浸潤
⑨ 静脈侵襲

*4：Weiss の基準が必ずしも有用ではない組織型として以下の4つが知られている。
Adrenal cortical oncocytoma, Adrenal cortical carcinoma, myxoid type, Pediatric adrenocortical tumor, Adrenal cortical carcinoma, sarcomatoid type

*5：WHO blue book 第4版（内分泌, 2017）165頁では, 悪性の評価に Weiss の criteria を採用しにくい好酸性副腎皮質腫瘍に対して用いる「Lin-Weiss-Bisceglia criteria」が掲載されている。

*6：UICC/TNM 分類第7版に準拠

*7：European Network for the Study of Adrenal Tumor を指す。

＊8：隣接臓器とは腎臓，横隔膜，大動脈，大静脈（腎静脈または下大静脈），膵臓，肝臓である。

＊9：UICC/TNM第8版に記載されている領域リンパ節は，腎門リンパ節，腹部傍大動脈リンパ節および傍大静脈リンパ節である。同側か対側かはNカテゴリーに影響しない。

T2：最大径が5cmをこえる腫瘍で副腎外浸潤なし

T3：大きさに関係なく局所浸潤はあるが，隣接臓器*8への浸潤のない腫瘍

T4：大きさに関係なく隣接臓器*8に浸潤する腫瘍

(2) N-領域リンパ節*9

NX：領域リンパ節の評価が不可能

N0：領域リンパ節転移なし

N1：領域リンパ節転移あり

(3) M-遠隔転移

M0：遠隔転移なし

M1：遠隔転移あり（転移部位を記載する）

B. 病期分類（進行度）

UICC/TNM分類第8版

Ⅰ期	T1	N0	M0
Ⅱ期	T2	N0	M0
Ⅲ期	T1，T2， T3，T4	N1 N0，N1	M0
Ⅳ期	Tに関係なく	Nに関係なく	M1

5 断端・遺残腫瘍分類

1) 切除状態（規約58頁）

RX：判定不能

R0：治癒切除

R1：組織学的に切除断端陽性

R2：肉眼的に残存あり

6 組織学的記載事項

Weissのcriteria（3. 組織型の項側注）を参照。

第 19 章

腎盂・尿管・膀胱癌

泌尿器科・病理・放射線科

腎盂・尿管・膀胱癌取扱い規約

第 1 版（2011 年 4 月）

日本泌尿器科学会・日本病理学会・

日本医学放射線学会　編　準拠

腎盂・尿管・膀胱癌取扱い規約作成委員会（第1版）
日本泌尿器科学会
　理事長　　　　内藤　誠二
　委員長　　　　小川　修
　副委員長　　　原　勲
　委　員　　　　金山　博臣　　兼松　明弘　　近藤　恒徳　　高橋　悟　　中川　昌之　　西山　博之
　　　　　　　　野々村祝夫　　羽渕　友則　　平尾　佳彦　　堀江　重郎　　横溝　晃

日本病理学会
　委員長　　　　森永正二郎
　委　員　　　　金城　満　　都築　豊徳　　村田　晋一

日本医学放射線学会
　委員長　　　　山下　康行
　委　員　　　　鳴海　善文

「領域横断的がん取扱い規約」─腎盂・尿管・膀胱癌─　作成
　　　　　　　　今田憲二郎　　猪口　淳一　　江藤　正俊

> 領域横断的がん取扱い規約　チェックリスト

腎盂・尿管・膀胱癌

1 臨床情報

臨床診断	
切除方式	（術式）
内視鏡検査所見 （上部/膀胱）	部分的（部位：　　，形態　　，最大径　　cm），全面，特定困難，不明
	多発の場合はすべての腫瘍存在部位を記載
合併病変	□なし　　□あり
術前治療の有無	□なし　　□あり
臨床病期分類	癌取扱い規約第 1 版　　TNM　　Stage
	UICC/TNM 第 8 版　　TNM　　Stage

2 原発巣

□単発　　　□多発（　個）

占居部位

主病巣 3 方向（＿×＿×＿cm）　　　　　腫瘍の形態

（腎盂・尿管癌の場合）	膀胱癌の合併　□なし　　□同時あり　　　　□既往あり　　□不詳
（膀胱癌の場合）	尿管癌の合併　□なし　　□同時あり（部位：腎盂，尿管） □既往あり（部位：腎盂，尿管）　　　　　□不詳

3 組織型およびグレード

組織型		
□ low grade	□ high grade	Grade（GX, G0, G1, G2, G3）
併存 cis	□なし　　□あり	
特殊型	□なし　　□あり（組織型：　　，腫瘍内占拠率　　%）	

4 病期分類

癌取扱い規約第 1 版	pT　pN	（　□　pM1）	Stage
UICC/TNM 第 8 版	pT　pN	（　□　pM1）	Stage

5 断端・遺残腫瘍分類

左右尿管断端	左（u-lt）：（x, 0, 1, is）
	右（u-rt）：（x, 0, 1, is）
尿道断端	ur：（x, 0, 1, is）
剥離面断端	RM（x, 0, 1）　　　（陽性の場合は必ず部位を記載）

6 組織学的記載事項

		癌取扱い規約 第 1 版	UICC/TNM 第 8 版	領域横断的 がん取扱い規約
脈管侵襲	リンパ管侵襲	ly（x, 0, 1）	L（X, 0, 1）	Ly（X, 0, 1a, 1b, 1c）
	静脈侵襲	v（x, 0, 1）	V（X, 0, 1, 2）	V（X, 0, 1a, 1b, 1c, 2）
		LVI（x, 0, 1）		
神経周囲浸潤			Pn（X, 0, 1）	Pn（X, 0, 1a, 1b, 1c）
浸潤様式		INF（a, b, c）		
リンパ節転移度※		n（　/　）		

※転移陽性リンパ節総数/提出リンパ節総数（提出部位毎に評価）

◆UICC/TNM 分類第 8 版および WHO 腫瘍組織分類との対照
・UICC/TNM 分類第 8 版の病期分類（組織に関しては WHO 腫瘍組織分類）に関係する（あるいは共通する）記載は本文では青字，側注では青囲みを用いて表記している。

＊1：本章でいう「規約」とは「腎盂・尿管・膀胱癌取扱い規約第 1 版」（2011 年 4 月）を指す。

＊2：UICC/TNM 分類第 8 版において乳頭腫は扱いの範囲外としている。規約でも，本文中（腎盂・尿管癌，膀胱癌共に）TNM 分類の際には「乳頭腫は TNM 分類から除外する」としている。

＊3：transurethral resection のこと。

＊4：規約 176 頁，178 頁では，(1)腎盂・尿管手術，(2)膀胱手術についてそれぞれ以下のように列挙されている。
(1) 腎尿管全摘術，腎摘除術，腎盂部分切除術，尿管部分切除術，腫瘍切除術，その他
(2) 膀胱部分切除術，膀胱単純摘除術，膀胱全摘除術，その他

＊5：連続的に存在する腫瘍は単発とし，明らかに複数が癒合していると判断される場合はこの数を記載する（規約 14 頁）。

＊6：臨床・肉眼所見として記載する場合，占拠部位が特定できない病変に関しては全面（多部位に及ぶ），特定困難（上皮内癌など），不明，とに分ける。

I　総　論

(1) 本規約[*1]の対象となるものは原発性腎盂・尿管・膀胱癌および乳頭腫[*2]であり，尿道癌の取扱いに関しても一部記載した（規約 2 頁）。

(2) TNM 分類における補助記号については以下の通りである（規約 111 頁）。

・接尾辞 m：1 つの臓器に対して，複数の原発病変が存在したことを示す。使用時には括弧を用いて記す（例：pT1（m）N0）。

・接頭辞 y：集学的治療が行われた（もしくは行われている）症例に対して用いられる。cTNM もしくは pTNM の接頭辞として用いられる。検索時点での病期が評価対象となる。集学的治療前の状態では用いない（例：ycT3aN0M0, ypT2N0）。

・接頭辞 r：無病期間を挟んで再発した腫瘍を評価する際に用いる（例：rcT0N1M1, rpT1N0 など）。

・接頭辞 a：剖検時のステージ決定の際に用いられる。

II　記載事項

1　臨床情報

1) 検索材料の由来（規約 80 頁）

(1) 経尿道的切除（TUR）[*3]標本

(2) 手術（全摘または部分切除）[*4]

(3) その他（生検，剖検，他）

2) 合併病変

a．なし

b．あり（ありの場合：　　　　　）

3) 術前治療の有無

a．なし

b．あり（化学療法，放射線療法，その他）

2　原発巣

1) 腫瘍の数

(1) 単発　　　(2) 多発[*5]（個数：　　個）　　　(3) 測定不能

2) 占拠部位[*6]（規約 15 頁）

(1) 腎杯（左・右）

(2) 腎盂（左・右）

(3) 腎盂尿管移行部（左・右）

(4) 尿管（左・右）（上部・中部・下部）

(5) 尿管口（左・右）（外側・内側・上部・下部）

（6）膀胱（1．前部尿道，2．前立腺部尿道，3．膀胱頸部，4．三角部，5．後壁，6．右側壁，7．左側壁，8．頂部，9．前壁）

3）大きさ[7]
（1）3方向（__×__×__cm）
（2）他の腫瘍の腫瘍径_____cm

4）腫瘍の形態
　臨床所見の記載は内視鏡所見のみより行い，摘出標本の肉眼所見により補正しない（規約12頁）。肉眼所見においては，TURなどの治療後で元の腫瘍の形状が不明の場合は「分類不能」とする（規約85頁）。
（1）乳頭型（papillary）
　a．有茎性（pedunculated）　b．広基性（sessile）
（2）結節型（nodular type）
　a．有茎性（pedunculated）：inverted papillomaはこの形態を示す。
　b．広基性（sessile）
（3）平坦型（flat type）
（4）潰瘍型（ulcerated type）
（5）混合型（mixed type）
（6）不詳（unknown）※内視鏡所見の場合
　a．視野不良　b．判別困難
（7）分類不能（indeterminate）※肉眼所見の場合
（8）そのほか（miscellaneous）

5）膀胱癌の合併
（1）なし　　（2）同時あり[8]　　（3）既往あり[9]　　（4）不詳

6）腎盂・尿管癌の合併
（1）なし
（2）同時あり（部位：腎盂，尿管）[10]
（3）既往あり（部位：腎盂，尿管）[11]
（4）不詳

3　組織型

1）組織分類（規約87-90頁）
A．尿路上皮系腫瘍：Urothelial tumors　　　　　　　　　　　　　　ICD-Oコード
（1）　非浸潤性平坦状尿路上皮腫瘍　Non-invasive flat urothelial tumors
　①尿路上皮異形成　Urothelial dysplasia
　②尿路上皮内癌　Urothelial carcinoma in situ　　　　　　　　　　8120/2

---

*7：多発の場合は最も大きいもので表現する（規約15頁）。

*8：膀胱癌を同時に合併している初発症例は腎盂・尿管癌，膀胱癌ともに記載し登録する（規約57頁）。

*9：膀胱癌の既往のある場合でも原則的には新規登録とする（規約57頁）。

*10：腎盂・尿管癌を同時に合併している初発症例は腎盂・尿管癌，膀胱癌ともに記載し登録する（規約60頁）。

*11：腎盂・尿管癌の既往のある場合も原則は新規登録とする（規約60頁）。

(2) **非浸潤性乳頭状尿路上皮腫瘍**　Non-invasive papillary urothelial tumors

　① 尿路上皮乳頭腫　Urothelial papilloma　　　　　　　　　　　　　　8120/0

　② 内反性乳頭腫　Inverted urothelial papilloma　　　　　　　　　　　8121/0

　③ 低異型度非浸潤性乳頭状尿路上皮癌

　　　Non-invasive papillary urothelial carcinoma, low grade　　　　8130/21

　④ 高異型度非浸潤性乳頭状尿路上皮癌

　　　Non-invasive papillary urothelial carcinoma, high grade　　　8130/23

(3) **浸潤性尿路上皮癌**　Invasive urothelial carcinoma　　　　　　　8120/3

　特殊型：

　① 扁平上皮への分化を伴う浸潤性尿路上皮癌

　　　Invasive urothelial carcinoma with squamous differentiation

　② 腺上皮への分化を伴う浸潤性尿路上皮癌

　　　Invasive urothelial carcinoma with glandular differentiation

　③ 栄養膜細胞への分化を伴う浸潤性尿路上皮癌

　　　Invasive urothelial carcinoma with trophoblastic differentiation

　④ 胞巣型　Nested variant

　⑤ 微小囊胞型　Microcystic variant

　⑥ 微小乳頭型　Micropapillary variant　　　　　　　　　　　　　　　8131/3

　⑦ リンパ上皮腫様型　Lymphoepithelioma-like variant　　　　　　　8082/3

　⑧ リンパ腫様型/形質細胞様型　Lymphoma-like/Plasmacytoid variant

　⑨ 肉腫様型　Sarcomatoid variant　　　　　　　　　　　　　　　　　8122/3

　⑩ 巨細胞型　Giant cell variant　　　　　　　　　　　　　　　　　　8031/3

　⑪ 明細胞型　Clear cell variant

　⑫ 脂肪細胞型　Lipid-cell variant

B.　扁平上皮系腫瘍：Squamous tumors

(1) **扁平上皮乳頭腫**　Squamous cell papilloma　　　　　　　　　　　8052/0

(2) **扁平上皮癌**　Squamous cell carcinoma　　　　　　　　　　　　　8070/3

　　特殊型：疣贅癌　Verrucous (squamous cell) carcinoma　　　　　　8051/3

C.　腺系腫瘍：Glandular tumors

(1) **腺腫**　Adenoma　　　　　　　　　　　　　　　　　　　　　　　　8261/0

(2) **腺癌**　Adenocarcinoma　　　　　　　　　　　　　　　　　　　　8140/3

　① 腺癌 NOS　Adenocarcinoma, not otherwise specified　　　　　　8140/3

　② 腸亜型　Enteric type　　　　　　　　　　　　　　　　　　　　　　8144/3

　③ 粘液亜型　Mucinous type　　　　　　　　　　　　　　　　　　　　8480/3

　④ 印環細胞亜型　Signet ring cell type　　　　　　　　　　　　　　　8490/3

　⑤ 明細胞亜型　Clear cell type　　　　　　　　　　　　　　　　　　　8310/3

D. 尿膜管に関連する腫瘍

(1) 尿膜管癌　Urachal carcinoma　　　　　　　　　8010/3

(2) そのほか

E. 神経内分泌腫瘍：Neuroendocrine tumors

(1) 傍神経節腫　Paraganglioma　　　　　　　　　8680/3[*12]

(2) カルチノイド　Carcinoid　　　　　　　　　　8240/3

(3) 小細胞癌　Small cell carcinoma　　　　　　　8041/3

(4) そのほか

F. 未分化癌：Undifferentiated carcinoma　　　　8020/3

G. そのほかの腫瘍[*13]

規約 89-90 頁参照。

2) 組織学的異型度[*14]（規約 100-101 頁）

表 1　正常尿路上皮，低異型度非浸潤性乳頭状尿路上皮癌および高異型度非浸潤性乳頭状
尿路上皮癌の構造および細胞異型の所見[注1-6]

	所見	正常尿路上皮	非浸潤性乳頭状尿路上皮癌	
			低異型度	高異型度
構造異型	表層細胞の有無	存在	概ね存在	多くは消失
	核の極性	存在	概ね存在	消失
	核の分布	均等	概ね均等	不均等
	上皮成分の厚さ	一定	やや不均一	不均一
細胞異型	N/C 比	低い	低い	高い
	核腫大	なし	軽度	高度
	核の長径/短径比減少	なし	軽度	高度
	核溝	存在	時に存在	消失
	核縁不整	なし	軽度	高度
	核クロマチンの増量	なし	軽度	高度
	核クロマチンパターン	微細	微細	粗糙
	核分裂像数	まれ	少数	多数
	異型核分裂像	なし	まれ	しばしば出現
	胞体の濃染傾向	なし	軽度	高度

注1）異型度の判定の際には，病変近傍の正常尿路上皮との比較が最も重要である。正常
の尿路上皮成分が存在しない場合，核腫大，核クロマチンの増量に関しては正常リ
ンパ球もしくは血管内皮細胞との比較が有用である。

注2）診断の基本は中拡大による病変部の評価である。中拡大にて構造異型が明らかでな
い症例は低異型度非浸潤性乳頭状尿路上皮癌，明らかな症例は高異型度非浸潤性乳
頭状尿路上皮癌と診断する。強拡大にて，その判断の妥当性を検証する必要がある。

19

腎盂・尿管・膀胱癌

[*12]：規約では 8680/1 と
されているが ICD-O-3.2
（2019 年）より 8680/3 に変
更された。

[*13]：転移性腫瘍，異常上
皮ないし腫瘍様病変が該当す
る。

[*14]：UICC 第 7 版（2009）
では左記とは異なる 4 段階評
価方法の記載があった。
GX：分化度判定困難（Grade
cannot be assessed）
G1：高分化（Well differenti-
ated）
G2：中分化（Moderately dif-
ferentiated）
G3：低分化（Poorly differen-
tiated）
G4：未分化（Undifferenti-
ated））
この異型度分類の付記は妨げ
ない。付記に当たっては使用
した分類方法を必ず明記する
必要がある（規約 103 頁）。

3　組織型　307

通常は構造異型と細胞異型はほぼ並行関係にあるが，まれに乖離する症例がある。その場合には総合的に異型度は高度と判定し，高異型度非浸潤性乳頭状尿路上皮癌に分類する。

注3）低異型度非浸潤性乳頭状尿路上皮癌および高異型度非浸潤性乳頭状尿路上皮癌ともに再発を生じることが多い。一般的に，低異型度非浸潤性乳頭状尿路上皮癌は浸潤性尿路上皮癌に進行しないのに対し，高異型度非浸潤性乳頭状尿路上皮癌は浸潤性尿路上皮癌に進行する確率が高い。したがって，両者を鑑別することは臨床病理学的に重要である。

注4）WHO 腫瘍組織分類（2004）では尿路上皮内癌の異型度分類は存在しないことから，今回の規約では尿路上皮内癌の異型度分類は対象外とした。

注5）浸潤性尿路上皮癌の多くの症例の細胞異型は高異型度である。まれに低異型度の浸潤性尿路上皮癌症例も存在する。基本的に浸潤性尿路上皮癌の異型度評価は浸潤部の細胞異型で評価する。なお，胞巣型を含め特殊型はすべて高異型度とする。旧取扱い規約に基づく異型度分類も付記する。

注6）時に低異型度尿路上皮癌病変と高異型度尿路上皮癌病変が併存する症例がある。その場合には高異型度尿路上皮癌として診断する。ただし，低異型度尿路上皮癌の存在を記載することは妨げない。

参考：組織学的異型度（旧規約分類）（規約 101-102 頁）

　これまでの取扱い規約分類では 1973 および 1999 年度版 WHO 腫瘍組織分類に準拠した判定方法が用いられてきた。従来のデータベースと連続性を保つために，今回の規約では以前の規約分類による細胞異型も併記することとした。

　参考資料として『膀胱癌取扱い規約第 3 版』および『腎盂・尿管癌取扱い規約第 2 版』の要旨を書き出す。

(1) 異型度（grading）は細胞異型および構造異型の両方の観点からつける。

(2) 細胞異型度，構造異型度にそれぞれ 3 段階（1, 2, 3）を設け，それらのうち軽度異型を 1，中等度異型を 2，高度異型を 3 とする。細胞の異型とは正常細胞からの形態上の隔たりを意味し，核，細胞質の大きさ，両者の割合，核の形状および染色性，核分裂像，細胞の多形性などにより判断する。構造の異型とは細胞配列の乱れを意味し，乳頭状発育を示す場合，上皮層の厚さ，表層分化の程度，細胞極性の有無，浸潤部における胞巣の大きさ，形状などが判断の材料となる。

(3) 以上の観点から次のように分類する。
　　GX：組織学的異型度の評価が不能なもの
　　G0：腫瘍細胞が何ら異型性を示さないもので，乳頭状に増殖した上皮の配列が 6 層以下のもの
　　G1：細胞異型度，構造異型度とも 1 のもの
　　G2：細胞異型度，構造異型度の少なくとも一方が 2 であるもの
　　G3：細胞異型度，構造異型度の少なくとも一方が 3 であるもの

(4) 2 つ以上の異なった異型度を示す腫瘍組織が混在する場合，それらの間の量的優位のいかんにかかわらず，最も異型度の強い部分を主診断として採用する[注]。

(5) 2 種以上の組織型が混在する場合，異型度を付記し得る組織型についてそれぞ

れ異型度をつけることが望ましい。

注）そのほかの異型度やそれらとの量的関係については別に記載する。その方法として，認められるすべての異型度を列記し，かつそれらの間の優勢度を示しておく。表現にあたっては次のような記号を用いる。

＞：ある異型度を示す範囲がほかに比して優位である場合。

≫：ある異型度を示す範囲がほかに比して著しく優位である場合。

＝：ほぼ同量の場合。

たとえば同一腫瘍内に G2 と G3 が混在し，G2 が優位，あるいは著しく優位である場合，G3（G2＞G3）あるいは G3（G2≫G3）とする。そのほか，G3（G2≫G1＞G3），G3（G2＞G1＝G3）などと記載する。

4 病期分類

1 TNM 分類

A. 腎盂・尿管癌

（1） TNM 臨床分類（規約 57-59 頁）

a. T-原発腫瘍の壁内深達度

尿細胞診のみ陽性で画像所見に異常のないものは Tis に分類する。

TX：原発腫瘍の評価が不可能

T0：原発腫瘍を認めない

Ta：乳頭状非浸潤癌

Tis：上皮内癌（CIS）

T1：上皮下結合組織に浸潤する腫瘍

T2：筋層に浸潤する腫瘍

T3：腎盂：筋層をこえて腎盂周囲脂肪組織または腎実質に浸潤[15]
　　　尿管：筋層をこえて尿管周囲脂肪組織に浸潤

T4：隣接臓器または腎実質をこえて腎周囲脂肪組織に浸潤

b. N-領域リンパ節[16]

NX：領域リンパ節が評価されていないとき

N0：領域リンパ節転移なし

N1：最大径が 2 cm 以下の 1 個のリンパ節転移

N2：最大径が 2 cm をこえるが，5 cm 以下の 1 個のリンパ節転移，または最大径が 5 cm 以下の多発性リンパ節転移

N3：最大径が 5 cm をこえる領域リンパ節転移[17]

c. M-遠隔転移

M0：遠隔転移なし

M1：遠隔転移あり

M1 は UICC/TNM 分類第 8 版の示す表示法によりさらに詳しく記載できる（序論 6 頁参照）。

M1 はさらに以下のように細分することが望ましい。

*15：腎盂癌では，組織学的に，集合管もしくは尿細管内に腫瘍細胞が間質浸潤を伴わずに進展する症例がある。そのような症例では集合管もしくは尿細管内病変は上皮内癌成分と判定する。腎実質への浸潤を認めた場合のみ pT3 と診断する。

*16：ここでいう領域リンパ節とは，腎門部リンパ節，腹部傍大動脈リンパ節と傍大静脈リンパ節である。尿管については骨盤内リンパ節を加える（規約 57 頁）。同側か対側かは N 分類には影響しない。

*17：腎盂・尿管癌 UICC/TNM 分類第 8 版での変更点として，N3 が N2 にまとめられた。
N1：最大径が 2 cm 以下の単発性リンパ節転移
N2：最大径が 2 cm をこえる単発性リンパ節転移，または多発性リンパ節転移

M1-a：生化学的検査などにより部位不明であるが血行性転移ありと推定される場合

M1-b：単一臓器（臓器名）に1個の転移巣

M1-c：単一臓器（臓器名）に多発性転移巣

M1-d：数個の臓器（臓器名）に転移巣

(2) 病期　TNM臨床病期分類（Stage grouping）（規約59頁）

臨床病期分類	T分類	N分類	M分類
Stage 0a	Ta	N0	M0
Stage 0is	Tis	N0	M0
Stage I	T1	N0	M0
Stage II	T2	N0	M0
Stage III	T3	N0	M0
Stage IV	T4 Tに関係なく Tに関係なく	N0 N1，N2，N3 Nに関係なく	M0 M0 M1

(3) 【UICC/TNM分類第8版】

pT, pNカテゴリーはT, Nカテゴリーに準ずる。pMについては序論6頁を参照。

a. T-原発腫瘍

規約（本書309頁）と同じ。

b. N-領域リンパ節

NX：領域リンパ節の評価が不可能

N0：領域リンパ節転移なし

N1：最大径が2cm以下の単発性リンパ節転移

N2：最大径が2cmをこえる単発性リンパ節転移，または多発性リンパ節転移

c. M-遠隔転移

M0：遠隔転移なし

M1：遠隔転移あり

(4) 病期（UICC/TNM分類第8版）

0a 期	Ta	N0	M0
0is 期	Tis	N0	M0
I 期	T1	N0	M0
II 期	T2	N0	M0
III 期	T3	N0	M0
IVA 期	T4 Tに関係なく Tに関係なく	N0 N1，N2 Nに関係なく	M0 M0 M1

B. 膀胱癌

(1) TNM 臨床分類 （規約 61 頁）

a. T-原発腫瘍の壁内深達度

TX：原発腫瘍の評価が不可能

T0：原発腫瘍を認めない

Ta：乳頭状非浸潤癌

Tis：上皮内癌（CIS）"flat tumour"

T1：上皮下結合組織に浸潤する腫瘍

T2：筋層に浸潤する腫瘍

  T2a：浅筋層に浸潤する腫瘍（内側 1/2）[18]

  T2b：深筋層に浸潤する腫瘍（外側 1/2）[18]

T3：膀胱周囲脂肪組織に浸潤する腫瘍

  T3a：顕微鏡的

  T3b：肉眼的（膀胱外の腫瘤）

T4：次のいずれかに浸潤する腫瘍：前立腺間質，精嚢，子宮，腟，骨盤壁，腹壁

  T4a：前立腺間質，精嚢，または子宮または腟に浸潤する腫瘍

  T4b：骨盤壁，または腹壁に浸潤する腫瘍

多発性腫瘍を表すには該当する深達度に接尾辞（m）を付け加える。（例 T2m）

上皮内癌が随伴するときには該当する深達度に接尾辞（is）を付け加えてもよい（例 T1is）。

上皮内癌および（または）表在性癌が前立腺部尿道に進展するが前立腺間質に浸潤しないときには T4 とせず該当する深達度に接尾辞(pu)を付け加える（例 T1pu）。

上皮内癌が前立腺腺管内に進展するときには T4 とせず該当する深達度に接尾辞（pd）を付け加える（例 T2pd）。

上皮内癌および表在性癌が膀胱癌に連続して尿管に進展するときには T4 とせず該当する深達度に接尾辞（u）を付け加える（例 T3u）。

追記

上記の is, pu, pd, u の診断のためには，TURBT，TURBT 時のランダム生検，前立腺部尿道の生検，2nd TURBT（re-TURBT）などによる病理組織学的診断が必要である。なお，pu, pd, u については UICC の TNM 悪性腫瘍の分類（第 7 版）には記載が無いが，T4 を明確にするために本規約では追記した。

＊膀胱癌が連続して尿道および前立腺に進展する場合は膀胱癌として扱うが，非連続的に前立腺部尿道に腫瘍を認める場合は，尿道癌として別に登録する。

b. N-領域リンパ節

NX：領域リンパ節の評価が不可能

N0：領域リンパ節転移なし

N1：小骨盤内の 1 個のリンパ節（下腹，閉鎖リンパ節，外腸骨および前仙骨リンパ節）への転移

N2：小骨盤内の多発性リンパ節（下腹，閉鎖リンパ節，外腸骨および前仙骨）転移

*18：UICC/TNM 分類第 8 版日本語版では「固有筋層浅層」（内側 1/2）あるいは「固有筋層深層」（外側 1/2）とされている。

N3　総腸骨リンパ節転移

c.　M-遠隔転移

M0：遠隔転移なし

M1：遠隔転移あり[19]

M1 は UICC/TNM 分類第 8 版の示す表示法によりさらに詳しく記載できる（序論 6 頁参照）。

M1-a：生化学的検査などにより部位不明であるが血行性転移ありと推定される場合

触診，X 線検査，各種シンチグラフィー，CT などにより部位が明らかにされており，

M1-b：単一臓器（臓器名）に 1 個の転移巣

M1-c：単一臓器（臓器名）に多発性転移巣

M1-d：数個の臓器（臓器名）に転移巣

> **[19]【膀胱癌 UICC 第 8 版での変更点】**
> M1 に亜分類が設けられた。
> M1a：領域外リンパ節転移
> M1b：他の遠隔転移

(2)　TNM 臨床病期分類（Stage grouping）（規約 63 頁）

臨床病期分類	T 分類	N 分類	M 分類
Stage 0a	Ta	N0	M0
Stage 0is	Tis	N0	M0
Stage I	T1	N0	M0
Stage II	T2a, T2b	N0	M0
Stage III	T3a, T3b, T4a	N0	M0
Stage IV	T4b T に関係なく T に関係なく	N0 N1, N2, N3 N に関係なく	M0 M0 M1

(3)　【UICC/TNM 分類第 8 版】

pT, pN カテゴリーは T, N カテゴリーに準ずる。pM については序論 6 頁を参照。

a.　T-原発腫瘍

多発腫瘍を表すには T カテゴリーに接尾辞（m）を付け加える。随伴性上皮内癌の存在を表すには T に関係なく T カテゴリーの後に接尾辞（is）を付け加える。

TX：原発腫瘍の評価が不可能

T0：原発腫瘍を認めない

Ta：乳頭状非浸潤癌

Tis：上皮内癌：いわゆる 'flat tumour'

T1：上皮下結合組織に浸潤する腫瘍

T2：固有筋層に浸潤する腫瘍

　T2a：固有筋層浅層に浸潤する腫瘍（内側 1/2）

　T2b：固有筋層深層に浸潤する腫瘍（外側 1/2）

T3：膀胱周囲脂肪組織に浸潤する腫瘍

　T3a：顕微鏡的

T3b：肉眼的（膀胱外の腫瘍）

T4：次のいずれかに浸潤する腫瘍：前立腺間質，精囊，子宮，腟，骨盤壁，腹壁

　　T4a：前立腺間質，精囊，子宮または腟に浸潤する腫瘍

　　T4b：骨盤壁または腹壁に浸潤する腫瘍

b．N-領域リンパ節

NX：領域リンパ節の評価が不可能

N0：領域リンパ節転移なし

N1：小骨盤内の単発性リンパ節転移（下腹，閉鎖リンパ，外腸骨または前仙骨リンパ節）

N2：小骨盤内の多発性領域リンパ節転移（下腹，閉鎖リンパ，外腸骨または前仙骨リンパ節）

N3：総腸骨リンパ節転移

c．M-遠隔転移

M0：遠隔転移なし

M1a：領域外リンパ節転移

M1b：他の遠隔転移

(4) UICC/TNM 分類第 8 版病期分類（下線部：第 7 版からの変更点）

0a 期	Ta	N0	M0
0is 期	Tis	N0	M0
Ⅰ期	T1	N0	M0
Ⅱ期	T2a, T2b	N0	M0
ⅢA 期	T3a, T3b, T4a T1, T2, T3, T4a	N0 N1	M0 M0
ⅢB 期	T1, T2, T3, T4a	N2, N3	M0
ⅣA 期	T4b T に関係なく	N0 N に関係なく	M0 M1a
ⅣB 期	T に関係なく	N に関係なく	M1b

【参考】

尿道癌の TNM 臨床分類（UICC 第 7 版，2009）（規約 64-65 頁，105-106 頁）

(1) T-原発腫瘍

TX：原発腫瘍の評価が不可能

T0：原発腫瘍を認めない

尿道（男性，女性）

Ta：乳頭状非浸潤癌，ポリープ様非浸潤癌，または疣贅状非浸潤癌

Tis：上皮内癌

T1：上皮下結合組織に浸潤する腫瘍

4 病期分類　313

T2：次のいずれかに浸潤する腫瘍：尿道海綿体，前立腺，尿道周囲筋層

T3：次のいずれかに浸潤する腫瘍：陰茎海綿体，前立腺被膜外，膀胱頸部（前立腺外への進展）

T4：そのほかの隣接臓器に浸潤する腫瘍（膀胱への浸潤）

前立腺部の尿路上皮（移行上皮）癌

Tis pu：上皮内癌（前立腺部尿道侵襲）

Tis pd[20]：上皮内癌（前立腺腺管侵襲）

T1：上皮下結合組織に浸潤する腫瘍（前立腺部尿道の腫瘍のみ）

T2：次のいずれかに浸潤する腫瘍：前立腺間質，尿道海綿体，尿道周囲筋層

T3：次のいずれかに浸潤する腫瘍：陰茎海綿体，前立腺被膜外，膀胱頸部（前立腺外への進展）

T4：そのほかへの隣接臓器に浸潤する腫瘍（膀胱への浸潤）

> *20：【尿道癌 UICC/TNM 分類第 8 版での変更点】
> 前立腺部尿路上皮癌における Tis pd の記載が削除

(2) N-領域リンパ節[21]

NX：領域リンパ節の評価が不可能

N0：領域リンパ節転移なし

N1：最大径が 2 cm 以下の 1 個のリンパ節転移

N2：最大径が 2 cm をこえる 1 個のリンパ節転移，または多発性リンパ節転移

> *21：【尿道癌 UICC/TNM 分類第 8 版での変更点】
> 領域リンパ節の亜分類が，大きさから数（単発か否か）に変更された。
> N1：単発性リンパ節転移
> N2：多発性リンパ節転移

(3) M-遠隔転移

M0：遠隔転移なし

M1：遠隔転移あり

(4) TNM 臨床病期分類 （Stage grouping）

病期	T 分類	N 分類	M 分類
Stage 0a	Ta	N0	M0
Stage 0is	Tis, Tis pu, Tis pd	N0	M0
Stage I	T1	N0	M0
Stage II	T2	N0	M0
Stage III	T1, T2 T3	N1 N0, N1	M0 M0
Stage IV	T4 T に関係なく T に関係なく	N0, N1 N2 N に関係なく	M0 M0 M1

(5) 【UICC/TNM 分類第 8 版】

本分類は尿道の癌腫（ICD-O C68.0），前立腺（ICD-O C61.9），および前立腺部尿道の移行上皮癌にのみ適用する。pT，pN カテゴリーは T，N カテゴリーに準ずる。pM については序論 6 頁参照。

a. T-原発腫瘍

TX：原発腫瘍の評価が不可能
T0：原発腫瘍を認めない

尿道（男性・女性）

Ta：乳頭状非浸潤癌，ポリープ様非浸潤癌，または疣贅性非浸潤癌
Tis：上皮内癌
T1：上皮下結合組織に浸潤する腫瘍
T2：次のいずれかに浸潤する腫瘍：尿道海綿体，前立腺，尿道周囲筋層
T3：次のいずれかに浸潤する腫瘍：陰茎海綿体，前立腺被膜外，腟前壁，膀胱頸部（前立腺外への進展）
T4：その他の隣接臓器に浸潤する腫瘍（膀胱への浸潤）

前立腺部の尿路上皮（移行上皮）癌

Tis pu：上皮内癌（間質浸潤を伴わない前立腺部尿道侵襲，尿道周囲侵襲または前立腺導管侵襲）
T1：上皮下結合組織に浸潤する腫瘍（前立腺部尿道にのみ侵襲する腫瘍に対して）
T2：次のいずれかに浸潤する腫瘍：前立腺間質，尿道海綿体，尿道周囲筋層
T3：次のいずれかに浸潤する腫瘍：陰茎海綿体，前立腺被膜外，膀胱頸部（前立腺外への進展）
T4：その他の隣接臓器に浸潤する腫瘍（膀胱または直腸への浸潤）

b. N-領域リンパ節[*22]

NX：領域リンパ節の評価が不可能
N0：領域リンパ節転移なし
N1：単発性リンパ節転移
N2：多発性リンパ節転移

*22：領域リンパ節は本質的に総腸骨動脈の分岐部以下の小骨盤リンパ節である。同側か対側かはNカテゴリーには影響しない。

c. M-遠隔転移

M0：遠隔転移なし
M1：遠隔転移あり

(6) UICC/TNM 分類第 8 版病期分類

0a 期	Ta	N0	M0
0is 期	Tis	N0	M0
I 期	T1	N0	M0
II 期	T2	N0	M0
III 期	T1, T2	N1	M0
	T3	N0, N1	M0
IV 期	T4	N0, N1	M0
	T に関係なく	N2	M0
	T に関係なく	N に関係なく	M1

5 遺残腫瘍分類

1) 切除標本断端の評価 （規約 108 頁）

（1） 左右尿管断端 （rt：右，lt：左）[23]

u-rtx または u-ltx：尿管断端における癌の有無を決定できないもの

u-rt0 または u-lt0：尿管断端に癌を認めない

u-rt1 または u-lt1：尿管断端に浸潤癌を認める

u-rtis または u-ltis：尿管断端に非浸潤癌（上皮内癌を含む）のみを認める

（2） 尿道断端[21]

urx：尿道断端における癌の有無を決定できないもの

ur0：尿道断端に癌を認めない

ur1：尿道断端に浸潤癌を認める

uris：尿道断端に非浸潤癌（上皮内癌を含む）のみを認める

（3） 剥離面断端 （Resection margin）[24]

RMx：剥離面断端における癌の有無を決定できないもの

RM0：剥離面断端に癌を認めない

RM1：剥離面断端に癌を認める

2) 遺残腫瘍 （R） 分類 （UICC/TNM 分類第 8 版）

記載なし

6 組織学的記載事項

1) 脈管侵襲[25] （規約 106-107 頁）

（1） リンパ管侵襲 （ly）

lyx：リンパ管内侵襲の有無が決定できないもの

ly0：組織学的に明らかなリンパ管内侵襲が認められないもの

ly1：リンパ管内侵襲が認められるもの

（2） 静脈侵襲 （v）

vx：静脈内侵襲の有無が決定できないもの

v0：組織学的に明らかな静脈内侵襲が認められないもの

v1：静脈内侵襲がみとめられるもの

（3） リンパ管侵襲および静脈侵襲を一括して評価する場合

LVIx：脈管（リンパ管または静脈）侵襲の有無が決定できないもの

LVI0：組織学的に明らかな脈管（リンパ管または静脈）侵襲が認められないもの

LVI1：脈管（リンパ管または静脈）侵襲が認められるもの

---

[23]：切除標本断端における癌の有無は浸潤癌と非浸潤癌を区別して評価することとした。

[24]：剥離面断端陽性部位は必ず記載する。

[25]：診断に際し，特殊染色は必須ではない。特殊染色による検討を行った場合には，その方法を付記することが望まれる（規約 107 頁）。

316 腎盂・尿管・膀胱癌

2) 浸潤様式（規約 103 頁）

腫瘍の腎内での浸潤増殖様式を次の 3 つに分類する。

INFa：癌巣が膨張性の発育を示し，非癌周囲組織との間が明確に画されるもの。

INFb：癌巣の発育進展状態が INFa と次の INFc の中間にあたるもので，癌巣は中小胞巣状の細胞集団として周囲組織に進展しているもの。

INFc：癌巣がその発育先進部において，細胞単位であるいは微小胞巣状に浸潤増殖しているもの。

3) 組織学的治療効果（術前治療後の評価方法：規約 111 頁）

癌に対して化学療法や放射線療法を行った場合，癌組織にはさまざまな形態的変化と線維間質反応がみられる。しかし，それらの程度は，治療条件や最終治療から検体採取までの期間により異なる。線維間質反応の存在は治療前に腫瘍が存在していたことの証拠とはならない。また診断者間での線維間質反応の判定にはずれがある。したがって，術前治療を行った腫瘍の術後評価は，残存する viable な腫瘍細胞の有無によってのみ行われる。

第 20 章

前立腺癌

泌尿器科・病理・放射線科
前立腺癌取扱い規約
第 4 版（2010 年 12 月）
日本泌尿器科学会・日本病理学会・
日本医学放射線学会　編　準拠

前立腺癌取扱規約作成委員会（第4版）
日本泌尿器科学会
　理事長　　　　内藤　誠二
　委員長　　　　荒井　陽一
　副委員長　　　鈴木　和浩
　委　員　　　　石戸谷滋人　　市川　智彦　　頴川　晋　　賀本　敏行　　窪田　吉信　　久米　春喜
　　　　　　　　黒岩顕太郎　　齋藤　英郎　　武中　篤　　舛森　直哉　　三木　恒治

日本病理学会
　委員長　　　　坂本　穆彦
　委　員　　　　小山　徹也　　小西　登　　白石　泰三　　鷹橋　浩幸　　寺戸　雄一

日本医学放射線学会
　委　員　　　　杉村　和朗　　高橋　哲　　三橋　紀夫

「領域横断的がん取扱い規約」―前立腺癌―　作成
　　　　　　　　今田憲二郎　　猪口　淳一　　江藤　正俊

領域横断的がん取扱い規約　チェックリスト

前立腺癌

1 臨床情報

臨床診断				
PSA 値		ng/mL		
検体採取方法	□生検	□手術		
切除方式（手術の場合）	□ TUR-P	□ TUR-P 以外の手術　（術式）		
術前治療の有無	□なし	□あり		
発見動機による分類	□臨床癌	□偶発癌	□オカルト癌	□ラテント癌
臨床病期分類	癌取扱い規約第 4 版	TNM	Stage	
	UICC/TNM 第 8 版	TNM	Stage	

2 原発巣

□単発　　　□多発（　　　個）
主病巣の最大径：　　　　（mm）　　　　占居部位

3 組織型

組織型			
Gleason 分類	第 1 パターン	第 2 パターン	［第 3 パターン］
Gleason スコア（2-10）		Grade Group（1-5）	

生検（各コアについて評価）
占拠率　　　％　　　　　　□非連続性進展
□前立腺周囲脂肪組織浸潤　　□精囊浸潤　　□脈管侵襲　　□神経周囲浸潤　　□高度 PIN

TUR 以外の手術
上記 Gleason スコアを付与した腫瘍の特徴（複数選択可）
□最大径　　□最も高い Gleason スコア　　□最も高い病期　　□切除断端から癌が露出

TUR 標本での付記事項
高度 PIN の有無（TUR）□あり　□なし
切除された組織中の癌の割合：　□5％未満　　□5％以上（　　　　　％）

4 病期分類（手術）

癌取扱い規約第 4 版	pT	n（x, 0, 1）	（　□　pM1a, 1b, 1c）	Stage
UICC/TNM 第 8 版	pT	pN	（　□　pM1a, 1b, 1c）	Stage

5 断端・遺残腫瘍分類（手術）

切除断端における癌浸潤　　　RM（0, 1, x）　　　　　　RM1 の場合：［部位　　　　，　　　mm］, Gleason スコア
□RX：遺残腫瘍が評価できない
□R0：遺残腫瘍なし　　□遺残腫瘍あり　　□（R1：顕微鏡的）　　□（R2：肉眼的）

6 組織学的記載事項

		癌取扱い規約 第 4 版	UICC/TNM 第 8 版	領域横断的 がん取扱い規約
脈管侵襲	リンパ管侵襲	ly （x, 0, 1)	L （X, 0, 1)	Ly （X, 0, 1a, 1b, 1c)
	静脈侵襲	v （x, 0, 1)	V （X, 0, 1, 2)	V （X, 0, 1a, 1b, 1c, 2)
神経周囲浸潤		pn （x, 0, 1)	Pn （X, 0, 1)	Pn （X, 0, 1a, 1b, 1c)
精嚢浸潤		sv （x, 0, 1)		
前立腺外進展		EPE （x, 0, 1)		
		EPE1 の場合：[　　　　　mm]		
		部位　　　程度　　　(mm)		
リンパ節の転移度※		n （　/　)		
組織学的治療効果判定		（X, 0a, 0b, 1, 2 3a, 3b)		

※転移陽性リンパ節総数／提出リンパ節総数（提出部位毎に評価）

322　前立腺癌

Ⅰ　総　　論

(1) 本規約[*1]は，原発性前立腺癌を対象とする。前立腺肉腫，転移性前立腺癌症例などもその臨床所見，病期などに関しては本規約に準じて判定，記載する（規約2頁）。

(2) 対象は病理組織学的検査[*2]で明らかに癌とされたものでなくてはならない。

(3) 以下に続く記載事項は摘除例を対象とするが，生検例やそれ以外の症例[*3]も当規約に基づいて記載しておくことが望ましい。

Ⅱ　記載事項

1　臨床情報

1) 切除方法

(1) **原発巣に対する手術**（規約49-50頁）
- a. 前立腺全摘除術
- b. 膀胱前立腺全摘除術
- c. 骨盤内臓器全摘除術
- d. TUR-P
- e. そのほか

精嚢を摘除しなかった場合はその旨を記載する。

(2) **リンパ節に対する手術**（規約50頁）
- a. 骨盤リンパ節郭清術（閉鎖リンパ節（410），外腸骨リンパ節（403），内腸骨リンパ節（411））
- b. 広汎骨盤リンパ節郭清術（閉鎖リンパ節（410），外腸骨リンパ節（403），内腸骨リンパ節（411），総腸骨リンパ節（413），正中仙骨リンパ節（412））
- c. そのほか（部位：　　　）

(3) **転移巣に対する手術**（規約50頁）
手術部位または臓器名（骨，リンパ節，その他）

2) 術前治療の有無
- a. なし
- b. あり（内分泌療法，化学療法，放射線療法，高密度焦点式超音波療法：HIFU，TUR-P施行後，など）

3) 発見の動機による分類[*4]（規約69頁）
- a. 臨床癌 clinical carcinoma
- b. 偶発癌 incidental carcinoma
- c. オカルト癌 occult carcinoma
- d. ラテント癌 latent carcinoma

◆ UICC/TNM分類第8版およびWHO腫瘍組織分類との対照
・UICC/TNM分類第8版の病期分類（組織に関してはWHO腫瘍組織分類）に関係する（あるいは共通する）記載は本文では青字，側注では青囲みを用いて表記している。

*1：以下，「規約」は「前立腺癌取扱い規約第4版（2010年12月）」を指す。

*2：前立腺全摘，被膜下摘除，TUR-P，針生検など直接前立腺組織より採取された標本より診断されたことを意味する（規約2頁）。

*3：除外症例とは（1）触診上前立腺癌が疑われるが，病理組織学的検査で癌が証明されない例，（2）リンパ節の生検，または他の転移巣の病理組織学的検査で前立腺癌が疑われる例，（3）剖検で前立腺癌と診断され臨床所見のはっきりしない例，を指す（規約2頁）。

*4：発見動機による分類
a. 臨床的に前立腺癌と診断され，組織診でも前立腺癌が確認された症例
b. 非悪性疾患として切除あるいは摘出された前立腺組織に，顕微鏡検索により発見された癌
c. 諸臓器転移巣による臨床症状が先行するために原発巣を検索したが発見されず，その後，それらの原発巣として前立腺癌が発見された症例
d. 生前，臨床的に前立腺癌の徴候が認められず，死後の解剖により初めて前立腺癌の存在を確認した症例

＊5：多発の場合は，①最大径，②最も高いGleasonスコア，③最も高い病期，④切除断端から癌が露出する病巣について，を記載する。

＊6：必要に応じてほかの癌巣のGleasonスコアを記載してもよい。

＊7：前部：線維筋性で腺構造を欠く

＊8：中心領域（CZ）：射精管周囲で1/4ほどを占める

＊9：辺縁領域（PZ）：CZの周辺で3/4を占める

＊10：移行領域（TZ）：精阜より上部の尿道に沿った小域

＊11：WHO腫瘍組織分類2016で追加・変更のあった主な組織型
・Intraductal carcinomaが採用された。
・Endocrine tumorsが整理され，small cell neuroendocrine carcinoma，large cell neuroendocrine carcinoma，Well-differentiated neuroendocrine tumor，paragangliomaに分類された。

＊12：Gleasonスコアの注意点（規約66頁）
・Gleasonスコア1＋1＝2は全摘，TUR，針生検を含むすべての標本において極めてまれである。
・Gleasonスコア3および4はまれにTURや全摘標本でみられる。
・針生検ではGleasonスコア2＋2＝4は極めてまれである。

＊13：特殊型前立腺癌の取扱い（規約66頁）
・導管腺癌：Gleasonスコアは4＋4＝8とする。
・粘液性癌：腺管のパターンにより評価する。
・小細胞癌：評価を行わない。

＊14：3番目に多いパターン（第3パターン）のスコアへの反映のされ方は検体の種類によりそれぞれ決められている。

2 原発巣

1) 前立腺全摘除術の所見記載事項 （規約72頁，77頁）
a. 前立腺の大きさ（縦・横・高さ）mm
b. 重量g（精囊を除く）

2) 原発巣の数および大きさ[5,6] （規約72頁）
a. 病巣数（単発，多発：2か所，3か所以上）
b. 部位および病変の最大長径（mm）

3) 占居部位 （規約73頁）
左（lt），右（rt），前部（ant），後部（post）
前部[7]（anterior fibromuscular stroma），中心領域[8]（central zone；CZ），辺縁領域[9]（peripheral zone；PZ），移行領域[10]（transition zone；TZ）

3 組織型

1) 組織型[11] （規約61頁）　　　　　　　　　　　　　　ICD-Oコード
Ⅰ．悪性腫瘍

1）腺癌　adenocarcinoma	8140/3
2）まれな腺癌　adenocarcinoma，rare type	
ⅰ）導管腺癌　ductal adenocarcinoma	8500/3
ⅱ）粘液腺癌　mucinous adenocarcinoma	8480/3
ⅲ）印環細胞癌　signet-ring cell carcinoma	8490/3
3）尿路上皮癌　urothelial carcinoma	8120/3
4）扁平上皮癌　squamous cell carcinoma	8070/3
5）腺扁平上皮癌　adenosquamous carcinoma	8560/3
6）基底細胞癌　basal cell carcinoma	8147/3
7）小細胞癌　small cell carcinoma	8041/3
8）未分化癌　undifferentiated carcinoma	8020/3
9）そのほかの悪性腫瘍　other malignant tumors	
ⅰ）肉腫　sarcoma	8800/3
ⅱ）転移性腫瘍　metastatic tumor	
ⅲ）分類不能腫瘍　unclassified tumor	

Ⅱ．境界病変および関連病変
　　　　　前立腺癌取扱い規約第4版を参照のこと。

2) 病理組織学的分化度
前立腺癌ではGleason分類を使用する。（規約64-68頁）
Gleasonパターンの定義ならびに第3パターンを含むGleasonスコア[12,13,14]の表記に関する事項は規約64-66頁（ISUP 2005年に準拠）[15]参照のこと。

3) Gleason 分類

検体の種類によりそれぞれ以下のように取り扱う。

(1) 針生検

a. Gleason スコアと癌の範囲をコアごとに記載する。各コアの採取部位が明確にされていない，あるいは区別して提出されていない場合は総合評価とする。

b. 第1パターンと第2パターンが分かるように示す。

c. 癌の範囲はコア内に占める割合か，実測値で表示する。コア内で癌が非連続性に存在する場合は，端から端までを癌陽性の範囲として計測し，非連続性である旨を付記する。

d. 合わせて前立腺周囲脂肪組織浸潤，精囊浸潤，脈管浸潤，神経周囲浸潤，高度PIN[*16]があれば記載する。

(2) 経尿道的切除（TUR-P），被膜下切除

a. TUR-P 標本で複数チップに癌が存在しても全体を1つと考えて Gleason スコアをつける。

b. 癌が存在する場合は切除された組織中の癌の占める割合が5%未満か以上かのいずれかを記載する。ただし癌が多く認められる場合は，おおよその癌の占める割合を記載する事が望ましい。

c. 脈管浸潤，神経周囲浸潤，高度PIN[*16]があれば記載する。

(3) 前立腺全摘除術

a. 識別可能な場合は，単発か多発かを記載し，多発の場合は，最大径，最も高いGleason スコア，最も高い病期，切除断端から癌が露出する病巣について記載する。

b. これらが重複する場合は，1つ，または2つの癌について記載する。

c. この際，必要に応じてほかの病巣の Gleason スコアを記載してもよい。

4) Histopathological Grade Group（UICC/TNM 分類第8版）[*17]

Grade Group （分化度分類）	Gleason Score （Gleason スコア）	Gleason Pattern （Gleason パターン）
1	≦6	≦3＋3
2	7	3＋4
3	7	4＋3
4	8	4＋4
5	9-10	4＋5，5＋4，5＋5

---

*15：UICC/TNM 分類第8版の病理組織学的分化度分類ならびに WHO 腫瘍組織分類2016 では，2014 年に ISUP（International Society of Urological Pathology）コンセンサス会議で承認された ISUP 2014 グレードグループ分類（新分類）が収載されている。

*16：高度前立腺上皮内腫瘍（high grade prostatic intraepithelial neoplasm）のこと。規約64頁参照。規約80頁図8に組織像が示されている。

*17：WHO 腫瘍組織分類2016（154頁）では Grade Group 4 に Gleason パターン3＋5，5＋3 が含まれる。

4 病期分類

1) 前立腺癌取扱い規約第4版

(1) T-原発腫瘍（規約 40-41 頁）

TX：原発腫瘍の評価が不可能

T0：原発腫瘍を認めない

T1：触知不能，または画像診断不可能な臨床的に明らかでない腫瘍

　T1a：組織学的に切除組織の5%以下の偶発的に発見される腫瘍

　T1b：組織学的に切除組織の5%をこえる偶発的に発見される腫瘍

　T1c：前立腺特異抗原（PSA）の上昇などのため，針生検により確認される腫瘍

T2：前立腺に限局する腫瘍[18]

　T2a：片葉の 1/2 以内の進展

　T2b：片葉の 1/2 をこえ広がるが，両葉には及ばない

　T2c：両葉への進展

T3：前立腺被膜をこえて[19]進展する腫瘍[20, 21]

　T3a：被膜外へ進展する腫瘍（一側性，または両側性），顕微鏡的な膀胱頸部への浸潤を含む[22]

　T3b：精嚢に浸潤する腫瘍

T4：精嚢以外の隣接組織（外括約筋，直腸，挙筋，および/または骨盤壁）に固定，または浸潤する腫瘍

pT 分類[23]（規約 75 頁）

pT2：前立腺に限局[24]

　pT2a：片葉の 1/2 以内の進展

　pT2b：片葉の 1/2 をこえて広がる

　pT2c：両葉への進展

pT3：前立腺外[25] に進展

　pT3a：精嚢を除く前立腺外へ進展

　pT3b：精嚢に浸潤

pT4：隣接組織に固定または浸潤（膀胱頸部[22]，外括約筋，直腸，挙筋，骨盤壁）

(2) N 分類（リンパ節転移）（規約 35 頁，41 頁）

前立腺癌の領域リンパ節は閉鎖リンパ節，内腸骨リンパ節，外腸骨リンパ節である（＝総腸骨動脈分岐部以下の骨盤内リンパ節と同義）。同側か対側かは N 分類には影響しない（規約 35 頁参照）。

NX：領域リンパ節転移の評価が不可能

N0：領域リンパ節転移なし

N1：領域リンパ節転移あり

領域リンパ節転移についての表現（病理組織学的）[26]（規約 75 頁）

nx：リンパ節転移を判定しえない

---

*18：針生検により片葉，または両葉に発見されるが，触知不能，また画像では診断できない腫瘍は T1c に分類される。

*19：UICC/TNM 分類第 8 版 2018 Errata May 25 では「前立腺外へ進展する腫瘍」とある（規約との相違点）。

*20：前立腺尖部，または前立腺被膜内への浸潤（ただし被膜はこえない）は T3 ではなく T2 に分類する（UICC/TNM 分類第 8 版との共通点）。

*21：尖部には被膜が存在しないので，この部位に腫瘍が存在する場合，T2 に分類される。もちろん尖部をこえれば T3 あるいは T4 となるが，その判定は慎重に行う必要がある。

*22：隣接臓器である膀胱頸部浸潤は T4 であるが，顕微鏡的浸潤は pT3a に分類される（規約 41 頁）。

*23：pT1 カテゴリーは最高位の pT カテゴリーを評価するだけの十分な組織が得られないので設けない。

*24：前立腺内に切り込んで切除され，その断端に腫瘍が露出している場合は，pT2＋となる（規約 76 頁）。

*25：規約 75 頁では UICC/TNM 分類第 8 版 2018 Errata May 25 と同様「前立腺外へ進展する腫瘍」とされている。

*26：「部位：有転移リンパ節数/検索数」のように記載する。転移巣のサイズを示すことが望ましい。

n0：リンパ節転移を認めない

n1：リンパ節転移を認める

（3）　M-遠隔転移[*27]（規約 41 頁）

M0：遠隔転移なし

M1：遠隔転移あり

M1a：領域リンパ節以外のリンパ節転移

M1b：骨転移

M1c：リンパ節，骨以外の転移

pM 分類（規約 43 頁）

pM1 は遠隔転移と顕微鏡的に確認した場合に用いる。pM0 および pMX というカテゴリーは用いない。

（4）　病期分類

原則として UICC/TNM 第 7 版（2009 年）を用いる（規約 40 頁）。

Ⅰ期	T1, T2a	N0	M0
Ⅱ期	T2b, T2c	N0	M0
Ⅲ期	T3	N0,	M0
Ⅳ期	T4	N0	M0
	T に関係なく	N1	M0
	T に関係なく	N に関係なく	M1

[*27：多発性転移の場合は，最進行分類を使用する。pM1c は最進行分類である（規約 41 頁，UICC/TNM 分類第 8 版と共通）。]

UICC/TNM 分類第 7 版

	N0	N1	M1
T1, T2a	Ⅰ	Ⅳ	Ⅳ
T2b, T2c	Ⅱ	Ⅳ	Ⅳ
T3	Ⅲ	Ⅳ	Ⅳ
T4	Ⅳ	Ⅳ	Ⅳ

UICC/TNM 分類第 8 版

	N0	N1	M1
T1, T2a	Ⅰ	Ⅳ	Ⅳ
T2b, T2c	Ⅱ	Ⅳ	Ⅳ
T3	Ⅲ	Ⅳ	Ⅳ
T4	Ⅲ	Ⅳ	Ⅳ

2）UICC/TNM 分類第 8 版

（1）　T-原発腫瘍

pT，pN カテゴリーは T，N カテゴリーに準ずる。しかし，最高位の pT カテゴリーを評価するだけの十分な組織がえられないので，pT1 カテゴリーは設けない。pT2 サブカテゴリーは存在しない[*28]。pM については，pM0 および pMX というカテゴリーは用いない。

TX：原発腫瘍の評価が不可能

T0：原発腫瘍を認めない

T1：触知不能で臨床的に明らかでない腫瘍

T1a：組織学的に切除組織の 5% 以下の偶発的に発見される腫瘍

[*28：下線部は UICC/TNM 第 8 版 2018　Errata May 25 で訂正された部分である（本書 328 頁参照）。]

4　病期分類　　**327**

T1b：組織学的に切除組織の5％をこえる偶発的に発見される腫瘍

T1c：針生検により確認される腫瘍（例えば PSA の上昇のため）

T2：触知可能で前立腺に限局する腫瘍

T2a：片葉の1/2以内に進展する腫瘍

T2b：片葉の1/2をこえ進展するが，両葉には及ばない腫瘍

T2c：両葉へ進展する腫瘍

T3：前立腺被膜をこえて進展する腫瘍[20]

T3a：前立腺外へ進展する腫瘍（一側性または両側性），顕微鏡的な膀胱頸部への浸潤を含む

T3b：精嚢に浸潤する腫瘍

T4：精嚢以外の隣接構造（外括約筋，直腸，挙筋，および/または骨盤壁）に固定，または浸潤する腫瘍

(2) N-領域リンパ節

領域リンパ節は本質的に総腸骨動脈の分岐部以下の小骨盤リンパ節である。同側か対側かは N カテゴリーに影響しない。

NX：領域リンパ節の評価が不可能

N0：領域リンパ節転移なし

N1：領域リンパ節転移あり

注）0.2 cm 以下の転移は pNmi と表すことができる。

(3) M-遠隔転移[27]

M0：遠隔転移なし

M1：遠隔転移あり

M1a：領域リンパ節以外のリンパ節転移

M1b：骨転移

M1c：リンパ節，骨以外の転移

(4) 病期

Ⅰ期	T1, T2a	N0	M0
Ⅱ期	T2b, T2c	N0	M0
Ⅲ期	T3, T4	N0,	M0
Ⅳ期	T に関係なく	N1	M0
	T に関係なく	N に関係なく	M1

UICC 第8版「TNM 悪性腫瘍の分類」出版時には pT2 のサブカテゴリーとして pT2a，pT2b，pT2c がそれぞれ定義されていた。UICC 8th Edition Errata-25th of May 2018（「TNM 悪性腫瘍の分類」第8版，2018年5月25日時点での正誤表）では "pT2 にサブカテゴリーは設けない" とされ pT2 のみとなったが，Stage 分類の変更がなされていない。UICC 第8版による Stage 分類では T2 のサブカテゴリーにより異なる Stage となるため，現行では pT2 の病期評価は行えない。参考として以

下に AJCC 8th の Stage 分類を示す。

T	N	M	PSA	Grade Group	Stage
cT1a–c cT2	N0	M0	<10	1	I
pT2	N0	M0	<10	1	I
cT1a–c cT2	N0	M0	≧10 <20	1	ⅡA
cT2b–c	N0	M0	<20	1	ⅡA
T1–2	N0	M0	<20	2	ⅡB
T1–2	N0	M0	<20	3	ⅡC
T1–2	N0	M0	<20	4	ⅡC
T1–2	N0	M0	≧20	1–4	ⅢA
T1–2	N0	M0	Any	1–4	ⅢB
Any T	N0	M0	Any	5	ⅢC
Any T	N1	M0	Any	Any	ⅣA
Any T	N0	M1	Any	Any	ⅣB

5 断端・遺残腫瘍分類

1) 切除断端における癌浸潤（resection margin）（規約 74 頁）

RMx：切断端における癌浸潤を判定しえない
RM0：癌が切除面に存在しない
RM1：癌が切除面に存在する
RM1 の場合は部位と程度を記載すること（長さの計測が望ましい）[29,30]。

2) 遺残腫瘍分類（R）

RX：遺残腫瘍の存在が評価できない
R0：遺残腫瘍なし
R1：切離端または剝離面が陽性
R2：遺残腫瘍あり

6 組織学的記載事項

1) 脈管侵襲[31]

(1) リンパ管侵襲（ly）（規約 74 頁）
lyx：リンパ管侵襲を判定しえない
ly0：リンパ管侵襲を認めない
ly1：リンパ管侵襲を認める

*29：記載例
・側壁に浸潤する場合
RM1［側壁，5 mm］
・最も膀胱側の切片で癌浸潤を認める場合
RM1［膀胱頸部端，2 mm］
・最も陰茎側の切片の場合
RM1［尖部端，4 mm］

*30：WHO 腫瘍組織分類 2016，ICCR（International collaboration on Cancer Reporting），CAP（Collage of American Pathologist）では，癌が切除面に存在した場合，Gleason パターンあるいは Gleason スコアを記載する。

*31：WHO 腫瘍組織分類 2016，ICCR（International collaboration on Cancer Reporting），CAP（Collage of American Pathologist）では脈管侵襲表記に LVI（lymphovascular invasion）が用いられており，リンパ管侵襲と静脈侵襲を区別しない。

6 組織学的記載事項　329

(2)　**血管侵襲**（v）（規約 74 頁）

vx：血管侵襲を判定しえない

v0：血管侵襲を認めない

v1：血管侵襲を認める

2) **神経周囲浸潤**（pn）（規約 74 頁）

pnx：神経周囲浸潤を判定しえない

pn0：神経周囲浸潤を認めない

pn1：神経周囲浸潤を認める

3) **精嚢浸潤**（sv）（規約 74 頁）

svx：精嚢浸潤を判定しえない

sv0：精嚢浸潤を認めない

sv1：精嚢浸潤を認める

4) **前立腺外進展**（EPE：extraprostatic extention）（規約 74 頁）

EPEx：前立腺外進展を判定しえない

EPE0：癌が前立腺内に限局する

EPE1：癌が前立腺周囲組織に進展する

EPE1 の場合は部位と程度を記載する（長さの計測が望ましい）[32]。

＊32：記載例
EPE1［側壁，1 mm］

5) **内分泌および化学療法の治療効果の病理組織学的判定基準**（規約 106-107 頁）

癌組織採取時点の治療による変化の程度により以下のように分類する。

Grade X　artifact などにより判定が不可能

Grade 0　viable な癌細胞群が組織断片で病巣面積の全体を占める

　　Grade 0a　viable な癌細胞に変性が認められない

　　Grade 0b　viable な癌細胞に変性が認められる

Grade 1　non-viable な癌細胞群が組織切片で全癌巣面積の 1/2 未満

Grade 2　non-viable な癌細胞群が組織切片で全癌巣面積の 1/2 以上

Grade 3　non-viable な癌細胞群のみを認める，ないし癌細胞が認められない

　　Grade 3a　non-viable な癌細胞群のみを認める

　　Grade 3b　癌細胞が認められない

第 21 章

精巣腫瘍

泌尿器科・病理

精巣腫瘍取扱い規約

第 3 版（2005 年 3 月）

日本泌尿器科学会・日本病理学会　編　準拠

精巣腫瘍取扱い規約作成委員会（第3版）
日本泌尿器科学会

理事長	守殿　貞夫						
前理事長	村井　　勝						
委員長	三木　恒治						
委　員	赤座　英之	荒井　陽一	小川　　修	大島　伸一	香川　　征	北村　唯一	
	窪田　吉信	公文　裕巳	塚本　泰司	内藤　克輔	内藤　誠二	並木　幹夫	
	野々村克也	平尾　佳彦	藤岡　知昭	藤元　博行			
事　務	水谷　陽一	野々村祝夫					
顧　問	垣添　忠生	吉田　　修					

日本病理学会

委員長	森永正二郎	
委　員	田中　祐吉	

「領域横断的がん取扱い規約」―精巣腫瘍―　作成

今田憲二郎　　猪口　淳一　　江藤　正俊

領域横断的がん取扱い規約 チェックリスト

精巣腫瘍

1 臨床情報

臨床診断	
切除方式	（術式）
術前治療の有無	□なし　　□あり
臨床病期分類	血清腫瘍マーカー；S　LDH　　　，hCG　　　（mIU/ml），AFP　　　（ng/ml）
	癌取扱い規約第 3 版　　TNM　　　Stage
	UICC/TNM 第 8 版　　TNM　　　Stage

2 原発巣

□単発　　　　□多発（個数）

【部位】□右　　□左　　□両側

病巣サイズ：縦×横×高さ(__×__×__mm)

□肉眼的病巣なし　　□出血性　　□淡褐色　　□灰白色　　□嚢胞性　　□その他

3 組織型

組織型

4 病期分類

癌取扱い規約第 3 版	pT	pN	□pM1	Stage
UICC/TNM 第 8 版	pT	pN	□pM1	Stage

5 断端・遺残腫瘍分類

遺残腫瘍分類
　　□RX：遺残腫瘍の存在が評価できない　　□R0：遺残なし　　□遺残あり　　□R1：顕微鏡的　　□R2：肉眼的

6 組織学的記載事項

	癌取扱い規約第 3 版	UICC/TNM 第 8 版	領域横断的がん取扱い規約
脈管侵襲　リンパ管侵襲　　静脈侵襲	評価できない，なし，あり	L（X, 0, 1） V（X, 0, 1, 2）	L（X, 0, 1a, 1b, 1c） V（X, 0, 1a, 1b, 1c, 2）
神経周囲浸潤		Pn（X, 0, 1）	Pn（X, 0, 1a, 1b, 1c）
リンパ節転移度※			
組織学的治療効果判定	Grade（0, 1a 1b 2a 2b 3）		

※転移陽性リンパ節総数/提出リンパ節総数（提出部位毎に評価）

◆ UICC/TNM 分類第 8 版
および WHO 腫瘍組織分類
との対照
・UICC/TNM 分類第 8 版
の病期分類（組織に関して
は WHO 腫瘍組織分類）に
関係する（あるいは共通す
る）記載は本文では青字，
側注では青囲みを用いて表
記している。

*1：以下，本章における「規
約」は「精巣腫瘍取扱い規約
第 3 版（2005 年 3 月）」を指
す。

I 総 論

(1) 本章[*1]は原発性精巣腫瘍（性索/性腺間質腫瘍も含む）を対象とする。

(2) Extragonadal germ cell tumor に関しては「精巣腫瘍取扱い規約」第 3 版付 1
（規約 107 頁）に説明があり精巣に異常を認めないことが必要条件であるが，治
療前臨床分類のため TNM 分類を用いて，T0 あるいは TX として記載すること
ができる。

(3) 転移性精巣腫瘍，肉腫，悪性リンパ腫は除外する。

(4) TNM 分類は一度決めたら変更してはならない。術前決めた TNM を術後に得
た情報によって変更したりしない。判定が疑わしい場合は進展度の低い方に入
れる。

II 記載事項

1 臨床情報

1) 局所所見（規約 6 頁）

(1) 腫瘤の触知：あり，なし，不詳

(2) 患側：右側，左側，両側，不詳

(3) 腫瘤の部位：陰嚢内，鼠径部，腹部

(4) 腫瘤の大きさ：　　×　　cm

(5) 腫瘤の進展状況：精巣本体に限局，精巣白膜をこえて浸潤，精巣上体に浸潤，
精索に浸潤，陰嚢壁に浸潤

2) 手術療法（規約 25 頁，36 頁）

(1) 原発巣

　a. 高位精巣摘除術

　b. 単純精巣摘除術

　c. 精巣部分切除術

　d. 精巣生検

*2：転移陽性リンパ節では
その転移巣の最大径がわかる
ように記録する。

(2) リンパ節[*2]

　a. 後腹膜リンパ節（生検，限局郭清，広汎郭清）

　b. その他のリンパ節（鼠径部，縦隔，頸部等）

(3) 転移巣

　腹部腫瘤，肺，脳，その他

3) 術前治療の有無

　a. なし

　b. あり（放射線療法，化学療法，免疫療法）

334 精巣腫瘍

4）生化学的検査成績[*3]（規約 36 頁）

(1) AFP
(2) hCG
(3) LDH
(4) その他参考となるもの

*3：必要に応じて測定方法と正常値を付記する。

2 原発巣

1）腫瘍の側性

　右，左，両側

2）原発巣の数および大きさ

(1) 病巣数（単発，多発：2 か所，3 か所以上）
(2) 腫瘍の大きさ（縦×横×高さ mm）
(3) 割面の性状
　a. 肉眼的病巣なし
　b. 出血性
　c. 淡褐色
　d. 灰白色
　e. 嚢胞性
　f. その他

3 組織型

1）組織型（規約 40 頁）[*4]　　　　　　　　　　ICD-O コード

A. 胚細胞腫瘍　Germ cell tumors
　(1) 精細管内悪性胚細胞　Intratubular malignant germ cells　　9064/2
　(2) 単一型　Tumors of one histological type, pure forms
　①セミノーマ　Seminoma　　9061/3
　　亜型：合胞性栄養膜細胞を伴うセミノーマ　Seminoma with syncytiotrophoblastic cells
　②精母細胞性セミノーマ　Spermatocytic seminoma　　9063/3
　　亜型：肉腫を伴う精母細胞性セミノーマ　Spermatocytic seminoma with sarcoma
　③胎児性癌　Embryonal carcinoma　　9070/3
　④卵黄嚢腫瘍　Yolk sac tumor　　9071/3
　⑤多胎芽腫　Polyembryoma　　9072/3
　⑥絨毛性腫瘍　Trophoblastic tumors
　　a）絨毛癌　Choriocarcinoma　　9100/3
　　b）胎盤部栄養膜細胞性腫瘍　Placental site trophoblastic tumor　　9104/1
　⑦奇形腫　Teratomas
　　a）成熟奇形腫　Mature teratoma　　9080/0[*5]

*4：WHO 腫瘍組織分類第4版 2016 年における変更点はここには反映できていない。

*5：成熟奇形腫の ICD-O コード番号は 9080/0 で，5桁目にて良性腫瘍を意味しているが，成人の成熟奇形腫はかならずしも良性とはかぎらないので 9080/1 とするのが妥当である（規約 39 頁）。

皮様嚢腫　Dermoid cyst　9084/0

　　b）未熟奇形腫　Immature teratoma　9080/3

　　c）悪性部分を伴う奇形腫　Teratoma with malignant area　9084/3

　（3）混合型　Tumors of more than one histological type, mixed forms　9085/3

B．性索/性腺間質腫瘍　Sex cord/gonadal stromal tumors

　（1）単一型　Pure forms

　① ライディッヒ細胞腫　Leydig cell tumor　8650/1

　② セルトリ細胞腫　Sertoli cell tumor　8640/1

　　亜型：a）大細胞性石灰化セルトリ細胞腫

　　　　　　　Large cell calcifying Sertoli cell tumor　8642/1

　　　　　b）高脂質性セルトリ細胞腫　Lipid-rich Sertoli cell tumor　8641/1

　③ 顆粒膜細胞腫　Granulosa cell tumor　8620/1

　　a）成人型顆粒膜細胞腫　Adult type granulosa cell tumor　8620/1

　　b）若年型顆粒膜細胞腫　Juvenile type granulosa cell tumor　8622/1

　④ 莢膜細胞腫/線維腫群腫瘍　Tumors of the thecoma/fibroma group　8600/0

　（2）不完全分化型性索/性腺間質腫瘍　Incompletely differentiated sex cord/
　　　gonadal stromal tumors　8591/1

　（3）混合型　Mixed forms　8592/1

　（4）分類不能型　Unclassified forms　8591/1

C．胚細胞および性索/性腺間質成分をもつ腫瘍　Tumors containing both germ
　　cell and sex cord/gonadal stromal elements

　（1）性腺芽腫　Gonadoblastoma　9073/1

　（2）分類不能胚細胞・性索/性腺間質混合型腫瘍　Mixed germ cell-sex cord/
　　　gonadal stromal tumors, unclassified

D．その他の精巣腫瘍　Miscellaneous tumors

　（1）カルチノイド腫瘍　Carcinoid tumor　8240/3

　（2）卵巣上皮型腫瘍　Tumors of ovarian epithelial types

E．リンパ組織および造血組織由来腫瘍　Lymphoid and hematopoietic tumors

　（1）悪性リンパ腫　Lymphoma　9590/3

　（2）形質細胞腫　Plasmacytoma　9731/3

　（3）白血病　Leukemia　9800/3

F．集合管と精巣網の腫瘍　Tumors of collecting ducts and rete

　（1）腺腫　Adenoma　8140/0

　（2）癌　Carcinoma　8010/3

G. 鞘膜，精巣上体，精索，支持組織，精巣垂の腫瘍　Tumors of tunica, epididymis, spermatic cord, supporting structures and appendices

(1) 腺腫様腫瘍　Adenomatoid tumor　　　　　　　　　9054/0
(2) 中皮腫　Mesothelioma　　　　　　　　　　　　　　9050/3
(3) 腺腫　Adenoma　　　　　　　　　　　　　　　　　8140/0
(4) 癌　Carcinoma　　　　　　　　　　　　　　　　　8010/3
(5) 黒色神経外胚葉性腫瘍　Melanotic neuroectodermal tumor　9363/0
(6) 線維形成性小円形細胞腫瘍　Desmoplastic small round cell tumor　8806/3

H. 軟部腫瘍　Soft tissue tumors

I. 分類不能腫瘍　Unclassified tumors

J. 転移性腫瘍　Secondary tumors　　　　　　　　　　　----/6

K. 腫瘍様病変　Tumor-like lesions
　規約 52 頁を参照のこと。

4 病期分類

1) 精巣腫瘍取扱い規約第 3 版 （規約 20 頁，55 頁）

(1) T-原発腫瘍[*6]

　分類上，根治的精巣摘除術を必須としない pTis および pT4 を除き，原発腫瘍の拡がりは根治的精巣摘除術後に分類する。精巣摘除術が行われなかった場合には Tx の記号を用いる。

T0：組織学的に瘢痕または原発腫瘍を認めない
Tis：精細管内胚細胞腫瘍（上皮内癌）
T1：脈管侵襲を伴わない精巣および精巣上体に限局する腫瘍。浸潤は白膜までで，鞘膜には浸潤していない腫瘍
T2：脈管侵襲を伴う精巣および精巣上体に限局する腫瘍。また白膜をこえ，鞘膜に進展する腫瘍
T3：脈管侵襲には関係なく，精索に浸潤する腫瘍
T4：脈管侵襲には関係なく，陰嚢に浸潤する腫瘍

*6：病理組織学的分類では接頭辞 p をおく。

(2-1) N 分類（リンパ節転移・臨床分類）[*7]

NX：領域リンパ節の評価が不可能
N0：領域リンパ節転移なし
N1：最大径が 2 cm 以下の単発性または多発性リンパ節転移
N2：最大径が 2 cm をこえ，5 cm 以下の単発性または多発性リンパ節転移
N3：最大径が 5 cm をこえるリンパ節転移

*7：領域リンパ節は腹部傍大動脈リンパ節（腹部大動脈外側リンパ節），大動脈前リンパ節，大動静脈間リンパ節，大静脈前リンパ節，傍大静脈後リンパ節，大動脈後リンパ節である。性腺静脈に沿ったリンパ節は領域リンパ節である。同側か対側かは N 分類では問わない。陰嚢または鼠径部手術後の骨盤内リンパ節および鼠径部リンパ節は領域リンパ節である。

4　病期分類　**337**

(2-2)　pN 分類（リンパ節転移・病理組織学的分類）

　　pNX：領域リンパ節転移の評価が不可能

　　pN0：領域リンパ節転移なし

　　pN1：最大径が 2 cm 以下で，5 個以下のリンパ節転移

　　pN2：最大径が 2 cm を越え，5 cm 以下のリンパ節転移，または最大径が 5 cm 以下で，6 個以上の多発性リンパ節転移，またはリンパ節外への進展

　　pN3：最大径が 5 cm を越える転移

(3-1)　M-遠隔転移

　　MX：遠隔転移の評価が不可能

　　M0：遠隔転移なし

　　M1：遠隔転移あり

　　　M1a：領域リンパ節以外のリンパ節転移，または肺転移

　　　M1b：リンパ節および肺以外の遠隔転移[8]

(3-2)　pM-遠隔転移

　　pMX：遠隔転移の評価が不可能

　　pM0：遠隔転移なし[9]

　　pM1：遠隔転移あり

　　　M1a：領域リンパ節以外のリンパ節転移，または肺転移

　　　M1b：リンパ節および肺以外の遠隔転移

(4)　S 分類（血清腫瘍マーカー）

　　SX：血清腫瘍マーカー検査が未実施または不明

　　S0：血清マーカーの値が正常範囲内

	LDH	hCG （mIU/ml）	AFP （ng/ml）
S1	$<1.5\times N$[10]	および$<5,000$	および$<1,000$
S2	$1.5\text{-}10\times N$	または $5,000\text{-}50,000$	または $1,000\text{-}10,000$
S3	$>10\times N$	または$>50,000$	または$>10,000$

*8：M1b については以下の記号を用い亜分類できる。この際，診断法も付記する（UICC/TNM 分類第 8 版と共通）。
肺：PUL，骨髄：MAR，骨：OSS，胸膜：PLE，肝：HEP，皮膚：SKI，脳：BRA，眼：EYE，リンパ節：LYM，その他：OTH

*9：UICC/TNM 分類第 8 版では pM0 および pMX というカテゴリーは用いられていない（UICC/TNM 分類第 8 版との相違点）。

*10：LDH 検査の「N」は正常値の上限とする（UICC/TNM 分類第 8 版と共通）。

(5) 病期分類（進行度）

0 期	pTis	N0	M0	S0, SX
Ⅰ 期	pT1-4	N0	M0	SX
Ⅰ A 期	pT1	N0	M0	S0
Ⅰ B 期	pT2-4	N0	M0	S0
Ⅰ S 期	pT/TX に関係なく	N0	M0	S1-3
Ⅱ 期	pT/TX に関係なく	N1-3	M0	SX
Ⅱ A 期	pT/TX に関係なく	N1	M0	S0, S1
Ⅱ B 期	pT/TX に関係なく	N2	M0	S0, S1
Ⅱ C 期	pT/TX に関係なく	N3	M0	S0, S1
Ⅲ 期	pT/TX に関係なく	N に関係なく	M1a	SX
Ⅲ A 期	pT/TX に関係なく	N に関係なく	M1a	S0, S1
Ⅲ B 期	pT/TX に関係なく	N1-3	M0	S2
	pT/TX に関係なく	N に関係なく	M1a	S2
Ⅲ C 期	pT/TX に関係なく	N1-3	M0	S3
	pT/TX に関係なく	N に関係なく	M1a	S3
	pT/TX に関係なく	N に関係なく	M1b	S に関係なく

2) UICC/TNM 分類第 8 版[11]

(1) T-原発腫瘍

分類上，根治的精巣摘除術を必要としない pTis と pT4 を除き，原発腫瘍の広がりは根治的精巣摘除術後に分類する。pT を参照。そのほか，根治的精巣摘除術が行われなかった場合には TX の記号を用いる。

*11：UICC/TNM 分類第 8 版において以下 TNM 分類は「精巣胚細胞性腫瘍にのみ適用」と記載されている。

(2) pT 原発腫瘍

pTX：原発腫瘍の評価が不可能（T-原発腫瘍を参照）

pT0：原発腫瘍を認めない（例えば，精巣における組織学的瘢痕）

pTis：精細管内胚細胞腫瘍（上皮内癌）

pT1[12]：脈管侵襲を伴わない精巣および精巣上体に限局する腫瘍。浸潤は白膜までで，鞘膜には浸潤していない腫瘍

pT2：脈管侵襲を伴う精巣および精巣上体に限局する腫瘍。または白膜をこえ，鞘膜に進展する腫瘍

pT3：脈管侵襲には関係なく，精索に浸潤する腫瘍

pT4：脈管侵襲には関係なく，陰嚢に浸潤する腫瘍

*12：AJCC では最大径が 3 cm 以下か 3 cm を越えるかにより，T1 を T1a, T1b に亜分類している。

(3) N-領域リンパ節

NX：領域リンパ節の評価が不可能

N0：領域リンパ節転移なし

N1：最大径が 2 cm 以下で，5 個以下のリンパ節転移

N2：最大径が 2 cm をこえるが 5 cm 以下の単発性または多発性リンパ節転移

N3：最大径が 5 cm をこえるリンパ節転移

4 病期分類 **339**

（4） pN-領域リンパ節

pNX：領域リンパ節の評価が不可能

pN0：領域リンパ節転移なし

pN1：最大径が2cm以下で，5個以下のリンパ節転移

pN2：最大径が2cmをこえるが5cm以下のリンパ節転移，または最大径が5cm以下で，6個以上の多発性リンパ節転移，またはリンパ節外への進展

pN3：最大径が5cmをこえるリンパ節転移

（5） M-遠隔転移

M0：遠隔転移なし

M1：遠隔転移あり

　M1a：領域リンパ節以外のリンパ節転移，または肺転移

　M1b：領域リンパ節以外のリンパ節転移と肺転移を除く遠隔転移

（6） S-血清腫瘍マーカー

SX：血清腫瘍マーカー検査が不明，または実施していない

S0：血清マーカーの値が正常範囲内

	LDH	hCG（mIU/ml）	AFP（ng/ml）
S1	$<1.5\times N$[10]	および$<5,000$	および$<1,000$
S2	1.5-$10\times N$	または$5,000$-$50,000$	または$1,000$-$10,000$
S3	$>10\times N$	または$>50,000$	または$>10,000$

*10：LDH検査の「N」は正常値の上限とする。

（7） 病期分類（UICC/TNM分類第8版）（下線部：第7版からの変更点）

0期	pTis	N0	M0	S0
Ⅰ期	pT1-4	N0	M0	SX
ⅠA期	pT1	N0	M0	S0
ⅠB期	pT2-4	N0	M0	S0
ⅠS期	pT/TXに関係なく	N0	M0	S1-3
Ⅱ期	pT/TXに関係なく	N1-3	M0	SX
ⅡA期	pT/TXに関係なく	N1	M0	S0, S1
ⅡB期	pT/TXに関係なく	N2	M0	S0, S1
ⅡC期	pT/TXに関係なく	N3	M0	S0, S1
Ⅲ期	pT/TXに関係なく	Nに関係なく	M1a	SX
ⅢA期	pT/TXに関係なく	Nに関係なく	M1a	S0, S1
ⅢB期	pT/TXに関係なく	N1-3	M0	S2
	pT/TXに関係なく	Nに関係なく	M1a	S2
ⅢC期	pT/TXに関係なく	N1-3	M0	S3
	pT/TXに関係なく	Nに関係なく	M1a	S3
	pT/TXに関係なく	Nに関係なく	M1b	Sに関係なく

5 断端・遺残腫瘍分類

1) 遺残腫瘍分類（R：residual tumor）（UICC/TNM 分類第 8 版）
記載なし

6 組織学的記載事項

1) 脈管侵襲
(1) 評価できない
(2) なし
(3) あり

2) 組織学的・治療効果判定基準（規約 86 頁）

Grade 0：無効

　腫瘍細胞，腫瘍組織に治療による変性，壊死などの障害をほとんど認めない場合。

Grade 1：軽度の効果

　a）ごく軽度の効果：腫瘍の約 2/3 以上に Viable な悪性腫瘍細胞の残存を認める場合。

　b）軽度の効果：腫瘍の 1/3 以上，2/3 未満に Viable な悪性腫瘍細胞の残存を認める場合。

Grade 2：かなりの効果

　a）腫瘍の 1/3 未満に Viable な悪性腫瘍細胞の残存を認める場合。

　b）Viable な悪性腫瘍細胞を認めないが，成熟奇形腫の残存を認める場合。

Grade 3：著効

　悪性腫瘍細胞も成熟奇形腫も全く認められない場合。

第 22 章
小児腫瘍

日本小児血液・がん学会　監修

監修　日本小児血液・がん学会

　　　　　細井　　創（理事長）　　小野　　滋（領域横断的癌取扱い規約検討委員会委員）

　　　　　田中　祐吉　　中澤　温子　　北條　　洋　　井上　　健　　大喜多　肇　　小田　義直

領域横断的がん取扱い規約　チェックリスト

小児腫瘍

1 臨床情報

臨床診断	
切除方式	（術式） □摘出　□核出　□切除生検　□針生検　□その他
リンパ節	□領域リンパ節　□その他のリンパ節（部位：　　　　）
転移巣	□転移なし □転移巣あり（□摘出済み：部位　　／　□未摘出：部位　）
術前治療の有無	□なし　　　□あり （治療：□放射線療法　□化学療法　□免疫療法　□その他　）
生化学的検査成績	（□AFP　　　□hCG　　　□LDH　　　□NSE　　　　　　） （□尿中VMA　□尿中HVA　□その他参考になるもの：　　　　）
遺伝子学的検索	□なし　□あり（対象遺伝子とその結果：　　　　　　　）
臨床病期分類	UICC/TNM第8版　　　　　TNM　　　　　　　　　Stage

2 原発巣

原発臓器＿＿＿＿　　　側性：□右　□左　□両側
腫瘍の個数　　　　　　□単発　　□多発　　（□2個　□3個以上（　　個））
病変の最大径　　　　　　　　cm　あるいは3方向（　×　×　cm）

3 組織型およびグレード

組織型	
Grade	□G1（高分化）　　□G2（中分化）　　□G3（低分化）　　□G4（未分化）

4 病期分類

□肝芽腫，肝細胞癌（PRETEXT分類）

□横紋筋肉腫（治療前病期分類，術後グループ分類，組織型：胎児型群あるいは胞巣型群）

□腎芽腫，腎明細胞肉腫，腎ラブドイド腫瘍（□COG病期分類／□SIOP病期分類）

□リンパ腫（□ホジキンリンパ腫：修正Ann Arbor分類／□非ホジキンリンパ腫：St Jude/Murphy分類）

□神経芽腫群腫瘍（INRGSS分類）

5 断端・遺残腫瘍分類

断端　　□陰性　　□陽性　　陰性の場合：断端から癌浸潤部までの最も近接する距離　　mm

□RX：遺残腫瘍の存在が評価できない
□R0：遺残腫瘍なし　□遺残腫瘍あり（□R1：顕微鏡的　□R2：肉眼的）

6 組織学的記載事項

		UICC/TNM 第8版	領域横断的 がん取扱い規約
脈管侵襲	リンパ管侵襲	L（X, 0, 1）	Ly（X, 0, 1a, 1b, 1c）
	静脈侵襲	V（X, 0, 1, 2）	V（X, 0, 1a, 1b, 1c, 2）
神経周囲浸潤		Pn（X, 0, 1）	Pn（X, 0, 1a, 1b, 1c）
リンパ節転移度※	n（　／　）		
治療効果判定	Ef（0, 1a, 1b, 2, 3）		

※転移陽性リンパ節総数/提出リンパ節数（提出部位毎に評価）

チェックリスト　**345**

◆ UICC/TNM 分類および WHO 分類との対照
・UICC/TNM 分類（組織に関しては WHO 分類）に関係する記載は本文では青字，側注では青囲みを用いて表記している。

Ⅰ　総　論

(1) 本項目は乳幼児から 15 歳までに発生した腫瘍について適用する。
(2) 基本的には TNM 分類や各臓器の取扱い規約に準じた記載法を推奨する。しかし小児腫瘍の中には治療や予後と密接に関わる独自の病期分類や予後分類体系を持つものがあり，それらについては明確に記載する。
(3) 成人例において本項で掲載されている腫瘍が発生した際は，原則，成人に適用される TNM 分類や各臓器の取扱い規約に従って記載する。

Ⅱ　記載事項

1　臨床情報

1) 局所所見
(1) 部位　（臓器名，左右など）
(2) 大きさ　（＿＿×＿＿×＿＿cm）

2) 外科的治療
(1) 原発巣
　a. 摘出
　b. 核出
　c. 切除生検
　d. 針生検
　e. その他
(2) リンパ節
　a. 領域リンパ節
　b. その他のリンパ節
(3) 転移巣
　a. 転移巣なし
　b. 転移巣あり（摘出済み：部位＿＿＿＿＿＿＿＿＿＿）
　c. 転移巣あり（未摘出）
(4) 局所再発巣

3) 術前治療の有無
a.　なし
b.　あり
　① 放射線療法
　② 化学療法
　③ 免疫療法

4) 生化学的検査成績　（疾患により非該当例あり）
(1) AFP

346　小児腫瘍

(2) hCG

(3) LDH

(4) NSE

(5) 尿中 VMA/HVA

(6) その他参考となるもの

2　原発巣

1)　原発臓器

(1) 臓器名（2臓器以上に及ぶ場合は主たる臓器を先に記載）

(2) 側性（右，左，両側）

2)　病巣の数および大きさ

(1) 病巣数（単発，多発：2か所，3か所以上）

(2) 病変の最大長径（cm）あるいは3方向（　×　×　cm）

3　組織型およびグレード

1)　組織型

　基本は各臓器の腫瘍の取扱い規約に準ずるが，小児に特有な腫瘍（神経芽腫群腫瘍，腎芽腫，肝芽腫，網膜芽細胞腫など）や，現状取扱い規約で取り上げられていないものでは，小児腫瘍組織カラーアトラス[1-3]や各臓器の WHO 腫瘍組織分類を参照する。

2)　病理組織学的分化度（UICC/TNM 分類第8版）

　上皮性悪性腫瘍で，下記の分類が適切と考えられるものについては以下の分類を適用する。

　GX：分化度の評価が不可能

　G1：高分化

　G2：中分化

　G3：低分化

　G4：未分化

4　病期分類

1)　消化器系腫瘍

(1) 基本はそれぞれの臓器の取扱い規約に準ずる。

(2) 肝芽腫・肝細胞癌については，PRETEXT 分類[*1]を付記する（表1）。

*1：PRETEXT
Pretreatment Extent of Disease の略。

表1　PRETEXT Classification[4]

PRETEXT number	定義
Ⅰ	腫瘍は1つの肝区域に存在し，他の隣接する3区域に腫瘍の浸潤を認めない。
Ⅱ	腫瘍は2つの肝区域に存在し，他の隣接する2区域に腫瘍の浸潤を認めない。
Ⅲ	腫瘍は2つ以上の隣接しない肝区域または3つの隣接する肝区域に存在し，他の1区域あるいは隣接しない2区域に腫瘍の浸潤を認めない。
Ⅳ	腫瘍は4つの区域に存在する。

表2　PRETEXT 付記因子[4]

因子		備考
C：尾状葉浸潤	C0（C1 以外） C1（尾状葉浸潤あり）	C1 症例は少なくともPRETEXT Ⅱ となる。
E：肝外進展	E0（遠隔転移，リンパ節転移を除く腹腔内臓器進展がない） E1（隣接臓器あるいは横隔膜への直接浸潤がある）	腹水を認める場合は接尾語 a を置く（E0a）。
F：多発性	F0（単発） F1（2 個以上）	
H：肝破裂	H0（H1 以外） H1（臨床的腹腔内出血あり）	画像診断を含む。
M：（遠隔）転移	M0（遠隔転移なし） M1（E,N を除く転移陽性症例）	転移先の接尾語を記入する。
N：リンパ節転移	N0（リンパ節転移なし） N1（リンパ節転移のみ） N2（腹腔外リンパ節転移あり；腹腔リンパ節転移の有無にかかわらず）	
P：門脈浸潤	P0（門脈浸潤なし） P1（左枝あるいは右枝いずれかの門脈浸潤あり） P2（門脈本幹浸潤あり）	血管内腫瘍をみる場合は接尾語 a を付す（例：P1a）。
V：肝静脈浸潤 （IVC：下大静脈）	V0（IVC を含め肝静脈浸潤なし） V1（1 か所の肝静脈浸潤のみ） V2（2 か所の肝静脈浸潤のみ） V3（IVC 浸潤の有無にかかわらず3枝すべてに肝静脈浸潤あり）	静脈内腫瘍をみるときは接尾語 a を付す（例：V3a）。

2) 骨軟部腫瘍

（1）横紋筋肉腫は独立して扱う。

（2）横紋筋肉腫以外はそれぞれの臓器の取扱い規約に準ずる。

A. 横紋筋肉腫　Rhabdomyosarcoma

　小児での予後を予測した治療リスク分類は，Stage（解剖学的部位を加味した治療前病期分類）（表3），Group（外科的介入後の分類）（表4），Histology（胎児型群，胞巣型群）の組み合わせにより決められることが一般的である[5,6]。

(1) 病期分類

　a. TNM 分類

T-原発腫瘍*2

TX：原発巣の評価が不可能

T0：原発巣を認めない

T1：単一の解剖学的部位に限局

　T1a：最大径が5cm以下の腫瘍

　T1b：最大径が5cmをこえる腫瘍

T2：単一の解剖学的領域をこえて進展

　T2a：最大径が5cm以下の腫瘍

　T2b：最大径が5cmをこえる腫瘍

N-領域リンパ節

NX：領域リンパ節の評価が不可能

N0：領域リンパ節転移なし

N1：領域リンパ節転移あり

M-遠隔転移

M0：遠隔転移なし

M1：遠隔転移あり

b.解剖学的予後良好部位・予後不良部位

① 予後良好部位：眼窩，頭頸部（傍髄膜腫瘍以外），肝・胆道，泌尿生殖器（膀胱腫瘍と前立腺腫瘍以外）

② 予後不良部位：膀胱，前立腺，四肢，傍髄膜，体幹部，後腹膜，その他予後良好部位以外の部位

*2：成人ではUICC第8版で改訂されている（第13章悪性軟部腫瘍を参照）。

表3　病期分類（横紋筋肉腫）

Ⅰ期	予後良好部位	Tに関係なく	Nに関係なく	M0
Ⅱ期	予後不良部位	T1a, T2a	N0	M0
Ⅲ期	予後不良部位	T1a, T2a	N1	M0
	予後不良部位	T1b, T2b,	Nに関係なく	M0
Ⅳ期	部位に関係なく	Tに関係なく	Nに関係なく	M1

(2) Group分類

表4　Group分類（横紋筋肉腫）

Group Ⅰ	組織学的に完全摘出されている
Group Ⅱ	肉眼的に全摘出されているが，局所浸潤がある A．顕微鏡的残存腫瘍がある B．完全摘出されたリンパ節転移があるが，顕微鏡的残存腫瘍はない C．肉眼的に摘出されたリンパ節転移と顕微鏡的残存腫瘍がある
Group Ⅲ	生検のみもしくは不完全摘出で，肉眼的に残存腫瘍がある
Group Ⅳ	遠隔転移がある

（3）組織分類

　　a. 胎児型群

　　b. 胞巣型群

B. 横紋筋肉腫以外の骨軟部悪性腫瘍

それぞれの臓器の取扱い規約に準ずる。

3) 婦人科系腫瘍

それぞれの臓器の取扱い規約に準ずる。

4) 泌尿器系腫瘍

（1）基本はそれぞれの臓器の腫瘍の取扱い規約に準ずる。

（2）腎芽腫，腎明細胞肉腫，腎ラブドイド腫瘍については，COG[*3]（表5），SIOP[*4]（表6）の分類に従う[7,8]。

*3：COG
Children's Oncology Group
の略。

*4：SIOP
International Society of Paediatric Oncology の略。

表5　COG病期分類

病期Ⅰ	腫瘍は腎に限局しており，完全切除されている。腎被膜は完全に保たれ，術前もしくは術中の腫瘍破裂はない。腎洞の血管浸潤を認めない。切除断端を越えた腫瘍遺残はみられない。
病期Ⅱ	腫瘍は腎被膜を超えて浸潤しているが，完全に摘除されており，切除断端を超えた腫瘍遺残は見られない。以下のいずれかの場合が当てはまる。 1）腫瘍の局所進展，すなわち腎被膜の最外側表面から腎周囲組織へ進展しているか，明らかな腎洞への腫瘍浸潤がある。 2）腎洞の血管または腎外の血管に腫瘍浸潤または腫瘍塞栓がある。
病期Ⅲ	腫瘍が腹部に残存している。以下の項目が1つ以上該当する。 1）生検において，腎門部のリンパ節，大動脈周囲リンパ節またはそれより遠隔のリンパ節に腫瘍がみられる。胸部ならびに腹部外のリンパ節転移が認められる場合には病期Ⅳと分類する。術前または術中に側腹部を越えた腫瘍の漏れがある場合や，腫瘍が被膜を破って進展している場合などで，腹腔全体におよぶ腫瘍汚染が認められる。 2）腹膜播種がある。 3）肉眼的あるいは組織学的に腫瘍が切除断端を越えて進展している。 4）周囲重要臓器への浸潤があり，腫瘍全摘ができない。 5）腫瘍全切除前に施行した全ての生検（針生検，吸引生検も含む） 6）術前または術中における程度，部位を問わず，すべての腫瘍の漏れ 7）腫瘍を一塊に切除しなかった（例えば腫瘍とは別に切除した副腎内に腫瘍が発見された場合，下大静脈内腫瘍血栓を腎とは別に摘出した場合など）。しかし腫瘍が連続的に胸部か大静脈あるいは心腔に進展している場合には，腹部外であるが病期Ⅲに分類する。
病期Ⅳ	病期Ⅲの領域を越えて肺，肝，骨，脳などへの血行転移を認める。または，腹部・骨盤外のリンパ節転移が存在する（副腎内に腫瘍が存在する場合はこれを転移として扱わず，それ以外の因子で病期分類する）。
病期Ⅴ	初診時に両側腎に腫瘍を認める。左右それぞれの腫瘍について，上記Ⅰ～Ⅳの判定基準に従って病期を決定する。

表6 SIOP 病期分類

病期Ⅰ	a）腫瘍は腎内に限局しているか腎外の場合でも正常な腎形状を保ち腫瘍周囲は繊維性偽被膜に被われている。腎被膜または偽被膜に腫瘍浸潤があっても被膜外には進展しない。手術では腎臓に限局され完全に切除されている。切除断端は腫瘍陰性である。 b）腫瘍は腎盤に突出（膨隆）して，尿管に落ち込むことがある（しかし壁浸潤はない）。 c）腎洞の血管は巻き込まれていない。 d）腎内の血管は巻き込まれていることがある。 　細径針吸引生検あるいは経皮的針生検による生検をしても upstage しない。壊死に陥った腫瘍組織や化学療法による組織変化を腎洞・腎門脂肪組織（または腎周囲組織）に認めてもそれを upstage の根拠とはしない。
病期Ⅱ	a）腫瘍が腎外に進展しているか，腎被膜（ときに線維性偽被膜も）から腎周囲脂肪組織に浸潤している。しかし腫瘍は完全に切除されている。切除断端は腫瘍陰性である。 b）腫瘍は腎洞に浸潤しているか，腎実質外の血管，リンパ管に進展がある。しかし腫瘍は完全に切除されている。 c）腫瘍は周囲臓器に浸潤しているか，下大静脈に進展している。しかし腫瘍は完全に切除されている。
病期Ⅲ	a）腫瘍が腎外に進展しており，完全に切除されていない。肉眼的または顕微鏡的に切除断端腫瘍陽性である。 b）腹部のいずれかのリンパ節に転移がある。 c）術前または術中に腫瘍破裂を来した。 d）腫瘍は腹膜に浸潤している。 e）腫瘍の腹膜播種がある。 f）腫瘍血栓が，血管や尿管切除断端や組織横断面にみられる。または腫瘍血栓を段階的に摘除した場合。 g）術前化学療法前または手術前に腫瘍生検（手術にて楔状生検）をした場合。 　壊死した腫瘍組織や化学療法による組織変化をリンパ節または切除断端に認めた場合は病期Ⅲとする。
病期Ⅳ	肺，肝，骨，脳などに血行性転移がある場合や腹部・骨盤以外にリンパ節転移が認められる場合。
病期Ⅴ	初診時両側腎腫瘍が認められるもの。左右それぞれの腫瘍について上記Ⅰ～Ⅳの判定基準に従って病期を決定する。

5) 眼科領域腫瘍　Ophthalmic Tumors

A. 網膜芽細胞腫　Retinoblastoma

病期分類は UICC/TNM 分類第8版（日本語版 226-229 頁）に準ずる。

表7 予後群

0期	眼球に限局する腫瘍（眼球摘出未施行）
pⅠ期	核出，断端陰性（R0）
pⅡ期	核出，顕微鏡的残存（R1）
pⅢ期	眼窩への浸潤および/または領域リンパ節転移
cⅣ期	遠隔転移

6) 悪性リンパ腫　Malignant Lymphoma

A. ホジキンリンパ腫　Hodgkin Lymphoma

基本的に取扱い規約に準ずる。病期は修正 Ann Arbor 分類による（表8）。

B. 非ホジキンリンパ腫　non-Hodgkin Lymphoma

基本的に取扱い規約に準ずる。病期分類は St Jude/Murphy 分類による（表9）。

表8 ホジキンリンパ腫の病期分類[9]（Ann Arbor 分類改変）

Ⅰ期	病変が1か所のみのリンパ節領域（Ⅰ期），または1個のリンパ節外臓器の限局性病変（ⅠE期）のみの場合（脾臓・胸腺・ワルダイエル輪）。
Ⅱ期	病変は横隔膜を境界にして一方の側に限局していて，なおかつ，病変が2か所以上のリンパ節領域に存在する場合（Ⅱ期），または病変リンパ節とそれに関連した1つのリンパ節外臓器（または部位）への限局性の浸潤がある場合（横隔膜の同側の他のリンパ節外領域の有無は問わない）（ⅡE期）。
Ⅲ期	病変が横隔膜を境界にして両側のリンパ節領域に進展している場合（Ⅲ期）。病変リンパ節領域に関連するリンパ節外臓器（または部位）への限局性浸潤を伴っている場合はⅢE期とする。脾臓浸潤がある場合はⅢSと記載し，両者を認める場合はⅢE＋Sと記載する。
Ⅳ期	病変がリンパ節外臓器へびまん性（多発性）に浸潤している場合（領域リンパ節の浸潤の有無は問わない）。または，リンパ節病変と，それに関連しない遠隔のリンパ節外臓器に病変がある場合。

リンパ節以外の病変の扱いについては，病変がリンパ節外臓器のみに限局している場合やリンパ節病変に近接したリンパ節臓器に限局性に浸潤している場合には，それはリンパ節病変と同様に扱い，『E』という記号を付記する。肝臓などリンパ節外臓器にびまん性に浸潤進展した状態はⅣ期として扱う。リンパ節外の臓器浸潤が病理学的に証明された場合には，浸潤部位の記号に続けて（＋）と記載する。浸潤部位は下記の表記に従う。
N＝nodes，H＝liver，M＝bone marrow，S＝spleen，P＝pleura，O＝bone，D＝skin

表9 小児非ホジキンリンパ腫の病期分類[9]（Murphy 分類改変）

stage Ⅰ	単一の節外性病変または単一のリンパ節領域内に局在した病変（ただし縦隔と腹部病変は除く）
stage Ⅱ	1）単一の節外性病変で領域リンパ節の浸潤を伴うもの 2）横隔膜の同一側にある 　（2a）2か所以上のリンパ節領域の病変 　（2b）2か所の単一の節外性病変（所属リンパ節浸潤の有無は問わない） 3）肉眼的に全摘された消化管原発病変（通常回盲部）（隣接する腸間膜リンパ節への浸潤の有無は問わない）
stage Ⅲ	1）横隔膜の両側にある2か所の単一の節外性病変 2）横隔膜の両側にある2か所以上のリンパ節領域の病変 3）胸郭内（縦隔，胸膜，胸腺）の病変 4）腹部原発の広範囲におよぶ病変で，全摘不能であったもの 5）傍脊髄または硬膜外の病変（他の病変部位の有無は問わない）
stage Ⅳ	1）発症時に中枢神経系または骨髄（腫瘍細胞が25％未満）に浸潤があるもの（原発巣は上記のいずれでもよい）

※1：3か所以上の節外性病変が存在する場合は，部位にかかわらず stage Ⅲ に分類する。
※2：腹部原発腫瘍を摘出しても，残存リンパ節に病理学的に腫瘍が証明された場合は stage Ⅲ とする。

7) 中枢神経系腫瘍 Central Nervous System

基本的に取扱い規約に準ずる。

8) 神経芽腫群腫瘍 Peripheral neuroblastic tumors

画像リスク因子（IDRF[*5]）（表10）を加味した International Neuroblastoma Risk Group Staging System（INRGSS）（表11）を用いる。

＊5：IDRF（Image Defined Risk Factor）：神経芽腫群腫瘍治療前の画像診断[10]。

352 小児腫瘍

表10　神経芽腫群腫瘍の Image-defined risk factors（IDRFs）（文献 10 より改編）

Ipsilateral tumor extension within two body compartments
　Neck-chest, chest-abdomen, abdomen-pelvis
Neck
　Tumor encasing carotid and/or vertebral artery and/or internal jugular vein
　Tumor extending to base of skull
　Tumor compressing the trachea
Cervico-thoracic junction
　Tumor encasing brachial plexus roots
　Tumor encasing subclavian vessels and/or vertebral and/or carotid artery
　Tumor compressing the trachea
Thorax
　Tumor encasing the aorta and/or major branches
　Tumor compressing the trachea and/or principal bronchi
　Lower mediastinal tumor, infiltrating the costo-vertebral junction between T9 and T12
Thoraco-abdominal
　Tumor encasing the aorta and/or vena cava
Abdomen/pelvis
　Tumor infiltrating the porta hepatis and/or the hepatoduodenal ligament
　Tumor encasing branches of the superior mesenteric artery at the mesenteric root
　Tumor encasing the origin of the coeliac axis, and/or of the superior mesenteric artery
　Tumor invading one or both renal pedicles
　Tumor encasing the aorta and/or vena cava
　Tumor encasing the iliac vessels
　Pelvic tumor crossing the sciatic notch
Intraspinal tumor extension whatever the location provided that：
　More than one third of the spinal canal in the axial plane is invaded and/or the perimed-
　　ullary leptomeningeal spaces are not visible and/or the spinal cord signal is abnormal
Infiltration of adjacent organs/structures
　Pericardium, diaphragm, kidney, liver, duodeno-pancreatic block, and mesentery
Conditions to be recorded, but not considered IDRFs
　Multifocal primary tumors
　Pleural effusion, with or without malignant cells
　Ascites, with or without malignant cells

Abbreviation: IDRFs, image-defined risk factors.

表11　INRGSS 分類

Stage L1	IDRF で定義される，主要な臓器・構造を巻き込んでいない限局性腫瘍
Stage L2	IDRF で定義される，1 項目以上の手術リスクを含んでいる限局性腫瘍
Stage M	Ms 以外の遠隔転移を呈する腫瘍
Stage Ms	18 か月未満に発症し転移が皮膚，肝臓，骨髄に限られる腫瘍

【参考】神経芽腫群腫瘍：INRG リスク分類（International neuroblastoma Risk
　　　　Group classification）[10,11]

5　断端・遺残腫瘍分類

1）切除断端

A．各検体において外科的切除縁の状態を適宜記載する

（1）陽性の場合：露出部位の記載

（2）陰性の場合：切除縁と近接する腫瘍との距離を記載

B. 四肢悪性骨軟部腫瘍の切除縁

「悪性骨腫瘍取扱い規約」第4版に準じて評価を行う（章末356頁「（付）四肢悪性骨軟部腫瘍の切除縁」を参照）。

2) 遺残腫瘍分類（R：residual tumor）（UICC/TNM分類第8版）

RX：遺残腫瘍の存在が評価できない

R0：遺残腫瘍なし

R1：切離端または剝離面に腫瘍細胞が陽性

R2：遺残腫瘍あり

6 組織学的記載事項

1) 脈管侵襲（Ly，V）

本章では脈管侵襲を評価する際には下記の表記法を推奨する。

(1) リンパ管侵襲（Ly）

LyX：リンパ管侵襲を判定しえない

Ly0：リンパ管侵襲を認めない

Ly1：リンパ管侵襲を認める

(2) 血管侵襲（V）

VX：血管侵襲を判定しえない

V0：血管侵襲を認めない

V1：血管侵襲を認める

2) 神経周囲浸潤（Pn）

本章では神経周囲浸潤を評価する際には下記の表記法を推奨する。

PnX：神経周囲浸潤を判定しえない

Pn0：神経周囲浸潤を認めない

Pn1：神経周囲浸潤を認める

3) 治療効果の病理組織学的判定基準

基本的に取扱い規約に準ずるが，腎芽腫については文献8に従う。肝腫瘍および神経芽腫群腫瘍については，下記を参考にする。

小児固形腫瘍悪性腫瘍治療効果の組織学的判定[12]

【判定基準】

効果判定は検索した組織標本全体に対する腫瘍細胞の壊死・線維化の占める面積の割合による。

効果0（Ef0）：無効

治療による効果を殆ど認めない場合

効果1（Ef1）：軽度の効果

a）（Ef1a）：ごく軽度の効果

1/3 未満に腫瘍細胞の壊死，線維化などを認める場合

 b）（Ef1b）：軽度の効果

 1/3 以上，2/3 未満に腫瘍細胞の壊死，線維化などを認める場合

効果 2（Ef2）：中等度の効果

 2/3 以上に著明な壊死，消失，石灰化，線維化などを認める場合

効果 3（Ef3）：著効

 ほぼすべて壊死ないし線維化巣で置き換えられている場合，または腫瘍細胞の消失している場合

【付記事項】

(1) 反復採取した組織あるいは摘出材料について腫瘍組織の分化成熟度，ないし組織型に変化がみられる場合は，それぞれに分化成熟度ないし組織型を記載する。

(2) 腫瘍組織の多形化，異型化，退形成などが目立つ場合は記載する。

(3) 広範な壊死が見られる一方，残存腫瘍組織が未熟で active な形態を示し，再増殖した結果と考えられる場合には R を付記する（例：Ef2-R）。

(4) 2 種類以上の構成成分からなる場合はそれぞれの組織型を記載する。

(5) 肝芽腫の類骨組織，神経芽腫群腫瘍のシュワン性間質など，それぞれの腫瘍に特徴的な形態変化が目立つようになった場合はその旨を記載する。

【文献】

1) 日本病理学会小児腫瘍組織分類委員会 編. 小児腫瘍組織カラーアトラス 第2巻 神経芽腫群腫瘍. 金原出版，東京，2004.

2) 日本病理学会小児腫瘍組織分類委員会 編. 小児腫瘍組織カラーアトラス 第4巻 小児腎腫瘍. 金原出版，東京，2008.

3) 日本病理学会小児腫瘍組織分類委員会 編. 小児腫瘍組織カラーアトラス 第5巻 肝臓・胆囊・膵臓腫瘍. 金原出版，東京，2010.

4) Roebuck DJ, Aronson D, Clapuyt P, Czauderna P, de Ville de Goyet J, Gauthier F, Mackinlay G, Maibach R, McHugh K, Olsen OE, Otte JB, Pariente D, Plaschkes J, Childs M, Perilongo G；International Childhood Liver Tumor Strategy Group. 2005 PRETEXT：a revised staging system for primary malignant liver tumours of childhood developed by the SIOPEL group. Pediatr Radiol. 2007；37：123-32.

5) Arndt CA. Risk stratification of rhabdomyosarcoma：a moving target. Am Soc Clin Oncol Educ Book. 2013：415-9.

6) Malempati S, Hawkins DS. Rhabdomyosarcoma：review of the Children's Oncology Group (COG) Soft-Tissue Sarcoma Committee experience and rationale for current COG studies. Pediatr Blood Cancer. 2012；59：5-10.

7) Metzger ML, Dome JS. Current therapy for Wilms' tumor. Oncologist. 2005；10：815-26.

8) Vujanic GM, Sandstedt B. The pathology of Wilms tumour (nephroblastoma)：the International Society of Paediatric Oncology approach. J Clin Pathol 2010；63：102-9.

9) 一般社団法人日本小児血液・がん学会 編. 小児白血病・リンパ腫診療ガイドライン 2016 年版. 金原出版，東京，2016.

10) Monclair T, Brodeur GM, Ambros PF, Brisse HJ, Cecchetto G, Holmes K, Kaneko M, London WB, Matthay KK, Nuchtern JG, von Schweinitz D, Simon T, Cohn SL, Pearson AD；INRG Task Force. The International Neuroblastoma Risk Group (INRG) staging system：an INRG Task Force report. J Clin Oncol. 2009；27：298-303.

11) Cohn SL, Pearson AD, London WB, Monclair T, Ambros PF, Brodeur GM, Faldum A, Hero B, Iehara T, Machin D, Mosseri V, Simon T, Garaventa A, Castel V, Matthay KK；INRG Task Force. The International Neuroblastoma Risk Group (INRG) classification system：an INRG Task Force report. J Clin Oncol. 2009；27：289-97.

12) 日本病理学会小児腫瘍組織分類委員会. 小児固形悪性腫瘍治療効果の組織学的判定基準. 日本小児外科学会雑誌. 1990；26：993.

付）四肢悪性骨軟部腫瘍の切除縁

1）切除縁の定義

切除縁は「悪性骨腫瘍取扱い規約」第4版に準じて評価を行う。治癒的切除縁（curative margin），広範切除縁（wide margin），腫瘍辺縁部切除縁（marginal margin），腫瘍内切除縁（intralesional margin）の4段階に分類される。切除標本の歪みや，ホルマリン固定による収縮がある事に留意し，腫瘍反応層からの距離をホルマリンの収縮を補正した値で計測を行う。

治癒的切除	5 cm 以上，あるいはそれに相当する厚さの組織外を通過する切除縁。
広範切除	Curative margin には満たないが，腫瘍反応層より外側にある切除縁。Wide 2 cm 以上を adequate wide，Wide 1 cm を inadequate wide とする。
辺縁部切除	腫瘍反応層を通過する切除縁。
腫瘍内切除	腫瘍実質内に切除線が通過する切除縁。

2）切除縁評価方法（barrier 理論）

(1) 腫瘍周囲に筋膜や腱，靱帯など，組織構造が強固であり腫瘍浸潤に対し抵抗となる構造物については一定の barrier 効果が見込まれる事が明らかになっており，以下のように算出する。

　① 切除縁・腫瘍間に barrier が存在するときには，原則としてこれが腫瘍に癒着しない場合（barrier と可動性のある場合）に限り一定の厚さの組織として換算し，腫瘍・切除縁間距離を算定する。

　② 薄い barrier を2 cm，厚い barrier を3 cm，関節軟骨を5 cm とする。腫瘍外に正常組織を介して barrier があるときは barrier の厚さに関係なく5 cm として換算する。

薄い barrier（下部組織が透見できる）	筋膜，成人骨膜，腹膜，胸膜，血管外膜，神経上膜など
厚い barrier（下部組織が透見できない）	腸脛靱帯，関節包，小児骨膜，腱など

　③ 反応層からの組織の厚さの評価は，数 mm～1 cm までを1 cm，1 cm 数 mm は2 cm という具合に切り上げて評価可能。

　④ 腫瘍が barrier に癒着している場合には，その barrier は機能を喪失したとみなす。ただし，厚い barrier でその外側組織が容易に剥離できる場合であり，barrier の表面が正常で変色がなければ barrier 機能は一部残存しているとみなし，その barrier の値から1を減じる。

　⑤ 手術法の根治性は，実際に達成された切除縁のうち最も根治性の低い切除縁でその手術全体を表現する。

(2) 反応層の定義

腫瘍周囲の肉眼的変色部であり，出血巣，筋肉変性部，浮腫，瘢痕部などとする。腫瘍周囲の出血については，切除縁が通過する場合は反応層と同じ扱いをするが，切除縁が出血巣外にある際の切除縁評価に際してはこれを無視して本来の腫瘍の反応層部から評価する。

（3）術前療法併用時における評価

　術前治療を併用した場合，腫瘍周囲の腫瘍と移行する瘢痕組織は腫瘍の一部とみなす。非併用時に切除縁が瘢痕を通過する場合には，組織学的な腫瘍細胞の有無を以て intralesional margin か marginal margin か判断される。

【文献】

1）日本整形外科学会・日本病理学会 編．整形外科・病理 悪性骨腫瘍取り扱い規約 第4版．金原出版，東京，2015.

6　組織学的記載事項　**357**

領域横断的がん取扱い規約　略語表

【各章記号】
第1章 口腔癌（口）／第2章 頭頸部癌（頭）／第3章 食道癌（食）／第4章 胃癌（胃）／第5章 大腸癌（大）／第6章 原発性肝癌（肝）／第7章 胆道癌（胆）／第8章 膵癌（膵）／第9章 肺癌（肺）／第10章 乳癌（乳）／第11章 甲状腺癌（甲）／第12章 悪性骨腫瘍（骨）／第13章 悪性軟部腫瘍（軟）／第14章 子宮頸癌（子頸）／第15章 子宮体癌（子体）／第16章 卵巣腫瘍・卵管癌・腹膜癌（卵）／第17章 腎癌（腎）／第18章 副腎腫瘍（副腎）／第19章 腎盂・尿管・膀胱癌（尿路）／第20章 前立腺癌（前立腺）／第21章 精巣腫瘍（精巣）／第22章 小児腫瘍（小児）

略語		意味	章
A		動脈系浸潤 動脈への浸潤	胆 膵
A	ascending colon	上行結腸	大
A	anastomotic site	断端吻合部	胃
A	anterior segment	（肝葉）前区域	肝
A		内上部	乳
A	adventitia	外膜	大
a		外膜	胆
a	autopsy	剖検にてはじめて発見された腫瘍（接頭辞） 分類を剖検によって行なった場合（接頭辞） 剖検時のステージ決定の際に用いる（接頭辞）	胆 肺 尿路
Ab		乳頭部胆管	胆
Ac		共通管部	胆
Ace		腹腔動脈	膵
Ach		総肝動脈	膵
Ad		大十二指腸乳頭	胆
ADR	adrenals	副腎	口・胃・大・腎
Ae	abdominal esophagus	腹部食道	食
AI	direct invation of other organs through the aventitia	癌が直接他臓器に浸潤している（漿膜を有しない部位での他臓器浸潤）	大
Ant	anterior wall	前壁	胃・大
ant		前壁 前部	胆 前立腺
ao	Aorta	大動脈	肺
Ap		乳頭部膵管	胆
Asm		上腸間膜動脈	膵
Asp		脾動脈	膵
Ax		腋窩郭清	乳

略語		意味	章
B	benign disease	良性病変	胃
B		内下部	乳
B	bile duct	胆管侵襲（肉眼所見）	肝
b	bile duct	胆管侵襲（組織学的所見）	肝
B$^{1.2.3}$		上区支	肺
B$^{4.5}$		舌区支	肺
BCM	bile duct cut end margin	胆管切除断端	膵
BD	budding	簇出	大
Bd		遠位胆管	胆
Bh		肝内胆管	胆
Bint		中間幹	肺
Bl		下幹	肺
Bm		中葉支	肺
Bp		肝門部領域胆管	胆
bp	Brachial plexus	腕神経叢	肺
br	Bronchus	気管支断端	肺
BRA	brain	脳	口・胃・腎・精巣
Bu		上幹	肺
C 因子		（診断法の確実性）	頭
C	cecum	盲腸	大
C	caudate lobe	尾状葉	肝
C		胆囊管	胆
C		外上部	乳
C'		腋窩部	乳
c	clinical classification, clinical findings	治療前の臨床的評価を元に行われた場合（接頭辞） 臨床所見（接頭辞） 臨床病期分類（接頭辞）	肺 口・食・胃・大・肝・胆・膵 小児
CA		腹腔動脈	膵
Ce	cervical esophagus	頸部食道	食
CH		胆管浸潤	膵
CHA	common hepatic artery	総肝動脈	膵
Circ	circumferential involvement（胃）／circular（大）	全周	胃・大
circ		全周	胆
CM		胆囊管断端	胆
cw	Chest wall	胸壁切除縁	肺
CY Cy	peritoneal cytology	腹腔洗浄細胞診 腹水細胞診	胃・膵 大

略語		意味	章
CZ	central zone	中心領域	前立腺
D	duodenum	十二指腸	胃・胆
D	descending colon	下行結腸	大
D		胸膜播種	肺
D		外下部	乳
d		膵管内	胆
dia	Diaphragm	横隔膜	肺
DM	distal margin	遠位（肛門側）断端 遠位（肛門側）切離端 遠位断端	食 大 胃
DM		十二指腸側胆管断端	胆
DOI	depth of invasion	深達度	口・頭
DPM	dissected peripancreatic tissue margin	膵周囲剥離面	膵
DU		十二指腸浸潤	膵
E		食道胃接合部より口側の部分 「食道胃接合部より口側の部分をE，肛門側の部分をGと記載し，浸潤範囲に応じてE，EG，E＝G，GE，Gを付記する」	食・胃
E	esophagus	食道	胃
E	external skin	肛門周囲皮膚	大
E		胸水細胞診	肺
E		乳輪部	乳
E'		乳頭部	乳
e	findings in the endoscopic treatment	内視鏡治療所見（接頭辞）	食
e	epithelium	epithelium（上皮）（接頭辞）	膵
Ef		治療効果の組織学的判定基準	肺・小児
Eg	expansive growth	膨張性発育（肉眼所見）	肝
eg	expansive growth	膨張性発育（組織学的所見）	肝・腎
EM		剥離面	胆
ENE	extranodal extension	節外浸潤	口
EPE	extraprostatic extention	前立腺外進展	前立腺
ER	residual tumor after endoscopic treatment	内視鏡治療後の癌遺残	大
es	Esophagus	食道	肺
EX	extramural tumor deposits without lymph node structure	壁外非連続性癌進展病巣	大
Ex		腺外浸潤	甲
ex		壁外	胆

略語		意味	章
EYE		眼	精巣
F	fibrosis	線維化の程度（非癌部の肉眼所見）	肝
f	fibrosis	線維化の程度（非癌部の組織学的所見）	肝
f	final findings	総合所見（接頭辞）	食・膵
f		乳腺外脂肪に及ぶもの（浸潤癌の組織学的波及度）	乳
Fc	formation of capsule	被膜形成（肉眼所見）	肝
fc	formation of capsule	被膜形成（組織学的所見） 腫瘍被膜（偽被膜）形成	肝 腎
Fc-Inf	infiltration to capsule	被膜浸潤（肉眼所見）	肝
fc-inf	infiltration to capsule	被膜浸潤（組織学的所見）	肝
FM		線維筋層	胆
G		食道胃接合部より肛門側の部分 「食道胃接合部より口側の部分を E，肛門側の部分を G と記載し，浸潤範囲に応じて E，EG，E＝G，GE，G を付記する」	食・胃
G		病理組織学的分化度	口・頭
G	stomach	胃	食
G	gland	付属腺	胆
g		乳腺組織内にとどまるもの（浸潤癌の組織学的波及度）	乳
Gb		胆嚢体部	胆
GBB		胆嚢床	胆
GDA	gastroduodenal artery	胃十二指腸動脈	膵
Gf		胆嚢底部	胆
Gn		胆嚢頸部	胆
Gre	greater curvature	大彎	胃
H	liver metastasis	肝転移	胃・大・膵
H	hepatic tumor	腫瘍の存在範囲 （S. 1~4 を付記する）	肝
HA		肝動脈	胆
HEP		肝	口・腎・精巣
Hep	hepatic	肝臓	胆
hep		肝側	胆
HM	horizontal margin	水平（表層部粘膜）断端 水平断端 水平切離断端 水平断端（粘膜断端）	口 頭・胃 食 大
HM		肝側胆管断端	胆
H-N	hepatic node metastasis	肝門部リンパ節転移	大
Hr	hepatic resection	肝切除範囲	肝
i		内膜（浸潤の深達度）	胆

略語		意味	章
i	invasive area	浸潤部（接尾辞）	膵
is		上皮内癌が随伴するときには該当する深達度に付け加える（接尾辞）【膀胱癌】	尿路
Ig	infiltrative growth	浸潤性発育（肉眼所見）	肝
ig	infiltrative growth	浸潤性発育（組織学的所見）	肝・腎
IM	intramural metastasis	壁内転移	食
im	intrahepatic metastasis	肝内転移（組織学的所見）	肝
im		腎内転移	腎
INF	infiltrative growth pattern（食）／pattern of infiltrating growth（胃）／infiltration type（大）	浸潤様式／浸潤形式 浸潤増殖様式 癌の周囲組織に対する浸潤増殖様式による表現 組織学的浸潤増殖様式	食・胃・尿路 大・膵 胆 腎
int	intermediate type	中間型（間質結合織）	胆・膵
IPDA	inferior pancreaticoduodenal artrery	下膵十二指腸動脈	膵
ITC	isolated tumor cell clusters	遊離腫瘍細胞（isolated tumor cells）	胃・肺・乳・子頸
J	jejunum	空腸	胃
J1A	artery of the first jejunum/first jejunal artery	第一空腸動脈	膵
L	lower third	下部	胃
L		下葉	肺
L	lateral segment	（肝葉）外側区域	肝
L		左側	肺
la	Left atrium	左心房	肺
LC	liver cirrhosis	肝硬変（肉眼所見）	肝
Less	lesser curvature	小彎	胃
li	Liver	肝	肺
LMB		左主幹	肺
LST	laterally spreading tumor	表層（側方）発育形腫瘍	大
Lt	lower thoracic esophagus	胸部下部食道	食
Lt	left	左壁	大
lt		左	尿路・前立腺
LVI	lymph-vascular invasion	リンパ管侵襲および静脈侵襲	尿路
Ly	lymphatic invasion	リンパ管侵襲	口・胃・大・肺・乳・小児
ly	lymphatic invasion	リンパ管侵襲 リンパ管浸潤	頭・食・膵・尿路・前立腺 胆・腎
LYM	lymph nodes	領域外リンパ節 リンパ節	口・大 胃・腎・精巣

略語		意味	章
M（M 因子）		遠隔転移 遠隔臓器転移	口・頭・胃・大・肝・胆・膵・肺・乳・甲・骨・軟・子頸・子体・卵・腎・副腎・尿路・前立腺・精巣・小児 食
M	other distant metastasis	その他の転移	胃
M	malignant disease	悪性病変	胃
M	middle third	中部	胃
M	mucosa	粘膜 粘膜内 粘膜層	胃 大 胆
M	medial segment	（肝葉）内側区域	肝
M		中葉	肺
m		上皮内	胆
m		中膜	胆
m		1 つの臓器に対して，複数の原発病変が存在する（接尾辞）	尿路
MAR	bone marrow	骨髄	胃・大・腎・精巣
MCA	middle colic artery	中結腸動脈	膵
med	medullary type	髄様型（間質結合織）	胆・膵
medft	Mediastinal fat tissue	縦隔脂肪織	肺
medp	Mediastinal pleura	縦隔胸膜	肺
MEN	meninges	髄膜	胃
Mj		大胸筋	乳
Mn		小胸筋	乳
MP	muscularis propria	固有筋層	食・胃・大
MP	middle pancreatectomy	膵中央切除	膵
mpd		主膵管内進展	膵
Mt	middle thoracic esophagus	胸部中部食道	食
Mt	multiple tumor	多発	肝
N（N 因子）		領域リンパ節 所属リンパ節	口・頭・胃・大・肝・胆・膵・肺・乳・骨・軟・腎・副腎・尿路・前立腺・精巣・小児 甲・子頸・子体・卵
N	extent of lymph node metastasis	リンパ節転移	口・頭・食・胃・大・肝・胆・膵・肺・乳・前立腺・精巣・小児
ND	tumor nodule	脈管／神経侵襲病巣以外の壁外非連続性癌進展病巣	大

略語		意味	章
ND(Pn+)	tumor nodule growing with perineural invasion	神経への侵襲所見を伴う ND	大
ND(V+)	tumor nodule growing with venous invasion	静脈への侵襲所見を伴う ND	大
ND(V&Pn+)	tumor nodule growing with both venous and perineural invasion	静脈と神経の両者への侵襲所見を伴う ND	大
ne		神経（周囲）浸潤 神経浸潤	胆 膵
NL	normal liver	正常肝（肉眼所見）	肝
O	other site in the stomach	非断端部	胃
OD		Oddi 筋層	胆
OO		他臓器への浸潤	膵
OSS	osseous	骨	口・胃・大・腎・精巣
OTH	others	その他	口・胃・大・乳・腎・精巣
OVA	ovary	卵巣	大
P	procto-	肛門管	大
P	posterior segment	（肝葉）後区域	肝
P	peritoneal metastasis	腹膜転移 腹膜播種性転移（肉眼所見）	胃・大・膵 肝
p	peritoneal dissemination	腹膜播種性転移（組織学的所見）	肝
p	pathological findings	病理所見（接頭辞）	口・食・胃・大・肝・胆・膵・肺
p		膵実質内	胆
p		筋肉（大胸筋）に及ぶもの（浸潤癌の組織学的波及度）	乳
pa	Pulmonary artery	肺動脈断端	肺
Pb	pancreatic body	（膵臓）体部	膵
PCM	pancreatic cut end margin	膵切除断端	膵
Pcy		腹腔洗浄細胞診	胆
pd		上皮内癌が前立腺腺管内に進展するときにT4とせず該当する深達度に付け加える（接尾辞）【膀胱癌】	尿路
PER	Peritoneum	腹膜	尿路
per	Pericardium	心膜	肺
Ph	pancreatic head	膵頭部	胆・膵
PL		膵外神経叢浸潤	膵
PL		胸膜浸潤（肉眼所見）	肺
pl		胸膜浸潤（組織学的所見）	肺
PLC	pleural lavage cytology	胸腔内洗浄細胞診	肺
PLC-post		閉胸前胸腔内洗浄細胞診	肺

略語		意味	章
PLC-pre		開胸時胸腔内洗浄細胞診	肺
PLce		腹腔神経叢	膵
PLcha		総肝動脈神経叢	膵
PLE	pleura	胸膜	胃・大腸・腎・精巣
PLhdl		肝十二指腸間膜内神経叢	膵
PLphI	pancreatic head plexus I	膵頭神経叢第I部	膵
PLphII	pancreatic head plexus II	膵頭神経叢第II部	膵
Plq	Pleural plaque	胸膜プラーク	肺
PLsma		上腸間膜動脈神経叢	膵
PLspa		脾動脈神経叢	膵
PM	proximal margin	近位（口側）切離断端 近位（口側）切離端 近位断端	食 大 胃
PM	pulmonary metastasis	肺内転移（肉眼所見）	肺
pm		肺内転移（組織学的所見）	肺
pM		遠隔転移（病理学的病期分類）	口・頭・胃・肺
Pn	perineural invasion	神経侵襲 神経周囲浸潤	大 口・小児
pn		神経周囲浸潤	頭・前立腺
pN		リンパ節転移（病理学的病期分類）	口・頭
Post	posterior	後壁	胃・大
post		後部	前立腺
pp	Parietal pleura	壁側胸膜	肺
Pt	pancreatic tail	膵尾部	膵
pT		原発腫瘍（病理学的病期分類）	口
PUL	Pulmonary	肺	口・胃・尿路・精巣・大
pu		上皮内癌および（または）表在性癌が前立腺部尿道に進展するが前立腺間質に浸潤しないときにT4とせず該当する深達度に付け加える接尾辞【膀胱癌】	尿路
PV		門脈	胆
PV	portal vein	門脈系浸潤 門脈系への浸潤	胆 膵
pv	Pulmonary vein	肺静脈断端	肺
PVp		門脈	膵
PVsm		上腸間膜静脈	膵
PVsp		脾静脈	膵
PZ	peripheral zone	辺縁領域	前立腺

略語		意味	章
R	residual tumour, residual tumor	遺残腫瘍 癌遺残度 癌の遺残 腫瘍の遺残	頭・胆・膵・肺・軟・前立腺・小児 食・甲・骨・腎 大・肝 口・胃
R		右側	肺
R		切除状態	副腎
r	recurrent	再発癌の所見（接頭辞） 治療後無再発期間の後，再発した腫瘍（接頭辞） 無病期間の後に再発した腫瘍（接頭辞） 無病期間を挟んで再発した腫瘍（接頭辞） 再発腫瘍（接頭辞）	大 胆 肺 尿路 子頸・子体
Ra	upper rectum（above peritoneal reflection）	上部直腸	大
ra	Right atrium	右心房	肺
Rb	lower rectum（below peritoneal reflection）	下部直腸	大
rc-inf		腎線維性被膜浸潤	腎
RM	resection margin	深部切離断端における癌の有無 切除断端における癌浸潤	食 前立腺
RM	Resection margin	外科剝離面 剝離面断端	大 尿路
RMB		右主幹	肺
RP		膵後方組織への浸潤	膵
rp-inf		腎盂浸潤	腎
RS	rectosigmoid	直腸S状部	大
Rt	right	右壁	大
rt		右	尿路・前立腺
S	gastric suture line	断端縫合部	胃
S	sigmoid colon	S状結腸	大
S		膵前方組織への浸潤	膵
S		漿膜	胆
S	serosal infiltration	漿膜浸潤（肉眼所見）	肝
s	serosal infiltration	漿膜浸潤（組織学的所見）	肝
s		皮膚に及ぶもの（浸潤癌の組織学的波及度）	乳
s	surgical findings	手術所見（接頭辞） 術中所見（接頭辞）	食・肝・膵 大
S1		（肝亜区域）尾状葉	肝
S2		（肝亜区域）外側区域で左肝静脈主幹より背側	肝
S3		（肝亜区域）外側区域で左肝静脈主幹より腹側	肝

略語		意味	章
S4		（肝亜区域）内側区域	肝
S5		（肝亜区域）前区域で前区域 Glisson 主分岐より尾側	肝
S6		（肝亜区域）後区域で後区域 Glisson 主分岐より尾側	肝
S7		（肝亜区域）後区域で後区域 Glisson 主分岐より頭側	肝
S8		（肝亜区域）前区域で前区域 Glisson 主分岐より頭側	肝
sca／scv		鎖骨下動静脈	肺
sci	scirrhous type	硬性型（間質結合織）	胆・膵
SE	tumor penetration of serosa	癌の浸潤が漿膜表面を破って腹腔に露出しているもの 癌が漿膜表面から露出している	胃 大
Sf	septal formation	隔壁形成（肉眼所見）	肝
sf	septal formation	隔壁形成（組織学的所見）	肝
SI	tumor invasion of adjacent structures	癌の浸潤が直接他臓器まで及ぶもの 癌が直接他臓器に浸潤している（漿膜を貫通しての他臓器浸潤）	胃 大
s-inf		腎洞脂肪組織浸潤	腎
SKI	skin	皮膚	口・胃・大・尿路・精巣
SM	submucosa	粘膜下組織 粘膜下層	胃 大
SM	surgical margin	切除断端の浸潤	肝
sm	surgical margin	切除断端の浸潤（病理組織学的所見）	肝
SMA	superior mesenteric artery	上腸間膜動脈	膵
SN		センチネルリンパ節（腋窩）	乳
SN（Im）		センチネルリンパ節（内胸リンパ節）	乳
SS	subserosa	漿膜下組織 漿膜下層	胃 大・胆
St	solitary tumor	単発	肝
STAS	spread through air spaces	主腫瘍の辺縁を越える肺実質肺胞腔(気腔)内への腫瘍細胞の広がり	肺
sv		精嚢浸潤	前立腺
svc	Superior vena cava	上大静脈	肺
T（T 因子）		原発腫瘍 原発巣 主腫瘍局所進展度 局所進展度 原発腫瘍の進展度	口・頭・胃・大・肝・膵・肺・甲・骨・軟・子体・卵・腎・副腎・尿路・前立腺・精巣・小児 乳 肝 胆 子頸

略語		意味	章
T	depth of tumor invasion	壁深達度	食・胃・大
T	total remnant stomach	残胃全体	胃
T	transverse colon	横行結腸	大
Te	thoracic esophagus	胸部食道	食
Tr	Trachea	気管（浸潤部位）	肺
tr	Trachea	気管（断端）	肺
TS	tumor size	腫瘍の大きさ（主病巣の最大径）	膵
TZ	transition zone	移行領域	前立腺
U	upper third	上部	胃
U		上葉	肺
u		上皮内癌および表在性癌が膀胱癌に連続して尿管に進展するときに T4 とせず該当する深達度に付け加える接尾辞【膀胱癌】	尿路
u		尿管断端	尿路
UL	ulcer/ulcer scar	病巣内の潰瘍，潰瘍瘢痕の有無	胃
ur		尿道断端	尿路
Ut	upper thoracic esophagus	胸部上部食道	食
V	vermiform processus (appendix)	虫垂	大
V	venous invasion	静脈侵襲 血管浸潤 血管侵襲	口・胃・大・乳 肺 小児
v	venous invasion	静脈侵襲 静脈浸潤 血管侵襲 血管浸潤	頭・食・膵・尿路 胆・腎 前立腺 腎
Va		肝動脈侵襲（肉眼所見）	肝
va		肝動脈侵襲（組織学的所見）	肝
ver	Vertebra	椎体	肺
VM	vertical margin	垂直（深部，浸潤部）断端 垂直断端 垂直切離断端 垂直断端（粘膜下層断端） 内視鏡切除標本における垂直断端	口 頭 食 大 胃
Vp		門脈侵襲（肉眼所見）	肝
vp		門脈侵襲（組織学的所見）	肝
Vv		肝静脈侵襲（肉眼所見）	肝
vv		肝静脈侵襲（組織学的所見）	肝
w		上皮外壁内	胆
w		胸壁に及ぶもの（浸潤癌の組織学的波及度）	乳

略語		意味	章
X	unknown/cannot be assessed	不明／評価できない	口・頭・食・胃・大・肝・胆・膵・肺・乳・甲・腎・副腎・尿路・前立腺・精巣・小児
x		評価不能／決定できない	胆・尿路
y		残存したリンパ節転移の有無（接頭辞）	乳
y	classification after initial multimodality treatment	術前化学療法・照射が行われた病巣の評価（接頭辞）	胃
		術前治療後の所見であることを示す場合（接頭辞）	大
		化学療法後（術前化学療法も含む）の臨床・病理分類（接頭辞）	胆
		なんらかの治療中あるいは治療後に評価した場合（接頭辞）	肺
		手術前に放射線治療，化学療法などが行われている場合（接頭辞）	子頸
		手術前に他の治療法が行われている（接頭辞）	子体・卵
		集学的治療が行われた（もしくは行われている）症例（接頭辞）	尿路
yc		術前治療後の臨床所見（接頭辞）	大
yp		術前治療後の病理所見（接頭辞）	大
YK		YK 分類（浸潤様式）	口

領域横断的がん取扱い規約 定価(本体 8,500 円＋税)

2019 年 9 月 30 日　第 1 版第 1 刷発行

編　者　一般社団法人 日本癌治療学会
　　　　一般社団法人 日本病理学会

発行者　福村　直樹
発行所　金原出版株式会社
　　　　〒113-0034 東京都文京区湯島 2-31-14
　　　　電話　編集　(03)3811-7162
　　　　　　　営業　(03)3811-7184
　　　　FAX　　　　(03)3813-0288
　　　　振替口座　00120-4-151494
　　　　http://www.kanehara-shuppan.co.jp/

©2019

検印省略

Printed in Japan

ISBN 978-4-307-00486-2　　　　印刷・製本／三報社印刷㈱

|JCOPY|＜出版者著作権管理機構　委託出版物＞

本書の無断複製は著作権法上での例外を除き禁じられています．複製される場合は，
そのつど事前に，出版者著作権管理機構（電話 03-5244-5088，FAX 03-5244-5089，
e-mail : info@jcopy.or.jp）の許諾を得てください．

小社は捺印または貼付紙をもって定価を変更致しません．
乱丁，落丁のものはお買上げ書店または小社にてお取り替え致します．

定評ある 金原出版の診療ガイドライン

2019.8

食道癌診療ガイドライン
2017年版
日本食道学会／編
◆B5判 148頁 3図 原色26図 ◆定価(本体2,800円+税)

胃癌治療ガイドライン
日本胃癌学会／編 医師用 2018年1月改訂【第5版】
◆B5判 108頁 4図 原色7図 ◆定価(本体1,300円+税)

GIST診療ガイドライン
構造化抄録CD-ROM付 2014年4月改訂
日本癌治療学会・日本胃癌学会・GIST研究会／編
◆B5判 72頁 9図 原色1図 ◆定価(本体2,800円+税)

大腸癌治療ガイドライン
大腸癌研究会／編 医師用 2019年版
◆B5判 152頁 原色5図 ◆定価(本体1,700円+税)

遺伝性大腸癌診療ガイドライン
大腸癌研究会／編 2016年版
◆B5判 108頁 18図 原色12図 ◆定価(本体1,600円+税)

肝癌診療ガイドライン
日本肝臓学会／編 2017年版
◆B5判 264頁 2図 ◆定価(本体3,600円+税)

膵癌診療ガイドライン
2019年版
日本膵臓学会 膵癌診療ガイドライン改訂委員会／編
◆B5判 328頁 18図 原色3図 ◆定価(本体3,400円+税)

頭頸部癌診療ガイドライン
日本頭頸部癌学会／編 2018年版
◆B5判 192頁 11図 ◆定価(本体3,200円+税)

肺癌診療ガイドライン
悪性胸膜中皮腫・胸腺腫瘍含む
日本肺癌学会／編 2018年版
◆B5判 352頁 24図 ◆定価(本体4,200円+税)

乳癌診療ガイドライン
日本乳癌学会／編 2018年版
① 治療編
◆B5判 400頁
◆定価(本体5,000円+税)
② 疫学・診断編
◆B5判 320頁
◆定価(本体4,000円+税)

科学的根拠に基づく 皮膚悪性腫瘍診療ガイドライン
日本皮膚科学会・日本皮膚悪性腫瘍学会／編 2015年版
◆B5判 200頁 12図 ◆定価(本体4,500円+税)

子宮頸癌治療ガイドライン
2017年版
日本婦人科腫瘍学会／編
◆B5判 224頁 2図 ◆定価(本体3,200円+税)

子宮体がん治療ガイドライン
2018年版
日本婦人科腫瘍学会／編
◆B5判 264頁 3図 ◆定価(本体3,400円+税)

卵巣がん治療ガイドライン
2015年版
日本婦人科腫瘍学会／編
◆B5判 200頁 2図 ◆定価(本体2,800円+税)

外陰がん・腟がん治療ガイドライン
2015年版
日本婦人科腫瘍学会／編
◆B5判 112頁 カラー6図 ◆定価(本体2,300円+税)

婦人科がん治療ガイドラインエッセンシャル
2016年版
日本婦人科腫瘍学会／編
◆A6変型判 368頁 25図 ◆定価(本体4,000円+税)

脳腫瘍診療ガイドライン
1 成人脳腫瘍編 2 小児脳腫瘍編
日本脳腫瘍学会／編 2019年版
◆B5判 208頁 6図 原色6図 ◆定価(本体3,800円+税)

がん免疫療法ガイドライン
日本臨床腫瘍学会／編 第2版
◆B5判 162頁 21図 ◆定価(本体2,200円+税)

造血器腫瘍診療ガイドライン
日本血液学会／編 2018年版
◆B5判 420頁 ◆定価(本体5,000円+税)

がん疼痛の薬物療法に関するガイドライン
日本緩和医療学会／編 2014年版
◆B5判 344頁 34図 ◆定価(本体3,000円+税)

制吐薬適正使用ガイドライン
日本癌治療学会／編 2015年10月
◆B5判 112頁 8図 ◆定価(本体2,200円+税)

がん薬物療法における 職業性曝露対策ガイドライン
2019年版
日本がん看護学会・日本臨床腫瘍学会・日本臨床腫瘍薬学会／編
◆B5判 180頁 ◆定価(本体2,200円+税)

金原出版
〒113-0034 東京都文京区湯島2-31-14 TEL03-3811-7184(営業部直通) FAX03-3813-0288
本の詳細、ご注文等はこちらから➡ **www.kanehara-shuppan.co.jp**

金原出版【取扱い規約】最新情報

2019.6

書名	版	編者	本体価格
癌取扱い規約 ―抜粋― 消化器癌・乳癌	第12版	金原出版 編集部 編	3,800円
肺癌・頭頸部癌・甲状腺癌取扱い規約 抜粋	第4版	金原出版 編集部 編	2,800円
婦人科がん取扱い規約 抜粋	第3版	日本産科婦人科学会/日本病理学会 日本医学放射線学会/日本放射線腫瘍学会 編	4,200円
臨床病理 食道癌取扱い規約	第11版	日本食道学会 編	3,800円
食道アカラシア取扱い規約	第4版	日本食道学会 編	2,000円
胃癌取扱い規約	第15版	日本胃癌学会 編	3,800円
臨床病理 胆道癌取扱い規約	第6版	日本肝胆膵外科学会 編	3,700円
大腸癌取扱い規約	第9版	大腸癌研究会 編	3,800円
門脈圧亢進症取扱い規約	第3版	日本門脈圧亢進症学会 編	4,600円
臨床病理 原発性肝癌取扱い規約	第6版補訂版	日本肝癌研究会 編	3,500円
膵癌取扱い規約	第7版	日本膵臓学会 編	3,800円
臨床病理 脳腫瘍取扱い規約	第4版	日本脳神経外科学会 日本病理学会 編	10,000円
頭頸部癌取扱い規約	第6版	日本頭頸部癌学会 編	3,600円
甲状腺癌取扱い規約	第7版	日本甲状腺外科学会 編	3,400円
臨床病理 肺癌取扱い規約	第8版	日本肺癌学会 編	6,700円
中皮腫瘍取扱い規約	第1版	石綿・中皮腫研究会 日本中皮腫研究機構 日本肺癌学会 編	4,000円
臨床病理 乳癌取扱い規約	第18版	日本乳癌学会 編	4,000円
皮膚悪性腫瘍取扱い規約	第2版	日本皮膚悪性腫瘍学会 編	7,000円
整形外科病理 悪性骨腫瘍取扱い規約	第4版	日本整形外科学会 日本病理学会 編	7,000円
整形外科病理 悪性軟部腫瘍取扱い規約	第3版	日本整形外科学会 骨・軟部腫瘍委員会 編	6,800円
子宮頸癌取扱い規約【病理編】	第4版	日本産科婦人科学会 日本病理学会 編	4,000円
子宮体癌取扱い規約【病理編】	第4版	日本産科婦人科学会 日本病理学会 編	4,000円
子宮内膜症取扱い規約 第2部【治療編・診療編】	第2版	日本産科婦人科学会 編	3,700円
卵巣腫瘍・卵管癌・腹膜癌取扱い規約【臨床編】	第1版	日本産科婦人科学会 日本病理学会 編	2,500円
卵巣腫瘍・卵管癌・腹膜癌取扱い規約【病理編】	第1版	日本産科婦人科学会 日本病理学会 編	6,500円
絨毛性疾患取扱い規約	第3版	日本産科婦人科学会 日本病理学会 編	4,000円
腎生検病理診断取扱い規約	第1版	日本腎病理協会 日本腎臓学会腎病理標準化委員会 編	4,000円
副腎腫瘍取扱い規約	第3版	日本泌尿器科学会 日本病理学会/他 編	4,000円
泌尿器科・病理放射線科 腎盂・尿管・膀胱癌取扱い規約	第1版	日本泌尿器科学会 日本病理学会 日本医学放射線学会 編	4,000円
泌尿器科・病理放射線科 前立腺癌取扱い規約	第4版	日本泌尿器科学会 日本病理学会 日本医学放射線学会 編	3,800円
精巣腫瘍取扱い規約	第4版	日本泌尿器科学会 日本病理学会/他 編	4,000円
口腔癌取扱い規約	第2版	日本口腔腫瘍学会 編	3,800円
造血器腫瘍取扱い規約	第1版	日本血液学会 日本リンパ網内系学会 編	5,600円

K 金原出版

〒113-0034 東京都文京区湯島2-31-14　TEL03-3811-7184（営業部直通）FAX03-3813-0288

本の詳細、ご注文等はこちらから▷ https://www.kanehara-shuppan.co.jp/